Johann Weigert

Hygienemanagement und Infektionsprophylaxe

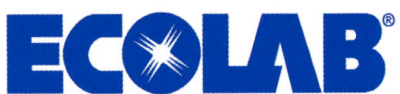

Johann Weigert

Hygienemanagement und Infektionsprophylaxe

Ein praktischer Leitfaden für
teil- und vollstationäre Pflegeeinrichtungen

schlütersche

Bibliografische Information Der Deutschen Bibliothek
Die Deutsche Bibliothek verzeichnet diese Publikation in der Deutschen
Nationalbibliografie; detaillierte bibliografische Daten sind im Internet über
http://dnb.ddb.de abrufbar.

ISBN 3-89993-148-3

Johann Weigert ist Lehrer für Alten- und Krankenpflegeschulen, Heimleiter und TQM-
Auditor® für den Bereich Sozial- und Gesundheitswesen. Er ist derzeit bei der DANA
Senioreneinrichtungen GmbH in Hannover als leitender TQM-Auditor® beschäftigt.

Mehr wissen – besser pflegen!

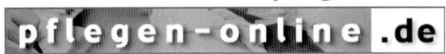

Besuchen Sie unser Pflegeportal im Internet.

© 2005 Schlütersche Verlagsgesellschaft mbH & Co. KG,
        Hans-Böckler-Allee 7, 30173 Hannover

Satz: PER Medien+Marketing GmbH, Braunschweig
Druck und Bindung: Druckhaus »Thomas Müntzer« GmbH, Bad Langensalza

Inhalt

Dieses Werk ist Herrn Dr. Yazid Shammout
und all den Mitarbeitern in den
Pflegeeinrichtungen und Seniorenresidenzen
der DANA Senioreneinrichtungen GmbH
gewidmet.

Vorwort

Hygienemanagement und Infektionsprophylaxe gelten als ein wichtiger und unentbehrlicher Teil des Qualitätsmanagements und der internen Qualitätssicherung für alle ambulanten, teil- und vollstationären Pflegeeinrichtungen. Auch wenn sich dieses Werk primär auf die stationäre Pflege bezieht, sind Teilaspekte selbstverständlich auch für die ambulante Pflege von Gültigkeit.

Dieses Buch dient als Umsetzungshilfe und Anleitung zur internen Qualitätssicherung in den Pflegeeinrichtungen bezüglich Hygiene und Infektionsschutz und angrenzender Sachgebiete. Ein besonderes Anliegen ist es dabei, die Anforderungen aus dem Arbeits- und Gesundheitsschutz in ein bestehendes Hygienemanagement zu integrieren sowie Ansätze zur Implementierung anhand von Praxisbeispielen aufzuzeigen.

Angepasst an die einrichtungsspezifischen Verfahren, Gegebenheiten und infrastrukturellen Rahmenbedingungen sind die Maßnahmen und die Einhaltung der Infektionshygiene als ein sehr wichtiger Maßnahmenkomplex im Sinne einer Selbstverpflichtung jeder Leitung (Träger) zu verstehen. Besonderer Aufmerksamkeit bedarf es, die infrastrukturellen und personellen Voraussetzungen sowie die Arbeitsumgebung (bauliche, apparativ-technische Voraussetzungen) der Mitarbeiter bei der Implementierung eines Hygienemanagements zu berücksichtigen. Denn die Maßnahmen zur Einhaltung der Infektionshygiene erfordern die Integration von Arbeitsschutzanforderungen und die Förderung der Gesundheit (Gesundheitsschutz) durch die Arbeitsplatzgestaltung und ihrer Bedingungen!

Hygiene wird als eine präventive Aufgabe verstanden, die im Wesentlichen der Sicherheit und Gesunderhaltung der Klienten und auch der Mitarbeiter dient. Die Einhaltung der Infektionshygiene erfordert einige Überwachungstätigkeiten sowie das richtige Verstehen von Hygienevorschriften. Allerdings ist neben der Überwachung auch die Anleitung (i. S. von Befähigung) und Beratung der Mitarbeiter ein außerordentlich wichtiger Aspekt, der häufig von den Hygienebeauftragten übernommen werden muss.

Die grundsätzliche Bedeutung von Hygiene und Infektionsprophylaxe ist unbestritten. Doch bei aktuellen Entscheidungen und Betriebsbegehungen werden die Maßnahmen eines umfassenden Hygienemanagements nicht immer in aller Konsequenz berücksichtigt und in das betriebliche Qualitätsmanagement sinnvoll integriert. Hygiene (= der Gesundheit dienend) ist ein Verbund von vorbeugenden Maßnahmen und Tätigkeiten zur Gesunderhaltung aller Mitarbeiter (Personalschutz) einer Einrichtung und zur Gesundheitsförderung (Verhinderung von Infektionen etc.) der Klienten!

Mit diesem Werk erwartet den Leser eine Mischung von interessanten, verständlich aufbereiteten Informationen zu den umfassenden Aufgaben eines betrieblichen Hygienemanagements und zu der Infektionsprävention in der stationären Pflege.

Ein besonderes Anliegen ist es, dem Leser eine gewisse Art der Prozesssicherheit an die Hand zu geben, um frühzeitig prozesskritische Verfahren (z. B. potentielle Gefährdungen) bei der Umsetzung der Anforderungen der Infektionshygiene zu erkennen und um Fehlerquellen auszuschließen oder zu minimieren. Klienten und Mitarbeiter im Gesundheitswesen sollen besser als bisher geschützt werden. Die Träger von Pflegeeinrichtungen sind verpflichtet, alle möglichen Vorkehrungen zu treffen, um die Mitarbeiter vor gesundheitsschädigenden Arbeitsstoffe in einem ausreichenden Maß zu schützen, z. B. durch das Tragen von persönlicher Schutzausrüstung (PSA) oder durch die Arbeitsunterweisungen zu sicherheitsgerechtem Arbeiten und Verhalten.

Dieses Werk verfolgt das Ziel, ein Hygienemanagement in einer Pflegeeinrichtung aufzubauen bzw. in ein betriebliches Qualitätsmanagement zu integrieren, ohne in die individuelle Handlungsfreiheit störend einzugreifen. Das Werk verweist sehr stark auf andere Sach- und Wissensgebiete sowie auf aktuelle Rechtsvorschriften, die in einem umfassenden Hygienemanagement integriert werden müssen.

Beispiele dafür sind die Managementanforderungen aus dem Arbeits- und Gesundheitsschutz, die Biostoffverordnung, die neue Gefahrstoffverordnung sowie andere wichtige berufsgenossenschaftliche Vorschriften, Regelwerke und normative Vorgaben. Dabei ist allerdings zu beherzigen, dass Personen, die nur die Einhaltung zur Infektionshygiene auf der Grundlage gesetzlicher Vorschriften und Vorgaben umsetzen, auch nur ein rudimentäres Hygienemanagement haben können. Der Grund dafür sind nicht die Gesetze, die rudimentär sind, sondern die Maßnahmen zur Einhaltung der Infektionshygiene selber, die sich immer sehr konkret an der betrieblichen Praxis orientieren müssen und nicht ausschließlich an gesetzlichen Vorgaben und Vorschriften! Die Maßnahmen zur Infektionshygiene orientieren sich grundsätzlich immer an der betrieblichen Praxis, den Strukturen und Abläufen als integrativer Präventionsansatz einer Pflegeeinrichtung.

Ein Hygienemanagement kann niemals ohne Beachtung und Integration dieser angrenzenden Sachgebiete aufgebaut und implementiert werden, da verschiedene aktuelle Rechtsbezüge die Maßnahmen zur Hygiene und zur Infektionshygiene stark beeinflussen bzw. ganz genau vorgeben und reglementieren. Hygienemanagement wird deshalb als integraler Bestandteil in einem QM-System verstanden und kann niemals nur isoliert betrachtet werden.

Dieses Werk versteht sich als Nachschlagewerk für bestimmte Aufgaben, Tätigkeiten und Maßnahmen zur Hygiene. In einer konkreten Situation lassen sich hier bestimmte Informationen zum Hygienemanagement und zur Infektionsprophylaxe schnell und zielsicher auffinden. Das zielsichere Auffinden bestimmter Begriffe und Abkürzungen ist in der Pflegepraxis sehr wichtig geworden, was durch die alphabetische Sortierung der Abkürzungen, Begriffe und der Erläuterungen der Abkürzungen zu den wichtigsten Rechtsquellen gewährleistet wird.

Das Glossar und verschiedene Übersichten erleichtern das Verständnis der Zusammenhänge. Besonders das ausführlich angelegte Stichwortverzeichnis (Register) verhilft dem Leser dazu, bestimmte Informationen schnell aufzufinden. Bei Bedarf kann der Leser mit Hilfe der angegebenen Literatur und durch die Kontakt- und Internetadressen vertiefende Informationen einholen. Besonders wichtig war es mir, auch verschiedene Checklisten, bspw. zur Durchführung von Hygienevisiten und Hygienechecklisten, als Mustervorlagen sowie Vorlagen für die Erstellung von Betriebsanweisungen zu veröffentlichen.

Die Hygiene-Auditcheckliste im Anhang ermöglicht eine Systemüberprüfung und -bewertung in der Pflegepraxis. Durch die verschiedenen Bilder und Skizzen werden Situationen zur Hygiene und die Bedeutung verschiedener Maßnahmen sehr deutlich.

Dieses Fachbuch wendet sich in erster Linie an alle Hygienebeauftragten, Qualitätsmanagement-Beauftragte, Pflegedienstleitungen, Sicherheitsbeauftragte (Sib) und Pflegemitarbeiter der teil- und vollstationären Pflegeeinrichtungen, der Kurzzeitpflege und der Einrichtungen der Behindertenhilfe sowie an die Fach- und Führungskräfte aus dem Bereich des Sozial- und Gesundheitswesen, die maßgeblich in einem betrieblichen Hygienemanagement beteiligt sind.

Durch meine Beratungs- und Dozententätigkeit konnte ich im Verlauf der letzten Jahre einen großen Einblick gewinnen in die betriebliche Pflegepraxis und die einrichtungsspezifische Umsetzung von gesetzlich geforderten Maßnahmen zur Infektionshygiene. Dadurch wurde mir immer wieder bewusst, wie wichtig es ist, bei der Umsetzung der Maßnahmen zur Infektionshygiene in ein betriebliches Hygienemanagement die Anforderungen eines zeitgemäßen Arbeits- und Gesundheitsschutzes als integralen Bestandteil zu erfassen und diese Anforderungen zu integrieren.

Arbeits- und Gesundheitsschutz erfordern ein aktives und verantwortungsvolles Handeln auf allen Ebenen einer Einrichtung; sie sind nicht allein von der Eigenverantwortung der Leitung abhängig. Von daher möchte ich es auf gar keinen Fall versäumen, mich bei der Berufsgenossenschaft für Gesundheitsdienst und Wohlfahrtspflege in Hamburg zu bedanken, die es mir ermöglicht hat, die konkreten Managementanforderungen (MAAS-BGW) zum Arbeits- und Gesundheitsschutz und das Präventionsangebot der Sachgebiete »qu.int.as« kennen zu lernen. Von daher gilt mein großer Dank Olis Falckenhagen, Thomas Teegen, Ursula Schlegel und Rainer Yasseri aus dem Sachgebiet Seminare der Abteilung »qu.int.as« der BGW in Hamburg sowie Ines Bruns (Aufsichtsperson) der BGW-Bezirksstelle Delmenhorst.

Für die Umsetzung verschiedener Checklisten, Formulare, Bildvorlagen und Skizzen möchte ich mich ganz besonders bei Thomas Riedel recht herzlich bedanken, der durch sein Engagement und seine unermüdliche Ausdauer das Werk grafisch abgerundet hat. Nadja-Katharina und Patrick-René sage ich Danke für das große Verständnis dieses Werk zu verfassen.

An dieser Stelle möchte ich mich bei allen Beteiligten recht herzlich bedanken, die mein Fachbuch abgerundet haben. Der Schlüterschen Verlagsgesellschaft, besonders *Claudia Flöer*, sage ich Dank für die hervorragende und geduldige Zusammenarbeit.

Ich wünsche allen Lesern eine wesentliche Erleichterung bei der Umsetzung eines zeitgemäßen Hygienemanagement sowie bei der Implementierung der Maßnahmen zur Einhaltung der Infektionshygiene.

Seelze, im Juli 2005

Johann Weigert

1 Einleitung

Ein innerbetriebliches umfassendes Hygienemanagement und die Maßnahmen zur Infektionshygiene sind durch verschiedene gesetzliche Vorgaben zwingend für alle Gemeinschaftseinrichtungen wie bspw. Krankenhäuser, Rehabilitationseinrichtungen und selbstverständlich auch für alle Pflegeeinrichtungen vorgeschrieben. Im Infektionsschutzgesetz vom Juli 2000 (Gesetz zur Verhütung und Bekämpfung von Infektionskrankheiten beim Menschen – IfSG) wird in § 36 IfSG »Einhaltung der Infektionshygiene« explizit auf die »innerbetriebliche Verfahrensweisen zur Infektionshygiene« hingewiesen.

Die in § 33 IfSG genannten Einrichtungen müssen in Hygieneplänen entsprechende Maßnahmen zur Hygiene festlegen und unterliegen darüber hinaus auch der infektionshygienischen Überwachung (externe Hygieneüberwachung) durch das zuständige Gesundheitsamt. Das Gesundheitsamt überwacht somit die Einhaltung der Hygienevorschriften neben anderen Prüfinstanzen wie bspw. Heimaufsicht oder Medizinischer Dienst der Krankenversicherungen (MDK). Maßnahmen eines umfassenden betrieblichen Hygienemanagements werden aber auch in allen anderen Arbeits- und Aufgabenbereichen (z. B. in der Hauswirtschaft, Wäscherei, Haustechnik etc.) einer Pflegeeinrichtung gesetzlich erwartet bzw. auch von externen »Kunden« (Klienten, Angehörige, Betreuer, Kostenträger, Prüfinstanzen etc.) vorausgesetzt. Die Umsetzung und Einhaltung von Hygieneanforderungen sind demnach nicht nur Aufgaben, die ausschließlich von Pflegemitarbeitern erfüllt werden müssen.

So wurde bspw. am 28. April 2004 eine neue EG-Verordnung zur Lebensmittelhygiene erlassen. Die Lebensmittelhygiene fordert, dass in der Küche (Lebensmittelbetrieb) ein so genanntes »HACCP-System« mit angemessenen Sicherheitsmaßnahmen und Kontrollen eingeführt werden muss. Der Gesetzgeber fordert bis spätestens 1. Januar 2006 die Einführung eines Systems nach der HACCP inklusive einer schriftlichen Gefährdungsanalyse. Dieses System muss dann regelmäßig einer Revision unterzogen werden. Somit reicht auch im Bereich der Lebensmittelhygiene der bisherige Status der »Betriebseigenen Maßnahmen und Kontrollen« allein nach der Lebensmittelhygiene-Verordnung (§ 4 LMHV) nicht mehr aus. Die LMHV bezieht sich auf die Anforderungen für Betriebsstätten, Räumen, Anlagen und Geräten sowie auf den Umgang mit Lebensmitteln durch das Personal einschließlich der notwendigen Personalhygiene. Zu den in Pflegeeinrichtungen zu beachtenden Hygienevorschriften gehören demnach auch diejenigen der Lebensmittel- und Trinkwasserhygiene usw. und nicht nur die Beachtung von Hygienemaßnahmen bei der Durchführung direkter oder indirekter pflegerischer Dienstleistungen.

Das Heimgesetz pocht auf die Einhaltung der Anforderungen zur Hygiene (§ 11 Abs. 1 Nr. 9 – »Anforderungen an den Betrieb eines Heims«), um die Klienten vor Infektionen zu schützen und sieht dies ganz klar als Verpflichtung der Leitung: »*Ein Heim darf nur betrieben werden, wenn der Träger und die Leitung einen ausreichenden Schutz der Bewohnerinnen und Bewohner vor Infektionen gewährleisten und sicherstellen, dass von den Beschäftigten die für ihren Aufgabenbereich einschlägigen Anforderungen der Hygiene eingehalten werden.*« Das Heimgesetz erwartet hier, dass sich die vom Heim genutzten Fahrzeuge,

Gebäude, Einrichtungen und Ausstattungen sowie die Versorgungs- und Entsorgungsbereiche in einem hygienisch einwandfreien Zustand befinden. Hygienemanagement und Infektionsprävention sind eine ständige Arbeit und eine grundsätzliche Verpflichtung des Trägers oder seiner Heimleitung. Die Infektionsprävention ist eine interdisziplinäre Zusammenarbeit mit verschiedenen Fachexperten und eine sehr wichtige Managementaufgabe der Leitung. Durch diese Tatsache ist offensichtlich, dass ein betriebliches und konsistentes Hygienemanagement niemals im Alleingang umgesetzt werden kann oder dass hier eine Pionierarbeit von den Akteuren erwartet wird!

In den gesetzlichen Forderungen, wie Heimgesetz oder Infektionsschutzgesetz, wird zwar immer wieder das »Was« als eine Forderung (Was muss gemacht oder umgesetzt werden?) formuliert, nicht allerdings das »Wie.« Der Leitung einer Einrichtung bleibt es somit im Rahmen ihrer Eigenverantwortung überlassen, wie sie diesen gesetzlich geforderten Hygieneschutz nach allgemein anerkanntem Stand der hygienischen Erkenntnisse gewährleisten wird und in der Praxis implementiert. Den Durchführungsbestimmungen des Heimgesetzes ist zu entnehmen, dass sich die Einrichtung an den Richtlinien und Empfehlungen des Robert Koch-Instituts für Krankenhaushygiene und Infektionsprävention (RKI-Richtlinien) orientieren kann. Besonders erwähnenswert ist, dass in § 11 Abs. 1 Nr. 9 HeimG in den Durchführungsbestimmungen neben den Maßnahmen der Hygiene und Infektionsprävention auch auf die Einhaltung der arbeitsschutzrechtlichen Vorschriften zur Verhütung arbeitsbedingter Gesundheitsgefahren der Mitarbeiter hingewiesen wird.

Die Ermittlung und Beurteilung arbeitsbedingter Gefährdungen (durch eine Gefährdungsermittlung und -beurteilung) ist also nicht nur Gegenstand und Grundverpflichtung nach dem Arbeitsschutzgesetz (§§ 3, 4, 5 ArbSchG), sondern auch eine Verpflichtung des Heimgesetzes. Auch die Medizinprodukte-Betreiberverordnung verlangt insbesondere in § 4 MPBetreibV die bestimmungsgemäße Wiederaufbereitung von Medizinprodukten. Eine ordnungsgemäße Aufbereitung wird vermutet, […] »wenn die gemeinsame Empfehlung der Kommission für Krankenhaushygiene und Infektionsprävention am Robert Koch-Institut und des Bundesinstituts für Arzneimittel und Hygiene bei der Aufbereitung von Medizinprodukten beachtet wird.«

Die Pflegeeinrichtungen werden infektionshygienisch fakultativ durch das Gesundheitsamt überwacht. Die gesetzliche Überwachung von Pflegeeinrichtungen erfolgt gemäß § 47 der III. DVO des Gesetzes zur Vereinheitlichung des Gesundheitswesens vom 30. März 1935, nach § 36 des Infektionsschutzgesetzes (IfSG) vom 25. Juli 2000, der Richtlinien des Robert Koch-Instituts (RKI-Richtlinie) sowie den entsprechenden berufsgenossenschaftlichen Vorschriften und Richtlinien der zuständigen Berufsgenossenschaft für Gesundheitsdienst und Wohlfahrtspflege (BGW Hamburg). Die Berufsgenossenschaften erlassen zur Wahrnehmung von Aufgaben der Prävention (Arbeits- und Gesundheitsschutz) entsprechende Unfallverhütungsvorschriften (UVV'en).

Insbesondere die Berufsgenossenschaft für Gesundheitsdienst und Wohlfahrtspflege (BGW) ist auch in allen Fragen der betrieblichen Hygiene und der Infektionsprävention (Arbeitssicherheit und Gesundheitsschutz der Mitarbeiter) nicht nur ein verlässlicher, sondern auch ein sehr kompetenter Ansprechpartner. Die Umsetzung von Maßnahmen zum Arbeits- und Gesundheitsschutz orientiert sich grundsätzlich immer an den betrieblichen Erfordernissen. Die BGW erarbeitet die Regeln (BGV) und BG-Information (BGI) als Empfehlungen sowie als Grundlage und Hilfestellung im Sinne des Präventionsansatzes zur Gefährdungsermittlung und -beurteilung sicherer Arbeitsplätze und zur Festlegung von Schutzzielen im Bereich des Arbeitsschutzes.

Die Sicherheit am Arbeitsplatz durch ein durchdachtes und modernes Sicherheitsmanagement ist ein wichtiger Garant für die Gesundheit der Mitarbeiter einer Einrichtung. Sicherheit am Arbeitsplatz und die Gesunderhaltung der Mitarbeiter betrifft jeden in einer Pflegeeinrichtung, wie z. B. Pflegekräfte, Ergotherapeuten, Leitung und Verwaltung, Haustechniker, Küchen- und Hauswirtschaftspersonal. Die Gefährdungsbeurteilung (z. B. nach der GP 5.9 für die stationäre Pflege) ist dabei nicht nur eine der wichtigsten Pflichten jeder Leitung, sondern auch eine der wichtigsten Präventionsmaßnahmen überhaupt, um frühzeitig potentiell gesundheitsschädliche Gefahrenquellen für die Mitarbeiter zu erkennen und geeignete Maßnahmen zur Behebung oder Minimierung einzuleiten. Die Berufsgenossenschaft unterstützt die Pflegeeinrichtungen durch optimierbare Betriebsabläufe, Schriften und verschiedene Seminarangebote.

Ein Grundanliegen der externen Überwachungstätigkeiten und Qualitätsprüfungen (gem. §§ 16, 17 und 36 IfSG, § 114 SGB XI, § 15 Abs. 1 und Abs 2 HeimG, ArbSchG usw.) vonseiten der Behörden ist es – neben der gesetzlichen Verpflichtung – festzustellen, inwieweit eine Pflegeeinrichtung die Hygieneanforderungen (Vorschriften und Regeln als *externe Forderungen*) sowie die staatlichen Arbeitsschutzanforderungen nach den betrieblichen Erfordernissen und nach dem allgemein anerkannten Stand der hygienischen Erkenntnisse zum Schutz der Klienten und ihrer Mitarbeiter umgesetzt hat! Der hier verankerte Präventionsansatz zur Gesunderhaltung der Mitarbeiter und der Klienten hat bei der Umsetzung der Maßnahmen einen besonderen Stellenwert. Die Umsetzung der Hygieneanforderungen erwartet die strikte Einbindung der staatlichen Arbeitsschutzvorschriften in das Hygienemanagement.

Bereits an dieser Stelle sei darauf hingewiesen, dass zur Implementierung eines umfassenden betrieblichen Hygienemanagements in Form von standardisierten Hygiene-, Reinigungs- und Desinfektionsplänen, Hygienechecklisten und innerbetrieblichen Verfahrensanweisungen (Prozessbeschreibungen) auch verschiedene mikrobiologische Wirksamkeitsprüfungen (Überwachungsuntersuchungen) mit Hilfe von Bioindikatoren mit apathogenen Testkeimen (so genannte Indikatorkeime als Prüforganismus) durchgeführt werden müssen (RKI-Richtlinien und DIN-Normen).

Daneben gehört zu einer »Guten Hygiene-Praxis« (kurz: GHP), dass in regelmäßigen Zeitintervallen der Hygienestatus hinsichtlich Sauberkeit und Ordnung, Umgang und Lagerung von Medizinprodukten, Lebensmitteln, Personalhygiene (Arbeitsmedizinische Vorsorge der Mitarbeiter nach § 11 ArbSchG u. a.) sowie die dazugehörigen Räumlichkeiten und Einrichtungsgegenstände überprüft werden.

Hygienemanagement und Infektionsprophylaxe beinhalten die Integration der Hygieneplanung in das betriebliche Qualitätsmanagement. Sie implizieren auch die Sicherheit der Mitarbeiter sowie der anvertrauten Klienten zur Vermeidung von Infektionen und zusätzlichen Erkrankungen (nosokomiale bzw. iatrogene Infektionen) oder Verschlechterungen. Das Wissen um den Hygienestatus (*Ermittlung – Überprüfung – Analyse – Beurteilung*) einer Pflegeeinrichtung ist aus infektionshygienischer Sicht sehr wichtig, damit die Hygienemaßnahmen gezielt eingeleitet und umgesetzt werden können.

Diese Ermittlung, Überprüfung, Analyse und Beurteilung (Ist/Soll-Erfassung) kann in Form von Pflege- und Hygienevisiten erfolgen oder durch die Ermittlung und Beurteilung von potentiellen Gefährdungen. Um eine Auskunft über den Hygienestatus einer Pflegeeinrichtung zu erfahren, ist es auch wichtig, dass in regelmäßigen Abständen mikrobiologische Wirksamkeitsüberprüfungen und Überwachungsuntersuchungen der Reinigungs- und Desinfektionsleistungen maschineller Verfahren durchgeführt werden.

1.1 Ermittlung und Umsetzung externer Anforderungen

Jeder, der mit der Umsetzung und Einhaltung verschiedener Hygieneanforderungen beauftragt ist, sollte eine Ermittlung der gesetzlichen, behördlichen und berufsgenossenschaftlichen Anforderungen durchführen, um:
- eine gewisse Rechtssicherheit (Was ist zu tun und wo steht das?) zu erlangen;
- das Qualitätsniveau einer Pflegeeinrichtung festzulegen (Wie, Wann, Womit, Wo und Wer?) oder zu bestimmen (Risikoanalyse und Risikobewertung).

Auch wenn verschiedene Novellierungen und Neuerscheinungen von einschlägigen Gesetzen, Verordnungen und DIN/EN-Vorschriften in Deutschland und der Europäischen Union beobachtet werden können, darf bei der Ermittlung und Umsetzung gesetzlicher, behördlicher und berufsgenossenschaftlicher Vorgaben niemals rudimentär durch die Leitung an die Sache herangegangen werden. Neben dem Infektionsschutzgesetz gibt es bei der Einhaltung und Umsetzung der Hygieneplanung noch eine Reihe anderer wichtiger Rechtsbezüge und -quellen, die von besonderer Bedeutung sind, wie z. B.:
- Arbeitsstättenverordnung (ArbStättV),
- Arbeitsschutzgesetz (ArbSchG),
- Arbeitssicherheitsgesetz (ASiG),
- Betriebssicherheitsverordnung (BetrSichV)
- Biostoffverordnung (BioStoffV),
- Berufsgenossenschaftliche Empfehlungen, Vorschriften (BGV) und berufsgenossenschaftliche Regeln (BGR) und Informationen (BGI)
- Deutsche Gesellschaft für Hygiene und Mikrobiologie (DGHM),
- Empfehlungen und Richtlinien vom Robert Koch-Institut (RKI-Vorgaben)
- Gefahrstoffverordnung (GefStoffV),
- Heimgesetz (HeimG),
- Medizinproduktegesetz (MPG),
- Medizinprodukte-Betreiberverordnung (MPBetreibV).

Die einschlägigen Vorschriften, Vorgaben (als externe Forderungen) und DIN-Normen zur Einhaltung der Hygieneanforderungen nach den betrieblichen Erfordernissen sind entsprechend ihrer Anwendung und Bedeutung (Sinn und Zweck einer Vorschrift) durch die Leitung einer Einrichtung zu analysieren und den entsprechenden Arbeitsbereichen bekannt zu machen. Nur was bei den Mitarbeitern (unter Berücksichtigung der verschiedenen Arbeitsbereiche) bekannt und verstanden wurde, kann auch beachtet, umgesetzt und eingehalten werden! Besonders die Beachtung von bestimmten DIN-Normen als »Stand der Technik« (keine gesetzlichen Forderungen!) muss neben den RKI-Vorgaben aus infektionshygienischer Sicht bspw. im Rahmen von Desinfektions- und Sterilisationsverfahren oder Sterilgutversorgung ebenfalls in das Hygienemanagement eingebunden werden.

Die Richtlinien des Robert Koch-Institutes (Richtlinie für Krankenhaushygiene und Infektionsprävention) sind seit 1997 evidenzbasiert (»state of the art«) und beziehen sich z. B. auf:
- die Durchführung hygienischer Überwachungsuntersuchungen
- das Verhalten und die Maßnahmen bei Auftreten bestimmter (übertragbarer) Erkrankungen,
- das Verhalten in bestimmten Arbeitsbereichen unter besonderer Berücksichtigung bestimmter Arbeitsverfahren und -methoden,
- die Erfassung nosokomialer Infektionen (§ 23 IfSG) und
- die Wiederaufbereitung von Medizinprodukten.

Dabei liegt es selbstverständlich in der Natur der Sache, sich nicht in dieser »Paragrafenwelt« zu verlieren, sondern vielmehr frühzeitig externe Kompetenz und Beratung als Unterstützung der Einrichtung heranzuziehen.

Im Rahmen des Hygienemanagements sollte ein Verfahren zur Ermittlung und Umsetzung gesetzlicher, behördlicher und berufsgenossenschaftlicher Anforderungen inkl. der RKI-Richtlinien (als Vorgaben!) und zu berücksichtigende DIN-Normen festgelegt und etabliert werden, damit:
- die einschlägigen Gesetze und Vorschriften bei den verantwortlichen Personen (z. B. Pflegedienstleitung, Hygienebeauftragten, Küchen- und/oder Hauswirtschaftsleitung etc.) in ihrem Arbeits- und Aufgabenbereich bekannt sind, die für diesen Arbeitsbereich (Abteilung) eine Gültigkeit besitzen,
- in der Pflegeeinrichtung ein Verfahren bekannt ist, wie dieses Wissen fortdauernd aktuell bleibt,
- die verantwortlichen Personen in ihrem Arbeits- und Aufgabenbereich wissen, wie diese Gesetze und Vorschriften richtig zu interpretieren und umzusetzen sind,
- dauerhaft von einem Hygienemanagement im Sinne einer »Guten Hygiene-Praxis« unter besonderer Berücksichtigung betrieblicher Strukturen gesprochen werden kann.

Die Sicherstellung der Verfügbarkeit und Aktualität von Gesetzen und Vorschriften ist eine wichtige Voraussetzung und zugleich eine herausragende Verantwortung der Leitung einer Pflegeeinrichtung. Von daher ist von Anfang an im Rahmen der aufbau- und ablauforganisatorischen Strukturen darauf zu achten, dass die Integration von Hygienevorschriften

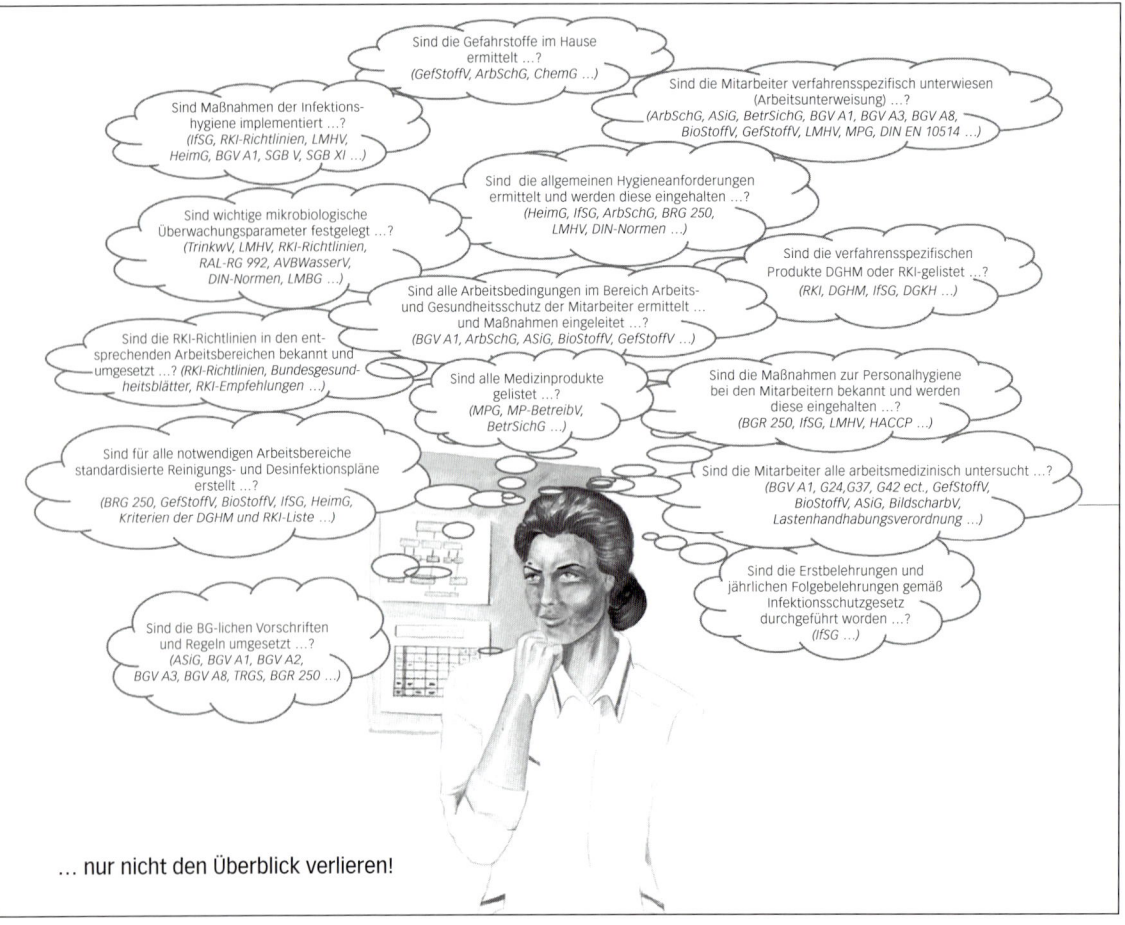

Sind die Gefahrstoffe im Hause ermittelt …?
(GefStoffV, ArbSchG, ChemG …)

Sind die Mitarbeiter verfahrensspezifisch unterwiesen (Arbeitsunterweisung) …?
(ArbSchG, ASiG, BetrSichG, BGV A1, BGV A3, BGV A8, BioStoffV, GefStoffV, LMHV, MPG, DIN EN 10514 …)

Sind Maßnahmen der Infektionshygiene implementiert …?
(IfSG, RKI-Richtlinien, LMHV, HeimG, BGV A1, SGB V, SGB XI …)

Sind die allgemeinen Hygieneanforderungen ermittelt und werden diese eingehalten …?
(HeimG, IfSG, ArbSchG, BRG 250, LMHV, DIN-Normen …)

Sind wichtige mikrobiologische Überwachungsparameter festgelegt …?
(TrinkwV, LMHV, RKI-Richtlinien, RAL-RG 992, AVBWasserV, DIN-Normen, LMBG …)

Sind die verfahrensspezifischen Produkte DGHM oder RKI-gelistet …?
(RKI, DGHM, IfSG, DGKH …)

Sind alle Arbeitsbedingungen im Bereich Arbeits- und Gesundheitsschutz der Mitarbeiter ermittelt … und Maßnahmen eingeleitet …?
(BGV A1, ArbSchG, ASiG, BioStoffV, GefStoffV …)

Sind die RKI-Richtlinien in den entsprechenden Arbeitsbereichen bekannt und umgesetzt …? (RKI-Richtlinien, Bundesgesundheitsblätter, RKI-Empfehlungen …)

Sind alle Medizinprodukte gelistet …?
(MPG, MP-BetreibV, BetrSichG …)

Sind die Maßnahmen zur Personalhygiene bei den Mitarbeitern bekannt und werden diese eingehalten …?
(BGR 250, IfSG, LMHV, HACCP …)

Sind für alle notwendigen Arbeitsbereiche standardisierte Reinigungs- und Desinfektionspläne erstellt …?
(BRG 250, GefStoffV, BioStoffV, IfSG, HeimG, Kriterien der DGHM und RKI-Liste …)

Sind die Mitarbeiter alle arbeitsmedizinisch untersucht …?
(BGV A1, G24,G37, G42 ect., GefStoffV, BioStoffV, ASiG, BildscharbV, Lastenhandhabungsverordnung …)

Sind die Erstbelehrungen und jährlichen Folgebelehrungen gemäß Infektionsschutzgesetz durchgeführt worden …?
(IfSG …)

Sind die BG-lichen Vorschriften und Regeln umgesetzt …?
(ASiG, BGV A1, BGV A2, BGV A3, BGV A8, TRGS, BGR 250 …)

… nur nicht den Überblick verlieren!

Abb. 1: Ermittlung und Umsetzung gesetzlicher Anforderungen.

in die betrieblichen Abläufe erfolgt. Als sinnvoll hat es sich bspw. in der Praxis bewährt, ein Verzeichnis »Gesetzliche und rechtliche Vorgaben sowie sonstige Spezifikationen« anzulegen und dieses Verzeichnis kontinuierlich zu aktualisieren. Dabei ist es wichtig, vorab mit den verantwortlichen Personen in einer Einrichtung zu klären, wer für diese Ermittlung und Aktualisierung des Verzeichnisses der gesetzlichen Vorschriften und Regeln verantwortlich sein wird (z. B. die Heimleitung in enger Kooperation mit dem Qualitätsmanagement-Beauftragten oder grundsätzlich alle Leitungs- und Führungskräfte in einer Pflegeeinrichtung). Die erhobenen Daten (externe Forderungen) sollten dann als Gesamtüberblick in diesem Verzeichnis aufgenommen werden.

Diese Maßnahmen sind im Übrigen nicht nur für ein betriebliches Hygienemanagement wichtig, sondern auch in jedem anderem Qualitätsmanagementsystem zwingend notwendig. Die Ermittlung und Umsetzung gesetzlicher, behördlicher und berufsgenossenschaftlicher Vorschriften und Regeln ist unabhängig von irgendeinem Qualitätsmanagement-

Tabelle 1: Beispiel für ein Verzeichnis: »Gesetze und rechtliche Vorgaben sowie sonstige Spezifikationen.«

Kurz-bezeichnung	Genauer Titel	Auf-bewahrungs-ort (Original)	Datum und Unterschrift der verantwort-lichen Person als Bestätigungs-nachweis	Aktualisierungs-lieferung
IfSG	Gesetz zur Verhütung und Bekämpfung von Infektions-krankheiten beim Menschen	Heimleitung	August 2000	Dezember 2003
		Kopie an: Pflegedienst-leitung	I. Müller	i. V. H. Wilhelm
		Küchen- und/oder Hauswirt-schaftsleitung	M. Klein	M. Klein
		Hygiene-beauftragte Person	U. Riehm	U. Riehm
...	...	...	...	...

modell. Die Herangehensweise der Ermittlung und Umsetzung gesetzlicher, behördlicher und sonstiger Spezifikationen ist jederzeit auch auf andere Prozesse (Aufnahmeprozess, Pflegeprozess, Speiseversorgungsprozess, Wäscheversorgungsprozess usw.) in einer Pflege-einrichtung übertragbar.

Zugegeben, oft ist es schwierig und nicht immer ganz einfach, ein Gesetz oder eine Vor-schrift richtig zu verstehen oder folgerichtig zu interpretieren im Sinne von:
• Was bedeutet diese gesetzliche Vorgabe für mich in der Einrichtung?
• Welche Bedeutung hat dieses Gesetz oder diese Vorschrift in der Umsetzung für den einzelnen Arbeits- und Aufgabenbereich?

Infolgedessen ist es auch nicht immer ganz einfach, aus den Gesetzen adäquate Maß-nahmen schnell und folgerichtig abzuleiten und nach den Erfordernissen der Pflege-einrichtung umzusetzen. Die Einbeziehung externer Kompetenz hat – gerade im Hygie-nemanagement – einen ganz besonders hohen Stellenwert.

Nicht allein durch die Gesetzgebung ist die Hygiene in den Mittelpunkt gerückt, sondern auch durch die Erkenntnisse und das Engagement mancher leitender Fach- und Füh-rungskräfte, die das Hygieneregime und die »Gute Hygiene-Praxis« (GHP) als originäre Aufgabe zum Schutz der Mitarbeiter (moderner Präventionsansatz) und der Klienten in jedem Qualitätsmanagement anerkennen und professionell in die betriebliche Strukturen integrieren. Ein gut durchdachtes und umgesetztes betriebliches Hygienemanagement ist für die Qualität jeder Pflegeeinrichtung von außerordentlicher Bedeutung und demnach niemals nur allein von dem Engagement (»Können-Wollen-Dürfen«) der hygienebeauf-tragten Personen abhängig!

Neben den gesetzlichen Forderungen aus Vorschriften und Regeln ergeben sich die Anforderungen zur Gestaltung eines Hygienemanagements und zur internen Qualitätssicherung auch aus:

- einrichtungsspezifischen Bedingungen, wie sie sich z. B. aus einer Gefährdungsermittlung und -beurteilung, Risikoanalyse und Risikobewertung, durchgeführten Hygienevisiten und auch aus selbst gesteckten Qualitätszielen und Hygienestandards ergeben (*interne Forderungen*);
- den Anforderungen seitens der Klienten, Angehörigen und Betreuer (weitere *externe Forderungen*), die vor der Aufnahme in eine stationäre Pflegeeinrichtung und während des Aufenthaltes kommuniziert bzw. notwendig werden (z. B. durch pflegeerschwerende Faktoren oder Verschlimmerung des Krankheitsverlaufs).

1.2 Integration des Hygienemanagements in das interne Qualitätsmanagement

Ein zeitgemäßes betriebliches Hygienemanagement beinhaltet die Sicherheit der Mitarbeiter und Klienten und umfasst demnach alle präventiven Maßnahmen zur Verhütung von Infektionen oder deren Weiterverbreitung (bei der Pflege und Behandlung) einschließlich der Maßnahmen zur internen Qualitätssicherung im Sinne einer ständigen Weiterentwicklung einer Pflegkeinrichtung (Kontinuierlicher Verbesserungsprozess – KVP). Übertragbare Krankheiten beim Menschen vorzubeugen, Infektionen frühzeitig zu begegnen, zu erkennen und ihre Weiterverbreitung zu verhindern, ist Zweck des Infektionsschutzgesetzes (IfSG). Das Gesetz setzt dabei in hohem Maße auch auf die Eigenverantwortung der Träger und Leitungen von Gemeinschaftseinrichtungen sowie jedes Einzelnen.

Bestehen Hygienemängel oder -defizite, Gesundheitsgefahren für die Mitarbeiter oder Sicherheitsrisiken in einer Pflegeeinrichtung, kann dies unterschiedliche Folgen und unter Umständen auch katastrophale Auswirkungen für alle Beteiligten haben. Einerseits können gesundheitliche Schäden oder Verschlechterungen im Gesundheitszustand der Klienten (z. B. in Form von nosokomialen und iatrogenen Infektionen) und der Mitarbeiter auftreten, andererseits können sich Hygienemängel auch betriebswirtschaftlich negativ auswirken und den »guten Ruf« einer gesamten Pflegeeinrichtung erheblich beeinträchtigen. Die Sicherheit am Arbeitsplatz – unabhängig vom jeweiligen Arbeitsbereich – durch die Einhaltung von Hygienevorschriften und dadurch gesunde und motivierte Mitarbeiter sind wichtige Faktoren im Hinblick für einen langfristigen wirtschaftlichen Erfolg einer Pflegeeinrichtung! Die Gesundheit der Mitarbeiter ist nichts Zufälliges; sie basiert auch auf dem Gesundheitsmanagement durch die Leitung und ist Teil der individuellen Selbstpflege jedes Einzelnen (Schutzimpfungen, Arbeitsmedizinische Vorsorge, Einsatz und Anwendung persönlicher Schutzausrüstung sowie das Tragen von Schutzkleidung, Sport und Fitness etc.).

Nur wenn infektionshygienische Mängel frühzeitig erkannt und aufgedeckt werden, können sie auch rasch beseitigt werden. Die Ermittlung des Hygienestatus einer Einrichtung ist eine wichtige betriebsorganisatorische Maßnahme, die in jedem Fall durch verschiedene Prozessindikatoren (z. B. durch mikrobiologische Wirksamkeitsüberprüfungen, Untersuchungsparameter, Bewertungskriterien) messbar gemacht werden muss. Die Bewertungskriterien sind dabei oft behördlich (oder gesetzlich) durch festgelegte Parameter vorgegeben wie z. B. die Konzentration der KBE/ml, Nachweis von Pseudomonas E. coli bzw. Coliforme bei Trinkwasserproben und -untersuchungen. Bei Abweichungen der quantitativ angezeigten Indikatoren für die Prozess- und Ergebnisqualität ergibt sich unter Umständen für die Pflegeeinrichtung ein entsprechender Handlungs- und ggf. Optimierungsbedarf (z. B. ein innovatives oder kontinuierliches Qualitätsverbesserungsprojekt).

Das o. g. Vorgehen zeigt, dass ein betriebliches Hygienemanagement als eine Gesamtheit aller organisatorischen, betrieblichen und damit verbundenen technischen Aufgaben und Tätigkeiten zur Sicherung der Prozess- und Ergebnisqualität unter Berücksichtigung der Wirtschaftlichkeit einer Einrichtung gesehen werden sollte.

Das betriebliche Hygienemanagement erfasst die Sicherheit und Gesundheit der Klienten und der Mitarbeiter einer Pflegeeinrichtung!

Im Sinne des Präventionsverständnisses und aufgrund der umfassenden Aufgaben und Tätigkeiten im Rahmen der Umsetzung der Hygieneanforderungen und der Einhaltung der Infektionshygiene ist es unabdingbar, das betriebliche Hygienemanagement als festen Bestandteil in das interne Qualitätsmanagement einer Organisation zu integrieren. In diesem Zusammenhang ist es bedeutend, festgelegte Hygienestandards in der Pflegeeinrichtung durchzusetzen. Dazu ist es notwendig, sich ernsthafte Gedanken über die aufbauorganisatorischen betrieblichen Strukturen zu machen, um das Hygienemanagement und die Hygienestandards mit ihren gesetzlichen Anforderungen (externe Forderungen) sinnvoll in das Qualitätsmanagement einzubetten.

Die Erfahrungen der Praxis haben immer wieder gezeigt, dass Hygienemanagement erst dann effektiv möglich ist, wenn es zum integralen Bestandteil betrieblicher Strukturen und Abläufe wird. Dabei hat die Leitung einer Pflegeeinrichtung die Verantwortung für die erforderliche strategisch-konzeptionelle Weichenstellung. Neben der Leitung einer Einrichtung und den hygienebeauftragten Personen wirken noch andere Personen in einem Hygienemanagement aktiv mit, die entsprechend der jeweiligen Aufgaben- und Tätigkeitsprofile in die aufbauorganisatorischen Strukturen mit einzubeziehen sind.

Neben ambulanten, teil- und vollstationären Pflegeeinrichtungen (nach §§ 80, 80a – LQV – SGB XI – Pflegeversicherungsgesetz –) sind selbstverständlich auch alle Krankenhäuser zur Sicherung und Weiterentwicklung der Qualität der von ihnen erbrachten Leistungen verpflichtet (nach § 135a SGB V – Gesetzliche Krankenversicherung, § 132a GMG), mit dem Ziel die Prozess- und Ergebnisqualität – auch durch Fortbildung – ständig zu verbessern bzw. zu optimieren.

Auszug aus dem SGB V – § 135a:

(1) Die Leistungserbringer sind zur Sicherung und Weiterentwicklung der Qualität der von ihnen erbrachten Leistungen verpflichtet. Die Leistungen müssen dem jeweiligen Stand der wissenschaftlichen Erkenntnisse entsprechen und in der fachlich gebotenen Qualität erbracht werden.

(2) Vertragsärzte, medizinische Versorgungszentren, zugelassene Krankenhäuser, Erbringer von Vorsorgeleistungen oder Rehabilitationsmaßnahmen und Einrichtungen, mit denen ein Versorgungsvertrag nach § 11a besteht, sind nach Maßgabe der §§ 136a, 136b 137 und 137d verpflichtet,

- sich an einrichtungsübergreifenden Maßnahmen der Qualitätssicherung zu beteiligen, die insbesondere zum Ziel haben, die Ergebnisqualität zu verbessern und
- einrichtungsintern ein Qualitätsmanagement einzuführen und weiterzuentwickeln.

Diese Verpflichtung bezieht sich sowohl auf das interne Qualitätsmanagement als auch auf die Maßnahmen zur internen Qualitätssicherung sowie die Teilnahme an Fortbildungen. In einem Krankenhaus werden zur Umsetzung und Einhaltung der Hygieneanforderungen z. B. Pflegefachkräfte zu Hygienefachkräften (HFK) weitergebildet. Die Fachweiterbildung kann berufsbegleitend oder in Vollzeitform absolviert werden und umfasst mindestens 720 fachtheoretische und fachpraktische Weiterbildungsstunden. Diese Schlüsselqualifikation und Fachweiterbildung zur Hygienefachkraft stützen sich dabei auf bestimmte RKI-Richtlinien (RKI-Vorgaben).

Die RKI-Richtlinien benennen z. B. unter Punkt 5.3.7 (3) »Aufgabenkatalog der Hygienefachkraft« umfangreiche Aufgabengebiete, die gemeinsam mit einem Arzt mit entsprechender fachärztlicher Weiterbildung und ggf. mit einem Krankenhaushygieniker (Facharzt auf dem Gebiet der Mikrobiologie, Hygiene und Umweltmedizin) wahrzunehmen sind. Die Krankenhaushygiene besteht im Planstellenhaushalt (Vollzeitstellen) häufig aus dem ärztlichen Leiter (HygBA) und je nach Größe des Krankenhauses aus mehreren Hygienefachkräften, die ausschließlich im Bereich der Hygiene und der Infektionsprävention tätig sind. Unter der Überschrift »Hygienische Untersuchungen in Krankenhäusern und anderen medizinischen Einrichtungen« wird in Punkt 5.6 der RKI-Richtlinie (umfangreiche Vorgaben) die Tätigkeit einer Hygienefachkraft im Krankenhaus weiter operationalisiert. Eine sehr wichtige Aufgabe von Hygienefachkräften und Krankenhaushygienikern ist die Beratung bei der Erstellung von Hygiene- und Desinfektionsplänen für die verschiedenen Abteilungen.

Auch die gesetzlich vorgeschriebene Surveillance (Erfassung und Bewertung) nosokomialer Infektionen für alle Krankenhäuser wurden durch das Hygienemanagement und die Einführung von Hygienstandards in Krankenhäusern wesentlich vorangetrieben. Mit der Durchführung der Surveillance sind primär die Hygienefachkräfte beauftragt. Inzwischen ist bekannt, dass durch die systemische Surveillance die Zahl nosokomialer Infektionen in Krankenhäusern erheblich gesunken ist. Hauptverantwortlich dafür ist ein Bewusstsein für ein durchdachtes und gutes Hygieneregime und auch die Einführung und Einhaltung verbindlicher Hygienestandards und -richtlinien. Auch ein Hygienemanagement ist im Rahmen eines Qualitätsmanagement nur so gut wie seine Initiatoren, die dafür verantwortlich sind, und die Mitarbeiter, die durch den Erfolg der Maßnahmen daran partizipieren. Dieser Grundsatz gilt nicht nur für ein Krankenhaus, sondern selbstverständlich auch für alle ambulanten, teil- und vollstationären Pflegeeinrichtungen.

Hygienemanagement und Infektionsprophylaxe sind somit unabhängig von einer bestimmten Qualitätsnorm (z. B. DIN EN ISO 9000:2000 ff.) oder von einem festgelegten Qualitätsmodell (TQM, EFQM, KTQ® etc.), da sie gesetzlich in verschiedenen Rechtsvorschriften verbindlich für alle Krankenhäuser und Pflegeeinrichtung vorgeschrieben sind. Hygienemanagement wird als wichtiger Bestandteil in jedem konsistenten Qualitätsmanagement als grundlegende Anforderung miterfasst und besteht aus einer Vielzahl verschiedener Prozessindikatoren (verschiedene Hygienemaßnahmen wie z. B. Hygienische Überwachungen, Untersuchungen und Hygienevisiten nach dem Hygieneplan), die quantifizierbar sind (als Ergebnisindikatoren). Quantifizierbare Ergebnisse als Ergebnisindikatoren sind bspw. aufgetretene nosokomiale Infektionen oder das Auftreten multiresistenter Erreger in der Pflege und können statistisch verwertbar gemacht werden (z. B. Infektionsstatistik).

Durch verschiedene Qualitätsmanagementsysteme hat sich auf vielfache Art und Weise das Rad der Entwicklung weitergedreht, sodass sich das Bewusstsein mancher Leitungen nachhaltig positiv verändert hat. Viele haben auch durch ihre eigenen Ergebnisse in der Vergangenheit feststellen können, dass es sich durchaus lohnt, in das Qualitätsmanagement bzw. in ein umfassendes und modernes Qualitätsmanagementsystem zu investieren.

Zu dieser Erkenntnis gelangt auch *Dr. Peter Pick*, Geschäftsführer des MDS, am 11. November 2004, als der erste Bericht des Medizinischen Dienstes der Spitzenverbände der Krankenkassen (MDS) nach § 118 Abs. 4 SGB XI vorgestellt wurde:

»Qualitätsmanagement zahlt sich aus: Bei der Analyse der Daten zeigen sich klare Zusammenhänge zwischen den Qualitätsergebnissen der Pflege auf der einen und der Struktur- und Prozessqualität auf der anderen Seite. Gute Pflege muss systematisch geplant und organisiert sein und erfordert gut angeleitete und fortgebildete Mitarbeiterinnen und Mitarbeiter. Dreh- und Angelpunkt für eine gute Pflegequalität sind die Qualifikation, das konzeptionelle Know-how sowie die Führungsfähigkeit der Pflegedienstleitung. Wird ein fachlich fundiertes Konzept in der Einrichtung gelebt, werden Qualitätsmanagement, Mitarbeiterführung (Einarbeitung, Pflegevisiten, Fortbildung) so wie der Pflegeprozess systematisch umgesetzt, hat dies positive Auswirkungen auf die Ergebnisqualität in der Pflege. Das Pflege-Qualitätssicherungsgesetz zeigt hier Wirkung: Gegenüber den Anfängen der Qualitätsprüfungen Ende der 90er-Jahre sind deutliche Verbesserungen der Qualität in der Pflege festzustellen.«

Dabei wurden in 793 ambulante Pflegedienste und 807 stationären Pflegeeinrichtungen (von insgesamt 9 499 Einrichtungen) die Struktur-, Prozess- und Ergebnisqualität nach § 80 SGB XI geprüft. Die Qualitätsprüfer der Medizinischen Dienste der Krankenversicherungen bescheinigten 51 % der ambulanten Pflegedienste, entsprechende Regelungen zur Hygiene eingesetzt zu haben. Im Vergleich dazu wurde 66 % der stationären Pflegeeinrichtungen testiert, Hygienemaßnahmen implementiert zu haben. Auch wenn bei dieser Beurteilung der Wirksamkeit der Anforderungen zur Hygiene nicht grundsätzlich von einem umfassenden Hygienemanagement ausgegangen werden kann (da nur Teilbereiche oder -aspekte bewertet werden), ist dies schon ein beachtlicher Fortschritt in der Pflegelandschaft der ambulanten und stationären Pflege.

Im Rahmen der Qualitätsprüfungen nach § 80 SGB XI wird bewertet, »*inwieweit ein Hygieneplan oder ein Hygienestandard Anwendung findet. Dabei geht es vor allem um Regelungen zur Händedesinfektion, zum Tragen von Schutzkleidung, zum Umgang mit Schmutzwäsche und die Hygiene im Umgang mit Geräten und Hilfsmitteln.*«

Fachhygienische Bewertung und Fazit aus einem Prüfprotokoll eines Gesundheitsamtes: »*Im übrigen befand sich die Pflegeeinrichtung am Prüfungstag in einem guten hygienischen Zustand.*«

Die vielleicht manchmal unreflektierte Aussage von Pflegedienstleitungen in der stationären Pflege »*Wir sind doch hier kein Krankenhaus*« bei Überprüfungen und Überwachungen seitens verschiedener Kontrollorgane gegenüber der Heimaufsicht, den Mitarbeitern des Medizinischen Dienstes der Krankenversicherungen (MDK), Aufsichtspersonen der Berufsgenossenschaft oder dem Gesundheitsamt, sollte, wenn es die Wirksamkeit der Maßnahmen zur Hygiene und die Einhaltung der Infektionshygiene (Mitarbeiter und Klienten!) betrifft, grundsätzlich kritisch reflektiert werden. Auch ein Verbandwechsel hat in einem Pflegeheim im Rahmen der pflegerischen Durchführungsverantwortung immer unter sterilen Kautelen zu erfolgen. Dabei ist nicht nur die fachlich korrekte sowie technisch einwandfreie Durchführung von großer Bedeutung, sondern auch die vorher zu treffenden Maßnahmen zum Personalschutz, wie z. B. der Einsatz und das Tragen von persönlicher Schutzausrüstung (Schutzkittel, medizinische Einmalhandschuhe usw.). Wenn bspw. kein Sterilisator in der Einrichtung zur Verfügung steht, sollte als Mindeststandard beim Verbandwechsel mit steril verpackten Einmalprodukten und sterilen Instrumenten oder mit der »Non-touch-Technik« (Nicht-Berührungs-Technik) gearbeitet werden.

Sehr oft steckt hinter der o. g. Aussage einer Pflegedienstleitung aber auch die Tatsache, dass viele Hausärzte (Therapie-, Anordnungs- und Organisationsverantwortung) sowohl in der stationären Pflege als auch in der ambulanten Pflege, steriles Material gar nicht oder nicht in ausreichender Anzahl rezeptieren. Obwohl die Ärzte und die Pflegefachkräfte gleichermaßen bestrebt sind, ihre Arbeit gut zu machen, erschwert dieser Sachverhalt sehr oft die Einhaltung von Hygienestandards und -richtlinien. Wichtig ist es, z. B. dem Arzt die Neuerungen, das Wissen und bestimmte neue Sachverhalte zu vermitteln, sodass es möglich ist, diesen Vorschlag dauerhaft umzusetzen. Gerade die ärztliche Therapieverantwortung und die Hierarchiestrukturen erschweren oftmals die Kommunikation und ein gemeinsames Vorgehen. Zweifellos stellen die Pflegekräfte nicht die ärztliche Anordnung in Frage, sondern sind daran interessiert, bestimmte Anforderungen und Richtlinien fachlich korrekt durchzuführen (pflegerische Sorgfaltspflicht und pflegefachliche Kompetenz)!

Aufgrund dieser Sachverhalte kann immer wieder beobachtet werden, dass vor angemeldeten Prüfungen durch den MDK, der Heimaufsicht oder durch das Gesundheitsamt die Einrichtungen die notwendigen steril verpackten Einmalprodukte relativ teuer selbst einkaufen und beschaffen, damit am Prüfungstag ein vorbildlicher steriler Verbandwechsel demonstriert werden kann. Gerade das Gesundheitsamt (Amtsarzt, Hygienefachkräfte) oder die Mitarbeiter des MDKs beurteilen im Rahmen von Qualitätsprüfungen oft die Pflegesituation bei Bewohnern mit pflegeerschwerenden Faktoren wie z. B. Klienten mit chronischen Wunden, und dazu muss der Verband entfernt und anschließend die Wunde wieder erneut versorgt werden.

Zur betrieblichen Praxis gehört es auch, dass Einrichtungen auf eigene Kosten sogar geschlossene sterile Harnableitungssysteme beschaffen, um diese Systeme am Prüftag dem Klienten zur Verfügung zu stellen, um die Anforderungen der Krankenhaushygiene im Hinblick auf die »Katheter-assoziierten Harnwegsinfektionen« erfüllen zu können. Diese Systeme sind wegen der geringen Infektionsgefährdung grundsätzlich vorzuziehen. Manche Hausärzte behaupten allerdings, dass diese Materialien im Rahmen des vorgegebenen Budgets nicht mehr möglich und außerdem unnötig sind. Die Pflegedienstleitungen befinden sich daher ständig in einem inneren Konflikt. Manche Pflegedienstleitungen beginnen dann zwangsläufig, verschiedene Strategien zu entwickeln, um sich den Hygienevorschriften und Anforderungen der Krankenhaushygiene einigermaßen anzunähern. Gerade in Pflegeeinrichtungen wird bspw. allzu oft und zu lange darüber diskutiert, inwieweit ein steriler Verbandwechsel überhaupt notwendig ist und ob der Einsatz persönlicher Schutzausrüstung dabei überhaupt erforderlich ist.

Das Hygienemanagement und die Infektionsprophylaxe sind ein Bündel von Tätigkeiten und Aufgaben und demnach auch mehr als nur die Summe ihrer Teile. Abbildung 2 verdeutlicht die direkten Zusammenhänge sowie die verschiedenen Teilaspekte beim Aufbau eines Hygienemanagements in Form verschiedener Detaillierungsstufen.

Mit Hilfe dieses Baumdiagramms werden die Hygienethemen, komplexe Aufgaben oder verschiedene (Sub-)Prozesse im Rahmen der Hygiene in verschiedene Detaillierungsstufen gegliedert, wobei Zusammenhänge und Verbindungen zwischen den einzelnen Ebenen aufgezeigt werden. Mit dieser Methode können grundsätzlich komplexe Sachverhalte, Lösungsmöglichkeiten von Problemstellungen oder Einzelschritte systematisch ermittelt und dargestellt werden, um eine Orientierungshilfe zu geben oder eine Entscheidungsfindung der Leitung und des Hygieneteams zu unterstützen. Die Detaillierungsstufen zeigen einen gewissen Handlungsbedarf im Rahmen der Implementierung eines Hygienemanagements. Pflegeeinrichtungen sind durch das Zusammenleben und die Zusammenarbeit einer Vielzahl von Menschen von besonderer infektionshygienischer Bedeutung. Diese Einrichtungen bedürfen deshalb großer Aufmerksamkeit, um die Sicherheit und den Gesundheitsschutz – besonders im Hinblick auf mögliche Infektionsrisiken – der Mitarbeiter und Klienten professionell sicherzustellen. Für ältere Menschen (insbesondere schwerstpflegebedürftige Klienten) mit reduziertem Allgemeinzustand, reduziertem Ernährungszustand (Untergewicht, Mangelernährung, künstlicher Ernährung, beatmungspflichtige Klienten etc.), der Verpflichtung zur Einnahme bestimmter Medikamente sowie mit Vorerkrankungen oder einer starken Immunsuppression besteht grundsätzlich immer ein latentes Infektionsrisiko. Deshalb ist es wichtig, dass die Anforderungen zur Hygiene und die Maßnahmen der Infektionsprävention für die stationäre und ambulante Pflege bekannt und ermittelt wurden sowie von allen Mitarbeitern (Pflege-, Küchen- und Hauswirtschaftsmitarbeiter etc.) verstanden und eingehalten werden.

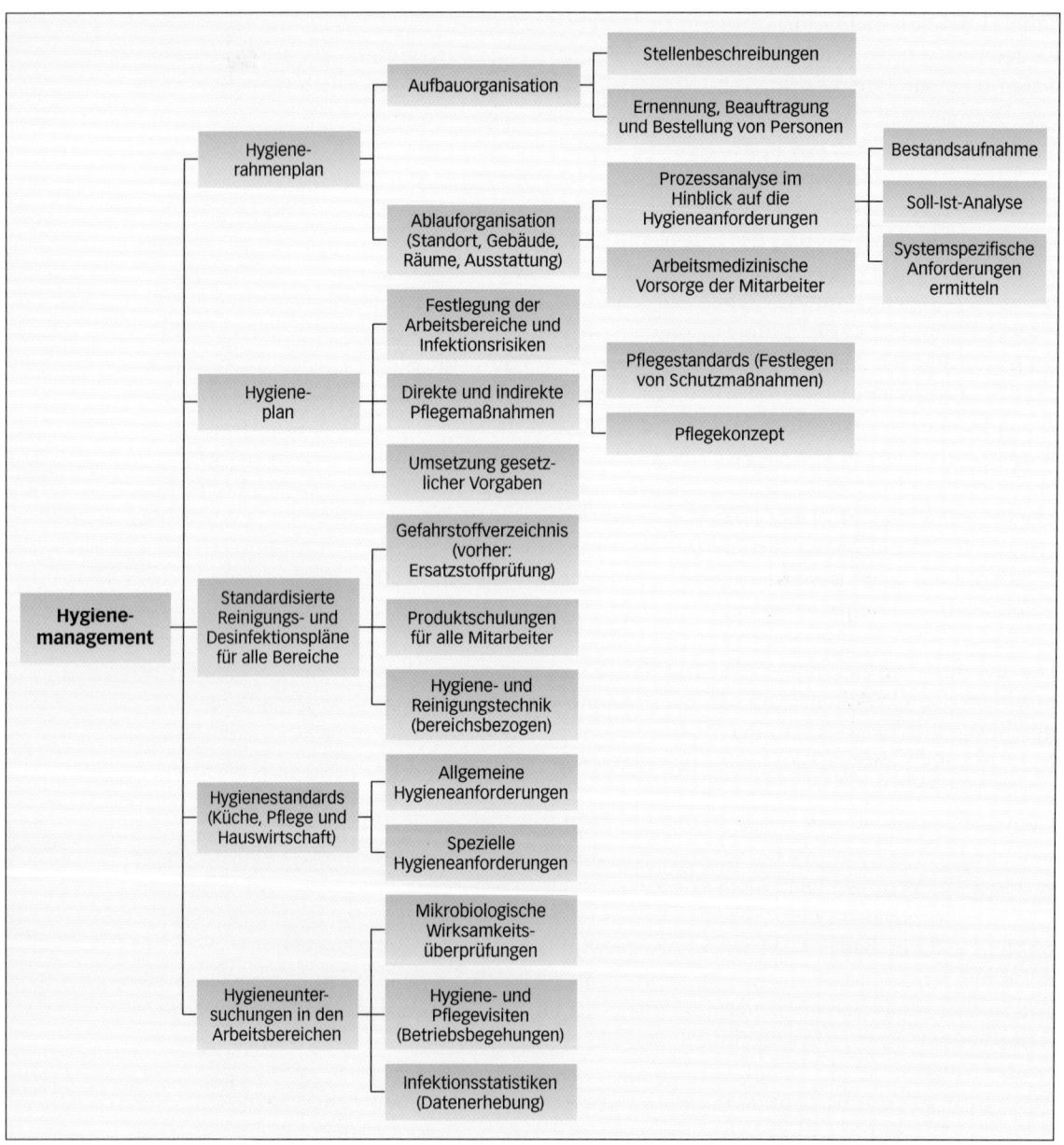

Abb. 2: Detaillierungsstufen für ein zeitgemäßes Hygienemanagement.

Das Ziel jeder Infektionsprävention ist der Schutz vor einer Verbreitung von residenten (körpereigenen) und transidenten (körperfremden) Keimen, sowie die Reduktion der Gesamtzahl der Keime durch mechanische und/oder chemische Maßnahmen. Die **Infektionsprävention** bezieht sich auf alle hygienischen und antiseptischen Maßnahmen sowie die Einhaltung von rechtlichen, behördlichen und lebensmittelhygienerechtlichen Vorgaben (Verfahrensspezifische Hygieneanleitungen im Hygieneplan), um frühzeitig einer Infektion (infektionshygienische Risiken) vorzubeugen.

Unter Infektion (lat. inficere) versteht man das Eindringen und die Vermehrung von Erregern im Organismus und die Reaktion darauf. Eine **Infektion** kann symptomlos verlaufen oder zur Infektionskrankheit führen. Für das Auftreten einer Infektion sind mehrere Bedingungen ausschlaggebend wie z. B. die Infektiösität durch die Übertragbarkeit des Erregers von Wirt zu Wirt; Haftungsvermögen; Eindringungsfähigkeit; Vermehrung im Wirt; Pathogenität des Erregers durch seine Giftigkeit d. h. Toxizität; Virulenz des Erregers; Empfänglichkeit; Resistenz (Widerstandsfähigkeit); Anfälligkeit; Disposition, Immunität des Körpers und der Infektionsdosis.

Die Durchführung verschiedener Maßnahmen konzentriert sich aus infektionshygienischer Sicht auf die Gesunderhaltung der Mitarbeiter, aber auch auf die entsprechenden Schutzmaßnahmen gegenüber den Klienten (z. B. Vermeidung von Kreuzkontaminationen etc.). Die Hände sind die häufigsten Keimüberträger überhaupt und von daher muss vor Arbeitsbeginn, vor und nach Pausen, vor invasiven, pflegerischen Eingriffen (z. B. Katheterismus, Injektionen, Wundversorgung und anderen pflegerischen Maßnahmen) sowie nach Arbeitsende eine hygienische Händedesinfektion mit einem geeigneten Händedesinfektionsmittel (DGHM-geprüft/RKI-gelistet) durchgeführt werden, das aus geeigneten (Wand-)Spendern entnommen wird (BGR 250/TRBA 250). Die allgemeine Händehygiene darf dabei nicht außer Acht gelassen werden, da die Händehygiene zweifelsohne als eine der wichtigsten Präventionsmaßnahmen nosokomialer Infektionen gilt.

Die BG-Regel (BGR 250/TRBA 250) findet unter anderem Anwendung auf Tätigkeiten mit biologischen Arbeitsstoffen (Blut, Sekret, Ausscheidungen etc.) in Arbeitsbereichen des Gesundheitswesens und der Wohlfahrtspflege, in denen »*Menschen medizinisch untersucht, behandelt oder pflegerische Dienstleistungen erhalten.*«

Demnach müssen bei Kontakt mit hohem Kontaminationsrisiko (Verunreinigung/Verschmutzung) grundsätzlich immer geeignete, ungepuderte, latexarme oder latexfreie (potenzielle Allergiegefahr) medizinische Einmalhandschuhe getragen werden, z. B. während der Wundversorgung oder wenn die Gefahr des Kontaktes mit Blut, Wundsekret, Stuhl und Urin besteht. Medizinische Schutzhandschuhe (z. B. aus Venyl – geringes Allergiepotenzial!) müssen den Qualitätskriterien der Europäischen Norm DIN EN 455 entsprechen und die medizinischen Schutzhandschuhe müssen im Rahmen des Infektionsschutzes eine ausreichende Dichtigkeit als Schutzfunktion sowie das CE-Zeichen besitzen. Verbandmaterial, Inkontinenzeinlagen etc. werden immer in wasserdichte, feste Müllbeutel gelegt, die dann verschlossen (zugebunden oder geknotet) in den Müll entsorgt werden. Beim Umgang mit Spritzen und Kanülen ist aus infektionshygienischer Sicht zu beachten, dass bspw. benutzte Injektionskanülen nicht wieder in die Schutzkappe zurück gesteckt werden dürfen (»recapping«). Benutzte Injektionskanülen sind in fest verschließbare, durchstichsichere Kanülensammler zu entsorgen (s. Anhang «Vorgehen nach Nadelstich- oder Schnittverletzungen«). Die BGR 250/TRBA 250 enthält darüber hinaus nähere Angaben zur Risikobewertung (Infektionsrisiken) und Festlegung von Reinigungs- und Desinfektionsmaßnahmen (Dekontamination).

Die Verhütung von Infektionen und das frühzeitige Erkennen von Infektionsrisiken gehört zu den wichtigsten Aufgaben aller Mitarbeiter in einer Pflegeeinrichtung: Sie bezieht sich sowohl auf die persönliche Hygiene des Einzelnen (Personalhygiene, Bekleidung und

Händehygiene) als auch auf die Durchführung von speziellen antiseptischen Maßnahmen z. B. im Rahmen einer modernen Wundversorgung, routinemäßige und gezielte Reinigung und Desinfektion verschiedener Flächen, die der Weiterverbreitung von Infektionserregern entgegenwirken sollen.

Bei vielen Pflegemaßnahmen ist es erforderlich, eine Schutzkleidung (Persönliche Schutzausrüstung) zu tragen und andere Schutzmaßnahmen zu beachten (z. B. Kopfbedeckung, Mund-Nasen-Schutz, ggf. Schutzbrille, Schutzhandschuhe etc.). Durch eine konsequente Infektionsprophylaxe auf allen Ebenen einer Pflegeeinrichtung können Keimquellen sowie Übertragungswege und potentiellen Gefahrenquellen (nosokomiale Infektionen!) im Hinblick auf einen infektiösen Hospitalismus gezielt und konsequent begegnet werden. Auch können Infektionsrisiken durch geeignete Maßnahmen erheblich minimiert werden. Dies wird bspw. erreicht durch eine korrekte Desinfektion der Haut und der eigenen Hände, durch eine fachlich korrekt ausgeführte Reinigung **und/oder** Desinfektion (keimarm machen durch Inaktivierung/Abtötung von Mikroorganismen; Sprühdesinfektion nur im Ausnahmefall, da gasförmige Substanzen oder Aerosole vom Organismus aufgenommen werden können) oder Wischdesinfektion (inkl. Einlege-Tauchverfahren von Medizinprodukten) von Flächen und sonstigen Einrichtungsgegenständen.

Die Desinfektion wird verstanden als Inaktivierung, Abtötung und Verminderung der Anzahl pathogener oder fakultativ-pathogener Mikroorganismen. Der schädigende Einfluss von Mikroorganismen auf den Menschen wurde 1876 durch Robert Koch erstmals wissenschaftlich nachgewiesen. Seither hat sich die medizinische Mikrobiologie zur Lehre von krankheitserzeugenden Kleinstlebewesen und die Vorbeugung und Bekämpfung von Infektionskrankheiten weiterentwickelt. Die Grundlage für alle Maßnahmen und Tätigkeiten der Infektionsprävention in Pflegeeinrichtungen bildet grundsätzlich immer der Hygieneplan (als verfahrensspezifische Hygieneanleitung und konkrete Umsetzungshilfe) mit den dort genannten Produkten zur Reinigung und Desinfektion (s. Reinigungs- und Desinfektionsplan – R&D). Für eine ordnungsgemäße Pflege müssen allerdings auch die erforderlichen Einrichtungen und Materialien vorhanden sein und sich vor allen Dingen in einem Zustand befinden, der den Anforderungen der Hygiene und der Infektionsprävention entspricht.

Potentielle Gefährdungen können durch das hygienebewusste Verhalten aller Mitarbeiter (Information, Beratung, Belehrung, Schulung und Unterweisung) und durch eine vertrauensvolle Zusammenarbeit zwischen Pflegedienst-, Küchen- und/oder Hauswirtschaftsleitung, Betriebsarzt, Fachkraft für Arbeitssicherheit, Sicherheitsbeauftragten (Pflege **und** Haustechnik), Hygienebeauftragten, behandelnden Hausärzten und zuständigem Gesundheitsamt mit der Leitung einer Pflegeeinrichtung frühzeitig erkannt, beurteilt und somit verringert werden (Risikobewertung und -analyse). Eine wesentliche Aufgabe der Leitung ist es, durch eine Beurteilung der Arbeitsbedingungen, die für die Mitarbeiter mit ihrer Arbeit verbundenen Gesundheitsrisiken zu ermitteln (Gefährdungsermittlung und -beurteilung). Nach der Ermittlung sind die daraus einzuleitenden Schutzmaßnahmen und -ziele nach den Anforderungen und Erfordernissen der Hygiene festzulegen. Der Erfolg der eingeleiteten Maßnahmen ist wesentlich von der abschließenden Beurteilung der Wirksamkeit abhängig (Effektivität und Effizienz).

1.3 Hygienemanagement als Führungsaufgabe

Der Träger einer Pflegeeinrichtung hat grundsätzlich die Gesamtverantwortung für die Sicherstellung der infektionshygienischen und hygienerechtlichen Anforderungen nach den betrieblichen Erfordernissen. Hygienemanagement setzt grundsätzlich vorausschauendes Denken und Handeln sowie ein modernes Präventionsverständnis der Leitung – also präventives Vorgehen – voraus. Es darf nicht sein, dass zunächst Methoden und Verfahren eingeführt oder eine bestimmte Klientengruppe in der Einrichtung aufgenommen wird und dann erst im Nachhinein zu fragen, ob es dadurch zu arbeitsbedingten Gefahren (z. B. Gesundheitsgefährdungen) oder zu Infektionsrisiken bei den Mitarbeitern oder anderen Klienten (Mitbewohner) kommen könnte. Vielmehr ist es Aufgabe der Leitung als beauftragte Person des Trägers, die Arbeitsbedingungen vorher zu ermitteln, zu beurteilen und zu kennen, um anschließend auf dieser Grundlage entsprechende Vorkehrungen (z. B. Schutzmaßnahmen und Festlegung von Schutzzielen) zu treffen.

Die Leitung einer Einrichtung nimmt ihre Verantwortung durch Maßnahmen zur Beurteilung von Infektionsrisiken und durch Befähigung, Anleitung und Unterweisung der Mitarbeiter wie auch durch verschiedene Maßnahmen im Rahmen der internen Qualitätssicherung wahr. Die richtige und zeitnahe Beurteilung der Arbeitsbedingungen, das notwendige Wissen zur Einhaltung der Infektionshygiene und die daraus abzuleitenden Maßnahmen bestimmen im Wesentlichen den Erfolg einer »Guten Hygiene-Praxis« und Verwirklichung des betrieblichen Hygienemanagements. Grundsätzlich setzt sich ein Hygienemanagement aus mehreren Teilen zusammen, die untereinander in direkter Beziehung stehen und durch das Zusammenwirken aller Teile ein funktionierendes Ganzes bilden. Demzufolge ist es nur allzu verständlich, dass für ein betriebliches Hygienemanagement erst einmal betriebliche Strukturen geschaffen werden müssen. Dies ist zwingend erforderlich, weil das Hygienemanagement nicht losgelöst von betrieblichen Erfordernissen betrachtet werden kann und darf, sondern immer in einem größeren Zusammenhang steht (z. B. Arbeitsschutzanforderungen).

Die Unfallverhütungsvorschrift »Grundsätze der Prävention« (BGV A1), muss in jedem Hygienemanagement von der Leitung und den Fach- und Führungskräften einer Pflegeeinrichtung neben dem Arbeitschutzgesetz, der Arbeitsstättenverordnung, der Gefahrstoffverordnung, Biostoffverordnung, Betriebssicherheitsverordnung etc. beachtet werden.

Eine besondere Aufgabe des betrieblichen Hygienemanagement ist es, neben den geforderten Anforderungen zur Hygiene ebenso die Arbeitsschutzanforderungen als wichtigen Bestandteil innerhalb der Pflegeeinrichtung zu ermitteln und zugleich einrichtungsinterne Qualitätsansprüche zu erfüllen. Die Ermittlung von AS-Anforderungen (Arbeitsschutz) ist von außerordentlicher Wichtigkeit, damit diese ziel- und ergebnisorientiert in das Qualitätsmanagement zur Erfüllung von Hygieneanforderungen eingebunden werden können. Damit diese Aufgabe auch reibungslos umgesetzt werden kann, ist es im ersten Schritt erforderlich, alle Verantwortlichkeiten, Zuständigkeiten, Arbeitsmethoden und -verfahren schriftlich festzuhalten. Diese Darlegung von Zuständigkeiten kann durchaus in Form einer Verantwortungsmatrix und mit Hilfe eines Organigramms (Aufbauorganisation) abgebildet werden. Im weiteren Verlauf müssen dann verbindliche Kommunikationsstrukturen geschaffen werden (z. B. Matrix einer Konferenzstruktur), damit die

Maßnahmen aus der Hygieneplanung einrichtungsintern in einer konstituierenden Hygienesitzung besprochen, umgesetzt und ihre Wirksamkeit regelmäßig von einem Hygieneteam bewertet werden kann. Die Prüfung der Wirksamkeit der Maßnahmen ist im Sinne der ständigen Verbesserung (KVP) einer Pflegeeinrichtung und als Präventionsaufgabe sehr wichtig.

Die Mitglieder der Hygienekommission werden zusammenfassend als Hygieneteam bezeichnet. Auch wenn die Heimleitung als beauftragte Person des Trägers die Verantwortung im Rahmen eines Hygienemanagements trägt, sind zur Umsetzung und Einhaltung aller infektionshygienischen Anforderungen mehrere Personen notwendig. Im Rahmen des betrieblichen Hygienemanagements ist es sehr wichtig, möglichst früh auf die internen Kompetenzen bestimmter Fachleute aus der eigenen Einrichtung zurückzugreifen und darüber hinaus auch externe Fachexperten in die betrieblichen Strukturen mit einzubeziehen. Das Zusammentreffen verschiedener Fachexperten (Mitglieder und Teilnehmer) zu einer Hygienesitzung wird auch Hygienekommission genannt.

> In einem funktionierenden Hygienemanagement muss die Leitung einer Pflegeeinrichtung als beauftragte Person des Trägers zur Einhaltung der Infektionshygiene mit verschiedenen Berufsgruppen (Fachexperten als Partner) partnerschaftlich zusammen arbeiten, um das Hygienemanagement als einen wichtigen Bestandteil in die betriebliche Organisationsstruktur und somit in das interne konsistente Qualitätsmanagement zu verankern.

Eine Leitung verfügt nicht auf allen Gebieten des Arbeitsschutzes und der infektionshygienischen und -rechtlichen Anforderungen über ein ausgeprägtes Fachwissen. Deshalb ist es erforderlich, mit verschiedenen sachkundigen Fachexperten partnerschaftlich zu kooperieren. Diese Fachexperten unterstützen und beraten die Leitung im Rahmen der Einhaltung, Umsetzung und Überwachung der Hygiene- und Arbeitsschutzanforderungen. Die Akteure in diesem aufbauorganisatorischen Hygiene-Netzwerk sind hierbei die Hygienebeauftragten, Qualitätsmanagement-Beauftragte, Pflegedienstleitung, Küchen- und/oder Hauswirtschaftsleitung und die Personen überbetrieblicher Dienste wie z. B. der Betriebsarzt und die Fachkraft für Arbeitssicherheit (FaSi/Sifa). Der Betriebsarzt und die Fachkraft für Arbeitssicherheit sollten dabei unbedingt über Branchenerfahrungen verfügen. Die Fachexperten der Hygienekommission sollten sich erfahrungsgemäß mindestens zweimal jährlich zu einer Sitzung (Dauer: mindestens ein bis zwei Stunden) treffen. Diese Arbeitstreffen dienen dazu, mögliche Schwachstellen aufzudecken und Verbesserungspotenziale im Rahmen der Hygienekommission zu besprechen und aufzuzeigen.

Ziel dieser Sitzungen kann es sein, bestimmte aktuelle Hygienethemen zu bearbeiten bzw. Hygieneregeln für die Pflegeeinrichtung zu verabschieden, die dann wiederum in die Hygieneplanung aufgenommen und bei den Mitarbeitern bekannt gemacht werden müssen. Somit ist die Hygieneplanung niemals statisch zu betrachten, sondern ist im Rahmen der Prozessqualität ein sich ständig verändernder und fortlaufender Prozess. Prozesse beschreiben einen detaillierten Ablauf (Prozessablauf), benennen Maßnahmen und Regelungen und verfolgen ein übergeordnetes Ziel – also ein Ergebnis! Ein Prozess wandelt die Eingaben (z. B. die Erkenntnisse und Sachverhalte) in bewertbare und angestrebte Ergebnisse um. Ein Prozess entwickelt sich aus externen und internen Anforderungen.

1.3.1 Managementanforderungen zum Arbeitsschutz (MAAS-BGW)

Der Arbeits- und Gesundheitsschutz der Mitarbeiter umfasst die Gesundheit und Förderung der Gesunderhaltung der Mitarbeiter. Es enthält alle Maßnahmen zur Verhütung von Arbeitsunfällen, arbeitsbedingter Erkrankungen sowie die Maßnahmen zur menschengerechten Gestaltung (Wohlbefinden am Arbeitsplatz) der Arbeitsplätze. Defizite im Bereich des Arbeitsschutzes (dazu gehören auch die systemspezifischen Anforderungen zur Hygiene) können unterschiedliche Folgen und Auswirkungen haben. Die Anforderungen aus dem Arbeitsschutz und dessen Einbindung in die Anforderungen zur Hygiene sind absolut notwendig, da es hier um die Gesunderhaltung der Mitarbeiter geht. Arbeitsschutz und die Erfüllung festgelegter Hygieneanforderungen in einem konsistenten Qualitätsmanagement sind nicht nur untrennbar, sondern sichern in jedem Fall die interne Qualitätssicherung in der gesamten betrieblichen Struktur einer Pflegeeinrichtung. Daneben wirken sie sich ebenfalls positiv auf die Leistungsfähigkeit der Mitarbeiter aus.

Zwar erwarten Hygienemanagement und -planung nicht die Implementierung eines Qualitätsmanagementsystems nach einer bestimmten Qualitätsnorm (z. B. DIN EN ISO 9001:2000), aber es kann die Einführung und Sicherstellung erheblich vereinfachen: Einerseits durch die Prozessorientierung, Kundenorientierung und dessen strukturiertes Vorgehen, andererseits aber auch durch die schriftlich zu dokumentierenden Verfahren (DIN EN ISO 9001:2000) oder durch die schriftlichen Festlegungen (MAAS-BGW) bei einem integriertem Qualitätsmanagementsystem.

Unter einem integriertem Qualitätsmanagementsystem wird ein Qualitätsmanagement verstanden, das in eine branchenunabhängige Qualitätsnorm (DIN EN ISO 9001) noch ein anderes anerkanntes Managementmodell integriert, wie z. B. ein Arbeitsschutzmanagementsystem oder die Managementanforderungen zum Arbeitsschutz (MAAS-BGW). Durch die MAAS-BGW hat die Berufsgenossenschaft für Gesundheitsdienst und Wohlfahrtspflege ein Modell geschaffen, das im Zusammenhang mit der Qualitätsnorm der DIN EN ISO 9001:2000 die Integration des Arbeitsschutzes in die betriebliche Organisationsstruktur ermöglicht: »*Bei jeder Implementierung eines Qualitätsmanagementsystems sollte sich die Leitung (Träger) einer Einrichtung mit der Integration von harmonisierten Systemanforderungen für Pflegeeinrichtungen auseinander setzen – sowie mit der Möglichkeit, eine Zertifizierung des QM-Systems anzustreben.*« (Weigert 2003, Seite 132)

Die Berufsgenossenschaft für Gesundheitsdienst und Wohlfahrtpflege hat in ihren Managementanforderungen zum Arbeitsschutz (kurz: MAAS-BGW) die Anforderungen aus dem Arbeitsschutz prozessorientiert strukturiert und dazu Schnittstellen zum Qualitätsmanagementsystem nach der Qualitätsnorm (Anforderungen nach DIN EN ISO 9001:2000) hergestellt. Dabei werden die Arbeitsschutzanforderungen (AS-Anforderungen) als Teil einer ganzheitlichen Managementaufgabe und als Unternehmensziel in das Qualitätsmanagementsystem fest eingebunden. Durch die MAAS-BGW erwartet die BGW die Integration des Arbeitsschutzes in das Qualitätsmanagementsystem nach der DIN EN ISO 9001:2000. Diese Integration der Arbeitsschutzanforderungen (MAAS-BGW) erfolgt grundsätzlich auf der Basis einer Freiwilligkeit der Unternehmer (Träger von Pflegeeinrichtungen). Mit der Freiwilligkeit ist die Integration des Arbeitsschutzes nach den Arbeitsschutzanforderungen gemäß der MAAS-BGW in das interne Qualitätsmanagementsystem gemeint. Selbstverständlich ist damit nicht die Freiwilligkeit im Rahmen der Erfüllung der Forderungen des Arbeitsschutzgesetzes impliziert. Die Einbeziehung der berufsgenossenschaftlichen Anforderungen zum Arbeitsschutz (MAAS-BGW) lassen sich nur dann erfüllen, wenn auch alle Anforderungen an ein Qualitätsmanagementsystem nach der DIN EN ISO 9001:2000 aufgebaut und umgesetzt wurden. Der Vergangenheit sollte es angehören, den Arbeitsschutz isoliert zu betrachten und mit einem Kapitel im Rahmen eines Qualitätsmanagementsystems in einem QM-Handbuch zu erwähnen. Hat sich der Träger gemeinsam mit der Leitung einer Pflegeeinrichtung (oder auch eines Krankenhauses) entschieden, die Anforderungen aus dem Arbeitsschutz als Präventionsansatz in das Qualitätsmanagementsystem zu integrieren, so kann das QM-System mit den AS-Anforderungen durch eine von der BGW »qu.int.as« akkreditierte Zertifizierungsgesellschaft zertifiziert werden. Eine alleinige Zertifizierung nach den Anforderungen der MAAS-BGW – also ohne Erfüllung der Anforderungen der DIN EN ISO 9001:2000 – ist nicht möglich! Die BGW in Hamburg erarbeitet derzeit auch Modelle, die die Anforderungen der MAAS-BGW in andere QM-Systeme (z. B. KTQ®, EFQM etc.) integrieren.

Trotz der Anforderungen der MAAS-BGW und deren Integration in ein bestehendes QM-System darf dies nicht darüber hinwegtäuschen, dass die Arbeitsschutzanforderungen in jeglicher Hinsicht für jeden Unternehmer verpflichtend sind.

Ausgehend von der MAAS-BGW sind hier weitere Zusatzanforderungen für ein Qualitätsmanagement nach den Anforderungen der DIN EN ISO 9001:2000 festgelegt worden. Die MAAS-BGW erfordern die Integration des Arbeitsschutzes in ein Qualitätsmanagementsystem nach DIN EN ISO 9001 und bilden mit ihr eine wichtige Grundlage für eine »qu.int.as«-Zertifizierung. Die MAAS-BGW unterstützt die Leitung einer Einrichtung auf dem Weg zur Erfüllung der Arbeitsschutzanforderungen. Die Anforderungen

Tabelle 2: Vergleich zwischen DIN EN ISO 9001 und MAAS-BGW.

DIN EN ISO 9001	MAAS-BGW
0 Einleitung	Einleitung
1 Anwendungsbereich	Anwendungsbereich
2 Normative Verweisungen	Normative Verweisungen
3 Begriffe	Begriffe
4 Qualitätsmanagement-System	Arbeitsschutz im QM
5 Verantwortung der Leitung	Verantwortung der Leitung
6 Management der Ressourcen	Management der Ressourcen
7 Produktrealisierung	Produktrealisierung
8 Messung, Analyse und Verbesserung	Messung, Analyse und Verbesserung

zum Arbeitsschutz sind in den Managementanforderungen der BGW (MAAS-BGW) nicht neu formuliert worden, sondern setzen mit ihren Anforderungen als so genannte »schriftliche Festlegungen« besondere Akzente zum Arbeits- und Gesundheitsschutz.

Dabei ist die MAAS-BGW von ihrer Gliederungsstruktur her ähnlich wie die DIN EN ISO 9001 aufgebaut und begrifflich an die Qualitätsnorm angelehnt worden und besteht deshalb auch aus einer Unterteilung in acht Kapitel (vgl. Tabelle 2).

In den Unterkapiteln der MAAS-BGW sind als verbindlich zu erfüllende sieben »schriftliche Festlegungen« zu folgenden arbeitsschutzspezifischen Prozessen verankert worden:
1. Ermittlung und Umsetzung gesetzlicher, berufsgenossenschaftlicher und behördlicher Anforderungen
2. Arbeitsmedizinische Vorsorgeuntersuchungen
3. Beurteilung der Arbeitsbedingungen
4. Beschaffung
5. Gefahrstoffe
6. Erstprüfung und wiederkehrende Prüfungen
7. Notfall-Management

Zu den genannten Prozessen sind zusätzlich zu den Anforderungen nach der Qualitätsnorm entsprechende Prozessbeschreibungen (z. B. in Form innerbetrieblicher Verfahrensanweisungen) und Regelungen im Rahmen der betrieblichen Strukturen und Abläufe sowie verbindliche Aussagen zu treffen. Nachfolgend werden die Anforderungen nach den Managementanforderungen zum Arbeitsschutz (MAAS-BGW) dargestellt (Was ist zu tun?), da die Erfüllung dieser Anforderungen auch in jedem Hygienemanagement von großer Bedeutung ist. Beispiele dafür sind der Gesundheitsschutz der Mitarbeiter durch die Umsetzung der arbeitsmedizinischen Vorsorge oder der korrekte Umgang mit Gefahrstoffen (Reinigungs- und Desinfektionsmittel), damit es z. B. zu keinen Sicherheitsrisiken bei der bestimmungsgemäßen Anwendung der Produkte kommen kann:

1. *Ermittlung und Umsetzung gesetzlicher, berufsgenossenschaftlicher und behördlicher Anforderungen (5.1.2 der MAAS-BGW).* In diesem Unterkapitel der MAAS-BGW wird durch die Leitung der Einrichtung erwartet, dass:
   - die gesetzlichen Vorschriften und Regeln in den jeweiligen Arbeitsbereichen vorliegen und bekannt sind
   - ein praxistaugliches Verfahren für die Ermittlung dieser gesetzlichen Vorschriften und Regeln existiert
   - die verantwortlichen Mitarbeiter in den jeweiligen Arbeitsbereichen ihre einzuhaltenden Vorschriften und Regeln kennen (kein Auswendiglernen!) und das diese auch jederzeit verfügbar sind
2. *Arbeitsmedizinische Vorsorgeuntersuchungen (6.2.3 MAAS-BGW »Besondere Voraussetzungen«).* In diesem Unterkapitel der MAAS-BGW wird durch die Leitung der Einrichtung erwartet, dass:
   - arbeitsplatzspezifische Voraussetzungen ermittelt werden und die Mitarbeiter entsprechend ihrer Aufgaben fortlaufend für ihre Tätigkeiten und Aufgaben geschult werden (Schulungen nach gesetzlichen Vorgaben oder Empfehlungen als so genannte Pflichtschulungen, nach den Wünschen der Mitarbeiter, nach einer durchgeführten Bedarfsermittlung, Gewichtung und Priorisierung sowie Schulungsauswertung etc.)

- die notwendigen Erst- und wiederkehrenden Unterweisungen in der Pflegeeinrichtung durchgeführt und dokumentiert werden (s. BGV A1, § 12 ArbSchG und § 9 BetrSichV)
- die notwendigen arbeitsmedizinischen Vorsorgeuntersuchungen der Mitarbeiter ermittelt und angeboten werden (Organisation innerhalb der Einrichtung) unter Berücksichtigung gesetzlicher Vorgaben (BiostoffV, GefStoffV. etc.)
- die Durchführung notwendiger arbeitsmedizinischer Vorsorgemaßnahmen durch ein entsprechend geregeltes Verfahren dargelegt werden können
- die arbeitsmedizinischen Vorsorgeuntersuchungen dokumentiert werden (Vorsorgekartei für den betroffenen Mitarbeiter)

3. *Beurteilung der Arbeitsbedingungen (6.5 MAAS-BGW).* In diesem Unterkapitel der MAAS-BGW wird durch die Leitung der Einrichtung erwartet, dass:
- in regelmäßigen Zeitabständen die Arbeitsplätze beurteilt werden im Sinne einer Gefährdungsermittlung und -beurteilung (sichere und gesundheitsgerechte Arbeitsplatzgestaltung sowie ggf. Anpassung)
- relevante gesetzliche Anforderungen im Rahmen der Infrastruktur und Arbeitsumgebung nachweislich berücksichtigt werden und in das interne QM-System integriert werden
- sichere und gesundheitsgerechte Arbeitsbedingungen vorherrschen, durch entsprechende Prüf- und Wartungstätigkeiten (Geräte und Anlagen: Instandhaltungs- und Wartungskonzept, Prüf- und Reparaturmanagement der Einrichtung) als ein unverzichtbarer Teil

4. *Beschaffung (7.4 MAAS-BGW).* In diesem Unterkapitel der MAAS-BGW wird durch die Leitung der Einrichtung erwartet, dass:
- die Leitung im Rahmen ihrer Beschaffungsverantwortung die Anforderungen aus dem Arbeitsschutz in den Beschaffungsprozess (von der Lieferantenauswahl – Bestellvorgang – Warenannahme – ggf. Unterweisung und Wareneinlagerung) integriert hat
- durch den Beschaffungsprozess und -vorgang die gesundheitsfördernden Arbeitsbedingungen beachtet werden
- die beschafften Produkte (Geräte, Hilfsmittel, Arbeitsstoffe, Persönliche Schutzausrüstung etc.) auch die Anforderungen im Sinne der Arbeitsschutzvorschriften erfüllen (z. B. sichere und gefährdungsfreie Anwendung bei der Inbetriebnahme oder beim Einsatz)
- die Lieferanten und sonstige Dienstleister (z. B. bei der Fremdvergabe der Objektreinigung) auch die einschlägigen Arbeitsschutzvorschriften beachten und anerkennen
- die Lieferanten und sonstige Dienstleister nach festgelegten AS-Kriterien auch regelmäßig bewertet werden

5. *Gefahrstoffe (7.5.1.2 MAAS-BGW).* In diesem Unterkapitel der MAAS-BGW wird durch die Leitung der Einrichtung erwartet, dass:
- der Umgang mit Gefahrstoffen innerhalb der Einrichtung eindeutig geregelt ist und das die notwendigen Schutzvorschriften nachweislich beachtet werden
- die Mitarbeiter im Umgang mit den Gefahrstoffen unterwiesen werden auf der Grundlage von Betriebsanweisungen etc.
- durch die Fachkraft für Arbeitssicherheit und ggf. durch den Betriebsarzt eine Ersatzstoffprüfung im Rahmen des Gefahrstoffmanagements durchgeführt wird (Gibt es einen anderen weniger gefährlichen Stoff bzw. ein Produkt dass das gleiche Ergebnis aufzeigt?)

- Schutzmaßnahmen je nach Einsatz des Gefahrstoffs festgelegt wurden
- ein Gefahrstoffverzeichnis angelegt und fortlaufend gepflegt wird (z. B. durch einen Gefahrstoffbeauftragten im Einvernehmen mit der Fachkraft für Arbeitssicherheit und dem Betriebsarzt)

6. *Erstprüfung und wiederkehrende Prüfungen (8.2.4 MAAS-BGW).* In diesem Unterkapitel der MAAS-BGW wird durch die Leitung der Einrichtung erwartet, dass:

- ein Verfahren zur Ermittlung und Durchführung festgelegter Prüf- und Wartungstätigkeiten (Geräte, Anlagen, Medizinprodukte etc.) nach Herstellerangaben implementiert wurde
- sich keine defekten oder fehlerhaften Arbeitsmittel in der Pflegeeinrichtung befinden oder eingesetzt werden (Sicherheitsrisiken für die Anwender sind auszuschließen)
- festgelegte Prüf- und Wartungsvorschriften exakt eingehalten werden (z. B. nach der MPBetreibV)

7. *Notfall-Management (8.5.3 MAAS-BGW).* In diesem Unterkapitel der MAAS-BGW wird durch die Leitung der Einrichtung erwartet, dass:

- mögliche Notfälle oder Betriebsstörungen vorab ermittelt wurden sowie deren Eintrittswahrscheinlichkeit (Wo könnte es zu einer Betriebsstörung kommen und was ist für die Einrichtung ein Notfall?)
  - Gemeint sind hier nicht die medizinischen Notfälle z. B. akute Atemnot, Bewusstlosigkeit oder ein Atemstillstand eines Klienten usw.
- im Fall einer Betriebsstörung oder eines Notfalls (Brand, Explosion etc.) entsprechende Verfahren und Maßnahmen in der Einrichtung zur Schadensbegrenzung festgelegt worden sind (Vorbeugung wie z. B. Maßnahmen zum vorbeugendem Brandschutz, Evakuierungsplan etc.)

Die Berufsgenossenschaft für Gesundheitsdienst und Wohlfahrtspflege belohnt die erfolgreiche Zertifizierung (Normenkonformität) der Integration der Arbeitsschutzanforderungen (Konformität mit den AS-Anforderungen nach dem MAAS-BGW) in ein bestehendes QM-System (Qualitätsnorm 9001:2000) mit einer entsprechenden Prämie als finanziellem Anreiz für die ambulanten, teil- und vollstationären Träger von Pflegeeinrichtungen, Krankenhäusern und Werkstätten für Behinderte.

1.3.2 Arbeitsschutz- und Hygienekommission

Wer Hygiene und Infektionsprophylaxe postuliert oder aufgrund seiner Aufgabenbeziehungen aufgefordert ist, entsprechende AS-Anforderungen in ein Qualitätsmanagement zu integrieren, stellt neben der Gesundheit der Klienten auch die Gesundheit und Gesunderhaltung der Mitarbeiter und deren Einbeziehung in die Arbeitsprozesse als eine wichtige Größe innerhalb des betrieblichen Arbeitsschutzmanagements dar. Was nützt die beste Injektionstechnik und deren fachlich einwandfreie Ausführung, wenn auf der anderen Seite organisatorische Mängel vorhanden sind wie z. B. das Fehlen persönlicher Schutzausrüstung oder das nicht Vorhandensein eines adäquaten und durchstichsicheren Kanülensammlers zum Abwerfen der Injektionsnadel nach der Injektion?

Die Maßnahmen der Arbeitssicherheit und des Gesundheitsschutzes der Mitarbeiter sollten in keinem Qualitätsmanagement und schon gar nicht in einem gesetzlich geforderten

Hygienemanagement fehlen. Die Vernachlässigung der Maßnahmen aus dem Arbeits- und Gesundheitsschutz kann sowohl für den Mitarbeiter als auch für den Träger (Organisationsverschulden) katastrophale Folgen haben und die juristische Frage aufwerfen: *»Welche Maßnahmen hat der Träger getroffen und eingeleitet, um diesen Arbeitsunfall zu verhindern?«* Die Leitung einer Einrichtung ist als beauftragte Person (nach § 13 ArbSchG) für die Maßnahmen aus dem Arbeits- und Gesundheitsschutz hauptverantwortlich.

Die Verantwortung für die Einhaltung der Infektionsprävention (entsprechend den vier Risikogruppen) und der Maßnahmen (nach den vier Schutzstufen) der Hygieneplanung obliegt grundsätzlich jedem Mitarbeiter innerhalb der einzelnen Arbeitsbereiche (Sorgfaltspflicht!). Die Gesamtverantwortung hat der Träger oder eine durch ihn beauftragte Person (z. B. die Heimleitung).

Aufgrund dieser Aufgabenstellung ist es unerlässlich, mit verschiedenen sachkundigen Kooperationspartnern (Fachexperten) zusammen zu arbeiten. Erfahrungsgemäß lassen sich infektionshygienische Aufgaben, Tätigkeiten und Maßnahmen aus der Hygieneplanung (wie z. B. Küche, Hauswirtschaft, Wäscherei, Haustechnik, Pflegedienst) nicht von den arbeitssicherheitstechnischen und arbeitsmedizinischen Aufgaben, Tätigkeiten und Maßnahmen trennen. Die Bereiche (Hygiene, Arbeits- und Gesundheitsschutz) beeinflussen sich gegenseitig sehr stark und sind eine untrennbare integrale Einheit in einem Qualitätsmanagement. Viele Aufgaben, Tätigkeiten und Maßnahmen berühren sowohl die Bereiche des Arbeits- und Gesundheitsschutzes als auch die Aspekte aus der Hygieneplanung (z. B. hat der Umgang mit biologischen Arbeitsstoffen Auswirkungen auf arbeitsmedizinische Vorsorgeuntersuchungen der Mitarbeiter und umgekehrt).

Der Arbeitsschutzausschuss und seine Zusammensetzung ergeben sich aus § 11 des Arbeitssicherheitsgesetzes (ASiG). Die Protokolle der letzten Arbeitsschutz- und Hygienekommission werden vor Beginn der Sitzung durch die Leitung der Pflegeeinrichtung noch einmal vorgelesen, um feststellen, inwieweit alle Ziele und Vereinbarungen als Ergebnis (Konsensfindung) der letzten Sitzung eingehalten und umgesetzt worden sind. Weil sich die infektionshygienischen Themen und Maßnahmen nicht von den Themen des Arbeits- und Gesundheitsschutzes trennen lassen, sollte sich die Leitung einer Einrichtung oder die beauftragte Person (§ 13 ArbSchG) darüber Gedanken machen, inwieweit es möglich ist, die vierteljährliche Arbeitsschutzausschuss-Sitzung gemeinsam mit den Mitgliedern der Hygienekommission durchzuführen. Ab 20 Mitarbeitern ist der Arbeitsschutzausschuss verpflichtend! Viele Pflegeeinrichtungen und auch Krankenhäuser haben sich bereits dieser Idee angeschlossen und bezeichnen diesen Zusammenschluss beider Konferenzarten als eine so genannte *»Hauskommission.«* Denn oft sind die Teilnehmer der Hygienekommission auch die Mitglieder der ASA-Sitzung.

Kleinere Einrichtungen werden bei diesen Überlegungen sicherlich schneller eine Entscheidung herbeiführen können als größere Pflegeeinrichtungen mit verschiedenen Abteilungen. Stationäre Pflegeeinrichtungen stellen in der Regel keine Fachkraft für Arbeitssicherheit oder einen Betriebsarzt ein, sondern beauftragen einen überbetrieblichen Dienst für diese Aufgaben. Auch muss in Erwägung gezogen werden, dass die Einsatzzeiten der überbetrieblichen Dienste (Betriebsarzt und Fachkraft für Arbeitssicherheit) im Rahmen des Hygienemanagements mit berücksichtigt werden müssen. Die Einsatzzeiten sind in

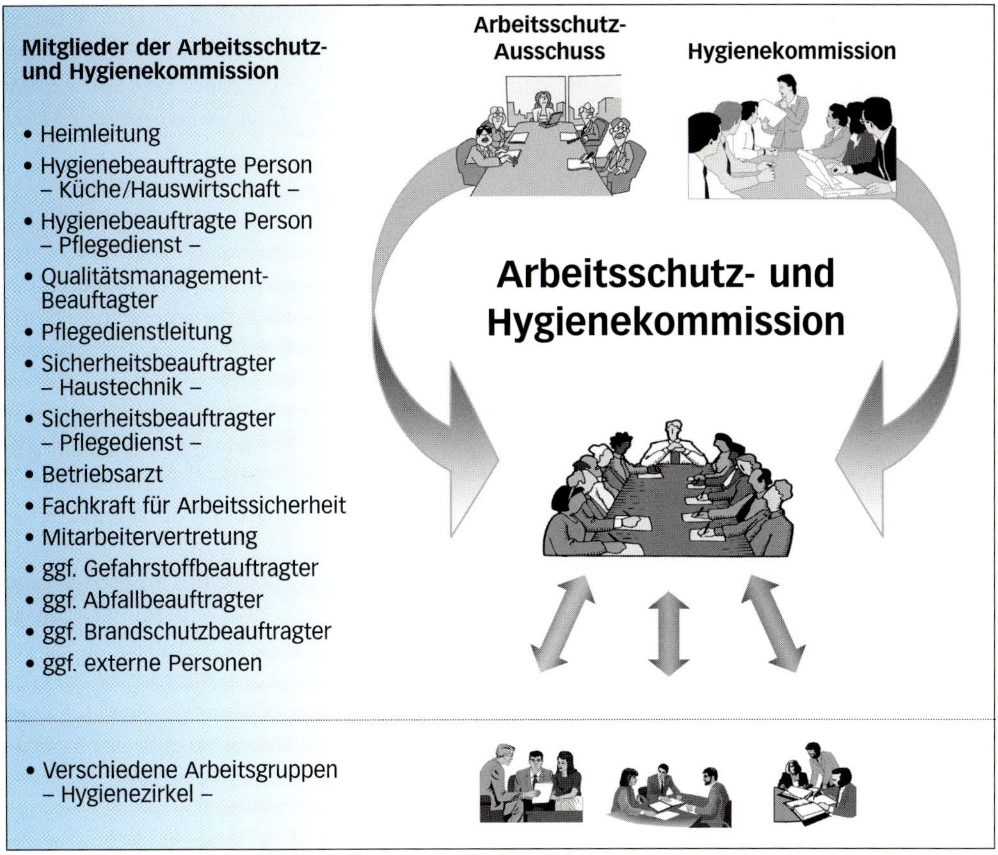

**Mitglieder der Arbeitsschutz-
und Hygienekommission**

- Heimleitung
- Hygienebeauftragte Person
  – Küche/Hauswirtschaft –
- Hygienebeauftragte Person
  – Pflegedienst –
- Qualitätsmanagement-
  Beauftragter
- Pflegedienstleitung
- Sicherheitsbeauftragter
  – Haustechnik –
- Sicherheitsbeauftragter
  – Pflegedienst –
- Betriebsarzt
- Fachkraft für Arbeitssicherheit
- Mitarbeitervertretung
- ggf. Gefahrstoffbeauftragter
- ggf. Abfallbeauftragter
- ggf. Brandschutzbeauftragter
- ggf. externe Personen

- Verschiedene Arbeitsgruppen
  – Hygienezirkel –

**Arbeitsschutz-
Ausschuss**

Hygienekommission

**Arbeitsschutz- und
Hygienekommission**

Abb. 3: Mitglieder der Arbeitsschutz- und Hygienekommission.

den berufsgenossenschaftlichen Vorschriften festgelegt. Unabhängig davon ändert dies selbstverständlich nichts an der generellen Eigenverantwortung der Leitung einer Pflegeeinrichtung. Sie wird deswegen weder aufgehoben noch in irgendeiner Art und Weise eingeschränkt.

Aus einer Arbeitsschutz- und Hygienekommission können sich themen- und auftragsbezogen entsprechende Fachausschüsse (Arbeitsgruppen) bilden, die sich aufgabenspezifisch für einen bestimmten Auftrag zusammensetzen. Die Ergebnisse dieser Arbeitsgruppe fließen in die nächste Arbeitsschutz- und Hygienekommission ein und werden durch einen Moderator der Arbeitsgruppe vorgestellt. Werden beide Konferenzen (Arbeitsschutz und Hygiene) zusammengeführt, sollte sich die Leitung der Einrichtung grundsätzlich **vorher** folgende Gedanken machen:
- Wo soll die Konferenz stattfinden und wie lange soll die Sitzung dauern?
- Ist der Arbeitsschutzausschuss für die Pflegeeinrichtung verpflichtend?
- Wer übernimmt die Gesprächsführung aufgrund der Komplexität der inhaltlichen Themen?
- Wer protokolliert diese Sitzungen?
- Sollen zwei Protokolle (ASA und Hygienesitzung) getrennt voneinander erstellt werden?

- Welche Personen müssen als Teilnehmer eingeladen werden?
- Welche Fachexperten (z. B. Beauftragte) sollen sporadisch an der Sitzung teilnehmen?
- Werden die Themen vorab als TOP den Teilnehmern mitgeteilt (»Roter Faden«) und können die Termine auch von den Vertretern des Betriebsrates/Mitarbeitervertreter (falls vorhanden) wahrgenommen werden?

Die Arbeitsschutz- und Hygienekommission kann im Bedarfsfall z. B. Beauftragte aus anderen Spezialgebieten (z. B. Gefahrstoffbeauftragter, Brandschutzbeauftragter nach § 10 ArbSchG etc.) hinzuziehen.

Im Zuge dieser Aufbauorganisation und Kommunikationsstruktur müssen die benannten Personen nicht nur geschult und zur Übernahme ihrer Aufgaben bestellt werden, sondern auch die Zeit und die notwendigen Ressourcen zur Verfügung bekommen. Die Aufgabenstellung und Pflichten der einzelnen Teilnehmer (Sicherheitsbeauftragte Personen, Hygienebeauftragte, Pflegedienstleitung etc.) müssen eindeutig festgelegt sein wie dies z. B. für den Betriebsarzt und für die Fachkraft für Arbeitssicherheit in §§ 3 und 6 des Arbeitssicherheitsgesetzes der Fall ist. Sie sollen die Leitung in allen Fragen der Arbeitssicherheit unterstützen sowie beraten und zwar zur:

- Gestaltung sicherer und gesundheitsgerechter Arbeitsplätze (technische, organisatorische und soziale Bedingungen) und
- Integration des Arbeitsschutzes in die betrieblichen Erfordernisse (Management).

Die Integration der Anforderungen aus dem Arbeitsschutz in das Hygienemanagement erfordert dabei ein **systemisches Vorgehen**, d. h. Analysieren, Beurteilen, Ziele festlegen, Lösungen initiieren und beurteilen sowie eine kontinuierliche Überwachung der Einhaltung festgelegter Schutzmaßnahmen durchführen. Diese Herangehensweise ist auch im Sinne einer Prozessoptimierung erforderlich. Im Rahmen der Arbeitsschutz- und Hygienekommission sollten Ziele und Vorschläge erarbeitet werden, die den Unternehmenserfolg insgesamt positiv beeinflussen.

Unfassende Ziele der Arbeitsschutz- und Hygienekommission:

- Festlegung und Überwachung der Maßnahmen im Hygieneplan für die einzelnen Arbeitsbereiche zur Desinfektion, Reinigung (Hände, Flächen, Räume, Geräte, Instrumente und der Wäsche) und Sterilisation sowie zur Ver- und Entsorgung;
- Festlegung der Desinfektionsmittel und -verfahren im Hygieneplan;
- Erstellung und Aktualisierung sowie fortlaufende Ergänzung des Hygieneplans unter ökonomischen, ökologischen, klienten- und mitarbeiterbezogenen Gesichtspunkten;
- Aktualisierung und Prüfung der Stimmigkeit der standardisierten Reinigungs- und Desinfektionspläne (R&D);
- Abstimmung arbeitsmedizinischer Beratung und Vorsorge (nach den G-Grundsätzen gem. § 11 ArbSchG, § 15 BiostoffV oder § 15 GefStoffV), sicherheitstechnischer Betreuung (nach Risikogruppen und Schutzstufen etc.) und hygienerechtlicher Maßnahmen innerhalb der gesamten Einrichtung (für alle Arbeitsbereiche);
- Implementierung und Durchführung regelmäßiger Hygieneschulungen;
- Planung, Durchführung und Auswertung von Betriebsbegehungen;
- Durchführung von Bestandsanalysen und Ergebnisdokumentation;

- Entwicklung geeigneter Maßnahmenpläne (nach dem Problemlösungsprozess von *Deming*);
- Förderung und Umsetzung von Optimierungsprozessen in betriebliche Arbeitsprozesse;
- Förderung eines hygienebewussten Verhaltens bei den Mitarbeitern;
- Kontrolle der Meldung von Infektionskrankheiten und -häufungen (Gesundheitsamt);
- Überwachung der Einhaltung der im Hygieneplan festgelegten Präventionsmaßnahmen;
- Kontrolle und Bewertung der Reinigungs- und Desinfektionsleistung (RDG) maschineller Verfahren durch mikrobiologische Wirksamkeitsüberprüfungen und sonstiger hygienischer Überwachungsuntersuchungen;
- Überwachung und Dokumentation von Hygienebelehrungen nach dem Infektionsschutzgesetz;
- Aufrechterhaltung des Kontaktes zum Gesundheitsamt durch die Leitung der Pflegeeinrichtung;
- Sicherheitstechnische Erst- und Folgeunterweisungen (BGV A 1 »Grundsätze der Prävention«) nach gesetzlichen Bestimmungen (z. B. nach § 14 GefStoffV, § 12 Abs. 2 ArbSchG etc.);
- Bewertung von Korrektur- und Vorbeugemaßnahmen;
- Verabschiedung von Maßnahmen zur Infektionsprävention;
- Durchführung einer Gefährdungsbeurteilung am Arbeitsplatz in enger Zusammenarbeit mit der Fachkraft für Arbeitssicherheit und dem Betriebsarzt (z. B. nach §§ 5, 6, 7 und 8 BiostoffV »Durchführung der Gefährdungsbeurteilung«, § 5 ArbSchG »Beurteilung der Arbeitsbedingungen«, § 7 GefStoffV »Informationsermittlung und Gefährdungsbeurteilung« und sonstige BG-Regeln z. B. BGV A1 § 3) sowie die nachfolgende Dokumentation (§ 6 ArbSchG) der Gefährdungsbeurteilung. Die Gefährdungsbeurteilung im Hinblick auf die Arbeitsmittel (also nicht tätigkeitsbezogen!) wie z. B. der Bürogeräte, Leitern und Tritte etc. ist aber auch in der Betriebssicherheitsverordnung (§ 3 BetrSichV) vorgeschrieben. Die Betriebssicherheitsverordnung dient zum Schutz der Beschäftigten vor Arbeitsmitteln. Arbeitsmittel im Sinne der Betriebssicherheitsverordnung (BetrSichV) können so unterschiedliche Dinge wie Fahrstühle oder aber auch brennbare Flüssigkeiten sein;
- Informationsermittlung zur Durchführung der Gefährdungsbeurteilung. Bewertung der Wirksamkeit der getroffenen oder zu treffenden Schutzmaßnahmen (z. B. Hygienemaßnahmen, Schutzkleidung und Schutzausrüstung – PSA) in den Arbeits- und Tätigkeitsbereichen der Einrichtung.

1.4 Dokumentationsaufbau zur Hygiene und Infektionsprophylaxe

Ein Hygienemanagement und die zugrunde gelegte Hygieneplanung müssen dokumentiert und dargelegt werden.

Für den Aufbau und die Dokumentation müssen:
- die Prozesse und deren Abläufe im Hygienemanagement bekannt sein;
- die damit verbundenen Ressourcen ermittelt und zur Verfügung gestellt werden;
- die Vereinbarungen, Standards und Regeln nach allgemein anerkanntem Stand der hygienischen Erkenntnisse sichergestellt werden;

- die Prozessindikatoren der hygienischen Überwachungsuntersuchungen klar identifiziert und festgelegt werden (z. B. die verfahrensspezifischen Hygieneanleitungen im Hygieneplan);
- die Möglichkeiten zur ständigen Verbesserung ermittelt und umgesetzt werden.

Die Gliederungsstruktur und der Dokumentationsaufbau des betrieblichen Hygienemanagements kann nach Struktur-, Prozess- und Ergebniskriterien in fünf Kapitelabschnitte unterteilt und zugeordnet werden.

Strukturkriterien

1. Kapitelabschnitt: Hygienerahmenplan als Gesamthygienekonzept
2. Kapitelabschnitt: Einrichtungsinterner Hygieneplan
3. Kapitelabschnitt: Rechtliche Grundlagen, RKI – Mitteilungen und Empfehlungen
Verzeichnis: »Gesetze und rechtliche Vorgaben sowie sonstige Spezifikationen« (s. Kapitel 1.1)

Prozesskriterien

4. Kapitelabschnitt:

4.1 Standardisierte Reinigungs- und Desinfektionspläne für den Pflege-, Küchen- und hauswirtschaftlichen Bereich inkl. der Wäscherei und Haustechnik (R&D)
4.2 Betriebsanweisungen und Sicherheitsdatenblätter, wobei diese alphabetisch nach den Betriebsmitteln geordnet werden
4.3 Stellenbeschreibungen der Hygienebeauftragten Personen (Pflegedienst sowie Küche- bzw. Hauswirtschaft)
4.4 Muster: Zutrittsbeschränkung bei Norovirus-Infektionen, Scabies (Krätze) MRSA, ORSA etc.
    – Informationen (Infektionsschutz) für Angehörige, Besucher und Betreuer etc.
4.5 Hygieneformulare und -checklisten zur Einhaltung und Umsetzung der Hygieneplanung (Kopiervorlagen)
    – Extraordner für ausgefüllte Hygienechecklisten zur Nachweisdokumentation
4.6 Belehrungen nach IfSG § 43 und Folgebelehrungen nach IfSG § 42
    – Extraordner für alle Pflege- und Küchenmitarbeiter der Einrichtung
4.7 Anerkennungsurkunde(n) der Podologen:
    – Desinfektionsplan und Gewerbeschein
4.8 Friseur:
    – Desinfektionsplan, Hautschutzplan und Gewerbeschein
4.9 RAL-Gütezeichen (als Qualitäts- und Hygienenachweis)
    – Externe Wäschepflege (gemäß RAL-GZ 991/2-3)
4.10 Tierärztliche Überwachung bei Tierhaltung durch die Klienten
    – Nachweise über die Impfung, Parasitenbehandlung etc.
4.11 Externe Sterilisationsverfahren von Medizinprodukten der Pflegeeinrichtung durch eine Kooperation mit einem Krankenhaus (ZSVA)

Ergebniskriterien

Kapitelabschnitt:

5.1 Protokoll über die halbjährliche Prüfung der Arzneimittel und apothekenpflichtigen Medizinprodukte

5.2 Trinkwasserhygiene (Ergebnisse der jährlichen Trinkwasserproben nach der Trinkwasserverordnung)

5.3 Prüfung von thermisch bzw. chemothermisch wirkenden Desinfektionsgeräten (z. B. Steckbeckenspülgeräte, Geschirrspülautomaten etc.) inkl. Wartungsprotokollen und sonstige mikrobiologische Wirksamkeitsüberprüfungen sowie weitere festgelegte Überwachungsuntersuchungen (Prozessindikatoren)

5.4 Hygienevisiten und Betriebsbegehungen durch die Hygienebeauftragten und anderen Fachexperten (Fasi, BA, Sib etc.)

5.5 Sonstige Kontroll- und Prüfaufzeichnungen (intern als auch extern)

1.4.1 Hygienerahmenplan

Die Einhaltung der Infektionshygiene wird nach § 36 Abs. 1 des IfSG, § 80 SGB XI und Heimgesetz (§ 11, Abs. 1 Nr. 9 HeimG) von allen Pflegeeinrichtungen und sonstigen Gemeinschaftseinrichtungen gesetzlich gefordert. Der Nachweis ist in Form von Hygiene-

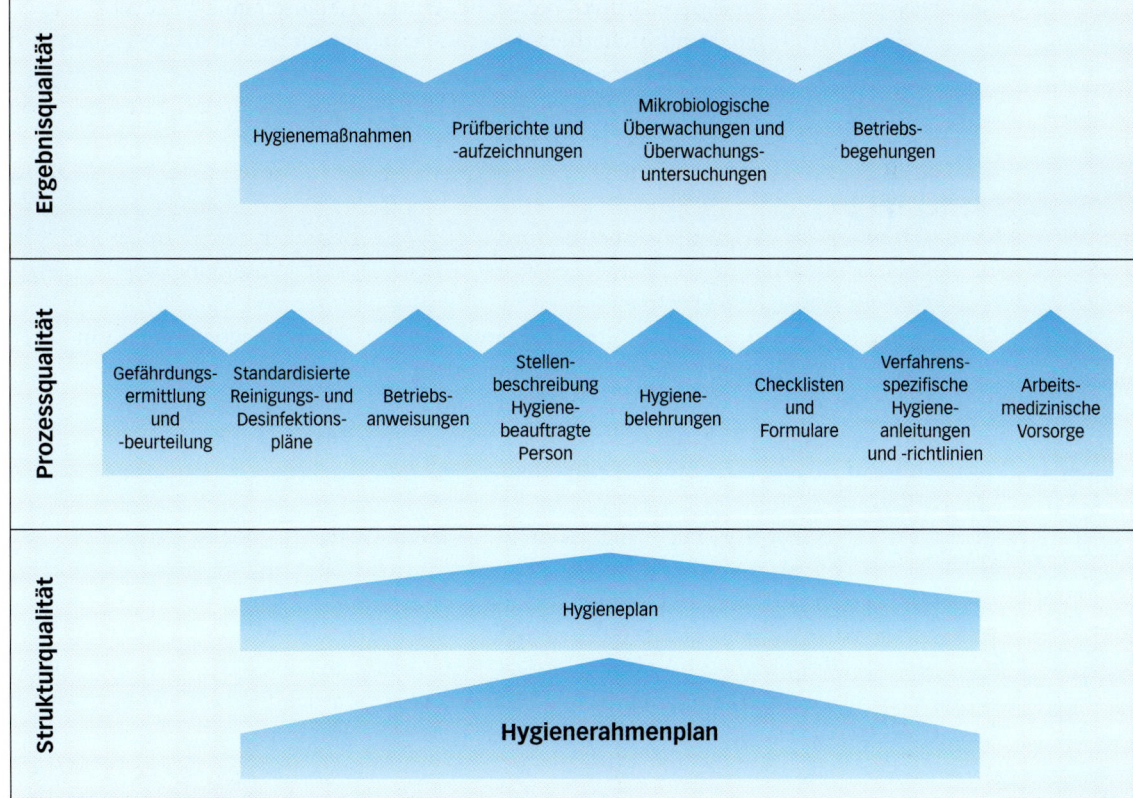

Abb. 4: Dokumentationsaufbau zur Hygiene und Infektionsprophylaxe.

plänen sowie in einzelnen Bereichen auch in Form von Reinigungs- und Desinfektionsplänen schriftlich darzulegen. Der Hygienerahmenplan als Gesamthygienekonzept und
der darauf aufbauende Hygieneplan (Pflegedienst, Küche- und Hauswirtschaft inkl.
Wäscherei und Haustechnik) sollen hierbei als Unterstützung im Rahmen der Umsetzung
(als sog. Übersetzungshilfe) verstanden werden.

Abbildung 4 verdeutlicht, dass der Hygienerahmenplan in Bezug auf die Strukturqualität
die Grundlage für alle nachfolgenden Hygiene-Dokumentationen bildet. Die im Hygieneplan (Strukturqualität) beispielhaft genannten verfahrensspezifischen Hygienemaßnahmen und -anleitungen (auf der Ebene der Prozessqualität) werden maßgeblich von
den infrastrukturellen, ablauforganisatorischen und betrieblichen Strukturen – die dem
Hygienerahmenplan zu entnehmen sind – bestimmt, d. h., durch die vorgegebene Strukturqualität. Die Infrastruktur beinhaltet sämtliche Arbeits- und Betriebsmittel, die zur
Dienstleistungserbringung (z. B. Pflege oder hauswirtschaftliche Tätigkeiten) notwendig
sind. Diejenigen Teile, die während der Tätigkeit am Arbeitsplatz direkt auf den Mitarbeiter in seiner unmittelbaren Umgebung einwirken können, werden zusammenfassend
als Arbeitsumgebung bezeichnet (Gerüche, Hitze, Gefahrstoffe, Beleuchtung, Lärm,
Kommunikationsverhalten usw.).

> Im Hygienerahmenplan verpflichtet sich die Leitung einer Pflegeeinrichtung ganz
> konkret auf die systemspezifischen Hygieneanforderungen, die zur Umsetzung und
> Einhaltung der Infektionshygiene, unter besonderer Berücksichtigung gesetzlicher
> Vorgaben und Vorschriften (z. B. auch Arbeitsschutzanforderungen) von besonderer
> Bedeutung sind! Der Hygienerahmenplan enthält weniger konkrete Umsetzungs-
> hilfen, verfahrensspezifische Hygieneanleitungen oder konkrete Arbeitsanweisungen,
> sondern konzentriert sich vielmehr auf die Gesunderhaltung der Mitarbeiter und die
> Infektionsprävention. Er benennt systemspezifische Anforderungen und Grundvor-
> aussetzungen der Hygieneplanung und des Infektionsschutzes.

Der Hygienerahmenplan als Grundverpflichtung des Trägers basiert auf der Unternehmensstrategie der Leitung einer Pflegeeinrichtung und beinhaltet ausschließlich die
organisatorischen und betrieblichen Abläufe und systemspezifischen Anforderungen
innerhalb der Pflegeeinrichtung. Er benennt im Gegensatz zum Hygieneplan keine konkreten verfahrensspezifischen Hygieneanleitungen, sondern zeigt die einrichtungsinternen, betrieblichen und organisatorischen Strukturen (als Infrastruktur und Arbeitsumgebung) auf. Im Hygienerahmenplan werden als Überblick verschiedene Tätigkeiten mit
biologischen Arbeitsstoffen (Expositionssituation durch Mikroorganismen in Sekreten,
Blut, Ausscheidungen etc.) genannt und einer Schutzstufe (1–4) je nach Infektionsrisiko
entsprechend zugeordnet.

Biologische Arbeitsstoffe sind in der Biostoffverordnung abschließend definiert: »... *es
handelt sich hier um Mikroorganismen, die Infektionen oder sonstige krankmachende Wirkun-*

gen auslösen können« (gem. BGR 250/TRBA 250, Seite 16). Nach der Biostoffverordnung sind Tätigkeiten in Abhängigkeit der von ihnen ausgehenden Gefährdungen einer Schutzstufe (1–4) und den damit entsprechenden Schutzmaßnahmen (z. B. Schutzausrüstungen) zuzuordnen (s. hierzu auch § 4 BioStoffV »Einstufung biologischer Arbeitsstoffe in Risikogruppen«):

Schutzstufe 1
Tätigkeiten, bei denen kein Umgang oder sehr selten geringfügiger Kontakt mit potenziell infektiösem Material, wie Körperflüssigkeiten, Ausscheidungen oder Gewebe und auch keine offensichtliche Ansteckungsgefahr durch Aerosolinfektion besteht, so dass eine Infektionsgefährdung unwahrscheinlich ist.

Schutzstufe 2
Tätigkeiten, bei denen es regelmäßig und in größerem Umfang zum Kontakt mit Körperflüssigkeiten, -ausscheidungen oder -gewebe kommen kann, so dass eine Infektionsgefährdung durch Erreger der Risikogruppe 2 bzw. 3 bestehen kann.

Schutzstufe 3
Tätigkeiten sind der Schutzstufe 3 zuzuordnen, sofern biologische Arbeitsstoffe der Risikogruppe 3 auftreten oder der Verdacht besteht und die Gefährdungsbeurteilung eine entsprechende Gefährdung bestätigt.

Schutzstufe 4
Tätigkeiten im Zusammenhang mit Infektionskrankheiten, die durch Krankheitserreger der Risikogruppe 4 ausgelöst werden.

Um eine frühzeitige Gefährdungsermittlung und -beurteilung auf der Grundlage des Arbeitsschutzgesetzes, der Biostoffverordnung oder der Gefahrstoffverordnung durchführen zu können, hat die Leitung einer Einrichtung (Träger) ausreichende Informationen zu sammeln, damit potenzielle und gesundheitliche Gefahren der Mitarbeiter erkannt und frühzeitig geeignete Schutzmaßnahmen (ggf. Schutzziele) eingeleitet und festgelegt werden können (z. B. in der Arbeitschutz- und Hygienekommission).

Die im Hygienerahmenplan festgelegten Schutzmaßnahmen orientieren sich sowohl an den Infektionsgefährdungen (vier Risikogruppen) als auch an den einzuleitenden Maßnahmen entsprechend einer der vier Schutzstufen. Geeignete Schutzmaßnahmen sind z. B. der Einsatz persönlicher Schutzausrüstung, Schutzkleidung (PSA) und/oder die arbeitsplatz-, stoffbezogene und/oder tätigkeitsbezogene Unterweisung und ggf. Schulung der Mitarbeiter am Arbeitsplatz. Auch die arbeitsmedizinische Vorsorge (durch einen von der Berufsgenossenschaft ermächtigten Facharzt: Betriebs- oder Arbeitsmediziner) der Mitarbeiter nach einer durchgeführten Informations- und Gefährdungsermittlung sind weitere Schutzmaßnahmen, die festgelegt und im Rahmen des Hygieneschutzes umgesetzt werden müssen.

Nach der Biostoffverordnung werden biologische Arbeitsstoffe nach ihrem Infektionsrisiko entsprechend einer Risikogruppe (1–4) zugeordnet:

Risikogruppe 1
Biologische Arbeitsstoffe, bei denen es unwahrscheinlich ist, dass sie beim Menschen eine Krankheit verursachen.

Risikogruppe 2
Biologische Arbeitsstoffe, die eine Krankheit beim Menschen hervorrufen können und eine Gefahr für Mitarbeiter darstellen können.

Risikogruppe 3
Biologische Arbeitsstoffe, die eine schwere Krankheit beim Menschen hervorrufen können und eine ernste Gefahr für Mitarbeiter darstellen können; normalerweise ist eine wirksame Vorbeugung und Behandlung möglich.

Risikogruppe 4
Biologische Arbeitsstoffe, die eine schwere Krankheit beim Menschen hervorrufen und eine ernste Gefahr für Mitarbeiter darstellen; die Gefahr einer Verbreitung ist unter Umständen sehr groß; normalerweise ist eine wirksame Vorbeugung oder Behandlung nicht möglich.

Die Infektionsprävention betrifft mehr oder weniger – je nach Expositionssituation – jeden Mitarbeiter in der Pflegeeinrichtung und das Infektionsrisiko kann im Falle von Versagen, Nichtbeachtung, mangelhafter fachlicher Reflexion, Hektik und Stress oder Unvermögen jedermann treffen. Alle Mitarbeiter sind an der Umsetzung der Maßnahmen zur Infektionsprävention beteiligt (nicht nur die Mitglieder aus der Hygienekommission). Von besonderer Bedeutung ist dabei die Herangehensweise, also wie die Mitarbeiter der Einrichtung hinsichtlich der Maßnahmen involviert, informiert und geschult werden, sodass potenzielle Risiken und Gefahren (z. B. Übertragung durch Blutkontakte etc.) frühzeitig erkannt, beurteilt und beseitigt werden können. Besondere Infektionsrisiken sind für Pflegemitarbeiter Hepatitis B, Hepatitis C und HIV-Infektion, Übertragung durch Tröpfcheninfektion, ansteckungsfähige Lungentuberkulose (durch Tuberkulinkonversion mit Mykobakterien) sowie andere Infektionen durch Streptokokken. Die Infektionsprophylaxe ist für alle in der Pflege tätigen Mitarbeiter neben der Postexpositionsprophylaxe (Maßnahmen **nach** einer Verletzung, z. B. Nadelstichverletzung) außerordentlich wichtig. Die erforderlichen Gegenmaßnahmen sind bspw. im Rahmen von Unterweisungen immer wieder mit den Mitarbeitern einzuüben und zu schulen (Infektionsschutz).

Im Einzelnen ist hier besonders nach einer Exposition mit Blut, Speichel oder anderen potenziell infektiösen Sekreten oder Exkreten zu nennen:
- Jede Schnitt- und Stichverletzung (z. B. Nadelstichverletzungen)
- Kontamination des Auges
- Aufnahme in die Mundhöhle
- Kontamination unverletzter Haut

Die Einhaltung der allgemeinen Personalhygiene als Infektionsprophylaxe ist für alle Mitarbeiter einer Einrichtung obligat, um eine Keimverschleppung (direkt oder indirekt) und somit den Ausbruch einer Infektion zu verhindern und um die eigene Gesundheit zu erhalten. Die Mitarbeiter kommen im Laufe ihres Arbeitseinsatzes mit vielen Klienten in

Kontakt. Aufgrund der häufigen Haut-zu-Haut-Kontakte (Expositionssituation und verschiedene Übertragungswege), aber auch durch das Berühren verschiedener Flächen (Gegenstände, Pflegehilfsmittel etc.) können unter anderem Mikroorganismen übertragen und – gerade bei abwehrgeschwächten und infektionsanfälligen Klienten – unter bestimmten Voraussetzungen schwere Infektionskrankheiten verursacht oder eine bestehende Grunderkrankung verschlimmert werden. Der Ausbruch von Infektionen und das Infektionsrisiko ist grundsätzlich von verschiedenen Faktoren und Kriterien (neben der Infektanfälligkeit eines Menschen) abhängig. Gerade das Erkennen bestimmter Infektionsrisiken ist im Rahmen einer **Risikoanalyse** durch das Hygieneteam und die anschließende **Risikobewertung** je nach Kontaminationsgrad z. B. bei Wunden (potentielle Infektionsrisiken des Klienten) von besonderer Wichtigkeit, um bspw. die Maßnahmen der Reinigung und Desinfektion von Flächen und sonstigen Gegenstände zu ermitteln und in Hygiene- und Desinfektionsplänen differenziert nach Arbeitsbereichen festzulegen. In den Hygiene-, Reinigungs- und Desinfektionsplänen werden die routinemäßigen Reinigungs- und Desinfektionsmaßnahmen (zur Dekontamination) von Flächen bereichsbezogen festgehalten. Hygiene- und Desinfektionspläne sind für alle Mitarbeiter einer Pflegeeinrichtung in den verschiedenen Arbeitsbereichen eine verbindliche Arbeitsgrundlage und als Dienstanweisung zu verstehen.

Nosokomiale Infektionen wie z. B. katheterassoziierte Harnwegsinfektionen, Wundinfektionen, Atemweginfektionen und iatrogene Infektionen (durch den Arzt bedingt) aller Art müssen grundsätzlich durch verantwortungsvolles, präventives Handeln und durch vorausschauendes Denken aller Mitarbeiter verhindert werden, z. B. durch die Beachtung entsprechender hygienischer Kautelen (Vorsichtsmaßnahmen) und Einbindung der Richtlinien und Empfehlungen für Krankenhaushygiene und Infektionsprävention vom Robert Koch-Institut (RKI-Richtlinien) in die verschiedenen Arbeitsprozesse. Die strikte Einhaltung und Beachtung infektionshygienischer Maßnahmen ist auf gar keinen Fall nur eine Aufgabe der Mitglieder der Arbeitsschutz- und Hygienekommission (Hygieneteam), sondern betrifft alle Tätigen einer Pflegeeinrichtung. Nosokomiale Infektionen (Resistenzen) sind gegenüber dem zuständigen Gesundheitsamt meldepflichtig (Infektionsschutzgesetz). Die einzuhaltenden Regeln (z. B. geeignete Schutzmaßnahmen, persönliche Schutzausrüstung usw.) und Arbeitsverfahren (auch in der Handhabung verschiedener Hygienetechniken) sind ebenso wichtig wie die Einhaltung und Beachtung der verschiedenen, richtigen Methoden der Reinigungs-, Desinfektions-, Sterilisations-, Ver- und Entsorgungsmaßnahmen. Die entsprechenden und erforderlichen Hygienemaßnahmen sind von den Aufgaben- und Tätigkeitsbereichen (Was, Wann, Wie, Womit und durch Wen – also wer und in welchem Arbeitsbereich?) abhängig und von daher festzulegen (Hygieneplan). Neben diesen Hygienemaßnahmen kommt dabei auch der korrekte Umgang der eingesetzten Hygienetechnik (Reinigungstechnik) zum Tragen.

1.4.2 Qualitätsziele nach dem Hygienerahmenplan

- Informationsermittlung und Gefährdungsbeurteilung (gem. § 5 Abs. 2 und 3 ArbSchG und § 6 BioStoffV und BGV A1 § 3 Beurteilung der Arbeitsbedingungen, Dokumentation, Auskunftspflichten etc.) der Arbeitsbereiche der Mitarbeiter in Zusammenarbeit mit dem Betriebsarzt und der Fachkraft für Arbeitssicherheit
- Beachtung der hygienischen Erfordernisse der Arbeitsstätte (§ 4 Abs. 2 ArbStättV)

- Arbeits- und Gesundheitsschutz der Mitarbeiter am Arbeitsplatz
- Arbeitsmedizinische Vorsorge der Mitarbeiter nach der Gefährdungs- und Informationsermittlung
- Personalschutz und Schutz der zu betreuenden Klienten
- Ermittlung, Bewertung und Einleitung geeigneter Schutzmaßnahmen
- Beachtung, Einhaltung und Umsetzung von Schutzmaßnahmen je nach Schutzstufe und Infektionsrisiko je nach Risikogruppe (Eignung der Schutzausrüstung)
- Fachbezogene und verfahrensspezifische Prozesse
- Einsatz und bestimmungsgemäßen Anwendung von Pflege- und Hygienestandards und evtl. Verfahrensanweisung
- Verhinderung von Infektionen durch Mikroorganismen und schädigende Einflüsse (Mitarbeiter ⇔ Klienten)
- Korrekter und einwandfreier Einsatz von erforderlichen Reinigungs-, Desinfektions-, Sterilisations-, Ver- und Entsorgungsmaßnahmen

1.4.3 Gliederungsstruktur für einen Hygienerahmenplan

Kapitel	Titel/Thema/Bezeichnung	Dateiname/ Revisions- stand (PC)	Seiten- angaben
I.	Einleitung und Vorwort zum Hygienerahmenplan und Hygienemanagement – Politik – • Führungs- und Managementaufgabe	*Beispiel: QM-Hyg.- A-001*	*Beispiel: 4 Seiten*
II.	Begriffserläuterungen		
1.0	Betriebliches Hygienemanagement (Aufbau und Struktur) • Aufbauorganisation (Organigramm) • Systemspezifische Hygieneanforderungen der stationären Pflege		
1.1	Die Hygienebeauftragten in der Einrichtung • Aufgaben, Zuständigkeiten und Kompetenzen		
1.2	Kommunikationsstrukturen • Konferenzstruktur (Matrix) • Hygieneteams (»Hauskommission«)		
1.3	Dokumentationsanforderungen zur Hygiene und Infektions- prophylaxe • Dokumentationsaufbau und -hierarchie		
1.4	Ermittlung und Umsetzung externer Forderungen zur Hygiene und Infektionsprophylaxe		
1.5	Einrichtungsinterne Qualitätsziele zur Hygiene und Infektions- prophylaxe		
2.0	Systemspezifische Hygieneanforderungen • Hygieneanleitungen und -standards im Überblick		
2.1	Anforderungen zur Infektionsprophylaxe • Angebot: Schutzimpfungen der Klienten und Immunprophylaxe		

▶▶

Kapitel	Titel/Thema/Bezeichnung	Dateiname/ Revisions- stand (PC)	Seiten- angaben
2.2	Anforderungen nach dem Infektionsschutzgesetz • Aufnahme neuer Klienten (Ärztliches Zeugnis) • Erst- und Folgebelehrungen der Mitarbeiter (Beschäftigungs-verbote) • Meldepflicht bestimmter Infektionskrankheiten • Meldewesen nach § 8 IfSG		
2.3	Hygieneplan der stationären Einrichtung (Verweis)		
2.4	Gesunde Hände • Händehygiene, Händedesinfektion und Hautschutz		
2.5	Gesunde Mitarbeiter • Anforderungen aus dem Arbeitsschutz (z. B. nach dem MAAS-BGW) • Personalhygiene • Postexpositionsprophylaxe		
2.5.1	Sichere Arbeitsplätze und Arbeitsplatzgestaltung • Gefährdungsermittlung und -beurteilung • Schutzziele bei Tätigkeiten mit bestimmten biologischen Arbeitsstoffen • Schutzmaßnahmen • Einsatz persönlicher Schutzausrüstung (PSA) bei der Durch-führung bestimmter Tätigkeiten (Infektionsrisiken und Expositionssituationen etc.)		
2.5.2	Arbeitsmedizinische Vorsorge der Mitarbeiter • Erst- und Nachuntersuchungen der Mitarbeiter durch einen ermächtigten Arzt (Betriebsarzt) • Angebot: Immunprophylaxe der Mitarbeiter		
2.5.3	Erst- und Folgeunterweisungen der Mitarbeiter		
3.0	Standardisierte Reinigungs- und Desinfektionspläne nach Funktionsbereichen		
3.1	Reinigungs- und Desinfektionsverfahren in der Einrichtung • Allgemeine und spezielle Desinfektionsmaßnahmen • Laufende Desinfektion und Schlussdesinfektion • Reinigungshygiene und -technik		
3.2	Spezielle Hygienemaßnahmen in den versch. Funktionsbereichen		
3.3	Spezielle Hygienemaßnahmen bei Diagnostik, Pflege und sonstigen Behandlungsmaßnahmen		
3.4	Wiederaufbereitung von Medizinprodukten • Instrumentenaufbereitung (Sterilisation)		
3.5	Wäschehygiene (inkl. Wäschetransportsystem) • Wäscheaufbereitung, Einlagerung und Wäscheverteilung, Bettenaufbereitung (Bettwäschewechsel etc.) sowie die Wäsche-pflege der Klienten • Fremdvergabe der Wäsche an externe Wäschereien		

Kapitel	Titel/Thema/Bezeichnung	Dateiname/ Revisions- stand (PC)	Seiten- angaben
4.0	Küche- und Hauswirtschaft – Lebensmittelhygiene – • Eigenkontrollkonzept nach LMHV in Anlehnung an die HACCP und betriebseigene Maßnahmen und Kontrollen		
5.0	Abfallkonzept (-beseitigung) und Abfallbehandlung nach Gruppen (A–D)		
5.1	Monitoring zu Schädlingsbekämpfung		
5.2	Prüfung, Wartungs- und Instandhaltungskonzept der Einrichtung nach festgelegten Intervallen		
6.0	Maßnahmen zur internen Qualitätssicherung als Prozessindikatoren • Hygienevisiten und Hygiene-Audits • Hygienebegehungen • Hygieneuntersuchungen		
6.1	Mitarbeiterschulung und Weiterqualifizierung • Prospektiver Fortbildungsplan (s. Pflegekonzept)		
6.2	Mikrobiologische Wirksamkeitsüberprüfungen und Über- wachungsuntersuchungen der Reinigungs- und Desinfektions- leistung (RDG) bestimmter Geräte sowie weitere festgelegte Prozessindikatoren • Prüfaufzeichnungen und -matrix • Gerätewartung und Instandhaltung (MPG) • Reparaturmanagement • Übersicht prüfpflichtiger Anlagen und Geräte		
6.3	Trinkwasserhygiene • Allgemeine Anforderungen zur Trinkwasserhygiene (s. Hygieneplan)		
7.0	Kooperation mit überbetrieblichen Diensten und anderen Personen (Podologen, Frisör etc.)		
8.0	Allgemeine Maßnahmen bei bestimmten Infektionskrankheiten • Direkte und indirekte Pflegemaßnahmen • Allgemeine und besondere Maßnahmen durch das zuständige Gesundheitsamt		
8.1	Allgemeine gemeinsame Anforderungen an Hygienemaßnahmen bei MRSA		
8.2	Spezielle Hygieneanforderungen • Pflegeerschwerende Faktoren und Bedingungen • Tierhaltung in der stationären Pflege (Umgang)		
9.0	Umgang mit Verstorbenen		
XX	Literaturangaben		

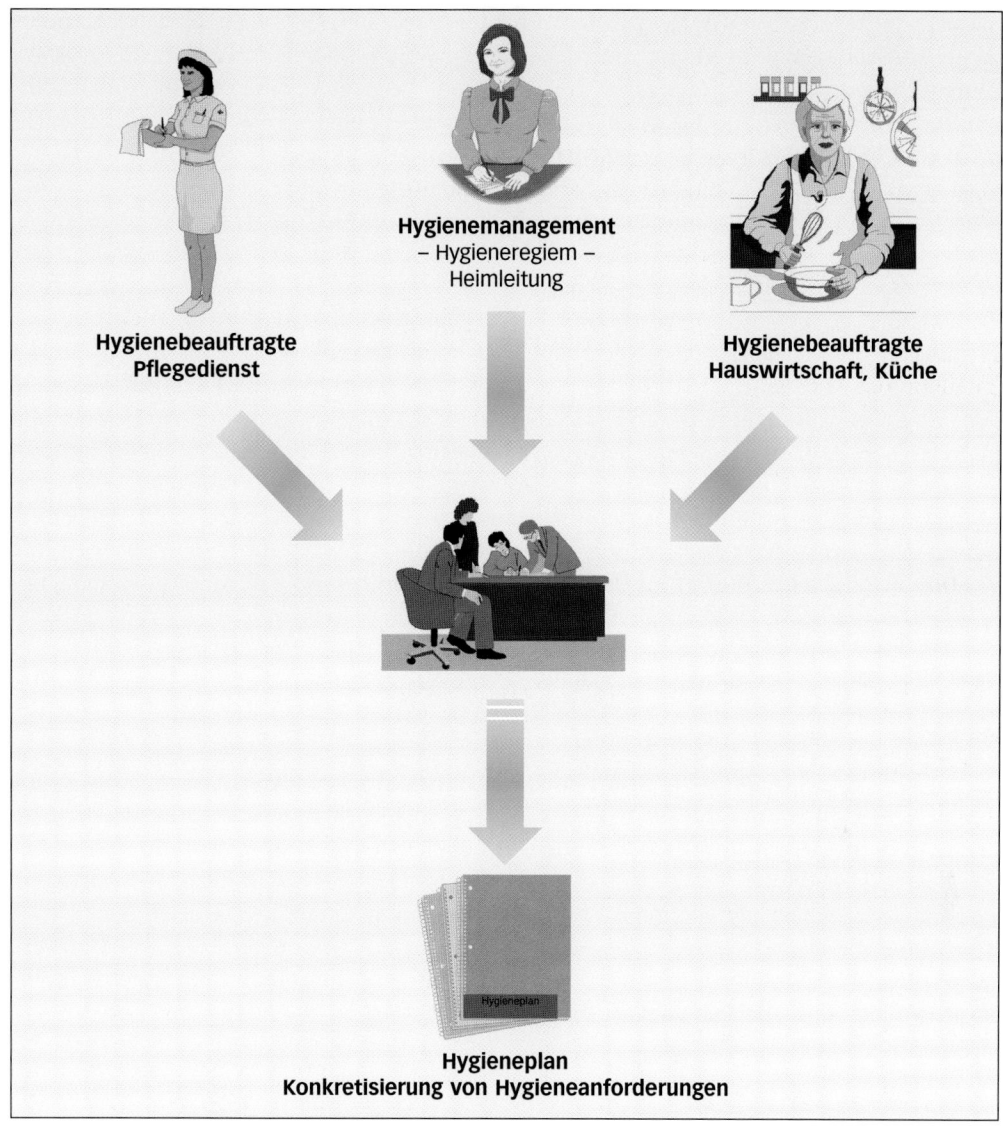

Hygienemanagement
– Hygieneregiem –
Heimleitung

**Hygienebeauftragte
Pflegedienst**

**Hygienebeauftragte
Hauswirtschaft, Küche**

**Hygieneplan
Konkretisierung von Hygieneanforderungen**

Abb. 5: Hygienebeauftragte Personen im Hygienemanagement.

1.5 Hygieneplan mit systemspezifischen Anforderungen

Der Hygienerahmenplan und der einrichtungsinterne Hygieneplan mit seinen innerbetrieblichen, verfahrens- und systemspezifischen Handlungsanleitungen (Prozessqualität)
sowie Hygieneanforderungen sind voneinander abhängig und müssen sinnvoll aufeinander
abgestimmt und aufgebaut (dokumentiert) werden. Ein Hygieneplan muss grundsätzlich
zunächst individuell durch die Hygienekommission für eine Pflegeeinrichtung erarbeitet
und freigegeben werden. Im zweiten Schritt sind die Mitarbeiter zu informieren, zu schulen
und mindestens einmal jährlich in bestimmten Inhalten zu unterweisen. Hygienerahmen-

plan, Hygieneplan und die Reinigungs- und Desinfektionspläne (R&D) müssen widerspruchsfrei miteinander verknüpft werden. Die Inhalte des Hygienerahmenplans, z. B. die Durchführung von Gefährdungsermittlungen und -beurteilungen oder die arbeitsmedizinische Vorsorge der Mitarbeiter (Personalschutz), brauchen selbstverständlich nicht mehr im Hygieneplan genannt werden.

Durch dieses direkte Zusammenwirken der verschiedenen Teile (Hygienerahmenplan, Hygieneplan, Reinigungs- und Desinfektionsplan) kann kein Teil einfach so »ad acta« gelegt werden! Die Etablierung angemessener Hygienepläne für alle Bereiche einer Einrichtung ist gesetzlich verpflichtend. Die Erarbeitung eines einrichtungsinternen Hygieneplanes setzt voraus, dass die Fach- und Führungskräfte einer Einrichtung bei der Erstellung des Hygieneplans aktiv miteinbezogen worden sind, z. B. durch das Sammeln von Hygieneanleitungen, Arbeitsanweisungen oder durch die gemeinsame Erarbeitung von Hygiene-Verfahrensanweisungen in verschiedenen Qualitätszirkeln.

Die Arbeitsergebnisse sind im Anschluss daran von der Hygienekommission zu bewerten. Neben der Leitung einer Einrichtung (Träger) sind die hygienebeauftragten Personen hier weitere Hauptakteure, die aufgrund ihrer besonderen Fach- und Sachkenntnisse maßgeblich an der Erarbeitung des Hygieneplans beteiligt werden müssen!

Der Hygieneplan mit seinen verfahrensspezifischen Hygiene-, Betriebs- und Arbeitsanweisungen sowie die dort beschriebenen Maßnahmen zur Desinfektion, Reinigung, Sterilisation und Ver- und Entsorgung dienen den Mitarbeitern als konkrete tägliche Arbeitshilfe. Die Grundlage hierfür bilden die standardisierten bereichsbezogenen Reinigungs- und Desinfektionspläne (R&D). Der Hygieneplan konkretisiert grundsätzlich die präventiven Aufgaben und Tätigkeiten im Rahmen der Infektionshygiene unter besonderer Berücksichtigung der im Einsatz befindlichen Desinfektionsmittel und -verfahren. Der Hygieneplan enthält allerdings neben der Einleitung zum Hygienemanagement auch die Anforderungen nach dem Infektionsschutzgesetz, Anforderungen nach der Biostoffverordnung, Gefahrstoffverordnung, Sondermaßnahmen bei Auftreten bestimmter Infektionserkrankungen, Parasitenbefall, Hygiene bei speziellen medizinischen und pflegerischen Behandlungsmaßnahmen, Umgang mit Verstorbenen und benennt die Art und Häufigkeit sowie das Ausmaß notwendiger hygienischer Untersuchungen im Rahmen von internen Qualitätssicherungsmaßnahmen (z. B. mikrobiologische Wirksamkeitsüberprüfungen). Der Hygieneplan muss allerdings auch die baulich-funktionellen und organisatorischen Gegebenheiten sowie die infektionshygienischen Risiken (Gefährdungsermittlung und -beurteilung!) innerhalb der Pflegeeinrichtung beinhalten.

Im Hygieneplan werden detaillierte Regelungen zur Hygiene, bestimmungsgemäßen Anwendung von Reinigungs- und Desinfektionsmitteln (inkl. Desinfektionsreiniger), Reinigungs- und Desinfektionsmaßnahmen und -verfahren sowie deren Ausmaß und Häufigkeit verbindlich festgelegt. Im Hygieneplan werden neben den Angaben zur »laufenden Desinfektion« auch Angaben zur »Schlussdesinfektion« genannt.

Im Hygieneplan müssen die zum Einsatz kommenden Reinigungs- und Desinfektionsmittel und -verfahren einer Pflegeeinrichtung sehr differenziert (nach Funktionsbereichen!) beschrieben werden, da sich verschiedene präventiv-pflegerische Maßnahmen auf diese Arbeits- und Betriebsmittel (Reinigungs- und Desinfektionsmittel) beziehen. Die Reinigungs- und Desinfektionsmittel und -verfahren sind als Grundlage des Hygieneplanes vorher exakt zu bestimmen und im Einvernehmen mit dem Hygieneteam (Anwendern) festzulegen.

Die Desinfektionsmittelhersteller leisten durch ihre Musterhygienepläne oft eine Hilfestellung. Diese Musterhygienepläne müssen gemeinsam mit dem Desinfektionsmittelherstellern oder den Lieferfirmen (z. B. Ecolab, Lysoform etc.) einrichtungsintern erarbeitet und die Maßnahmen einrichtungsintern festgelegt werden. Die Hygienepläne bzw. Reinigungs- und Desinfektionspläne (R&D) müssen neben den Angaben zur »laufenden Desinfektion« auch Angaben zur »Schlussdesinfektion« enthalten, insbesondere darüber, wann eine Schlussdesinfektion erforderlich ist, und mit welchen Mitteln und Verfahren sie durchgeführt werden muss.

Für die Erstellung der Hygienepläne enthält das Gesetz keinerlei Vorgaben oder Kriterien, sondern überlässt diese Aufgabe weitgehend dem Ermessen der jeweiligen Einrichtung. Empfohlen wird, auf eine weitgehende Standardisierung der Reinigungs- und Desinfektionspläne hinzuwirken. Der Hygieneplan ist einer ständigen Revision unterworfen. Das bedeutet, dass der Hygieneplan mit seinen detaillierten Regelungen für die verschiedenen Bereiche der Einrichtung (Pflegedienst, Küche, Hauswirtschaft, Wäscherei und Haustechnik) mindestens jährlich hinsichtlich Aktualität und Gültigkeit durch das Hygieneteam (Hygienekommission) überprüft werden muss (auch als Prozessvalidierung bezeichnet). Nach dieser Überprüfung (Validierung) muss der Hygieneplan (z. B. bei Neuentwicklungen der Technik) angepasst und ggf. neu ausgerichtet werden. Infolgedessen wird auch der Hygienerahmenplan kontinuierlich weiterentwickelt, verändernden Bedingungen angepasst und somit im Sinne einer kontinuierlichen Verbesserung ständig verbessert und weiterentwickelt.

Der Hygieneplan (inkl. der Reinigungs- und Desinfektionspläne in einzelnen Bereichen) muss jederzeit für alle Mitarbeiter einer Pflegeeinrichtung zugänglich gemacht sein und sollte deshalb an einer zentralen Stelle, z. B. im Dienstzimmer (im Pflegewohnbereich oder im Büro der Küchenleitung), zur Einsichtnahme (in einem Ordner) bereitliegen.

1. Der Hygieneplan sichert die Gesunderhaltung der Mitarbeiter und Klienten, wenn der er nach allgemein anerkannten Erkenntnissen und Regeln der Hygiene aufgebaut wurde.
2. Die im Hygieneplan genannten verfahrensspezifischen konkreten Hygieneanleitungen umfassen die allgemeinen und speziellen Maßnahmen beim Auftreten von Infektionen, übertragbaren Erkrankungen oder nosokomialen bzw. iatrogenen Infektionen, die den Schutz der Klienten und der Mitarbeiter in der Pflegeeinrichtung sowie deren Umfeld vor pathogenen Mikroorganismen gewährleistet.
3. Konsequenter Infektionsschutz und die Beachtung und Einhaltung der Maßnahmen ist das beste Mittel gegen die Weiterverbreitung pathogener Erreger.

Der Hygieneplan einer Einrichtung sollte sich erfahrungsgemäß mindestens auf vier Aspekte (s. BGR 250) beziehen:
1. Allgemeine Personalhygiene
2. Allgemeine Desinfektionsmaßnahmen
3. Spezielle Hygienemaßnahmen in den verschiedenen Funktionsbereichen
4. Hygienemaßnahmen bei Diagnostik, Pflege und Therapie

In einem Hygieneplan sind für die einzelnen Arbeits- bzw. Funktionsbereiche (bereichsbezogene Arbeitsanweisungen), spezifiziert nach der Infektionsgefährdung (Risikoanalyse), die wichtigen Maßnahmen zur Reinigung, routinemäßigen und gezielten Desinfektion, Sterilisation (falls vorhanden), zur Ver- und Entsorgung sowie zum Tragen von persönlicher Schutzausrüstung (Schutzkleidung – PSA) festzulegen. Der Hygieneplan wird als Dienstanweisung verstanden und hat für alle Anwender (z. B. Pflegemitarbeiter, Küchen- und Hauswirtschaftsmitarbeiter) eine absolute Verbindlichkeit.

Die Hygieneplanung erstreckt sich auf folgende Bereiche und Aufgabenschwerpunkte:
1. Wechselbeziehung zum Hygienerahmenplan als Bestandteil der Hygieneplanung;
2. Basishygiene und infektionshygienische Grundlagen;
3. Personalhygiene (inkl. der Personalräume) und Infektionsprophylaxe wie z. B.:
    • Haut- und Schleimhautantiseptik,
    • Personalschutz,
    • Berufs- und Schutzkleidung,
    • Verhalten bei Arbeitsunfällen (inkl. der Maßnahmen nach Kontakt mit virushaltigem Blut),
    • Immunprophylaxe der Mitarbeiter;
4. Hautpflege und Hautschutzplan (Hautschutzplan nach TRGS 531) der Mitarbeiter;
5. Infektionsprävention (Klienten und Mitarbeiter);
6. Reinigungs- und Desinfektionsmaßnahmen (Hände, Geräte, Instrumente, Pflegeutensilien und sonstige Flächen) und Sterilisation unter Berücksichtigung des standardisierten Reinigungs- und Desinfektionsplanes der folgende Punkte umfassen sollte (als so genannter Reinigungs- und Desinfektionsmitteleinsatzplan):
    • Reinigungs- und Desinfektionsbereich (Arbeits- bzw. Funktionsbereiche wie z. B. Spülküche, Wäscherei, Personaltoilette, Dienstzimmer usw.):
        – Was – Maßnahme?
        – Wann – Indikation?
        – Wie – Durchführung?
        – Womit – Produkt?
        – Wer – Zuständigkeit und Verantwortung?
7. Oberflächenhygiene bezüglich der Einrichtungsgegenstände und Objektreinigung in Zusammenarbeit mit der Hauswirtschafts- bzw. Küchenleitung;
8. Expositionssituationen durch z. B. aldehydische (Mittel können Verfärbungen von Silikonschläuchen etc. verursachen) und alkoholische Desinfektionsmittel zur Händedesinfektion (s. Gefahrstoffverordnung) sowie sonstiger Wirkstoffe und biologischer Arbeitsstoffe (s. Biostoffverordnung);
9. Verfahrensspezifische Hygienestandards und ggf. Verweis auf vorhandene Pflegestandards (oder Pflegerichtlinien) sowie Hygienechecklisten und sonstige Hygieneüberwachungen und -untersuchungen;

10. Betriebsanleitungen (Geräte, Anlagen und Maschinen), Betriebsanweisungen und Sicherheitsdatenblätter entsprechend nach § 14 GefStoffV oder nach § 12 BioStoffV;

11. Verfahrensspezifische infektionshygienische Maßnahmen bei allgemeinen und speziellen Pflege- und Behandlungsmaßnahmen (»Was, Wann, Wie, Womit und Wer?«) zur Vermeidung von nosokomialen Infektionen wie z. B.:
    - Verbandwechsel und Wundversorgung (als Wundmanagement in der Einrichtung),
    - Mundpflege, Mundhygiene und ggf. Hautpflege,
    - Ernährung eines Klienten mittels Sonde (z. B. PEG),
    - Katheterismus (Katheterpflege) der Harnblase (transurethral) sowie Blasenspülung und Blaseninstillation,
    - Infusionen und Injektionen,
    - Umgang mit Trachealkanülen und Tracheostoma,
    - Pneumonieprophylaxe inkl. Absaugen, Luftbefeuchtung z. B. Ultraschallvernebler, Croup-air-Defensor (Kaltwasservernebler) und inhalative Maßnahmen (z. B. Pari-Boy),
    - Sauerstoffverabreichung,
    - Stomapflege etc.;

12. Verfahrensanweisung zur Vermeidung einer Keimvermehrung in Warm- und Kaltwasserbereich (Legionellen im Warmwasser);

13. Verfahrensspezifische Hygieneanleitungen zur Aufbereitung von:
    - Urinflaschen und Steckbecken,
    - Toiletten- und Duschstühlen,
    - Umgang mit Sterilgut einschließlich Sterilisationsmaßnahmen;

14. Verfahrensspezifische Hygieneanforderungen bei MRSA und Norovirus-Infektionen (infektiöse Durchfallserkrankungen) in Pflegeeinrichtungen (Was, Wann, Wie, Womit und Wer?);

15. Hygienische Maßnahmen beim Auftreten bestimmter Infektionskrankheiten und Parasitenbefall wie z. B. auch die sichere und bestimmungsgemäße Anwendung und der Einsatz persönlicher Schutzausrüstung (Mund-Nasenschutz, Schutzhandschuhe, Schutzkittel Schutzkleidung – PSA) sowie entsprechende Dekontaminationsmaßnahmen (Haut, Schleimhaut, Flächen, Geräte und Pflegeutensilien etc.): – »Was, Wann, Wie, Womit und Wer?« –
    - Infektiöse Durchfallserkrankungen – Hygieneanleitungen,
    - Krätze (Scabies) – Hygieneanleitungen,
    - Läusebefall – Hygieneanleitungen,
    - Salmonellen – Hygieneanleitungen,
    - HAV (Hepatitis-A-Virus), HBV/HCV – Hygieneanleitungen,
    - HIV – Hygieneanleitungen,
    - Herpes zoster – Hygieneanleitungen usw.;

16. Überwachung der Durchführung von regelmäßigen Hygieneschulungen (gem. DIN 10514 und nach § 42 IfSG) für Küchen-, Hauswirtschafts- und Pflegemitarbeiter;

17. Umgang mit Speisen: Speisenverteilung, -entsorgung und Rücktransport des Geschirrs (Spülgut).

Die Mitarbeiter (Küche, Hauswirtschaft und Pflege) müssen mindestens einmal jährlich hinsichtlich der erforderlichen Hygienemaßnahmen und vorhandenen Hygieneanleitungen durch die verantwortlichen Personen (Hygienebeauftragte, Pflegedienst- und Küchenleitung) in den entsprechenden Arbeitsbereichen geschult d. h. belehrt werden.

»Wer Lebensmittel herstellt, behandelt oder in Verkehr bringt, hat im Rahmen betriebseigener Maßnahmen zu gewährleisten, dass Personen, die mit Lebensmitteln umgehen, entsprechend ihrer Tätigkeit und unter Berücksichtigung ihrer Ausbildung in Fragen der Lebensmittelhygiene unterrichtet und geschult werden.« (Auszug aus *§ 4 Abs. 2 LMHV*)

Die Überwachung der Einhaltung der innerbetrieblichen Hygienemaßnahmen und der fachbezogenen Hygieneanleitungen (Hygieneplan, Reinigungs- und Desinfektionspläne) sowie sonstiger verfahrensspezifischer Prozesse und Standards erfolgt durch:

- regelmäßige Betriebsbegehungen,
- Durchführung von Hygienevisiten,
- Hygieneüberwachungen und -untersuchungen,
- Informationsermittlung und Gefährdungsbeurteilung (gem. ArbSchG, BioStoffV und sonstige BG-Regeln sowie nach den einschlägigen staatlichen Vorschriften und Regelwerken) durch den Betriebsarzt und die Fachkraft für Arbeitssicherheit.

Diesen umfangreichen Aufgaben kann eine Pflegeeinrichtung nur dann gerecht werden, wenn die daraus erwachsenden infektionshygienischen Maßnahmen (die im Detail im Hygieneplan genannt werden müssen) umfassend, einheitlich, lückenlos und konsequent durchgeführt und vor allen Dingen in ihrer Wirksamkeit im Sinne der Ergebnisqualität auf der Grundlage verschiedener festgelegter Prozessindikatoren (z. B. durch Hygieneuntersuchungen, präventive Regelungen im Hygieneplan etc.) regelmäßig bewertet, d. h. auch in der Praxis auf Angemessenheit und Gültigkeit validiert werden.

1.5.1 Standardisierte Reinigungs- und Desinfektionspläne

Grundsätzlich sind die Reinigungs- und Desinfektionspläne (Reinigungs- und Desinfektionsmitteleinsatzplan) im Hygieneplan verbindlich festzulegen! Die Reinigungs- und Desinfektionspläne (Prozessqualität) sind für die verschiedenen Arbeits- und Funktionsbereiche einer Pflegeeinrichtung spezifiziert zu erarbeiten und freizugeben. Der Reinigungs- und Desinfektionsplan (R&D) ist eine tabellarische Kurzfassung des Hygieneplans; ihm sind die Desinfektionsbereiche, die zu verwendenden chemischen Mittel (Präparate), Konzentrationen, Einwirkzeiten, Zubereitung (Wasser und Konzentrat oder auch als gebrauchsfertige Lösung), Ausmaß, bestimmungsgemäße Anwendung und Häufigkeit der Desinfektionsmaßnahme durch bestimmte Mitarbeiter (z. B. Pflege- oder Hauswirtschaftsmitarbeiter etc.) zu entnehmen. Die Reinigungs- und Desinfektionspläne stellen dienstrechtlich verbindliche Arbeitsanweisungen für die Mitarbeiter in der Einrichtung dar (laut Arbeitsvertrag). Die standardisierten Reinigungs- und Desinfektionspläne sind entsprechend den jeweiligen Funktions- und Arbeitsbereichen sichtbar an den Wänden anzubringen (z. B. in einer Wandhalterung oder Aushangtafel) und dadurch jederzeit für jeden Mitarbeiter zugänglich und einsehbar.

Wichtig bei der Festlegung von standardisierten Reinigungs- und Desinfektionsmaßnahmen ist, dass die Risikobereiche sowohl vorher ermittelt (Risikoanalyse) und bewertet wurden (Risikobewertung) als auch die Praktikabilität und Durchführbarkeit von Reinigung und Flächendesinfektion bewertet wurde. Nach dieser Beurteilung können die routinemäßigen und gezielten Maßnahmen zur Reinigung und Desinfektion in den standardisierten Reinigungs- und Desinfektionsplänen festgehalten werden. Durch die Standardisierung der Reinigungs- und Desinfektionspläne wird ausgeschlossen, dass die Mitarbeiter immer wieder erneut darüber nachdenken müssen, welches Mittel in welchem Bereich (Dienstzimmer, Bewohnerzimmer, Pflegebad, Pflegedusche, Steckbeckenspülraum etc.), wann, wo, wie, von wem und in welcher Konzentration mit welcher Einwirkzeit für eine bestimmte Tätigkeit eingesetzt werden muss. Bei dieser Ermittlung und Festlegung spezifizierter Maßnahmen nach den entsprechenden Bereichen einer Pflegeeinrichtung sind auch die die Flächendesinfektion betreffenden Empfehlungen der Richtlinie für Krankenhaushygiene und Infektionsprävention zu berücksichtigen.

Nach den RKI-Empfehlungen »Anforderungen an die Hygiene bei der Reinigung und Desinfektion von Flächen« werden für die Reinigung- und Desinfektionsmaßnahmen fünf Risikobereiche festgelegt:
1. Risikobereich ohne Infektionsrisiko (Speiseraum, Restaurant, Flure und Gänge);
2. Bereiche mit möglichem Infektionsrisiko (Sanitärräume, Pflegearbeitsräume, Dienstzimmer usw.);
3. Bereiche mit besonderem Infektionsrisiko (Steckbeckenspülraum usw.);
4. Bereiche mit Patienten, die Erreger an sich tragen, dass im Einzelfall die Gefahr einer Weiterverbreitung besteht (Räume für die Isolierung oder Kohortierung von Klienten ggf. bei MRSA, Norovirus-Infektion, Krätze – Scabies oder Einzelunterbringung bei Salmonelleninfektionen in Absprache mit dem zuständigen Gesundheitsamt usw.);
5. Bereiche, in den v.a. für das Personal ein Infektionsrisiko besteht (Wäscherei und sonstige unreine Bereiche wie beispielsweise auch der Steckbeckenspülraum usw.).

Eine **Desinfektion** hat immer das Ziel, einen Gegenstand oder eine Fläche in einen solchen Zustand zu versetzen, dass von diesem Gegenstand oder dieser Fläche keine Infektionsgefährdung mehr ausgehen kann (Abtötung/Inaktivierung von krankmachenden Keimen).

Die **Reinigung** versteht sich als Entfernung von Verunreinigungen (Kontaminationen) mit Hilfe einer Reinigungslösung, ohne dass durch dieses Verfahren immer Mikroorganismen abgetötet bzw. inaktiviert werden. Die Reinigungs- und Desinfektionspläne und die Hygienepläne für die Arbeits- und Funktionsbereiche werden oftmals durch die Hygienekommission in Kooperation und im Rahmen von Betriebsbegehungen (Risikoanalyse und Risikoermittlung nach den Bereichen) mit den entsprechenden Fachberatern der ausgewählten Desinfektionsmittelhersteller (z. B. Ecolab, Lysoform, Bode Chemie, Schülke & Mayr etc.) nach den einrichtungsspezifischen Bedürfnissen gemeinsam erarbeitet und die Reinigungs- und Desinfektionsmaßnahmen danach im R&D spezifiziert festgelegt. Chemische Reinigungs- und Desinfektionsmittel (Desinfektionsreiniger) sind, soweit sie keine besonderen Hinweise (Herstellerangaben und Produktbeschreibungen) enthalten, meist nur zur Abtötung von Bakterien und Pilzen geeignet. Alle Desinfektionsmittel, die im gewerblichen Bereich zum Einsatz kommen, müssen mindestens die Kriterien der Deutschen Gesellschaft für Hygiene und Mikrobiologie (Desinfektionsmittel-Liste DGHM) erfüllen.

Es ist für die Pflegeeinrichtung nicht immer einfach, anhand der oftmals verwirrenden Herstellerinformationen und der Informationen der einschlägigen Listen zur Bekämpfung eines bestimmten Virus das passende und effektive Desinfektionsmittel auszuwählen. Von daher ist es unerlässlich, einen kooperativen Kontakt mit einem Hygienepartner (Desinfektionsmittelhersteller und Fachprodukteberater) zu pflegen, der diese Produkte auf dem Markt anbietet oder selbst herstellt (z. B. Lysoform, Ecolab, Schülke & Mayr, Bode Chemie u. a.). Die Deutsche Vereinigung zur Bekämpfung der Viruskrankheiten e.V. (DVV) führt die Zertifizierung von viruswirksamen Desinfektionsmitteln durch.

Insbesondere für Reinigungs- und Desinfektionsmaßnahmen im veterinärmedizinischen und Lebensmittelbereich hat die Deutsche Veterinärmedizinische Gesellschaft (DVG) entsprechende Listen herausgegeben, die in Küchen zu berücksichtigen sind. Desinfektionsmittel dürfen grundsätzlich nicht umgefüllt werden, sondern müssen stets in den Originalgebinden der Hersteller belassen werden.

Alle chemischen Reinigungs- und Desinfektionspläne enthalten:
* Reinigungs- und Desinfektionsbereich (nach Funktionsbereichen z. B. zur Flächendesinfektion),
* Name des Präparates (Produkt z. B. Lysoformin® spezial),
* Konzentration (z. B. 0,5 %),
* Einwirkzeit (z. B. 4 Stunden),
* Zubereitung (Lösung und Wasser als Gebrauchslösung bzw. Gebrauchsverdünnung z. B. 40 ml Konzentrat auf 8 Liter Wasser),
* Anwendungsbereiche (z. B. Wischdesinfektion von Lagerungshilfsmittel)
* Häufigkeiten (nach Hygieneplan z. B. täglich und bei Bedarf mehrmals nach Benutzung).

Die Desinfektions- und Reinigungspläne werden in der stationären Pflege für den Pflegedienst, Küche- und Hauswirtschaft, Wäscherei und der Haustechnik erarbeitet und bereichsspezifisch zugeordnet.

Pflegedienst:

* Dienstzimmer mit dem Hautschutzplan (TRGS),
* Badezimmer (Stationsbad im Wohnbereich) und Pflegedusche,
* Personaltoiletten und Umkleideräume,
* Steckbeckenspüle (Desinfektionsplan differenziert nach thermische, chemothermische oder chemische Desinfektion),
* ggf. Pflegearbeitsräume.

Küche, Hauswirtschaft, Wäscherei und Haustechnik:

Bei der Erarbeitung der standardisierten Reinigungs- und Desinfektionspläne im Bereich der Küche und Hauswirtschaft (inkl. der Wäscherei und der Haustechnik) müssen neben dem Infektionsschutzgesetz auch noch andere Gesetze und Verordnungen (z. B. BGR 500: Kapitel 2.6 »Betreiben von Wäschereien«) wie die Lebensmittelhygiene-Verordnung etc. bei der Erarbeitung der R&D-Pläne beachtet und eingebunden werden. Wird im Lebensmittelbereich ein Flächendesinfektionsmittel eingesetzt, so muss nach Ablauf der Einwirkzeit (EWZ) unbedingt mit klarem Wasser (in Trinkwasserqualität) nachgespült und die Fläche anschließend gründlich abgetrocknet werden!

In Wäschereien sind im Reinigungs- und Desinfektionsplan folgende Angaben festzuhalten:
- Reinigung und Desinfektion der Räume und Einrichtungsgegenstände (reine und unreine Seite)
- Händedesinfektion
- Flächendesinfektion
- Raumdesinfektion
- Desinfektion von Maschinen, Apparaten und pneumatischen oder mechanischen Zuführeinrichtungen für die Wäsche

Auch im Bereich der Küche, Hauswirtschaft (inkl. der Wäscherei) und in der Haustechnik sind die standardisierten Reinigungs- und Desinfektionspläne arbeitsbereichsbezogen spezifiziert anzufertigen und sichtbar für die Mitarbeiter anzubringen bzw. zugänglich zu machen:
- Reinigungs- und Desinfektionsplan für den Wäschereibereich (Allgemeine Hinweise),
- Reinigungs- und Desinfektionsplan Wäscherei: unreine Seite,
- Reinigungs- und Desinfektionsplan Wäscherei: reine Seite,
- Reinigungs- und Desinfektionsplan im Küchenbereich,
- Allgemeine Hinweise für den Küchenbereich,
- Küche – Vorbereitungsbereich,
- Küche – Produktionsbereich,
- Küche – Kühlbereich,
- Küche – Lagerbereich,
- Küche – Spülbereich,
- Küche – Abfallentsorgung,
- Reinigungs- und Desinfektionsplan Küche: Personaltoilette für Küchenmitarbeiter,
- Hautschutzplan: Küchen- und Hauswirtschaftspersonal,
- Reinigungs- und Desinfektionsplan: Hauswirtschaftsbereich,
- Reinigungs- und Desinfektionsplan: Haustechnik,
- Reinigungs- und Desinfektionsplan: MRSA – Personalhygiene,
- Reinigungs- und Desinfektionsplan: Norovirus-Infektion – Personalhygiene.

Die genannten Reinigungs- und Desinfektionspläne werden in diesen Arbeitsbereichen immer mit den **fünf** »W-Fragen« begleitet:

- Was (Maßnahme) soll gereinigt werden? (mit Piktogramm)
- Wann (Indikation) – Häufigkeit und Zeitpunkt der durchzuführenden Maßnahme?
- Wie (Durchführung) – Vorgang der Maßnahme »Wie ist es umzusetzen?«
- Womit (Produkt) – unter strenger Beachtung der Konzentration?
- Wer (Mitarbeiter) – z. B. Küchen- und/oder Hauswirtschaftspersonal, Pflegemitarbeiter oder Mitarbeiter in der Wäscherei sowie in der Haustechnik?

Was – Maßnahme –	Wann – Indikation –	Wie – Durchführung –	Womit – Produkt –	Wer – Mitarbeiter –
 Hände- desinfektion	Vor Dienstbeginn, nach Kontakt mit Ausscheidungen oder kontaminierten Flächen, vor und nach Pausen, nach der Toilettenbenutzung, vor invasiven Eingriffen, vor der Durchführung bestimmter Pflege- maßnahmen (s. Standards), vor dem Umgang mit Lebensmitteln, nach Ablegen der medizinischen Einmalhandschuhe, bei Arbeitsende und bei Bedarf	Hygienische Händedesinfektion Mit dem Produkt (mindestens 3 ml*) die Hände ausreichend (ca. 30 sec. lang) verreiben **Achtung: Problemzonen nicht vergessen!** *** Ist von der Größe der Handflächen des Mitarbeiters abhängig!**	**Beispiel: Skinman soft (mindestens 3 ml*) ca. 30 sec. (EWZ)** **(gebrauchsfertig aus dem Spender)** *** Ist von der Größe der Handflächen des Mitarbeiters abhängig!**	Küchen-, Hauswirtschafts- und Pflegemitarbeiter
 Oberflächen in: Zimmer der Klienten Dienstzimmer	Nach Bedarfsplanung Bei Verschmutzung mit Fäkalkeimen und auf Anweisung	Reinigen Desinfizierend reinigen	**Beispiel: Brial action plus** **Beispiel: Incidin Extra N 0,5 % / 1 h EWZ z. B.: 20 ml auf 4 Ltr. kaltes Wasser**	Hauswirtschafts- personal ggf. Pflege- mitarbeiter
 Nachtschrank	Täglich und bei Bedarf (Abstellfläche) Alle 4 Wochen und bei Klienten- wechsel (komplett)	Desinfizierend reinigen	**Beispiel: Incidin Extra N 0,5 % / 1 h EWZ z. B.: 20 ml auf 4 Ltr. kaltes Wasser**	Hauswirtschafts- personal ggf. Pflege- mitarbeiter
 Fußböden in: Bewohner- zimmern Stationszimmer Verkehrsflächen	Nach Bedarfsplanung Bei Verschmutzung mit Fäkalkeimen und auf Anweisung	Reinigen Desinfizierend reinigen	**Beispiel: Indur brillant plus** **Beispiel: Incidin Extra N 0,5 % / 1 h EWZ z. B.: 20 ml auf 4 Ltr. kaltes Wasser**	Hauswirtschafts- personal

Abb. 6: Aufbau eines Reinigungs- und Desinfektionsplanes (modifizierter Musterdesinfektionsplan der Firma Ecolab).

Alle Beteiligten müssen sich an die getroffenen Anweisungen (nach dem Hygieneplan und R&D-Pläne) halten. Chemische Reinigungs- und Desinfektionsmittel sind vor dem unberechtigten Zugriff geschützt und verschlossen aufzubewahren (s. Gefahrstoffverordnung). Es sollten in der Pflegeeinrichtung keine zu große Menge an Desinfektionsmitteln eingelagert werden (s. auch Haltbarkeits- und Ablauffristen von Desinfektionsmitteln), um die Brandlast zu senken und die Gefahr des Austritts von leicht flüchtigen Stoffen zu vermeiden. Die Sicherheitsvorschriften zur Vermeidung von Brand- und Explosionsgefahren der Berufsgenossenschaft für Gesundheitsdienst und Wohlfahrtspflege (BGW als Versicherungsträger) sind im Umgang mit Desinfektionsmitteln (Chemikalien = Gefahrstoffe) besonders zu berücksichtigen.

> Eine gründliche und regelmäßige Desinfektion und Reinigung insbesondere der Hände und häufig benutzter Flächen und Gegenstände ist eine wesentliche Grundvoraussetzung für einen guten Hygienestatus (GHP) in einer Pflegeeinrichtung und notwendig zur Einhaltung der Infektionshygiene.

Eine routinemäßige Reinigung und Desinfektion (laufende Desinfektion) muss in bestimmten Bereichen (z. B. klientennahe Flächen und Gegenstände) nach dem standardisierten Hygiene-, Reinigungs- und Desinfektionsplan und bei ausgewählten Handlungsabläufen (Hygieneanleitungen und Arbeitsanweisungen) erfolgen (besonders wichtig bei invasiven Maßnahmen). Kontaminierte und vor allen Dingen klientennahe Flächen mit häufigem Hand- oder Hautkontakt bergen immer die Gefahr, dass nosokomiale Infektionserreger auf Klienten übertragen werden können.

Klientennahe Flächen sind beispielsweise in einer Pflegeeinrichtung:
• Steckbecken, Toiletten- und Duschstuhl,
• Pflegebett, Pflegelifter, Bettaufrichter (Bettgalgen) und Klingelschnur bzw. -Notrufanlage und sonstige Bedienelemente (Tastaturen) im Zimmer des Klienten,
• Nachttisch und sonstige Ablagen im Zimmer des Klienten,
• Türgriffe, Haltegriffe und Handläufe im Pflegewohnbereich da hier häufig am Tag Hand- oder Hautkontakt (Ellenbogen, Unterarm etc.) verschiedener Personen besteht,
• Sanitärbereich für die Klienten mit Waschbecken, Dusche, Badewanne und Armaturen,
• PEG-Pumpe, Absauggerät und sonstige medizinische Geräte,
• Verband- und Pflegewagen,
• Sämtliche Arbeitsflächen im Dienstzimmer für die Zubereitung von Infusionen oder Injektionen,
• Ausziehplatte im Medikamentenschrank.

Flächen ohne häufigen Hand- oder Hautkontakt werden als klientenferne Flächen bezeichnet; hier kann auf eine routinemäßige Desinfektion verzichtet werden (z. B. Fußböden im Pflegewohnbereich, Heizungen, Lampen, Mobiliar etc.).

Die Nachweisdokumentation der Reinigung- und Desinfektionsintervalle bestimmter Funktionsräume, kontaminierter Flächen, Behältnisse oder Gegenstände erfolgt häufig über einrichtungsinterne Hygieneformulare oder -checklisten (Umsetzungshilfen). In diesen

Hygieneformularen und -checklisten wird zunächst danach gefragt, »*was turnusmäßig zu tun ist.*« Da die Durchführung bestimmter infektionshygienischer Maßnahmen nachgewiesen werden muss (z. B. bei den Überwachungstätigkeiten durch die Behörden etc.), ist es zwingend notwendig, verschiedene Hygieneformulare und -checklisten einrichtungsspezifisch zu entwickeln und diese den Mitarbeitern bekannt zu machen (sonst können diese Listen nicht ausgefüllt werden!). Bei der Erstellung von Hygieneformularen und -checklisten muss darauf geachtet werden, dass die Maßnahmen handlungsleitend (»*Wie ist es zu tun?*«) beschrieben werden, in Form einer kurzen Hygieneanleitung. Es hilft niemandem, wenn in einem Hygieneformular lediglich mit Datum und Handzeichen des Mitarbeiters vermerkt wird, dass der Raum oder eine bestimmte Fläche auch tatsächlich gereinigt wurde. Sinnvoller ist es daher, die durchzuführende Maßnahme und die Kautelen im Rahmen dieser Tätigkeit kurz zu benennen. Die Kurzbeschreibung orientiert sich dabei grundsätzlich am Hygieneplan sowie an den Reinigungs- und Desinfektionsplänen (R&D), da dort die verschiedenen Produkte (nach Wirkungsbereichen) für die Pflegeeinrichtung detailliert von den Teilnehmern der Hygienekommission festgelegt worden sind.

Die Inhalte der Hygieneformulare und -checklisten können allerdings auch für eine Arbeitsschutzunterweisung durch die sicherheitsbeauftragten Personen herangezogen werden, in der die Maßnahmen des Arbeits- und Gesundheitsschutzes (z. B. sicherheitsgerechtes Arbeiten, Infektionshygiene usw.) bei der Durchführung bestimmter Tätigkeiten und Aufgaben unterwiesen werden. Mit Hilfe der Hygieneformulare und -checklisten kann z. B. im Hinblick auf den sachgerechten Umgang mit einem Desinfektionsmittel (Gefahrstoff) danach gefragt werden, welche persönlichen Schutzmaßnahmen und Schutzkleidung (PSA) vor Beginn der Tätigkeit bzw. auch nach der Durchführung durch den Mitarbeiter beachtet und eingehalten werden müssen. Eine nächste Frage könnte sich darauf beziehen, wie der Mitarbeiter grundsätzlich infektionshygienische Maßnahmen umsetzt, insbesondere bei Dekontaminationsmaßnahmen von Fäzes, Behältnissen, Flächen oder Gegenständen usw.

Die verschiedenen Hygienechecklisten (s. Anhang) werden in den jeweiligen Funktionsbereichen sichtbar angebracht. Nach der Beachtung und Umsetzung der dort genannten Tätigkeiten oder Aufgaben wird die Durchführung der Maßnahme in dieser Hygienecheckliste mit Datum (ggf. Uhrzeit) und durch das Handzeichen des Mitarbeiters quittiert.

Folgende Hygienechecklisten haben sich im Praxiseinsatz bewährt:
- Reinigung und Kontrolle: Pflegewagen im Wohnbereich,
- Reinigung und Kontrolle: Wäscheschrank/-wagen im Wohnbereich,
- Reinigung: Pflegelifter und Duschstühle im Wohnbereich,
- Reinigung und Kontrolle: Klientenbezogene Pflegehilfsmittel,
- Reinigung und Kontrolle: Kühlschrank für Lebensmittel im Wohnbereich bzw. in der Stationsküche (inkl. Temperaturkontrolle),
- Reinigung und Kontrolle: Medikamentenkühlschrank im Wohnbereich (inkl. Temperaturkontrolle),
- Reinigung und Kontrolle: Medikamentenschrank im Wohnbereich,
- Kontrolle: Überprüfung der Arzneimittel und apothekenpflichtigen Medizinprodukte,
- Reinigung und Kontrolle: Pflegebad bzw. Pflegedusche im Wohnbereich,
- Reinigung: Aufbereitung der Pflegebetten,

- Instrumentendesinfektion,
- Reinigung: Toilettenstühle/Waschschüsseln im Wohnbereich,
- Reinigung: Wäscheabwurfwagen bzw. Wäschesammler im Wohnbereich,
- Reinigung und Kontrolle: Dienstzimmer und Nebenräume.

Es hat sich bewährt, wenn der Hausmeister (Haustechnik) seine Hygienechecklisten in einem separaten Ordner abheftet und die Durchführung der festgelegten verfahrensspezifischen Hygienemaßnahmen dort quittiert:
- Reinigung und Kontrolle: Steckbeckenspülraum im Wohnbereich (inkl. mikrobiologische Wirksamkeitsüberprüfung die Hygienebeauftragten),
- Reinigung und Kontrolle: Be- und Entlüftung in »geschlossenen« Räumen,
- Reinigung und Kontrolle: Perlatoren, Wasserstrahlregler und Duschköpfe (ggf. Austausch).

Die standardisierten Reinigungs- und Desinfektionspläne sowie die Hygieneformulare und Checklisten zur Umsetzung der Anforderungen aus dem Hygieneplan müssen grundsätzlich den Funktionsbereichen (s. Abbildung 7) zugeordnet werden. Die Aufteilung der Hygieneformulare kann folgendermaßen gegliedert sein:
- Checklisten: Desinfektion und/oder Reinigung sowie turnusmäßige Kontrollen
- Checklisten: Überwachung

1.5.2 Desinfektionsmittel und -verfahren

Die routinemäßige Reinigung und Desinfektion (als prophylaktische Maßnahme) sowie die Auswahl der richtigen Produkte, auch im Hinblick auf den Gesundheitsschutz der Mitarbeiter, und die sichere und korrekte Handhabung der Desinfektionsmittel und -verfahren ist besonders wichtig, da bestimmte Mikroorganismen unterschiedlich lange überleben können und infektiös bleiben. Manche Desinfektionsmittel können über die Einatmung in den Organismus aufgenommen werden und zu Reizungen der oberen Atemwege und der Augen führen. Durch direkten Haut- und Schleimhautkontakt können Desinfektionsmittel auch Reizerscheinungen bzw. Kontaktdermatiden verursachen oder durch Stoffe mit sensibilisierender Wirkung (besonders Aldehyde zur Wäsche-, Instrumenten- und Flächendesinfektion und Formaldehyd) allergische Reaktionen auslösen (Atemwegserkrankungen, Urtikaria etc.). Zur Haut- und Händedesinfektion eignen sich nur spezielle DGHM-geprüfte oder RKI-gelistete Präparate.

Die Auslöser möglicher allergischer Reaktionen müssen unbedingt bei der Auswahl eines geeigneten Desinfektionsmittels durch die Leitung einer Einrichtung und den Teilnehmern der Hygienekommission beachtet werden, um Gesundheitsgefahren wie Reizungen der Schleimhäute und Geruchsbelästigung (z. B. durch Aldehyde) für die Mitarbeiter weitgehend auszuschließen. Bei der Anwendung von alkoholischen Desinfektionsmitteln sind die Sicherheitsregeln und grundsätzlich die verbindlich vorgeschriebenen Schutzmaßnahmen (TRGS) nach der Gefährdungsbeurteilung (Informationsermittlung nach § 7 GefStoffV) zu beachten und strikt einzuhalten.

Die Überlebensfähigkeit von Mikroorganismen ist von unterschiedlichen Faktoren und Einflusskriterien abhängig wie z. B. Lichtverhältnisse, wässriges Milieu, Temperatur,

Hygieneformulare (FM), Checklisten (CH) als Vorgabedokumente zur laufenden Desinfektion oder desinfizierenden Reinigung Legende: X = Pflicht / 0 = erwünscht / PD = Pflege / HW = Hauswirtschaft / HT = Haustechnik	Betroffene Räumlichkeiten						
	Dienstzimmer	Medikamenten-schrank	Medikamenten-kühlschrank	Pflegearbeitsräume etc.	Pflegebad	Pflegedusche	
Dienstzimmer / Pflegestützpunkt und Nebenräume (FM)	X PD X HW			X PD			
Pflegebad / Pflegedusche (FM)					X PD X HW	X PD X HW	
Pflegewagen im Wohnbereich (FM)							
Toilettenraum im Wohnbereich (FM)							
Personaltoilette / Umkleideräume							
Klientenbezogene Pflegehilfsmittel (FM)	X PD						
Kühlschrank im Wohnbereich (FM)							
Medikamentenkühlschrank im Wohnbereich (FM)			X PD				
Medikamentenschrank im Wohnbereich (FM)		X PD					
Steckbeckenspülraum im Wohnbereich (FM)							
Wäscheschrank / -wagen im Wohnbereich (FM)							
Pflegelifter und Duschstühle im Wohnbereich (FM)					X PD	X PD	
Be- und Entlüftung in »geschlossenen« Räumen (FM)				X HT	X HT	X HT	
Perlatoren und Duschköpfe im Wohnbereich inkl. Nasszelle der Bewohner (FM)	X HT			X HT	X HT	X HT	
Aufbereitung der Pflegebetten (FM)	X PD						
Toilettenstühle / Waschschüsseln (FM)	X PD						
Wäscheabwurfwagen / Wäschesammler							

(Zeilenbeschriftung links: Checklisten Desinfektion, Reinigung sowie turnusmäßigen Kontrolle)

Hygieneformulare (FM), Checklisten (CH) als Vorgabedokumente zur laufenden Desinfektion oder desinfizierenden Reinigung Legende: X = Pflicht / 0 = erwünscht / PD = Pflege / HW = Hauswirtschaft / HT = Haustechnik	Betroffene Räumlichkeiten						
	Dienstzimmer	Medikamenten-schrank	Medikamenten-kühlschrank	Pflegearbeitsräume etc.	Pflegebad	Pflegedusche	
Protokoll über die Prüfung der Arzneimittel und apothekenpflichtigen Medizinprodukte (... CH)	X PD	X PD					
Instrumentendesinfektion (FM)	X PD						
...							
...							

(Zeilenbeschriftung links: Checklisten zur Überwachung)

64 Abb. 7: Dokumentenlenkung nach Funktionsbereichen.

Umkleideräume	Personaltoiletten	Pflegewagen	Wäscheschrank / -wagen	Wäschesammler	Steckbecken-spülraum	Stationsküchen	Toilettenräume	Betroffene Dokumentation				
								Desinfektionsplan: Pflegebad, Pflegedusche und Personaltoiletten	Desinfektionsplan: Steckbeckenspüle	Desinfektionsplan: Dienstzimmer	Hautschutzplan etc. (s. BGR 250)	Betriebsanweisungen gem. GefStoffV § 14, BioStoffV § 12
X HW										X PD	X PD	X PD 0 HW
								X PD				X PD
		X PD								X PD		
							X HW					
X HW	X HW							X PD			X PD X HW	0 PD 0 HW
					X PD							
					X PD X HT				X PD			X PD
		X PD										
X HT	X HT				X HT	X HT	X HT					
X HT	X HT				X HT	X HT	X HT					0 HT
			X PD									

Umkleideräume	Personaltoiletten	Pflegewagen	Wäscheschrank / -wagen	Wäschesammler	Steckbecken-spülraum	Stationsküchen	Toilettenräume	Betroffene Dokumentation				
								Desinfektionsplan: Pflegebad, Pflegedusche und Personaltoiletten	Desinfektionsplan: Steckbeckenspüle	Desinfektionsplan: Dienstzimmer	Hautschutzplan etc. (s. BGR 250)	Betriebsanweisungen gem. GefStoffV § 14, BioStoffV § 12
												X PD

Luftfeuchtigkeit, Beschaffenheit der Oberfläche oder des Gegenstandes etc. Bei den chemischen Desinfektionsmitteln muss unterschieden werden zwischen Desinfektionsmitteln, die Arzneimittel sind, und solchen, die als Arzneimittel gelten. Desinfektionsmittel, die am menschlichen Körper eingesetzt werden sollen (z. B. Haut- und Händedesinfektionsmittel), sind Arzneimittel (§ 2 Abs. 1 Nr. 4 AMG) und unterliegen einer strengen Zulassungspflicht durch das Bundesinstitut für Arzneimittel und Medizinprodukte (BfArm). Bei der Zulassung muss die Wirksamkeit und Unbedenklichkeit nachgewiesen werden. Desinfektionsmittel für Flächen- und Wäschedesinfektion gelten lediglich als Arzneimittel.

Die Hautdesinfektion (Hautantiseptik) dient etwa zur Vorbereitung von medizinischen Eingriffen, bei denen die Haut verletzt werden muss, wie z. B. bei Injektionen und Punktionen. Durch die Hautdesinfektion sollen die im Bereich der Haut befindlichen Mikroorganismen unschädlich gemacht werden. Zur Hautdesinfektion sollten grundsätzlich Mittel auf der Wirkstoffbasis von Alkoholen bzw. Jodtinktur (Allergien berücksichtigt) oder vergleichbare jodfreie Austauschpräparate verwendet werden. Die Präparate müssen frei von bakteriellen Sporen sein. Die Einwirkungszeit beträgt mindestens eine Minute und kann auch im Einzelfall zwei Minuten betragen.

Das aufgetragene Hautdesinfektionsmittel (z. B. aus einer Sprühflasche) wird mit einem sterilen Tupfer auf dem Applikationsfeld (Haut) gleichmäßig verrieben. Anstatt eines Hautsprühdesinfektionsmittels kann auch ein Alkoholtupfer verwendet werden. Anschließend wird noch einmal das Hautdesinfektionsmittel aufgetragen (also: zweimalige Desinfektion) und die vorgegebene Einwirkzeit abgewartet. Nach Ablauf der Einwirkzeit (trockene Haut!) wird die beabsichtigte Maßnahme durchgeführt. Die Hautdesinfektion sollte in diesen Fällen grundsätzlich immer zweimal durchgeführt werden. Ob ein Hautdesinfektionsmittel aus einer Sprühflasche oder ein Alkoholtupfer eingesetzt werden kann, ist von der Art der beabsichtigten Maßnahme und der Größe des zu desinfizierendes Hautareals abhängig.

Chemische Mittel und Verfahren werden unterschieden nach Anwendungsgebiet und Wirkungsbereich:
1. Instrumentendesinfektion
2. Wäschedesinfektion in Waschmaschinen (gewerbliche Waschautomaten)
3. Flächendesinfektion (Wischdesinfektion)
4. Desinfektion von Ausscheidungen (Stuhl, Urin, Auswurf)
5. Mittel zur Haut- und Händedesinfektion
6. Besondere chemo-thermische Verfahren

Die Desinfektionsmittel sind nach Anwendungsgebiet, entsprechender Konzentration und Einwirkzeit zur routinemäßigen Desinfektion (laufende Desinfektionsmaßnahme) der Desinfektionsmittel-Liste der Deutschen Gesellschaft für Hygiene und Mikrobiologie (DGHM) zu entnehmen. Die Mittel können auch der Liste der vom Robert Koch-Institut geprüften und anerkannten Desinfektionsmittel und -verfahren entnommen werden.

Alle chemischen Flächen-, Sprüh-, Wisch-, Instrumentendesinfektions- und Reinigungsmittel (auch Desinfektionsreiniger) inkl. der Waschmittel für die chemothermische

Wäschedesinfektion (gemäß § 18 IfSG), die im gewerblichen Bereich zum Einsatz kommen, müssen mindestens die Kriterien der DGHM hinsichtlich der geprüften Wirksamkeit erfüllen und darüber hinaus auch in der so genannten DGHM-Liste aufgenommen (zertifiziert) worden sein. Darüber hinaus sind auch Desinfektionsmittel in Pflegeeinrichtungen zugelassen, die in der RKI-Liste vom Robert-Koch-Institut gelistet sind. RKI-gelistete Produkte sind bei behördlich angeordneten Entseuchungen ausnahmslos einzusetzen!

Desinfektion und Reinigung (Reinigungskonzentrat: Wasser und Lösung) können mit einem gelisteten Desinfektionsreiniger kombiniert werden. Ein selbstständiges Mischen von Desinfektionsmitteln zur desinfizierenden Reinigung oder die Zugabe von Reinigungsmitteln in eine Desinfektionsmittellösung sind auf gar keinen Fall zulässig, da es zu unerwünschten Wechselwirkungen (z. B. Seifenfehler u. ä.) kommen kann. Eine desinfizierende Reinigung wird auch als **Sanitation** bezeichnet. Werden mikrobielle Kontaminationen gezielt mit einer Desinfektionsmaßnahme entfernt, spricht man von einer **Dekontamination**.

Die Liste der vom Robert Koch-Institut geprüften und anerkannten Desinfektionsmittel und -verfahren wird alle drei Jahre durch das Robert Koch-Institut veröffentlicht, sortiert nach:
a) Wirkstoff (Alkohole, Aldehyde, Oberflächenaktive Substanze, Halogenabspalter, Peroxide, Metalle, Säuren und Laugen oder sonstige Wirkstoffe)
b) Name des Produktes
c) Desinfektionsart
d) Gebrauchsverdünnung (genaue Konzentration!)
e) Einwirkzeit (Wichtig: schnell wirkende Verfahren!)
f) Wirkungsspektrum auf Mikroorganismen
g) Name des Herstellers bzw. der Lieferfirma

Zwischen der Desinfektionsmittel-Liste des RKI und der Desinfektionsmittel-Liste der DGHM bestehen insbesondere in den Angaben zur Flächen- und Instrumentendesinfektion bezüglich ihres Wirkungsspektrums auf Mikroorganismen, der Einwirkzeiten (Mindestzeiten!) und der Konzentrationen der Gebrauchslösungen erhebliche Unterschiede. Die Ursachen liegen in den unterschiedlichen Aufgaben der Listen und dementsprechend in den unterschiedlichen Prüfmethoden und Bewertungskriterien.

Die **Liste der DGHM** ist in erster Linie auf die Prophylaxe und die Routine ausgerichtet, die des RKI vornehmlich auf die Infektionsbekämpfung (gemäß § 18 IfSG) durch behördlich angeordnete Desinfektionsmaßnahmen (Mittel und Verfahren!). Da die Produkte der **RKI-Liste** auch gegen sehr resistente Krankheitserreger wirken müssen, werden hier in der Regel höhere Konzentrationen und eine längere Einwirkzeit als im Vergleich zu der DGHM-Liste genannt. Präparate der DGHM-Listung (Mittel zur »laufenden« Desinfektion) weisen meist nur den Wirkungsbereich A auf (Abtötung von Bakterien inkl. Mykobakterien). Bei der Prüfung und Bewertung der für die routinemäßige Desinfektion (laufende Desinfektion) bestimmten Mittel und Gebrauchsverdünnungen sind die Oberflächen mit einer Suspension der Testkeime in einer Nährlösung kontaminiert worden. Bei der Prüfung und Bewertung für die im Infektionsfall bestimmten Mittel werden die Oberflächen mit keimhaltigem Blut kontaminiert und es werden Mykobakterien (resistente Krankheitserreger) als Testkeime berücksichtigt. Die Mykobakterien werden aufgrund ihrer hohen Resistenz als Maßstab für den Wirkungsbereich A herangezogen.

Nach § 18 IfSG dürfen zur Infektionsbekämpfung demnach nur Mittel verwendet werden, die vom RKI auf Wirksamkeit und vom Bundesinstitut für Arzneimittel und Medizinprodukte sowie vom Umweltbundesamt (UBA) auf Unbedenklichkeit für die Gesundheit und Umwelt geprüft und in der RKI-Liste aufgenommen worden sind. Lieferanten oder Hersteller von Desinfektionsmitteln, die ihre Produkte in die Liste vom RKI eintragen lassen möchten, müssen ein Gutachten über die Eignung des Mittels (angegebener Anwendungszweck bzw. mikrobiologisches Wirkungsspektrum) und der praxisnahen bestimmungsgemäßen Anwendung (praxisnahe Untersuchungen) vorlegen. Der Nachweis der Wirksamkeit gegen ein festgelegtes Spektrum ist die Voraussetzung für die Eintragung in einen bestimmten Wirkungsbereich (A, B, C, D) der RKI-Liste. Dadurch ergeben sich für viele Wirkstoffgruppen merklich höhere Konzentrationsangaben und längere Einwirkzeiten der Konzentrationen. Bei der Auswahl der Mittel und Verfahren sind deren Wirkungsbereiche, Anwendungsbereiche und Nutzungsbedingungen zu berücksichtigen sowie die Resistenz der Keime, die Art des biologischen Milieus (z. B. wässrig mit Biofilmen in Wasserhähnen, Waschbecken etc.), in dem sich die Keime befinden und die Art der zu desinfizierenden Fläche oder der Gegenstände. Der Wirkungseffekt ist allerdings auch von der Konzentration des Mittels, seiner Einwirkzeit und der Temperatur abhängig. Bestimmte Oberflächen sollten nur mit einem Flächendesinfektionsmittel mit kurzer Einwirkzeit (EWZ) desinfizierend gereinigt werden (z. B. Pflegebadewanne oder Toilettenstuhl falls dieser nicht sowieso klientengebunden eingesetzt wird).

Sputum, Ausscheidungen (Fäzes) u. ä. können sowohl thermisch als auch chemisch desinfiziert werden, wobei die thermische Desinfektion (Steckbeckendesinfektionsgerät – RDG) die bessere Wahl ist. Die chemische Desinfektion von entleerten Auffanggefäßen hat mit einem zur Desinfektion von Ausscheidungen (Fäzes) geeigneten Desinfektionsmittel und mit Schutzhandschuhen (PSA) zu erfolgen, da stets damit gerechnet werden muss, dass auch die Außenseite der Gefäße oder Behältnisse kontaminiert ist. Steckbecken (Spülgut) u. ä. sind in einem Steckbeckendesinfektionsautomaten (Desinfektionsgerät) desinfizierend zu reinigen. Bei thermischen Spülgeräten ist stets darauf zu achten, dass mindestens 85 °C (bei einer Minute Haltezeit) während des Desinfektions- und Reinigungsvorganges erreicht werden. Die Reinigung von Flächen und Gegenstände mit herkömmlichen Reinigungsmitteln (ohne desinfizierende Wirkung) sollte für alle Pflegeeinrichtungen der Vergangenheit angehören, denn durch die erhöhte Kontamination des Putzwassers mit krankmachenden Mikroorganismen (Hospitalismuskeime!) kommt es zu deren Weiterverbreitung innerhalb der Einrichtung. Grundsätzlich sollten klientennahe Gegenstände oder Flächen nur mit einer Desinfektionslösung gereinigt werden. Bei einer desinfizierenden Reinigung soll die Temperatur der Gebrauchsmittellösung annähernd Zimmertemperatur (20–25 °C) betragen; es sei denn, es sind durch den Hersteller andere Vorschriften zu beachten.

Einzelheiten der Prüfmethoden und -richtlinien für Desinfektionsmittel hat das RKI festgelegt. Hinweise zur Durchführung der Desinfektion können der Richtlinie für Kranken-

Tabelle 3: Wirkungsbereiche chemischer Desinfektionsmittel.

Wirkungsbereich	Desinfektionswirkung
A	Abtötung von vegetativen Bakterien inkl. Mykobakterien sowie von Pilzen und deren Sporen
B	Mittel und Verfahren zur Inaktivierung von Viren
C	Abtötung von bakteriellen Sporen bis zur Resistenzstufe des Erregers des Milzbrandes
D	Abtötung bakterieller Sporen der Erreger von Wundinfektionen (Gasödem und Wundstarrkrampf)

haushygiene und Infektionspävention (Robert Koch-Institut), insbesondere der Anlage zu Ziffer 7.2 entnommen werden. Entsprechend den Wirkungs- und Verfahrensprinzipien (Anwendungspraxis) werden die Desinfektionsmittel und -verfahren bezüglich ihrer Resistenz gegenüber der Desinfektion zu bestimmten Gruppen zusammengefasst und müssen bei der Auswahl eines geeigneten Desinfektionsmittels für einen bestimmten Bereich von dem Hygieneteam und ggf. dem Desinfektionsmittelhersteller (z. B. durch einen Fachprodukteberater) besonders berücksichtigt werden.

Die zu desinfizierenden Flächen und Gegenstände müssen immer vollständig vom Desinfektionsmittel benetzt bzw. durchtränkt (z. B. durch feuchtes abwischen) werden. Bei jeder Desinfektionsmaßnahme sollte daran gedacht werden, den Raum gut zu lüften (Geruchsbelästigung durch das Desinfektionsmittel) und anschließend das Fenster wieder zu schließen. Die Wirkung eines Desinfektionsmittels kann z. B. durch eine höhere Konzentration nach dem Motto: »Viel hilft viel« **niemals** verbessert werden. Bei einer nicht ausreichend konzentrierten Desinfektionslösung werden nur die Mikroorganismen inaktiviert, die sehr empfindlich sind und schlimmstenfalls kann die angesetzte Gebrauchsmittellösung zu einer gefährlichen Infektionsquelle werden (Enterobacteriaceae, Pseudomonaden etc.). Widerstandsfähige Keime hingegen bleiben unversehrt.

Bei einer Desinfektion von Gegenstände und Flächen gelten folgende hygienische Grundsätze:
Immer zuerst desinfizieren, dann reinigen
- Grundsätzlich hat vor jeder Desinfektions- und Reinigungsmaßnahme eine hygienische Händedesinfektion durch den Mitarbeiter zu erfolgen und es ist für diese Dekontaminationsmaßnahme zu prüfen, welche persönliche Schutzausrüstung für die Aufgabe und Tätigkeit erforderlich ist (Schutzhandschuhe, Schutzkittel etc.). Mit Abschluss der Desinfektions- und Reinigungsmaßnahme müssen die Hände wieder gründlich desinfiziert und anschließend gewaschen und eingecremt (Hautpflege) werden.
- Eine Wischdesinfektion mit Flächendesinfektionsmittel ist grundsätzlich einer Sprühdesinfektion vorzuziehen. Die Wirksamkeit einer Flächendesinfektion (Bettgestell und sonstige klientennahen Gegenstände etc.) in Form einer Wischdesinfektion ist abhängig von der Beschaffenheit der Oberfläche, dem Mittel, Verfahren und der Desinfizierbarkeit des Gegenstandes.
- Hautkontakt mit dem Desinfektionsmittel unbedingt vermeiden durch das Tragen von geeigneten Schutzhandschuhen (s. PSA) und sonstigen Schutzausrüstungen.

- Richtige Dosierung nach Dosierungstabelle und Dosieranleitung (s. Desinfektionsmitteleinsatzplan) nach den Herstellerhinweisen (exakte Dosierung mittels einer Dosierhilfe und/oder Einsatz skalierter Messgefäße).
- Richtige Temperatur, falls vom Hersteller keine Angaben gemacht werden, ist grundsätzlich kaltes (annähernd Zimmertemperatur: 20–25 °C) Wasser zu verwenden.
- Richtige Einwirkzeit von mindestens einer Stunde ist zu beachten. Eine Überschreitung der Einwirkzeit kann Resistenzen fördern.
- Mit einem geeigneten Reinigungslappen (Mikrofasertücher) o.ä. die zu desinfizierende Fläche bzw. den Gegenstand unter leichtem Druck feucht abreiben (vorher Schutzhandschuhe anziehen) und reinigen.
- Die an den Oberflächen haftenden Verunreinigungen werden ggf. mit dem Desinfektionsmittel dispergiert, d. h. feinste Verteilung und kein Aufsprühen.
- Desinfektionsmittel nie abtrocknen, sondern einwirken lassen.
- Nach der Desinfektion ist das Zimmer gut durchzulüften (kein Durchzug).
- Alle Reinigungsutensilien sind nach der Desinfektion bzw. auch arbeitstäglich (z. B. auch durch die Reinigungsmitarbeiter einer Pflegeeinrichtung) hygienisch aufzubereiten.
- Für die Pflegebadewanne, Pflegedusche, Duschstuhl und etwa für den Toilettenstuhl u. ä. sollen Flächendesinfektionsmittel mit einer kurzen Einwirkzeit verwendet werden. Nach Ablauf der Einwirkzeit muss die Badewanne, Dusche, Duschstuhl und der Toilettenstuhl u. ä. gründlich mit klarem Wasser nachgespült werden außer wenn der Hersteller die bestimmungsgemäße Anwendung auch ohne das Nachspülen erlaubt.
- Manche Desinfektionsmittel (aldehydhaltige und aminhaltige Mittel) färben beispielsweise Silikonabsaugschläuche u. ä. etwas ein, dies hat jedoch keinen Einfluss auf die Eigenschaften der Materialien oder Wirkungseinbußen im Rahmen der Desinfektion.
- Die zur Wischdesinfektion verwendeten Mikrofasertücher u. ä. sind nach dem Gebrauch desinfizierend zu waschen (Waschmaschine) und zu trocknen (Trockner); sie dürfen keinesfalls nass aufbewahrt werden oder gar erneut eingesetzt werden.
- Im Lebensmittelbereich müssen grundsätzlich die Arbeitsflächen und Geräte nach erfolgter Desinfektion und nach Ablauf der Einwirkzeit mit klarem Wasser (in Trinkwasserqualität) nachgespült werden.

Desinfektionsmittel dürfen untereinander nicht gemischt werden, da die Wirkung sonst stark beeinträchtigt wird, bzw. es zu chemischen Reaktionen kommen kann. Die exakte Dosierung nach Herstellerangaben ist eine Grundvoraussetzung für den Desinfektionserfolg und die Vermeidung einer Weiterverbreitung von Mikroorganismen innerhalb einer gesamten Pflegeeinrichtung (nosokomiale Infektion). Die Produktbeschreibungen von Reinigungs- und Desinfektionsmitteln (inkl. Desinfektionsreiniger) sind genau zu lesen und die Hinweise entsprechend zu beachten. Bei der Zubereitung von Desinfektionsgebrauchslösungen (-verdünnung bzw. -konzentrat) sind sichere Dosiersysteme und Dosierhilfen (skalierte Messgefäße, Hubvorrichtungen) zu verwenden.

Diese Dosiersysteme sollten im Hinblick auf die Anwender (Mitarbeiter) zuverlässig, sicher und einfach zu bedienen sein. Einige Pflegeeinrichtungen haben bereits eine automatische Dosierung in dezentralen Desinfektionsmittel-Dosiergeräten (z. B. im Lebensmittelbereich usw.). Wasser und Desinfektionsmittel müssen sorgfältig miteinander vermischt werden. Dazu ist immer zuerst das Wasser anzusetzen (genaue Dosierung) und dann erst die benötigte Gebrauchsverdünnung (Milliliter oder Grammangaben bei festen oder pulverförmigen Präparaten) langsam dazuzugeben, um Schaumbildung zu vermeiden. Bei chemischen Desinfektionsmitteln darf niemals ein Reinigungsmittel zu gegeben werden.

Die für die Mittel vorgeschriebene Konzentration darf keinesfalls unterschritten werden. Die vorgeschriebenen Einwirkungszeiten sind Mindestzeiten. Die Personen, die Gebrauchsverdünnungen herstellen bzw. die Desinfektionen durchführen, müssen eine entsprechende persönliche Schutzausrüstung (PSA) tragen (Schutzkittel, Schutzhandschuhe, ggf. Atemschutz etc.). Die chemischen Desinfektionsmittel sollten nur dann mit der Haut in Berührung kommen, wenn eine Desinfektion der Haut beabsichtigt ist.

1.5.3 Desinfektion von Flächen und anderen Gegenständen

Die gezielte Reinigung und chemische Desinfektion ist grundsätzlich dort erforderlich, wo krankmachende Mikroorganismen auftreten und Kontaktmöglichkeiten zur Weiterverbreitung – also Infektionsrisiken – bestehen (z. B. Kontamination mit Erbrochenem, Blut, Stuhl, Urin). Das Desinfektionsmittel zur Flächendesinfektion sollte grundsätzlich ein breites Wirkungsspektrum gegenüber den Erregern von nosokomialen Infektionen haben. Die Objektreinigung (Unterhaltsreinigung) und die routinemäßige Desinfektion (Laufende Desinfektion) dienen nicht in erster Linie der Sauberkeit, sondern insbesondere zur Infektionsprophylaxe und Verminderung von Mikroorganismen auf der behandelten Fläche.

Die Maßnahmen zur Flächendesinfektion müssen von den Mitgliedern der Hygienekommission im Einvernehmen mit den Ausgangsfragen nach dem »Was, Wann, Wie, Womit und Wer« und mit dem Fachberater des Reinigungs- und Desinfektionsmittelherstellers gemäß den Erfordernissen vor Ort im Detail festgelegt werden (R&D). Aufgabe der chemischen Desinfektion (Wirkstoffe) ist die irreversible Inaktivierung (durch Abtötung) von Mikroorganismen an kontaminierten Objekten, Flächen und Gegenständen, die infolge ihrer Eigenschaften wie z. B. Materialbeschaffenheit, Größe oder Anordnung nicht durch ein thermisches Desinfektionsverfahren desinfiziert werden können. Die desinfizierende Flächenreinigung hat auch in Pflegeeinrichtungen einen sehr großen Stellenwert. Bei den thermischen Desinfektionsverfahren werden die Krankheitserreger durch die Einwirkung von Wärme unschädlich gemacht. Die Wirksamkeit der thermischen Verfahren ist umso größer, je höher die Temperatur und je länger die Einwirkungsdauer ist.

Desinfektionsart, -häufigkeit und die zu verwendenden Desinfektionsmittel sind nach erfolgter Risikobewertung vor Ort (Hygieneteam und Fachberater des Desinfektionsmittelherstellers) im Hygiene-, Reinigungs- und Desinfektionsplan (R&D) festzuhalten:

- Flächen und Gegenstände zur Desinfektion,
- Geräte und Instrumente die desinfizierend gereinigt werden müssen,
- Pflegehilfsmittel,
- Mittel und Verfahren,
- Desinfektionshäufigkeit und Zuständigkeiten.

Diese Risikoanalyse (Haut- oder Handkontakt durch Anfassen und Berühren) beschränkt sich nicht nur auf Flächen und Gegenstände (als unbelebte Fläche), sondern auch auf die

Haut- und Schleimhautdesinfektion sowie auf die Bereiche, in denen Arzneimittel oder Medizinprodukte aufbereitet werden. Besonders klientennahe Flächen wie etwa Nachtschrank, Bettseitenteil oder Toilettenstuhl, die oft berührt werden, bergen ein sehr großes Übertragungspotential und -risiko. Das Übertragungsrisiko ist selbstverständlich von der Infektionsdosis der Mikroorganismen abhängig. Die routinemäßige Reinigung und Desinfektion von Flächen und Gegenständen in Pflegeeinrichtungen ist besonders wichtig, da Krankheitserreger (z. B. Escherichia coli, Salmonellen etc.) über die Fläche (Anfassen und Berühren) auf die Hände übertragen und somit weiterverbreitet (z. B. durch einen kontaminierten Türgriff oder Handlauf) werden können.

Infektionen können durch gezielte Reinigungs- und Desinfektionsmaßnahmen erheblich minimiert und eingedämmt werden. Diese Maßnahmen sind neben einer korrekt ausgeführten Händedesinfektion und Händehygiene eine elementare Infektionsprophylaxe für alle Mitarbeiter. Beim Auftreten meldepflichtiger übertragbarer Krankheiten oder bei begründetem Verdacht, sind spezielle Maßnahmen zur Reinigung und Desinfektion mit bestimmten Desinfektionsmitteln erforderlich, die vom Gesundheitsamt veranlasst oder mit dem Gesundheitsamt abgestimmt werden müssen. Reinigungs- und Desinfektionspläne sind Bestandteil des Hygieneplans und müssen entsprechend den Bereichen einer Pflegeeinrichtung auf die jeweiligen Funktionsbereiche abgestimmt werden.

Eine effektive Desinfektion wird grundsätzlich nur dann erreicht, wenn für die beabsichtigte Desinfektionsaufgabe das geeignete Desinfektionsmittel in der vorgeschriebenen Konzentration (Gebrauchslösungen: Wasser und Konzentrat) und Einwirkzeit verwendet wird (gem. Reinigungs- und Desinfektionsplan). Überdosierungen, etwa im Rahmen der Unterhaltsreinigung, bewirken neben einer starken Geruchsbelästigung und Reizung der Schleimhäute (besonders bei Desinfektionsreiniger) auch, dass der Fußboden matt wirkt und klebrig wird. Diese klebrige Fußbodenschicht kann auch eine potentielle Sturzgefahr für Klienten und Mitarbeiter bedeuten!

Grobe Verunreinigungen müssen von der Fläche gesondert desinfiziert (mit einem desinfektionsmittelgetränkten Lappen oder vorher dispergiert werden) und dann anschließend gründlich desinfizierend gereinigt werden. Die Gebrauchslösungen zur Reinigung und Desinfektion sind in der Regel frisch zubereitet zu verwenden. Ansonsten müssen angesetzte Desinfektionsmittellösungen sachgerecht gelagert (verschlossen) und vor Kontaminationen geschützt werden. Desinfektionsmittellösungen, in die der Wischlappen mehrfach hineingetaucht wird, sind sehr schnell mit Mikroorganismen kontaminiert. Um das Verteilen fakultativ-pathogener oder pathogener Mikroorganismen durch die fortlaufende Verwendung der Desinfektionsmittellösung zu verhindern, sollte die Desinfektionslösung grundsätzlich nach einem Arbeitsvorgang jedes Mal neu zubereitet werden.

Für das Ansetzen einer Desinfektionsmittellösung sind geeignete Behältnisse einzusetzen (Eimer mit Deckel). Der Eimer muss dann außen kenntlich beschriftet werden (Mittel, Konzentration, Ansetzdatum und Handzeichen der Mitarbeiter). Reinigungs- und Wischtücher (z. B. Mikrofasertücher) zur Reinigung oder Desinfektion sollten fusselfrei sein, eine hohe Aufnahmefähigkeit für Flüssigkeit haben und bei hoher Temperaturbeständigkeit leicht aufzubereiten sein. Nach der Reinigung oder Desinfektionsmaßnahme (Arbeitsvorgang) dürfen die Reinigungs- und Wischtücher nicht weiter verwendet werden. Wenn Reinigungs- oder Wischbezüge mehrmals benutzt werden, kann es zu einer Weiterverbreitung von Mikroorganismen kommen und das Desinfektionsmittel kann inaktiviert werden und seine Wirkung völlig verlieren. Bei der Reinigung und Desinfektion ist grundsätzlich darauf zu achten, dass die Gebrauchslösung nicht durch Schmutz verunreinigt und kontaminiert wird und Infektionserreger durch Weiterverwendung und durch das fortlaufende »Wiedereintauchens« der benutzten Reinigungs- und Wischbezüge weiterverbreitet werden.

Die im Reinigungs- und Desinfektionsplan (R&D) genannten Anweisungen sind dabei stets zu beachten wie z. B.:
- *»10 ml Konzentrat auf einen feuchten Lappen geben (Zubereitung) und dann die Fläche oder den Gegenstand abwischen/auswischen und nach der Einwirkzeit von 5 Minuten mit klarem und kaltem Wasser ausspülen (bestimmungsgemäße Anwendung) …«*

Oder:
- *»maximal 50 ml/m^2 (Konzentration) der gebrauchsfertigen Desinfektionslösung (Zubereitung) aus ca. 30 cm Abstand auf die trockene Fläche aufsprühen (bestimmungsgemäße Anwendung) …«*

> **Wichtig:** Bei der Desinfektion von Flächen ist primär die so genannte Wischdesinfektion der Sprühdesinfektion vorzuziehen! Eine Sprühdesinfektion ist nur dort vertretbar, wo eine Wischdesinfektion nicht möglich ist (z. B. Rollen von Infusionsständern u. ä.), da lungengängige Aerosole (Cave explosiv und Brandgefahr) durch eine Sprühdesinfektion entstehen können.

Es wird im Hinblick auf die Häufigkeit und hinsichtlich des Umfangs der Desinfektion zwischen »laufender Desinfektion« (**routinemäßige Desinfektion**) und einer »Schlussdesinfektion« unterschieden. Die so genannte »**laufende Desinfektion**« hat den Zweck, die Verbreitung von Krankheitserregern während der Pflege, Betreuung und Behandlung eines Klienten einzuschränken (durch Abtötung bzw. Inaktivierung von Mikroorganismen). Die routinemäßige Reinigung ist eine präventive Maßnahme, um eine Weiterverbreitung von krankmachenden Keimen zu reduzieren bzw. einzuschränken (Abtötung/Inaktivierung). Die laufende Desinfektion (Desinfektionsmittel aus der DGHM-Liste) und Schlussdesinfektion (zum Abschluss der Pflege, bei Auftreten bestimmter Infektionskrankheiten sowie bei erkennbaren Kontaminationen) umfassen die Desinfektion der Hände der Mitarbeiter, klientennaher und kontaminierter Oberflächen, Gegenstände, Pflegehilfsmittel, Instrumente, Wäsche, Textilien, Geschirr und kann sich auch auf alle Ausscheidungen des Klienten erstrecken.

Die Maßnahmen der »laufenden Desinfektion« sind im Hinblick auf die Infektionsprävention besonders wichtig und die Durchführung ist ggf. entsprechend zu dokumentieren (Hygienechecklisten). Um sich in der Pflegepraxis nicht zu verzetteln, ist es empfehlenswert,

Matrix zur hygienischen Überwachung und Überwachungsuntersuchungen (Prozessindikatoren)	Zuständig	nach Bedarf	täglich	wöchentlich	zweiwöchentlich	monatlich	halbjährlich	jährlich
Reinigung und Kontrolle: Pflegewagen im Wohnbereich	Pflegekraft	✗		✗				
Reinigung und Kontrolle: Wäscheschrank/-wagen im Wohnbereich	Pflegekraft Hauswirtschaft	✗		✗				
Reinigung: Pflegelifter und Duschstühle im Wohnbereich	Pflegekraft	✗		✗				
Reinigung und Kontrolle: Klientenbezogene Pflegehilfsmittel	Pflegekraft	✗				✗		
Reinigung und Kontrolle: Kühlschrank (für Lebensmittel) im Wohnbereich	Pflegekraft	✗		✗				
Reinigung und Kontrolle: Medikamentenkühlschrank im Wohnbereich	Pflegefachkraft	✗		✗				
Temperaturkontrolle: Medikamentenkühlschrank und Kühlschrank im Wohnbereich	Pflegefachkraft Pflegedienstleitung		✗					
Reinigung und Kontrolle: Medikamentenschrank im Wohnbereich	Pflegefachkraft Pflegedienstleitung	✗		✗				
Kontrolle: Überprüfung der Arzneimittel und apothekenpflichtigen Medizinprodukte	Apotheker Pflegedienstleitung						✗	
Reinigung und Kontrolle: Steckbeckenspülraum im Wohnbereich	Pflegekraft Hygienebeauftragte Haustechnik					✗		
Reinigung und Kontrolle: Pflegebad bzw. Pflegedusche im Wohnbereich	Pflegekraft	✗		✗				
Reinigung: Aufbereitung der Pflegebetten	Pflegekraft	✗				✗		
Instrumentendesinfektion	Hygienebeauftragte Wohnbereichsleitung	✗						
Reinigung: Toilettenstühle/Waschschüsseln im Wohnbereich	Pflegekraft	✗						
Reinigung: Wäscheabwurfwagen bzw. Wäschesammler im Wohnbereich	Pflegekraft			✗				
Reinigung und Kontrolle: Dienstzimmer und Nebenräume	Pflegekraft Wohnbereichsleitung		✗					
Reinigung und Kontrolle: Be- und Entlüftung in »geschlossenen« Räumen	Haustechnik					✗		
Reinigung und Kontrolle: Perlatoren und Duschköpfe (ggf. Austausch)	Haustechnik					✗		
Mikrobiologische Überprüfung: Steckbeckenspüle (Reinigungs-, und Desinfektionsleistung)	Hygienebeauftragte						✗	
Trinkwasserproben nach der Trinkwasser-verordnung	Hygienebeauftragte Externe							✗

Abb. 8: Matrix zur Desinfektion, Reinigung und Überwachungsuntersuchungen.

eine Matrix mit den unterschiedlichen Desinfektions-, Reinigungs- und Kontrolltätigkeiten (inkl. Überwachungen) im Rahmen der Hygienekommission zu erarbeiten (s. Abbildung 8).

Die **Schlussdesinfektion** (nach Genesung, sichtbarer Kontamination, Verlegung, mit Infektionserregern kolonisierten Klienten oder bei Tod eines Klienten) bilden abschließende Desinfektionsmaßnahmen eines Bereiches oder Raumes, der zur Pflege, Betreuung oder Behandlung eines Klienten diente. Durch die gezielte Desinfektion soll der Bereich bzw. der Raum so wieder aufbereitet werden, dass er ohne lnfektionsgefährdung zur Pflege, Betreuung oder Behandlung eines anderen Klienten wieder genutzt werden kann (z. B. das »Ausweichzimmer« in der stationären Pflege). Im Rahmen einer Schlussdesinfektion könnte auch eine Raumdesinfektion durch Verdampfen oder Vernebeln von Desinfektionsmitteln zum Einsatz kommen. Unter **Raumdesinfektion** wird die umfassende und gleichzeitige Desinfektion aller in einem geschlossenen Raum befindlichen Oberflächen durch Verdampfen oder Vernebeln von Formaldehyd-Lösungen verstanden. Die bei der Schlussdesinfektion übliche Wischdesinfektion wird durch die Raumdesinfektion nicht überflüssig. Bei hochkontagiösen Erkrankungen sollte die Raumdesinfektion zum Schutz des Desinfektors der Wischdesinfektion vorangehen. Eine abschließende Raumdesinfektion kann bspw. auch dann erforderlich werden, wenn auf Grund der örtlichen Gegebenheiten die übliche Wischdesinfektion nicht überall durchgeführt werden kann. Pflegehilfsmittel, die zum mehrmaligen Gebrauch bestimmt sind, müssen vor der Reinigung, möglichst unmittelbar nach dem Gebrauch, desinfizierend gereinigt werden. Klientenbezogene Pflegehilfsmittel (z. B. Toilettenstuhl u. ä.) sollen grundsätzlich vorrangig eingesetzt werden.

Tabelle 4: Fehlerquellen bei einer chemischen Desinfektion.

	Desinfektionserfolg
Dosierung/Konzentration	Zu niedrige Dosierung führt grundsätzlich immer zum Wirkungsverlust (paradoxe Wirkung!); zu hohe Dosierung kann zu Geruchsbelästigung, Schleimhautreizungen und sonstigen störenden Faktoren (inkl. Materialbeschädigungen) führen.
Eiweiß- und Seifenfehler	Verschiedene Desinfektionsmittel flocken aus, wenn sie etwa mit Seifen vermischt werden und stehen dann nicht mehr für die Desinfektion zur Verfügung (Aktivitätsverlust). Bei hoher Eiweißbelastung verbraucht sich das Desinfektionsmittel mit den Eiweißbestandteilen statt mit den Mikroorganismen.
Temperatur	Bei Zugabe vom warmem Wasser kann Desinfektionsmittel verstärkt verdunsten und Atembeschwerden (durch die Aerosole werden die Schleimhäute ausgetrocknet und gereizt) beim Mitarbeiter verursachen.
Zu kurze Einwirkzeit (EWZ) des Desinfektionsmittels	Es muss grundsätzlich die vorgeschriebene Einwirkzeit eingehalten werden, um den Desinfektionserfolg dauerhaft zu gewährleisten. Desinfektionsmittel für klientennahe Gegenstände müssen eine kurze Einwirkzeit aufweisen, da diese Gegenstände oftmals sehr schnell wieder eingesetzt werden müssen.
Mangelhafte Bedeckung des Desinfektionsgutes z. B. bei einer Instrumentendesinfektion	Bei Lufteinschlüssen oder unvollständiger Bedeckung der Instrumente oder der Haut kommt das Desinfektionsmittel nicht ausreichend mit den Mikroorganismen in Kontakt (Infektionsgefahr).

Verunreinigungen sollen vor der Desinfektion bzw. vor der Reinigung nicht an den Objekten antrocknen, um die Desinfektion bzw. Reinigung nicht zusätzlich zu erschweren. Mit Hilfe besonderer Verfahren und durch den Einsatz bestimmter Produkte wird im Rahmen einer Reinigung in einem Arbeitsgang auch gleichzeitig eine Desinfektion (z. B. durch einen Desinfektionsreiniger) erzielt. Ist dies der Fall, wird von einer »desinfizierenden Reinigung« gesprochen. Zum einmaligen Gebrauch bestimmte Materialien (z. B. Einmalartikel bei einer Wundversorgung) sind nach dem Gebrauch in einem verschlossenen Müllbeutel (Abwurfbehälter) zu entsorgen.

Tabelle 4 nennt die Fehlerquellen für einen ungenügenden Erfolg der chemischen Desinfektion.

1.6 Arbeitsplatz- und tätigkeitsbezogene Unterweisung

Um infektionshygienische Sicherheitsrisiken auszuschließen, müssen die Mitarbeiter immer wieder über Schutzmaßnahmen am Arbeitsplatz ausreichend und angemessen unterwiesen werden. Besonders beim Einsatz verschiedener Reinigungs- und Desinfektionsmaßnahmen und -verfahren ist die Unterweisung der Mitarbeiter in die verschiedenen Schutz- und Hygienemaßnahmen sowie hinsichtlich des Tragens einer bestimmten Schutzkleidung besonders wichtig. Die Einstellung, Einarbeitung und Unterweisung von neuen Mitarbeitern sollte in jeder Pflegeeinrichtung nach einem festgelegten schriftlichen Verfahren »Einstellung und Unterweisung neuer Mitarbeiter« erfolgen. Auf der Grundlage einer durchgeführten Gefährdungsermittlung und -beurteilung (potentielle Unfallgefahren und Gesundheitsrisiken werden dadurch erkannt) durch die Fachkraft für Arbeitssicherheit und den Betriebsarzt, können die Mitarbeiter gezielt unterwiesen werden. Eine sehr wichtige Unterweisung der Mitarbeiter ist etwa der korrekte Umgang mit Gefahrstoffen (Chemikalien) mit Hilfe von Betriebsanweisungen, da einige Gefahrstoffe in einer Pflegeeinrichtung eingesetzt werden müssen (vorherige Ersatzstoffprüfung durch FaSi und BA!).

Die Einarbeitung und Unterweisung von neuen Mitarbeitern erfolgt in zweierlei Hinsicht:
1. Arbeitsspezifische Unterweisung im Bereich Arbeits- und Gesundheitsschutz
2. Fachspezifische Einarbeitung

Im Rahmen der Unterweisung werden die Mitarbeiter über potentielle Infektionsgefährdungen, Anweisung und richtigen Einsatz persönlicher Schutzausrüstung, Tragen von Schutzkleidung (PSA), rückengerechtes Arbeiten (Heben und Tragen sowie der Einsatz von Hebehilfen) und Gesundheitsbelastungen am Arbeitsplatz unterrichtet sowie über geeignete Präventionsmaßnahmen (Schutz vor Infektionen oder der richtige Umgang mit Gefahrstoffen) und entsprechend richtiges Verhalten.

Eine wichtige Maßnahme ist es, die Mitarbeiter nach der Einstellung, bei Veränderung des Arbeitsbereiches, bei der Einführung neuer Betriebsmittel (z. B. Anwendung eines neuen Desinfektionsmittels), neuer Arbeitsverfahren und -methoden frühzeitig zu unterweisen. Im Zuge einer Unterweisung kann auch auf die betriebsärztlichen Maßnahmen zur Immunisierung, z. B. gegen Hepatitis (Arbeitsmedizinische Vorsorge nach G 42 »Tätigkeiten mit Infektionsgefährdungen«) hingewiesen werden.

Bei der Unterweisung von Mitarbeitern sind immer drei Kriterien zu berücksichtigen:
1. Fachliche Eignung des Mitarbeiters zur Übertragung der Aufgaben (s. § 7 ArbSchG)?
2. Gesundheitliche Eignung zur Durchführung der Tätigkeit?
3. Sprachbeherrschung des Mitarbeiters, um die Inhalte der Unterweisung nachvollziehen zu können?

Der Sinn und Zweck der Einarbeitung und Unterweisung am Arbeitsplatz ist:
• die Vermittlung von Kenntnissen und Wissen,
• der Schutz der Beschäftigten (Arbeits- und Gesundheitsschutz),
• die Vermittlung und das Aneignen von Fertigkeiten im Umgang mit Betriebsmitteln,
• der Umgang mit klientenbezogenen Pflegehilfsmitteln und
• die Einstellung zu sicherem und reibungslosem Arbeiten.

Der Träger einer Pflegeeinrichtung ist nach der BGV A1 »Grundsätze der Prävention« verpflichtet, die Mitarbeiter vor Aufnahme ihrer Tätigkeit und danach in regelmäßigen Zeitabständen, mindestens einmal jährlich, über Unfallgefahren, Infektionsrisiken und deren Abwehr (z. B. durch den Einsatz Persönlicher Schutzausrüstung, Tragen von Schutzhandschuhen, Händehygiene etc.) zu unterweisen, d. h. die Mitarbeiter hierfür zu sensibilisieren. Darüber hinaus gibt es auch andere Regelwerke, die ausdrücklich auf die ausreichende und angemessene Unterweisung der Mitarbeiter hinweisen wie z. B. die Gefahrstoffverordnung in § 14 »Unterrichtung und Unterweisung der Beschäftigten«, § 9 BetrSichV »Durchführung von arbeitsmittelbezogenen Unterweisungen« oder das Arbeitsschutzgesetz (§ 12 ArbSchG).

Arbeitsplatz- und tätigkeitsbezogene Unterweisungen (als Pflichtunterweisung) haben das Ziel, dass sich die Mitarbeiter grundsätzlich sicherheitsgerecht verhalten, um Infektionsrisiken sowie Unfallgefahren zu minimieren oder auszuschließen!

Die Pflegeeinrichtung sollte auch im Hinblick auf den richtigen Einsatz der verschiedenen Reinigungs- und Desinfektionsmittel einschließlich der Desinfektionsreiniger entsprechende Produktschulungen und Pflichtunterweisungen durch die Fachfirmen anbieten.

Diese Produktschulungen und Pflichtunterweisungen umfassen z. B.:
• den Reinigungs- und Desinfektionsbereich (Ausmaß und Einsatz),
• den richtigen Umgang mit dem Präparat (Produkt),
• die richtige Konzentration,
• zu beachtende Einwirkzeiten (EWZ),
• die richtige Zubereitung,
• die korrekte und bestimmungsgemäße Anwendung sowie deren Häufigkeit (nach Benutzung, nach Bedarf, täglich etc.),
• die Abwehr von Gesundheitsgefahren durch die Anwendung von Desinfektionsmitteln (durch Stoffe mit sensibilisierender Wirkung, allergischen Reaktionen, Schleimhautreizenden Eigenschaften sowie Irritationen der oberen Atemwege und der Augen) und
• den richtigen Einsatz von Schutzmaßnahmen, d. h. persönlicher Schutzausrüstung (PSA).

Unabhängig davon, welche Desinfektionsmittel und -verfahren eingesetzt werden, ist es aus Sicherheitsgründen (Unfallverhütungsvorschriften und Gefahrstoffverordnung) unverzichtbar, dass sowohl die Pflege-, Küchen- und Hauswirtschaftsmitarbeiter als auch die Mitarbeiter im haustechnischen Dienst im Umgang mit den Produkten (z. B. Gefahrstoffe!) unterwiesen (tätigkeitsspezifische Unterweisung) und geschult werden. Es ist in diesem Zusammenhang sinnvoll, zu prüfen, ob das in der Theorie Gelernte (z. B. das Ansetzen einer Reinigungs- und Desinfektionsmittelgebrauchslösung mit entsprechend unterschiedlichen Konzentrationen!) von den Mitarbeitern richtig verstanden und in der Praxis beibehalten wird.

> Sowohl eine Unter- als auch eine Überdosierung eines Ansatzes (Gebrauchsdesinfektionslösung z. B. auch Desinfektionsreiniger) stellt in jedem Fall immer die Wirksamkeit einer Desinfektionsmittelgebrauchslösung (Wasser und Konzentrat) in Frage.

Neben der Desinfektionsmittelgebrauchslösung ist die entsprechend vorgegebene Standzeit bezogen auf Medizinprodukte, insbesondere bei der Instrumentendesinfektion zu beachten (so genannter Eiweiß- bzw. Seifenfehler). Für jedes Sterilisationsverfahren gilt, dass das Sterilisiergut vorher gründlich gereinigt werden muss und die zu sterilisierenden Medizinprodukte vollständig trocken sein müssen. Desinfektionsmittel zur Instrumentendesinfektion unterliegen als Zubehör dem Medizinproduktegesetz. Die Erst- und Folgeunterweisung kann arbeitsplatz-, tätigkeits- und stoffbezogen (z. B. Gefahrstoffe) sein und dauert in der Regel nicht länger als maximal zehn Minuten.

Bei einer Unterweisung im Bereich der Gefahrstoffe steht nicht unbedingt immer der Stoff im Vordergrund, sondern die damit verbundene Tätigkeit der Mitarbeiter. Die Unterweisung der Mitarbeiter in ihren Arbeitsbereichen und die Vermittlung von sicherheitsgerechtem Verhalten am Arbeitsplatz sowie wichtigen Verhaltensregeln am Arbeitsplatz basieren auf gesetzlichen Bestimmungen und BG-Regeln sowie auf einschlägigen Vorschriften und Regelwerken und haben zum Ziel, arbeitsbedingte Unfälle zu verhindern. Die Unterweisung sollte mindestens einmal jährlich (durch beauftragte Personen wie z. B. durch die Sicherheitsbeauftragten, Hygienebeauftragten etc.) erfolgen und muss entsprechend den gesetzlichen Vorgaben zur eigenen Rechtssicherheit dokumentiert (Checkliste zur Unterweisung in Arbeits- und Gesundheitsschutz als Bestätigung) und somit letztendlich auch nachgewiesen werden (s. BGV A1).

Die schriftliche Bestätigung einer durchgeführten Unterweisung kann sich auf folgende Tatsachen begründen:
1. Erstunterweisung bei Neueinstellung (Abschnitt A, B und C)
2. Erstunterweisung bei Änderung des Arbeitsplatzes oder der Tätigkeit sowie vor der Einführung neuer Arbeitsverfahren und -methoden (Abschnitt B und C)
3. Wiederkehrende Unterweisung (Folgeunterweisung der Inhalte nach Abschnitt C)

1.6.1 Inhalte der Unterweisungen in den einzelnen Abschnitten (A–C)

Abschnitt A: Allgemeine Unterweisungsinhalte
- Grundzüge des Arbeits- und Gesundheitsschutzes (Arbeitsschutzpolitik der Pflegeeinrichtung) sowie Festlegung von Arbeitsschutzzielen für diesen Arbeitsbereich
- Fehler- und Reparaturmeldung (Fehlermanagement)
- Rechte und Unterstützungspflichten der Mitarbeiter (einschließlich der Ge- und Verbotsregelungen)
- Potentielle Gesundheitsgefährdungen und Unfallrisiken der Mitarbeiter
- Minimierung von Gefährdungen, Notfallmaßnahmen (Meldewesen, Erste Hilfe, Ersthelfer, Verbandbuch, Erste-Hilfe-Kasten etc.)
- Arbeitsmedizinische Vorsorge der Mitarbeiter durch einen ermächtigten Arzt (Betriebsarzt)

Abschnitt B: Arbeitsplatz- und tätigkeitsspezifische Unterweisung
- Allgemeine Verhaltensregeln für den Arbeitsbereich, Arbeitsplatz, Maschinen und Geräte (Betriebsanleitungen für die Geräte und Maschinen) sowie für Tätigkeiten
- Erläuterung des Alarmplanes, Flucht- und Rettungswege (Flucht- und Rettungswegeplan, Sammelplatz, Notausgänge, Brandschutztüren) sowie sämtlicher Feuerlöschvorrichtungen
- Brandmeldeanlage, Brandschutzverordnung, Brandschutzbeauftragter, Notfallmeldung, Notfallplan und Evakuierungsplan
- Sicherheits- und Gesundheitsschutzkennzeichnung in einer Pflegeeinrichtung
- Verhalten bei Betriebsstörungen
- Schutzmaßnahmen bei der Ausführung bestimmter Tätigkeiten am Arbeitsplatz

Abschnitt C: Gefährdungsbezogene Unterweisung (Stoffbezogene Unterweisung)
- Gefährdungen am Arbeitsplatz: technische, organisatorische und verhaltensorientierte Gegenmaßnahmen
- Einsichtnahme in die einschlägigen Vorschriften und sonstigen Regelwerke (Arbeitsanweisungen usw.)
- Umgang mit Gefahrstoffen (Sicherheitsdatenblätter und Betriebsanweisung nach § 14 GefStoffV) nach der Gefahrstoffverordnung und Beachtung der Biostoffverordnung (Exposition mit biologischen Arbeitsstoffen, Festlegung von Schutzmaßnahmen entsprechend der Schutzstufe nach Risikogruppen und ggf. die Erklärung bestehender Betriebsanweisungen nach § 12 BiostoffV)
- Bestimmungsgemäße Anwendung und Einsatz Persönlicher Schutzausrüstung (PSA) bei bestimmten Tätigkeiten
- Personenbeförderung

Der Nachweis einer Unterweisung ist zwei Jahre aufzubewahren. Eine Unterweisung sollte niemals mit einer Schulung (Vortrag usw.) verwechselt werden. Im Rahmen der Erst- und Folgeunterweisung der Mitarbeiter sind auch die Arbeitsbedingungen und -verfahren, einschließlich der Betriebs- und Arbeitsmittel sowie die Wirksamkeit der getroffenen Schutzmaßnahmen und der Einsatz von persönlicher Schutzausrüstung, z. B. der Einsatz und die Benutzung von Stechschutzhandschuhen und Armschützern bei bestimmten Tätigkeiten für Küchenmitarbeiter, Einsatz von Schutzhandschuhen für die

Pflegemitarbeiter etc. zu bewerten (Eignung). Pflegemitarbeiter, die Aufgaben und Tätigkeiten mit biologischen Arbeitsstoffen ausführen, müssen anhand der Sicherheitsdatenblätter, Arbeits- und Betriebsanweisungen, Hygieneanleitungen und des Hygieneplanes über die auftretenden Gefahren und persönlichen Schutzmaßnahmen frühzeitig und in einem ausreichendem Maße unterwiesen werden.

Zu den Personen, die zu unterweisen sind, zählen selbstverständlich auch die Mitarbeiter in der Hauswirtschaft (Reinigungspersonal und Mitarbeiter in der Wäscherei) und Beschäftigte in der Haustechnik (Reparatur, Wartung und Instandhaltung), Aushilfen, Schüler und Praktikanten der Pflegeeinrichtung sowie die Mitarbeiter in der Verwaltung (z. B. Bildschirmarbeitsplätze).

Besondere Beachtung bei den Aufgaben und Tätigkeiten mit biologischen Arbeitsstoffen gilt Jugendlichen (s. Bestimmungen nach dem Jugendarbeitsschutzgesetz) und werdenden oder stillenden Müttern (Mutterschutzgesetz, Mutterschutzrichtlinienverordnung). Grundsätzlich sind bei bestimmten Personengruppen Beschäftigungsbeschränkungen und -verbote zu beachten, z. B. im Umgang mit Gefahrstoffen, Verabreichung von Injektionen (werdende oder stillende Mütter) etc.

Weitere Unterweisungsthemen können sein:
- Hygienemaßnahmen nach dem Hygieneplan inkl. des Desinfektionsmitteleinsatzplanes (R&D)
- Aufgabenbezogene und tätigkeitsbezogene Schutzmaßnahmen
- Infektionsgefahren und -risiken
- Verhalten nach einem Arbeitsunfall (s. Betriebsanweisung)
- Gefährdungen am Arbeitsplatz
- Personalhygiene und insbesondere die Händehygiene
- Verhalten nach Schnitt- und/oder Nadelstichverletzung (Exposition der Mitarbeiter gegenüber biologischen Arbeitsstoffen etc.)
- Umgang und Einsatz von Desinfektionsmaßnahmen
- Reinigung und Sterilisation von Instrumenten
- Abfallentsorgung
- Verhalten bei Notfallsituationen oder sonstigen Betriebsstörungen
- Brandmeldung und Feueralarm
- usw.

2 Die Rolle des Hygienebeauftragten

Die Sicherstellung eines ausreichenden Hygieneniveaus erfordert ein hohes Maß an Fachwissen und Sachkenntnis. Um die gesetzlichen Anforderungen zur Hygiene und Infektionsprophylaxe umfassend implementieren zu können, ist es eine zwingende Voraussetzung (s. § 11 Abs. 1 Nr. 9 HeimG oder auch nach § 3 und 4 LMHV etc.), nicht nur die Mitarbeiter zum erforderlichen Hygieneschutz und zur Infektionsprävention zu sensibilisieren, zu beraten und fortlaufend zu unterweisen und zu schulen (z. B. nach § 4 Abs. 2 LMHV und DIN 10514), sondern auch einen Mitarbeiter zum Hygienebeauftragten (Hygb) zu ernennen und weiterzubilden. Schließlich beziehen sich die Hygieneanforderungen in einer Pflegeeinrichtung sowohl auf den pflegerischen Bereich als auch auf den Küchen- und hauswirtschaftlichen Bereich (inkl. Objektreinigung, Wäscherei und Haustechnik).

In Anbetracht der derzeitigen Ausbildungsschwerpunkte von Pflegefachkräften ist immer wieder zu beobachten, dass umfassende Kenntnisse in der Mikrobiologie und Infektionslehre (Infektiologie) oft fehlen oder Unsicherheiten bei der Durchführung von Hygiene- und Schutzmaßnahmen bestehen. Die Weiterbildung zum Hygienebeauftragten setzt genau hier an: Sie vermittelt qualifizierte Kenntnisse, Fertigkeiten, Verhaltensweisen und Fähigkeiten, die Infektionshygiene durch Maßnahmen der Erkennung, Verhütung und Bekämpfung von Infektionen in Pflegeeinrichtungen voranzutreiben. Auch erlernen die Hygienebeauftragten entsprechende Strategien, um verschiedene Hygienestandards (»Verfahrensspezifische Hygieneanleitungen«) in einer »Guten-Hygiene-Praxis« (GHP) einer Pflegeeinrichtung wirkungsvoll und dauerhaft zu etablieren.

> Wie die Hygiene in einer Pflegeeinrichtung ausfällt, hängt allerdings auch vom Hygiene-Bewusstsein aller Mitarbeiter ab. Eine gute Hygiene ist nicht nur das Ergebnis der Arbeit des Hygienebeauftragten!

Durch das umfassende Aufgabengebiet werden vom Hygienebeauftragten rechtliche Kenntnisse in Haftungsrecht, Arbeitssicherheit sowie relevanter Gesetze und Vorschriften (Infektionsschutzgesetz, Medizinprodukte-Betreiberverordnung) erwartet. Die Etablierung von Hygienebeauftragten ist im Zuge der Umsetzung der verfahrensspezifischen Hygieneanforderungen von außerordentlicher Wichtigkeit. Die Hygienebeauftragten sind in der Hierarchie der Pflegeeinrichtungen meist sehr weit oben angesiedelt, als Stabsstelle der Heimleitung. Eine Stabsstelle impliziert eine beratende Funktion gegenüber der Leitung. Der zeitliche Umfang des Einsatzes der Hygienebeauftragten in einer Pflegeeinrichtung richtet sich nach Pflegeintensität und Anzahl der Klienten.

Erfahrungsgemäß sollten Hygienebeauftragte für den Pflegebereich mindestens vier bis maximal sechs Stunden pro Woche (gilt für stationäre Pflegeeinrichtung mit ca. 140 Klienten) während der Arbeitszeit vom »normalen« Dienst befreit werden, damit sie ihren Aufgaben im Rahmen der Infektionshygiene nachkommen können. Die Einsatzzeiten der Hygienebeauftragten im Pflegedienst sollten im Dienstplan kenntlich gemacht werden

Maßnahmen, Aufgaben und Tätigkeiten	Grundlagen						
Infektionsschutzgesetz § 36 – IfSG sowie RKI-Richtlinien »Anforderungen an die Hygiene« Lebensmittelhygiene-Verordnung (nach HACCP-Richtlinien), ggf. Heimgesetz (für teil- und vollstationäre Pflegeeinrichtungen), BGV A1 »Grundsätze der Prävention«, BGR 250/TRBA 250 und andere wie z. B. Arbeitsschutzgesetz, Arbeitsstättenverordnung, Gefahrstoffverordnung, Biostoffverordnung etc.	Hygienerahmenplan	Hygieneplan	Hygienechecklisten	Hygienevisiten	Hygieneformulare	Betriebsbegehungen zur Hygiene, Arbeits- und Gesundheitsschutz, Biostoffverordnung etc.	
Erarbeiten von Hygienestandards	X	X				X	
Erarbeiten von Hygieneleitlinien (-konzeption und -leitfaden)	X	X				X	
Belehrungen nach dem Infektionsschutzgesetz (IfSG) § 43							
Belehrungen nach dem Infektionsschutzgesetz (IfSG) § 42							
Hygieneschulungen nach DIN 10514/§ 4 LMHV Abs. 2							
Einarbeitung neuer Mitarbeiter		X				X	
Erst- und Folgeunterweisung von Mitarbeiter		X		X		X	
Durchführung von Hygienevisiten	X	X					
Durchführung von Pflegevisiten	X	X					
Arbeitsschutzausschuss-Sitzung (ASiG/ArbSchG)	X					X	
Betriebsbegehungen nach IfSG und nach dem Arbeits- und Gesundheitsschutz (ArbSchG)	X					X	
Regelmäßige Prüfung und Wartung der Anlagen und Geräte nach BGV A2	X					X	
Prüfung und Wartung nach der MPBetreibV	X					X	
Halbjährliche Bettenprüfung nach der VDE 0751-1	X					X	
Reinigung und Kontrolle: Pflegewagen		X	X	X	X		
Reinigung und Kontrolle: Medikamentenschrank		X	X	X	X		
Reinigung und Kontrolle: Wäscheschrank/-wagen		X	X	X	X		
Reinigung und Kontrolle: Spritzentablett		X		X			
Reinigung und Kontrolle: Dienstzimmer und Nebenräume im Wohnbereich		X	X	X	X		
Reinigung und Kontrolle: Be- und Entlüftung im Hause		X	X	X	X		
Reinigung und Kontrolle: Perlatoren und Duschköpfe		X	X	X	X		
Reinigung und Kontrolle: Pflegebad/Pflegedusche		X					
Reinigung: Wäscheabwurfwagen bzw. -sammler		X					
Reinigung: Pflegelifter und Duschstuhl		X					
Reinigung: Pflegehilfsmittel (klientenbezogen)		X		X			
Reinigung: Kühlschrank im Wohnbereich		X	X	X	X		
Reinigung und Aufbereitung der Pflegebetten		X					
Reinigung der Toilettenstühle/klientenbezogene Waschschüssel		X	X		X		
Reinigung: Medikamentenkühlschrank		X	X	X	X		
Kontrolle: Mundpflegetabletts		X		X			
Kontrolle über die fachliche, korrekte und turnusmäßigen Desinfektions- und Reinigungstätigkeiten nach dem Hygieneplan der Einrichtung«		X	X	X	X		
Kontrolle: PEG-Versorgung, Tracheostome etc.		X		X			
Kontrolle: Behandlungspflege (Wundversorgung, Katheterpflege, Stomaversorgung etc.)		X		X			
Kontrolle sämtlicher Arzneimittelvorräte durch die Apotheke (Apothekengesetz)	X						
Kontrolle über die Funktion: Steckbeckengerät (Spülautomaten)		X	X	X	X		
Instrumentendesinfektion		X		X			
Erarbeiten von Betriebsanweisungen	X					X	
Erarbeiten von Reinigungs- und Desinfektionsplänen	X					X	
Erarbeiten von Arbeits- und Verfahrensanweisungen zur Umsetzung der Hygieneplanung	X					X	
Überwachungen: Trinkwasserproben (TrinkwV.)	X						
Überwachung und Bewertung der thermischen Desinfektionsleistung von Reinigungs-Desinfektions-Geräten (RDG mit Bioindikatoren)	X						
Durchführung von Gefahrenanalysen (nach der HACCP)	X					X	
Lebensmittel-Risikoanalysen (Lebensmittelproduktspezifisch s. auch »International food standards«)	X					X	
Durchführung von Gefährdungsanalysen (Infektionskette)	X					X	
Durchführung von Gefährdungsanalysen (Gefahrenanalyse zum Arbeits- und Gesundheitsschutz)	X					X	
Arbeitsmedizinische Vorsorge nach den BG-Grundsätzen (G 42 etc.)	X					X	
Tragen persönlicher Schutzausrüstung (PSA)	X					X	
Händehygiene und -desinfektion (s. RKI)	X					X	
Erstellen eines Hautschutzplanes (TRBA)	X					X	
Abfallentsorgung	X					X	
…							

Abb. 9: Zuordnungs- und Verantwortungsmatrix.

Frequenz								Verantwortungsmatrix (Zuordnung)													
Täglich	Mehrfach täglich (bei Bedarf)	Wöchentlich bis 14-tägig	Nach Bedarf	Monatlich	Quartalsweise	Halbjährlich	Jährlich	Träger (Heimleitung)	Qualitätsmanagement-beauftragte Person (QM-B.)	Pflegedienstleitung	Küchen- und/oder Hauswirtschaftsleitung	Hygienebeauftragte Person(en) nach IfSG § 36 ff, HeimG. § 11 Abs. 1 Nr. 9	Geräte-Produkte-verantwortliche Person (MPBetreibV § 5 Abs. 1)	Sicherheitsbeauftragte Personen (kurz: Sib nach SGB VII § 22 Abs. 1)	Wohnbereichsleitung	Pflegedienstmitarbeiter	Küchen- und Hauswirtschaftsmitarbeiter	Haustechnik mit sicherheitstechnischer Unterweisung	Externe Kooperationspartner (Lieferanten, Fachfirmen)	Behörde (Gesundheitsamt, BGW, Gewerbeaufsicht etc.)	Fremddienstleister (z. B. Betriebsarzt, FaSI bzw. Sifa etc.)
							X	X	X	X	X	X									X
							X	X	X	X	X	X									X
			X					X												X	
							X	X		X	X										
							X	X		X	X										
			X							X	X	X	X		X						
			X				X	X		X	X	X	X		X						
			X	X								X									
			X	X						X					X						
					X			X				X		X							X
			X				X	X	X			X		X							X
			X			X	X	X					X					X			
			X			X	X	X		X			X						X		
						X		X					X						X		
		X	X												X	X					
		X	X							X					X	X					
		X	X							X	X				X	X	X				
		X	X							X					X	X					
X			X							X	X				X	X	X				
				X							X	X						X			
				X							X	X					X	X			
X			X							X	X				X	X	X				
		X	X							X	X				X	X					
		X	X							X					X						
			X	X						X					X						
		X	X							X	X	X			X	X					
		X	X							X					X	X					
	X		X							X					X	X					
		X	X							X		X			X	X					
X			X							X		X			X	X					
				X				X	X	X	X	X									
				X						X		X			X						
				X						X		X			X						
					X			X											X		
		X						X										X			
		X								X											
			X				X	X													X
			X				X	X			X	X							X		X
			X				X	X		X		X									X
							X	X												X	
					X			X		X	X	X								X	
		X					X	X		X											X
		X					X	X													X
		X					X	X	X	X	X	X									X
		X					X	X	X					X							X
		X					X	X													X
		X					X	X	X	X	X	X			X						X
	X		X					X	X	X	X	X			X	X	X				X
		X					X	X		X	X										X
	X		X					X		X	X	X								X	X

und in der Legende des Dienstplans (formale Kriterien müssen dabei erfüllt werden) aufgenommen werden. Die Mitverantwortung für die Einhaltung und Kontrolle aller Hygienemaßnahmen wird in Abstimmung mit dem Hygieneteam (Teilnehmer der Hygienekommission) einer Pflegeeinrichtung an Hygienebeauftragte übertragen. Die Hygienebeauftragten arbeiten dabei vertrauensvoll und eng mit dem Hygieneteam (Teilnehmer der ASA- und Hygienekommission) einer Einrichtung und mit der zuständigen Gesundheitsbehörde (Gesundheitsamt) zusammen.

Die Ernennung **und** Weiterbildung von Hygienebeauftragten zahlt sich im Laufe der Zeit in jedem Fall aus, wenn auch viele Träger und Leitungen angesichts des Kosten-Nutzen-Effekts oftmals daran zweifeln. Es ist schwierig in diesem Spannungsfeld zwischen der wirtschaftlichen Notwendigkeit, gesetzlichen Auflagen und angemessener Pflege, das Hygienemanagement einer Kosten-Nutzen-Betrachtung zu unterziehen, außer vielleicht bei aufgetretenen Hygienefehlern oder Hygienemängeln. Anders gefragt: Wie soll nach außen hin dargelegt werden, dass eine bestimmte Maßnahme oder eine bestimmte Tätigkeit etwas verhindert hat und damit einen Nutzen für die Einrichtung mit sich gebracht hat? Umgekehrt: Wie kann glaubhaft in einem Schadensfall belegt werden, dass bestimmte notwendige Maßnahmen auch tatsächlich durchgeführt worden sind (Schulung der Mitarbeiter, Unterweisung, Arbeitsmedizinische Vorsorge, PSA etc.)?

Es ist sicherlich gut, den Erfolg oder Misserfolg des Hygienemanagements mit diesen Ausgangsfragen darzustellen. Nachweislich trägt der Einsatz von qualifizierten, d. h. geschulten Hygienebeauftragten erheblich zur Senkung von nosokomialen Infektionen in einer Pflegeeinrichtung bei und ist eine wichtige Maßnahme im Rahmen der internen Qualitätssicherung und des Gesundheitsschutzes der Mitarbeiter.

Durch die unterschiedlichen Arbeits- und Tätigkeitsfelder ist es deshalb sinnvoll, zwei Personen zu Hygienebeauftragten einer stationären Pflegeeinrichtung für diese umfangreichen und anspruchsvollen Aufgaben zu qualifizieren und zu beauftragen:
- Hygienebeauftragte für den Küchen- und hauswirtschaftlichen Bereich (Küchen- bzw. Hauswirtschaftsleitung in einer Pflegeeinrichtung)
- Hygienebeauftragte für den Pflegebereich (Pflegefachkraft)

Beide Mitarbeiter als hygienebeauftragte Personen kennen die Prozesse und deren detaillierte Abläufe in ihren Arbeitsbereichen und oftmals können die gesetzlichen Anforderungen der Hygiene durch die Berufserfahrung und durch die Sachkenntnis (Weiterbildung) daraus abgeleitet werden. Die gesetzlichen Anforderungen zur Hygiene und die daraus resultierenden Hygieneanforderungen sind für den Küchen- und hauswirtschaftlichen Bereich etwas anders umzusetzen und zu interpretieren als bspw. für die Pflegemitarbeiter in einem Wohnbereich. Gleichfalls unterscheiden sich häufig auch die Qualitätsziele im Rahmen der Einhaltung einer stringenten Umsetzung von Hygienevorschriften für die unterschiedlichen Arbeitsfelder in einer stationären Pflegeeinrichtung.

Qualitätsziele im Küchen- und Hauswirtschaftsbereich:

- Verhinderung von Lebensmittelinfektionen und -intoxikationen (s. LMHV)
- Unterbrechung der Infektionskette
- Schutz und Verhinderung einer Verkeimung der Lebensmittel
- Vermeidung von Ausbreitung und Keimübertragung durch verschiedene betriebseigene Maßnahmen und Kontrollen
- Verhinderung der nachteiligen Beeinflussung von Lebensmitteln durch die Bedarfsgegenstände oder durch das Küchenpersonal
- Schutz der Küchen- und Hauswirtschaftsmitarbeiter vor Infektionen
- Verhinderung der Rekontamination der sauberen Wäsche in der Wäscherei (Wäschehygiene)
- usw.

Qualitätsziele im Pflegebereich:

- Schutz der Pflegekräfte und der Klienten vor einer möglichen Keimübertragung durch das Umfeld der Einrichtung
- Sicherstellung antiseptischer Bedingungen – wenn erforderlich – und Einhaltung infektionshygienischer Maßnahmen
- Festlegung von Schutzmaßnahmen
- Vermeidung von nosokomialen Infektionen
- Verhütung der Weiterverbreitung von Infektionskrankheiten (z. B. Noro-Virus oder multiresistente Keime etc.)
- Ausreichender Schutz vor Infektionen und Einhaltung von festgelegten Hygieneanforderungen nach dem Hygiene-, Reinigungs- und Desinfektionsplan
- usw.

Während der Hygienebeauftragte in der Küche und Hauswirtschaft (inkl. Haustechnik und Wäschehygiene) sich vorwiegend auf die Einhaltung und Umsetzung der Anforderungen aus der Lebensmittelhygiene-Verordnung, auf das Eigenkontrollkonzept nach der HACCP und sonstige Hygieneanforderungen in seinen Bereichen konzentriert (z. B. BGR 500: Kapitel 2.6 »Betreiben von Wäschereien«), stützen sich Hygieneanforderungen für den Hygienebeauftragten der Pflege verstärkt auf die Überwachung, Anleitung und Beratung der Pflegemitarbeiter zur Hygiene und auf die Infektionsprävention gegenüber den Klienten und der eigenen Person. Die Grundlage bilden besonders im pflegerischen Bereich die Richtlinien und Empfehlungen für Krankenhaushygiene und Infektionsprävention vom Robert Koch-Institut und sonstige RKI-Mitteilungen und Empfehlungen zu speziellen Hygienethemen.

Das Aufgabenspektrum von Hygienebeauftragten ist sehr umfangreich und beschränkt sich auf keinen Fall nur darauf, einmal wöchentlich zu überprüfen, ob und inwieweit die Hygienechecklisten oder Hygieneformulare von den Mitarbeitern ausgefüllt bzw. ausgetauscht wurden. Die Hygienebeauftragten unterstützen den Träger bzw. die Heimleitung bei der Verpflichtung, die Hygieneanforderungen nach allgemein anerkannten Erkenntnissen und Regeln einzuhalten.

Hygienebeauftragte führen auch im Rahmen des jeweiligen Verantwortungsbereichs entsprechende Qualitätsüberprüfungen (z. B. in Form von Hygienevisiten) bzw. betriebseigene Maßnahmen und Kontrollen (evtl. mit Kooperationspartner überbetrieblicher Dienste) durch. Diese Qualitätsüberprüfungen oder betriebseigenen Maßnahmen und Kontrollen sollen den Hygienestatus in der Einrichtung oder in einem Arbeitsbereich (z. B. in der Küche oder in einem Pflegebereich) ermitteln, bewerten und zeitnah notwendige Schutzmaßnahmen einleiten. Diese Maßnahmen zur internen Qualitätssicherung können in Form von supervidierenden Hygienevisiten oder durch gemeinsame Betriebsbegehungen mit der Fachkraft für Arbeitssicherheit, dem Betriebsarzt und der Leitung der Einrichtung durchgeführt werden. Die Risikoanalyse und -ermittlung im Hinblick auf potentielle Infektionsgefahren und -risiken ist ein weiter Schwerpunkt, der auch im Einvernehmen mit externen Stellen durchgeführt werden kann (z. B. Fachprodukteberater).

Der Hygienebeauftragte hat vielfältige verantwortungsvolle Aufgaben im Rahmen des betrieblichen Hygienemanagements:
- Planung und Entwicklung von Hygienekonzepten und -standards sowie **Analyse** der vorhandenen strukturellen und organisatorischen Voraussetzungen durch Hygieneberatungen der Mitarbeiter sowie Betriebsbegehungen im Rahmen der Erkennung, Verhütung und Bekämpfung von Infektionskrankheiten und Infektionsrisiken
- **Beurteilung** von potentiellen Gefährdungen, Infektionsrisiken und Maßnahmen zur Einhaltung der Infektionshygiene durch Hygienevisiten und Mitwirkung bei Gefährdungsermittlungen und -beurteilungen (Bestandsaufnahmen)
- Mitwirkung bei der Erarbeitung des Hygiene-, Reinigungs- und Desinfektionsplans
- Festlegung von Schutzzielen und Einleiten von Schutzmaßnahmen (PSA) bei festgestellten Infektionsrisiken in Kooperation mit überbetrieblichen Diensten wie z. B. mit der Fachkraft für Arbeitssicherheit, Betriebsarzt usw.
- Mitwirkung bei der **Erkennung** von nosokomialen oder iatrogenen Infektionen (evtl. Infektionsstatisitik anlegen)
- **Lösungen** initiieren und getroffene **Entscheidungen**, auf deren Wirksamkeit beurteilen (Projektstrukturplan)
- Mitwirkung *und* Überwachung der Maßnahmen (Hygieneplan) sowie fortlaufende **Wirksamkeitsüberprüfungen** (z. B. Überwachungsuntersuchungen) bezüglich der Einhaltung von festgelegten Schutz- und Hygienemaßnahmen bzw. Hygienestandards
- Bereichsspezifische Beratung, praktische Anleitung und Befähigung der Mitarbeiter

2.1 Schlüsselqualifikationen von Hygienebeauftragten

Da die Hygienebeauftragten als Profi vor Ort eine wichtige Position und Vorbildfunktion einnehmen und ein gewisses Grundwissen besitzen, ist es unerlässlich, dass bestimmte Qualifikationen erworben werden müssen. Wie sollen sonst später hygienische Begehungen, Hygienevisiten, Risikoanalysen und Risikobewertungen sachkundig und kompetent durchgeführt bzw. unterstützt werden oder Maßnahmen eingeleitet und umgesetzt bzw. sonstige Veränderungen im Rahmen des Hygienemanagements angeregt und begleitet werden, wenn bestimmte fachliche Qualifikationen im vornherein fehlen. Sicherlich, der Hygienebeauftragte muss sich nicht zwangsläufig in allen Bereichen auskennen, aber ein solides Grundwissen und Verständnis sollte zur Übernahme dieser verantwortungsvollen

Tätigkeit und bei diesem Aufgabenanforderungsprofil bei jedem Hygienebeauftragten schon vorhanden sein.

Neben einem soliden Grundwissen zu den Hygieneanforderungen in der Pflegeeinrichtung ist soziale und kommunikative Kompetenz außerordentlich wichtig, um die Mitarbeiter für die Umsetzung der Maßnahmen der Hygieneplanung (einschließlich des Reinigungs- und Desinfektionsplans) und für die hygienischen Probleme vor Ort zu sensibilisieren. Durch die Auseinandersetzung mit den »Hygieneprofis« wirken oftmals die hygienischen Maßnahmen aus Sicht der Mitarbeiter völlig überzogen, schwer nachvollziehbar und praxisfremd. Die Qualität der Hygienebeauftragten korreliert grundsätzlich mit ihrer sozialen Kompetenz, die Mitarbeiter für dieses Thema und zur Einhaltung der Infektionshygiene zu sensibilisieren und für die Durchführung notwendiger Maßnahmen zu motivieren.

Da die Hygienebeauftragten aus dem Kollegenkreis kommen, ist es wichtig, die Kollegen sehr sensibel mit diesem Thema vertraut zu machen und für die Aufgaben im Rahmen der Hygieneplanung zu motivieren und vielleicht ein Stück zu begeistern. Denn im Vordergrund stehen neben dem Klienten auch die eigene Gesundheit und das eigene Wohlbefinden. Auf gar keinen Fall dürfen Hygieneanforderungen aus dem Hygieneplan einfach den Mitarbeitern übergestülpt werden, ohne sie bei der Lösungsfindung mit einbezogen zu haben. Dies hat oftmals Ablehnung, Widerstand und eine geringe Akzeptanz in der Pflegepraxis zur Folge. Eine Maßnahme lässt sich wesentlich schneller und zielsicherer umsetzen, wenn die Mitarbeiter aktiv in die Prozesse und insbesondere bei der Lösungs- und Entscheidungsfindung einbezogen wurden. Erfahrungsgemäß lassen sich Lösungen viel besser und schneller verwirklichen, wenn den Mitarbeitern vorher beratend vermittelt wurde, warum die eine oder andere hygienische Anforderung notwendig ist.

Infektionsrisiken (für die Mitarbeiter und Klienten!) können zwar präventiv von fast allen in der Praxis erkannt werden, aber die krankmachenden Mikroorganismen können nun einmal nicht mit bloßem Auge erfasst werden. Von daher kommt der Beratung der Mitarbeiter (gemeint ist hier nicht eine Belehrung) eine besondere Bedeutung zu. Die Mitarbeiter in einer Pflegeeinrichtung stehen seit vielen Jahren in ihrem Beruf und wollen nicht belehrt, sondern beraten und bei der Umsetzung von Hygieneanforderungen unterstützt werden. Von daher ist der ständige Dialog und Austausch mit den Kollegen eine wichtige Voraussetzung für die Hygienebeauftragten, damit die eingeleiteten infektionshygienischen Maßnahmen dauerhaft implementiert werden können. Oftmals initiieren die Hygienebeauftragten auch in der stationären Pflege so genannte **Gesundheitszirkel** (Arbeits- und Gesundheitsschutz), die sowohl die Gesunderhaltung der Mitarbeiter zum Gegenstand haben, als auch die Einhaltung und Umsetzung der Infektionshygiene gegenüber den Klienten.

2.1.1 Weiterbildung von Hygienebeauftragten

Die Weiterbildung von Hygienebeauftragten für Pflegeeinrichtungen sollte als Mindestvoraussetzung auf den Richtlinien der Deutschen Gesellschaft für Krankenhaushygiene (DGKH) basieren und mindestens 200 Weiterbildungsstunden (inkl. 40 Stunden Praxistransfer) umfassen.

»*Ziel der Weiterbildung ist die Sicherung der Hygiene dieses Kurses im stationären und ambulanten Bereich [...], die Sicherung der Hygiene nicht nur als theoretisches Modell zu sehen, sondern ihre praktische Umsetzbarkeit zu erfahren und selbstverständlich in den (Pflege)-Alltag zu übertragen.*«
(Auszug aus dem Weiterbildungsprogramm zur Hygienebeauftragten der Fachakademie für das Gesundheits- und Sozialwesen, EXCURS Professional© GmbH, Hannover)

Inhalte der Weiterbildung (Auszug aus dem Weiterbildungsprogramm: Fachakademie für das Gesundheits- und Sozialwesen, EXCURS Professional© GmbH, Hannover):
»Grundlagen der Mikrobiologie und Infektionslehre
- *Einführung in die Grundlagen der Mikrobiologie (Geschichte, Epidemiologie, Methoden, Aufbau von Mikroorganismen, Immunsystem, Therapie von Infektionskrankheiten)*
- *Infektionskrankheiten mit Manifestation an der Haut (z. B. Staphylokokken-, Streptokokken-, Meningokokken-Infektionen, Hauttuberkulose, Candidose, Trichophytie, verschiedene Viruserkrankungen, Scabies)*
- *Infektionskrankheiten mit Manifestation in der Mundhöhle und im Verdauungstrakt (z. B. Tonsillitis, Angina, Diphterie, Salmonellosen, Typhus, Aböbiasis, Candidose)*
- *Infektionskrankheiten mit Manifestation am Atmungssystem (z. B. Pneumonie, atypische Pneumonie, Tuberkulose, Pilzpneumonien, Influenza)*
- *Infektionskrankheiten mit Manifestation am zentralen Nervensystem (z. B. Meningitis, Enzephalitis, Polio, Borreliosen, Tollwut)*
- *Spezielle Problematik von Erkrankungen mit multiresistenten Erregern (z. B. ORSA)*

Grundlagen der Hygiene
- *Einführung in die Hygiene – geschichtlicher Abriss*
- *Gesetzliche Grundlagen und Richtlinien*
- *Desinfektion, Sterilisation, Sanitation*
- *Hygieneplan – Desinfektionsplan*
- *Hygienemaßnahmen in der Pflege (z. B. Katheterismus, Verbandwechsel, Umgang mit Atemtherapiegeräten, Infusionen, Injektionen)*
- *Hygienemaßnahmen bei übertragbaren Krankheiten – Isolierungsformen*
- *Lebensmittelmikrobiologie und Küchenhygiene*
- *Reinigungshygiene*
- *Abfall- und Entsorgungslogistik*

Technische Hygiene
- *Definition technische Hygiene – Einführung*
- *Gesetze, Normen und Richtlinien zur Hygienetechnik*
- *Funktion und Aufbereitung von medizinisch-technischen Geräten und Instrumenten*
- *Umgebungsuntersuchungen*

Kommunikation, Moderation, Kommunikationsmodelle und deren Anwendung
- *Moderationstechniken*
- *Berichtswesen*

Ziel der Lehrgänge ist der Erwerb der Weiterbildungsbezeichnung:
- *»Hygienebeauftragte in Pflegeeinrichtungen« oder »Hygienebeauftragte für die Hauswirtschaft«*

Eine kontinuierliche Fortbildung nach aktuellen fachlichen Gesichtspunkten ist auch nach Abschluss der Weiterbildung besonders für die Hygienebeauftragten eine grundlegende Verpflichtung.

Neben der fachlichen Weiterbildung der Hygienebeauftragten ist es unerlässlich, dass sie zur Durchführung ihrer Aufgaben eine bestimmte Ausstattung innerhalb der Pflegeeinrichtung erhalten wie z. B. mindestens einen abschließbaren Schrank für die eigenen Hygieneunterlagen, Hygieneformulare, ausgefüllte Checklisten, Maßnahmenpläne, Risikoanalysen und -bewertungen etc. Von Vorteil ist es auch, wenn die Hygienebeauftragten den Computer zur Erstellung verschiedener Unterlagen, Auswertung von Hygienevisiten oder zur Erstellung von Infektionsstatistiken in der Verwaltung nutzen können. Auch sollte darüber nachgedacht werden, welche Literatur zur Hygiene, Infektionslehre, Mikrobiologie und Arbeitssicherheitsvorschriften (BGV, BGR, BGI etc.) sowie Fachzeitschriften zur Verfügung gestellt werden. Für jeden Hygienebeauftragten sind die Richtlinien für Krankenhaushygiene und Infektionsprävention obligatorisch, die die gesamten, vom Robert Koch-Institut herausgegebenen Empfehlungen zur Krankenhaushygiene und Infektionsprävention beinhalten.

2.2 Vertrauen ist gut – Kontrolle aber manchmal besser

Damit die verfahrensspezifischen Hygieneanweisungen nicht im Laufe der Zeit verwässern, muss der Hygienebeauftragte die Durchführung und Umsetzung von infektionshygienischen Maßnahmen bereichsbezogen überwachen und ggf. korrigierend eingreifen. Diese konsequente Verfolgung des Ziels wird durch den Hygieneplan (einschließlich des Reinigungs- und Desinfektionsplanes) erleichtert. Den Hygienestatus (Ist/Soll-Erfassung als Bestandsaufnahme) in einer Pflegeeinrichtung z. B. durch Hygienevisiten und Betriebsbegehungen zu ermitteln und festzuhalten, ist ein wesentlicher Bestandteil des Hygienemanagements und gehört zur internen Qualitätssicherung. Im Rahmen der infektionshygienischen Maßnahmen der internen Qualitätssicherung kann dabei unterschieden werden zwischen:

a) **Prozessindikatoren**
Im Hygieneplan genannte Präventionsmaßnahmen zur Vermeidung von nosokomialen Infektionen wie z. B. Durchführung von Hygienevisiten, Fortbildungen und Unterweisungen der Mitarbeiter, Einsatz Persönlicher Schutzmaßnahmen oder die Anschaffung eines Infektionsschutz-Sets etc.

b) **Ergebnisindikatoren**
Auftreten bestimmter Infektionserkrankungen im Wohnbereich z. B. MRSA, das Norovirus oder sonstiger multiresistenter Erreger, Infektionsstatisitik bezüglich nosokomialer Infektionen im Pflegewohnbereich, Einsatz und Häufigkeit von Antibiotikatherapien etc.

Die Prozess- und Ergebnisindikatoren sind bestimmte Merkmale und können objektiv und quantitativ nachgewiesen werden. Beide Indikatoren bezeichnen demnach einen eingetretenen Zustand oder eine Entwicklung, die statistisch verwertbar ist und grafisch dargestellt werden kann.

Durch die Ermittlung und schriftliche Erfassung im Rahmen einer Hygienevisite wird sichergestellt, dass die Pflegeeinrichtung die festgelegten Hygieneanforderungen und deren Wirkung dauerhaft überwacht und sicherstellt. Durch die Begehung der Pflegeeinrichtung im Rahmen einer Hygienevisite und sonstiger Hygieneuntersuchungen werden potentielle Infektionsgefährdungen, Schwachstellen oder Hygienemängel und potentielle Gesundheitsschäden oder -beeinträchtigungen sofort erkannt und können frühzeitig beseitigt werden. Vor einer Betriebsbegehung ist es wichtig, die Begehungsbereiche der Pflegeeinrichtung festzulegen wie z. B. bestimmte Bereiche im Pflegedienst (Dienstzimmer, Funktionsräume und -bereiche, Zimmer der Klienten), das gesamte Gebäude, der Wirtschaftsbereiche (u. a. Heizungs- und Technikräume) sowie die Wäscherei usw. Durch die Hygienevisiten als interne Qualitätssicherungsmaßnahme und insbesondere durch die Durchführung von Betriebsbegehungen (Hygb., FaSi, Heimleitung und ggf. Betriebsarzt) können wichtige Impulse für erforderliche, kontinuierliche oder sogar innovative Qualitätsverbesserungsprojekte ausgelöst werden.

Die regelmäßige Durchführung von Hygienevisiten im Rahmen der internen Qualitätssicherung gehört zu den wichtigsten Aufgaben der Hygienebeauftragten. Es hat sich in der Praxis bewährt, verschiedene Hygienevisiten mit unterschiedlichen Schwerpunkten und Hygieneinhalten gemeinsam mit der Pflegedienstleitung zu erarbeiten, um Doppelprüfungen zu verhindern (bspw. durch Pflegevisiten die von der Pflegedienstleitung durchgeführt werden). Die Fortschreibung der Hygiene-Prüfinstrumente sowie der hygienischen Überwachungsuntersuchungen (Prozessindikatoren) ist ein fortdauernder Entwicklungsprozess. Die Hygienevisiten sind fachlich-inhaltlich anders aufgebaut als Pflegevisiten. Zu Hygienevisiten gehört der Hygieneplan sowie die Reinigungs- und Desinfektionspläne (R&D) der Pflegeeinrichtung als Grundlage.

> Die Durchführung einer Hygienevisite oder sonstiger hygienischer Überwachungsuntersuchungen als Prozessindikatoren fokussieren primär die Ergebnisqualität einer Pflegeeinrichtung, während sich die Pflegevisite von der Struktur- und Prozessqualität sehr langsam in die Richtung der Ergebnisqualität (z. B. Pflegeprozess, Pflegezustand und Zufriedenheit der Klienten etc.) bewegt.

Die Hygienevisiten, die als eine QM-Verfahrensanweisung erarbeitet werden können, sollten sich in ihrem Aufbau (Gliederungsstruktur) schwerpunktmäßig auf folgende drei Bereiche (Arten der Hygienevisiten) beziehen:
1. Checkliste: Hygienevisite – Funktionsräume und -bereiche (siehe Anhang 1)
2. Checkliste: Hygienevisite – Dienstzimmer (siehe Anhang 2)
3. Checkliste: Klientennahe Hygienevisite (siehe Anhang 3)

Die Feststellungen, Besonderheiten, kritischen Abweichungen und ggf. vorgefundenen Hygienemängel werden durch den Hygienebeauftragten in einem Hygienevisitenprotokoll (Anhang in der Hygienevisite) stichwortartig protokolliert, um nach Abschluss der Hygienevisite einen detaillierten Maßnahmenplan zur Beseitigung der Hygienemängel erarbeiten zu können. Der Maßnahmenplan sollte mindestens die Mängel und Feststellungen benennen, einzuleitende Korrekturmaßnahmen vorschlagen und enthält einen Zeitplan, der im Einvernehmen mit der zuständigen Pflegefachkraft (z. B. Wohnbereichsleitung) schriftlich im Maßnahmenplan vereinbart wird. Der Maßnahmenplan sollte in Kopie der zuständigen Pflegefachkraft im Wohnbereich ausgehändigt werden. So ist es ihr jederzeit möglich, im Rahmen von Übergaben oder Qualitätszirkelrunden (Gesundheitszirkeln) die einzuleitenden Maßnahmen mit dem Pflegeteam im Wohnbereich zu besprechen oder ggf. die notwendigen Maßnahmen gemeinsam mit den Kollegen zu erarbeiten. Manche Hygienemängel können sicherlich sofort behoben werden, andere hingegen lösen erst einmal einen anderen Prozess aus (z. B. einen Beschaffungsprozess oder Wartungstätigkeiten), damit die Mängel und Abweichungen beseitigt werden können. Manche Maßnahmen können nach Kosten und Dringlichkeit durch die Leitung priorisiert werden.

Besonders wichtig ist es, bei der Einleitung und Umsetzung der Maßnahmen – neben den Korrekturmaßnahmen – bestimmte Vorbeugungsmaßnahmen dauerhaft zu installieren, damit die Hygienemängel und kritischen Abweichungen nicht ein zweites Mal auftreten. Mit Abschluss der Fehlerbeseitigung ist durch den Hygienebeauftragten die erfolgreiche Umsetzung im Maßnahmenplan (»Kontrolldatum und Erledigungsvermerk«) schriftlich im Hygieneprotokoll festzuhalten und die Hygienevisite bereichsbezogen (nach Wohnbereichen und nach Art der Hygienevisite) in einem Ordner mit Register (geordnet nach Arten der Hygienevisiten) abzuheften.

Durch QM-Verfahrensanweisungen zum Ablauf einer Hygienevisite ist es sehr gut möglich, Detaillierungsgrad und -tiefe der Aufgaben und die damit verbundenen Tätigkeiten im Rahmen einer Hygienevisite zu identifizieren, festzulegen und in eine geeignete logische Abfolge im Sinne einer »GHP« zu bringen.

In Verfahrensanweisungen (QM-VA) wird beschrieben, wie Prozesse oder auch bestimmte Verfahren in einer Pflegeeinrichtung ablaufen. In den QM-VA's werden Aussagen gemacht zu:
- Prozessverantwortliche (i. d. R. Hygienebeauftragte Person gemeinsam mit der Pflegedienstleitung)
- Geltungsbereich
- Ziel und Zweck der Verfahrensanweisung
- Angaben zur Prozessmessung (Kriterien und Prüffragen) und ggf. Kennzahlen
- Zuständigkeiten und Verantwortungen
- Erforderlichen Tätigkeiten und Aufgaben (Ablauf)
- Art der Dokumentation und Nachweise
- Änderungsdienst und den Verteiler

Die Art der Prozessdarstellung wird als »QM-Verfahrensanweisung« (QM-VA) bezeichnet. Mit Hilfe von QM-Verfahrensanweisungen (auch als Prozessbeschreibung bezeichnet) können auch Optimierungsbedarfe, Problemstellen und Verbesserungsmöglichkeiten erkannt und geregelt werden. Prozessbeschreibungen sollten grundsätzlich unternehmensspezifisch als Flussdiagramme dargestellt werden. Ist die Darstellungsform einmal entschieden, so ist diese Struktur für alle Prozessbeschreibungen (Verfahrensanweisungen) anzuwenden.

Die in QM-VA's aufgestellten Forderungen und Regelungen müssen mit der Praxis übereinstimmen. Die Akzeptanz von QM-VA's ist höher, wenn die Mitarbeiter in einer Einrichtung daran mitgewirkt haben z. B. in einem Hygiene-Gesundheitszirkel. Das erleichtert auch die notwendige Schulung der Mitarbeiter. QM-Verfahrensanweisungen haben grundsätzlich einen handlungsleitenden und verbindlichen Charakter für eine Einrichtung und sind einer Dienstanweisung gleichzusetzen. Nachfolgend wird anhand einer Verfahrensanweisung die Durchführung von Hygienevisiten exemplarisch dargestellt (Abbildung 10).

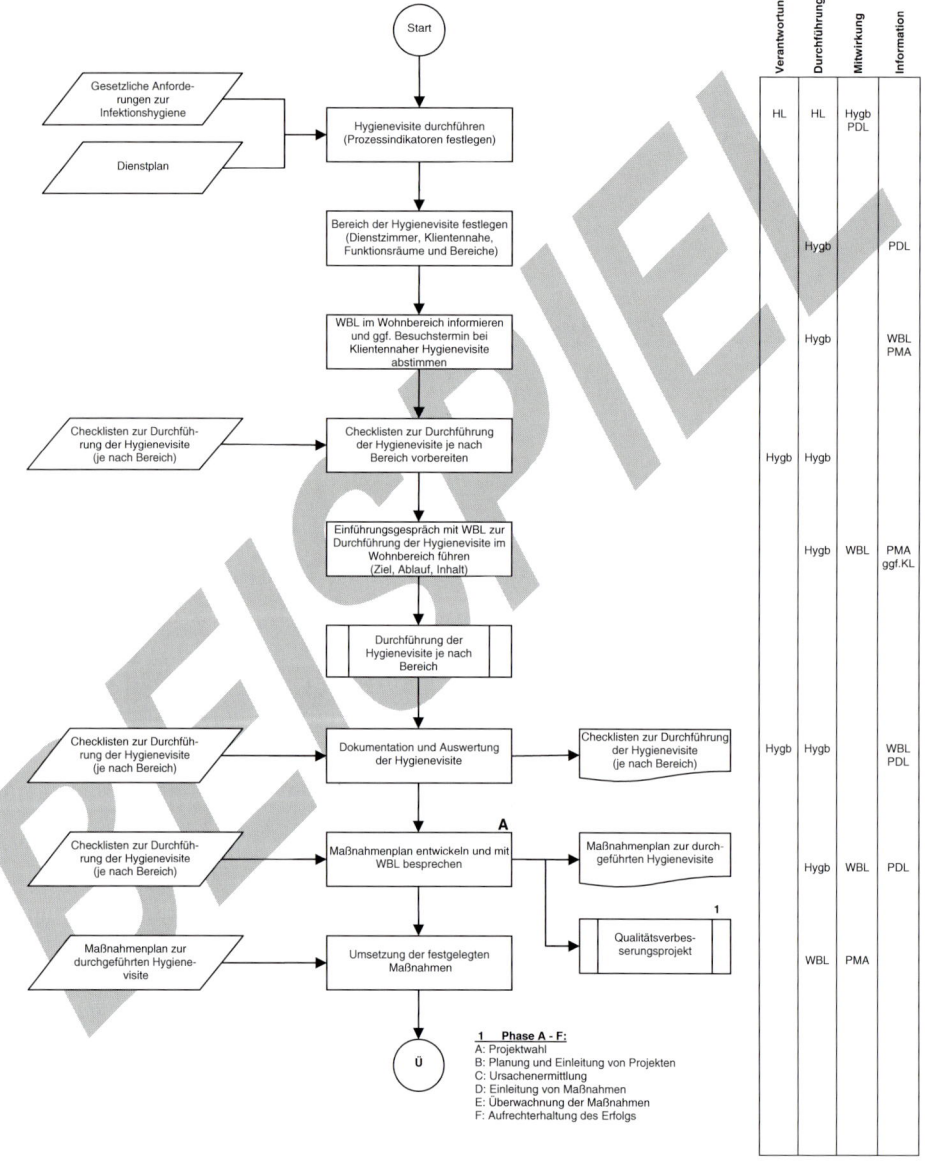

Abb. 10: Verfahrensanweisung zur Durchführung von Hygienevisiten (Seite 1).

Hygienemanagement	Mustereinrichtung	Einrichtung **Muster-Einrichtung am Musterberg**
Seite 2 von 2	**Prozessbeschreibung zur Hygienevisite**	Dokumentationsschlüssel: XX.XX.XXXX Verfahrensanweisung zur Durchführung von Hygienevisiten

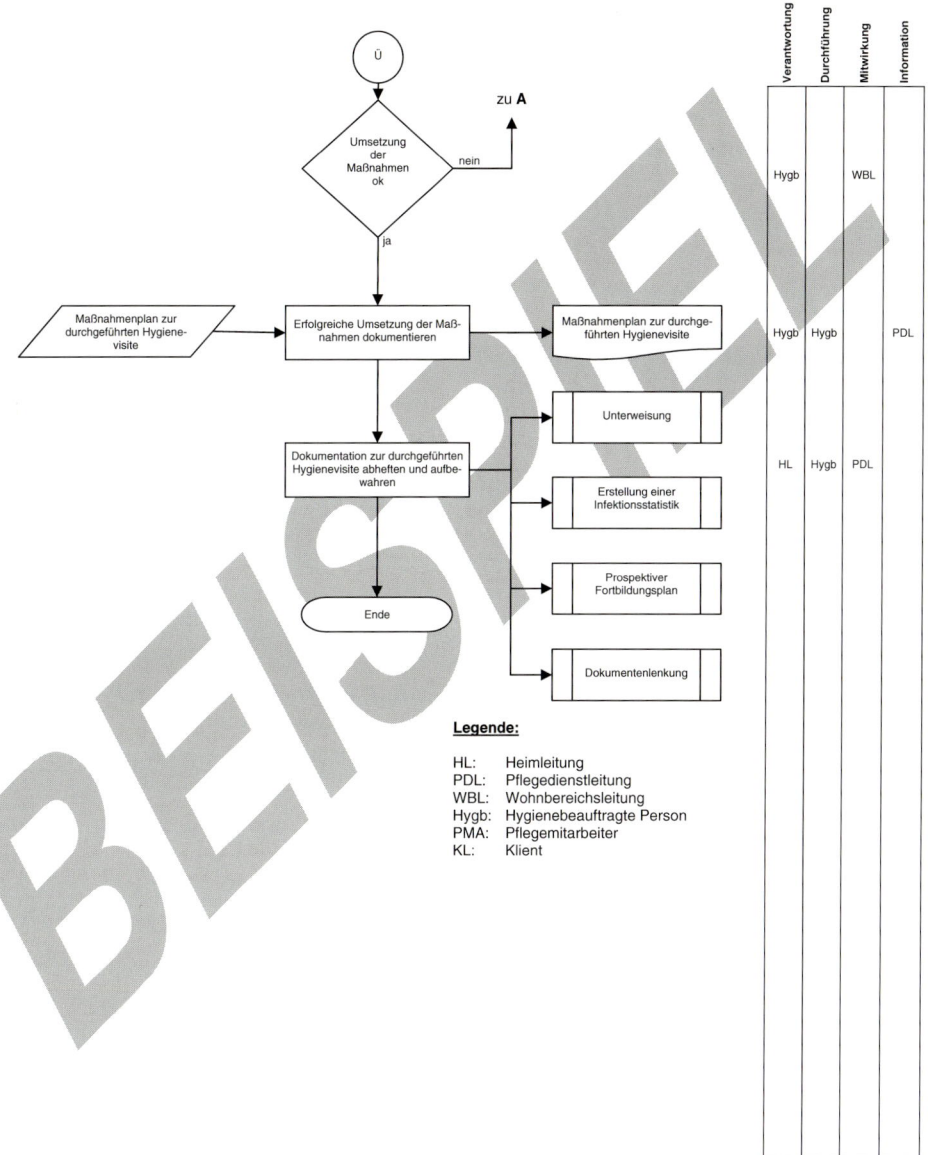

Legende:

HL: Heimleitung
PDL: Pflegedienstleitung
WBL: Wohnbereichsleitung
Hygb: Hygienebeauftragte Person
PMA: Pflegemitarbeiter
KL: Klient

Erstellungsdatum: Februar 2005	Mitarbeitende: Heimleitung (HL), Pflegedienstleitung (PDL), Hygienebeauftragter (Hygb.)	(Stempel/Vermerk):

Abb. 10: Verfahrensanweisung zur Durchführung von Hygienevisiten (Seite 2).

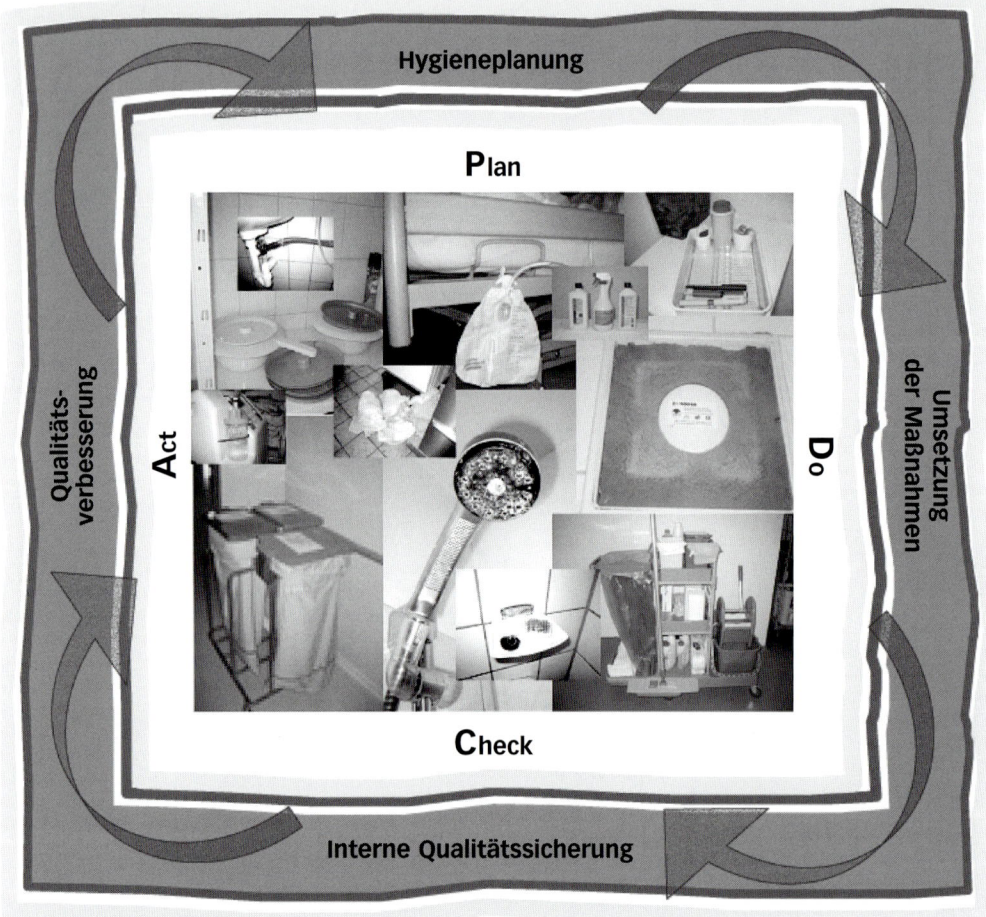

Abb. 11: Hygienevisite als interne Qualitätssicherungsmaßnahme (PDCA).

Die bei einer Hygienevisite (Ergebnisindikatoren) festgestellten Hygienemängel können neben einer Zeit-Maßnahmenplanung auch dazu führen, dass ein Projektstrukturplan erarbeitet wird. Für alle Implementierungsprozesse ist es unerlässlich, einen detaillierten Projektstrukturplan und aufbauend darauf einen Maßnahmenplan (auch als »Implementierungsplan« bezeichnet) z. B. mit den Teilnehmern der Hygienekommission als einen »roten Faden« nach dem PDCA-Zyklus von *Deming* (s. Kapitel 2.3 Qualitätsverbesserungen initiieren) zu erarbeiten.

Die Wirksamkeit der getroffenen Maßnahmen (Abbildung 11) ist regelmäßig im Sinne des PDCA-Zyklus (Plan, Do, Check, Act) zu prüfen, zu bewerten und zu evaluieren (Ergebnisqualität):
• Plan: Verfahrensspezifische Maßnahmen sind aus infektionshygienischer Sicht im Hygieneplan benannt und die Umsetzung ist im Hygieneplan (R&D) festgelegt worden.

- **D**o: Die schriftlich festgelegten Hygienemaßnahmen werden durch die Mitarbeiter einer Pflegeeinrichtung ziel- und ergebnisorientiert täglich bei allen pflegerischen Tätigkeiten beachtet und umgesetzt; Abweichungen vom Hygieneplan müssen begründet werden;
- Check: Die Umsetzung der Maßnahmen wird im Sinne der internen Qualitätssicherung auf Wirksamkeit kritisch geprüft, um eine Auskunft über den aktuellen Hygienestatus eines Wohnbereiches oder einer gesamten Pflegeeinrichtung zu erhalten. Die interne Qualitätssicherung erfolgt beispielsweise durch die Durchführung von Hygienevisiten und -untersuchungen als auch durch mikrobiologische Wirksamkeitsüberprüfungen, s. »GHP«;
- Act: Hier werden Impulse gesetzt im Sinne einer kontinuierlichen oder auch innovativen Qualitätsverbesserung für eine gesamte Pflegeeinrichtung. Durch diesen Schritt erfolgt eine Neuanpassung bzw. -ausrichtung, die wiederum auch Auswirkungen auf den Hygieneplan (zurück zu **P**lan) und ggf. Hygienerahmenplan haben kann.

Ohne schriftliche Planung und detaillierte Projektstrukturierung (inkl. der Projektphasen) über einen längeren Zeitraum geht es oftmals nicht. Die gesamte Projektstrukturierung ist eine zentrale Aufgabe der Hygienekommission. Die Projektplanung ist aber auch notwendig, um die Entscheidung auf eine erste Abschätzung im Hinblick auf den personellen und finanziellen Aufwand, gegenüber dem Nutzen, stützen zu können. Nichts sollte im Hygienemanagement dem puren Zufall überlassen werden! Im Rahmen der Hygienevisite, als Instrument zur internen Qualitätssicherung können auch hygienische Überwachungsuntersuchungen, mit einem extern bestellten und akkreditierten Untersuchungslabor »bestellte Stelle« für mikrobiologische Wirksamkeitsüberprüfungen (z. B. Trinkwasserproben), durchgeführt werden.

2.2.1 Hygienezeitung

Im Zuge einer innovativen Maßnahme können Hygienebeauftragte für ihre Pflegeeinrichtung zweimal jährlich eine Hygienezeitung erarbeiten und interessierten Kollegen zur Verfügung stellen. In dieser Zeitung werden aktuelle Hygienethemen aufgegriffen und infektionshygienische Maßnahmen im Rahmen der Hygieneplanung und Infektionsprophylaxe noch einmal kurz vorgestellt. Auch können in der Hygienezeitung gesetzliche Neuerungen und Novellierungen kurz für die Mitarbeiter zusammengefasst werden, damit sie sich auch mit diesen Inhalten – die einen Bezug zur Praxis haben sollten – auseinander setzen können. In der internen Hygienezeitung können allerdings auch wichtige infektionshygienische Neuerungen des Hygieneschutzes oder Arbeitsschutzes nach allgemein anerkanntem Stand der hygienischen Erkenntnisse in verständlicher Form bekannt gemacht werden.

Ziel dieser Hygienezeitung ist es, eine neutrale und objektive Darstellung über den Hygienestatus einer Pflegeeinrichtung zu geben. Über dieses Informationsmedium können auch Qualitätsverbesserungsprojekte der Pflegeeinrichtung vorgestellt werden. Auch ist es möglich, in Absprache mit den Teilnehmern aus der Arbeitschutz- und Hygienekommission entsprechende Arbeitsergebnisse (Projektarbeit) und Beschlüsse vorzustellen. Eine besonders gelungene und innovative Idee der Hygienebeauftragten Personen ist es, den Kollegen einer Pflegeeinrichtung ein »Hygiene-Innovations- und Verbesserungsformular« als internes Kommunikationsmittel zur Verfügung zu stellen.

Hygienemanagement	Mustereinrichtung	Einrichtung Muster-Einrichtung am Musterberg
Seite 1 von 1	**Innovations- und Verbesserungsformular**	Dokumentationsschlüssel: XX.XX.XXXX

Betreff (z. B. Hygienestandard, Hygieneplan, Infektionsrisiken, Spezielle Hygienemaßnahmen etc.):

Ersteller (Name)	Über Arbeitsbereich (AB) an:	Kopie von AB an	Datum
	☐ Hygienebeauftragte Person (Küche und Hauswirtschaft) ☐ Hygienebeauftragte Person (Pflegedienst)	HL ☐ QM-B.☐ Sonstige☐	

Vorgang (Beschreibung):

Welche Verbesserungsvorschläge können Sie zu dem o.g. Sachverhalt nennen?

Korrekturmaßnahmen (Beschreibung):
- Wird vom Hygienebeauftragten ausgefüllt

Vorgang geprüft und behoben am:	Kenntnisnahme durch QMB am :
	Handzeichen / QMB :
Bearbeiter (Name des Hygienebeauftragten):	**Aufnahme in die Infektionsstatistik?** (durch Hygb.) Ja ☐ Nein ☐

(Stark umrandete Felder sind von Ersteller auszufüllen)

Erstellungsdatum: Februar 2005	Mitarbeitende: Pflegedienstleitung und Hygienebeauftragte	(Stempel/Vermerk):

Abb. 12: Hygiene-Innovations- und Verbesserungsformular.

Im Rahmen dieses Innovations- und Verbesserungsformular sollen die Mitarbeiter motiviert werden, bestimmte Hygienethemen und Probleme im Rahmen der Umsetzung infektionshygienischer Maßnahmen in ihrem Wohnbereich anzusprechen, damit diese bspw. von der Arbeitsschutz- und Hygienekommission einer Einrichtung bearbeitet und somit beantwortet werden können. Oft werden in diesem Innovations- und Verbesserungsformular auch durch die Mitarbeiter notwendige Anschaffungen oder Instandhaltungen beschrieben, die wichtig sind, um einen guten Hygienestatus (»GHP«) auch dauerhaft im Interesse der Mitarbeiter und der Klienten sicherzustellen. Darüber hinaus können die Kollegen mit Hilfe des Innovations- und Verbesserungsformulars auch verschiedene Anregungen und Hinweise für die Themen in der halbjährlichen Hygienezeitung abgeben (als einen Input).

In ansprechender, freundlicher und aufmunternder Layoutgestaltung sollte die interne Hygienezeitung zum Lesen motivieren. Die Hygienezeitung kann im Dienstzimmer gesammelt und in einem Hygieneordner abgeheftet und für jeden Mitarbeiter jederzeit zugänglich gemacht werden, ähnlich wie der Hygieneplan, das Pflegekonzept einer Pflegeeinrichtung, Pflege- und Notfallstandards und die Mustermappe der eingesetzten Pflegedokumentation inkl. der indikationsspezifischen Dokumente.

Inhalte der Hygienezeitung könnten sein:
- Einleitung und kurze Vorstellung der Redakteure (Teilnehmer der Hygienekommission)
- Bekanntmachungen, Empfehlungen und/oder Mitteilungen des RKI zur Infektionshygiene etc.
- Wichtige Ergebnisse und Beschlussfassungen der »Hauskommission« (Arbeitsschutz- und Hygienekommission)
- Schwerpunktthemen, die durchaus auch jahreszeitlich sein können wie z. B. das Norovirus (Herbst und Wintermonate) etc.
- Nennenswerte (Neu)-Projekte der Pflegeeinrichtung im Rahmen des Hygienemanagements
- Retrospektive (Erfolge!) und prospektive Schulungen und Fortbildungen im Hause (prospektiver Fortbildungsplan)
- Einführung neuer Desinfektionsmittel und -verfahren (Produktbeschreibungen in Kurzform)

2.3 Qualitätsverbesserungen initiieren

Der Amerikaner Dr. *W. Edwards Deming* (Qualitätswissenschaftler, bekanntester Berater, Lehrer und Autor und einer der bedeutendsten Persönlichkeiten im Qualitätsmanagement) betonte das Prinzip des ständigen Verbesserungsprozesses im Sinne einer kontinuierlichen Verbesserung und drückt diese Denkweise und Botschaft durch den Plan-Do-Check-Act-Zyklus (PDCA) aus. Der PDCA-Zyklus nach *Deming* (1900–1993) wird auch als Problemlösungsprozess oder als »Demingsche Reaktionskette« bezeichnet, der niemals als abgeschlossen betrachtet werden kann.

Das Ziel der kontinuierlichen Verbesserung liegt in der Bedeutung des Wortes und ist in jedem Qualitätsmanagement eine grundlegende Verpflichtung des Trägers oder der Leitung einer Pflegeeinrichtung. *Demings* Betonung der ständigen Verbesserung zeigt sich

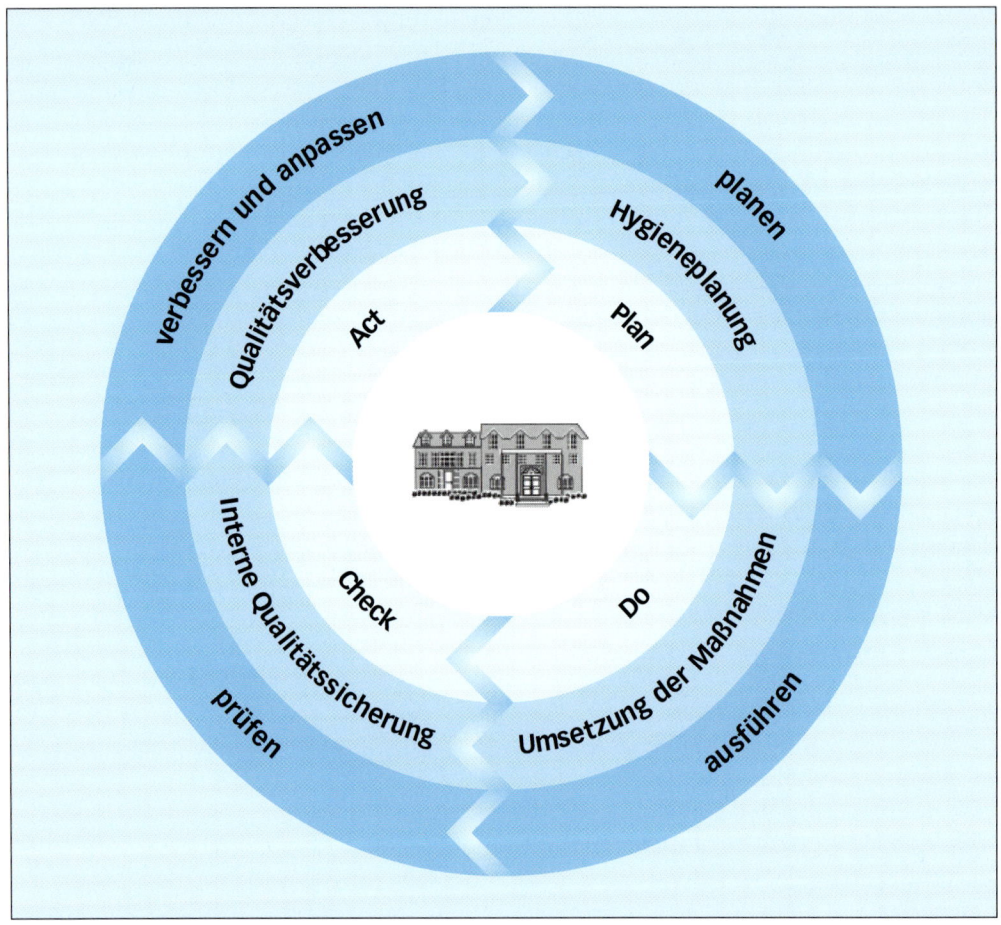

Abb. 13: PDCA-Zyklus nach *Deming*.

auch in der japanischen Idee des »Kaizen« – ein ständiger Verbesserungsprozess, bei dem jeder persönlich am Streben nach besserer Leistung beteiligt ist. »Kaizen« ist ein japanischer Begriff, der »Veränderung zum Besseren« bedeutet, mit dem Bestreben, sich kontinuierlich weiterzuentwickeln und seine Leistungen ständig zu verbessern (prozessorientierte Denkweise und Unternehmensphilosophie).

»Kaizen« wird somit verstanden als ein Prozess in ganz kleinen Schritten, der ständig erfolgt und niemals abgeschlossen werden kann. Bei weiterer Betrachtung insbesondere in der Literatur wird »Kaizen« paraphrasiert als übergeordnete, allumfassende Unternehmensstrategie, die auf der Erkenntnis beruht, dass die Kunden durch die Erfüllung festgelegter Anforderungen zufrieden gestellt werden. »Kaizen« bezieht sich nicht nur auf die Produktivität und Steigerung der Produktqualität, sondern auf die Qualität eines gesamten Unternehmens durch das frühzeitige Erkennen von Problemen und durch das Einleiten notwendiger Maßnahmen. Da *Deming* viele Jahre in Japan tätig war, wird das Prinzip der ständigen Verbesserung von den Japanern als »Kaizen« bezeichnet und erfolgreich umgesetzt (Demings 14 Punkte, »Kaizen«, ständige Verbesserung). Durch sein Wirken und Lehren revolutionierte *Deming* die Qualität und Produktivität der japanischen Industrie. Der kontinuierliche Verbesserungsprozess und die Fähigkeit der Mitarbeiter zur ständigen Verbesserung ihrer Abläufe im Sinne der einrichtungsinternen Ziele verfolgt das Ziel, immer wieder neu definierte kleinere Etappenziele festzulegen und gemeinsam mit den Führungskräften und Mitarbeitern zu erreichen. Der kontinuierliche Verbesserungsprozess ist kein Selbstzweck, da alle Mitarbeiter in allen Arbeitsbereichen, z. B. Küche, Hauswirtschaft, Wäscherei, Haustechnik und Pflege, hiervon betroffen sind und Verbesserungen die gesamte Pflegeeinrichtung betreffen. Die kontinuierliche Verbesserung bildet immer den Kern der täglichen Prozessarbeit. Verbesserung ist keine Nacharbeit oder eine Anpassung, sondern geht in der Regel immer über die gesetzlichen Anforderungen hinaus und übertrifft auch oft die nicht formulierten Kundenerwartungen!

2.3.1 Der PDCA-Zyklus als kontinuierlicher Verbesserungsprozess

Beim kontinuierlichen Verbesserungsprozess nach *Deming* geht es darum, Probleme und Schwachstellen zu erkennen, Problemlösungssystematiken im Team zu entwickeln, systematisch zu erarbeiten, zu visualisieren und umzusetzen. Der nachfolgend dargestellte »PDCA-Zyklus« kann als fortwährender dynamischer Prozess zur ständigen Qualitäts- und Leistungsverbesserung – durch Umsetzung festgelegter Maßnahmen – einer Einrichtung verstanden werden (Abbildung 13) und wird auch als »Deming-Kreis« bezeichnet.

Der dargestellte PDCA-Zyklus zeigt, dass eine fortlaufende und wie in einem sich selbst steuernden Regelkreises durchlaufende Neuorientierung und -anpassung durchgeführt werden muss.

Er kann als Methode für alle Qualitätsverbesserungen von jeder Einrichtung (unabhängig der Organisationsart) verwendet werden. Dieses Vorgehen unterteilt *Deming* in vier Phasen:

Plan   Informationsermittlung und Festlegung geeigneter Verfahrensschritte und Maßnahmen

Do   Umsetzung der festgelegten allgemeinen und speziellen Maßnahmen z. B. nach der Hygieneplanung

Check   Prüfung der Wirksamkeit durchgeführter Maßnahmen z. B. durch Betriebsbegehungen, Hygiene-Audits, Hygienevisiten, Hygieneuntersuchungen und mikrobiologischer Wirksamkeitsüberprüfungen

Act   Evaluation der erreichten Maßnahmen unter dem Aspekt eine ständige Verbesserung (auch als »Kaizen« bezeichnet) zu erreichen. Jeder Mitarbeiter kann durch sein »**Können, Wollen und Dürfen**« an dem Verbesserungsprozess (der innovativ oder kontinuierlich sein kann) aktiv mitwirken!

Das wiederholende Durchlaufen der Phasen ist wichtig, da bei jeder Wiederholung das bekannte Problem oder die Schwachstelle von mal zu mal mehr eingegrenzt wird und Erfahrungen beim nächsten Durchlauf berücksichtigt werden können.

3 Anforderungen einer Hygieneplanung

Gebäude, Räume und Ausstattungen müssen der Heimmindestbauverordnung (§ 10 Abs. 3 HeimMindBauV), den baurechtlichen Anforderungen im jeweiligen Bundesland, den berufsgenossenschaftlichen Vorschriften und BG-Regeln, den Bestimmungen der Arbeitsstättenverordnung sowie den brandschutztechnischen Vorschriften gemäß der Brandschutzverordnung u. a. genügen. Gem. § 11 Abs. 1 Ziffer 1 HeimG darf eine Pflegeeinrichtung nur dann betrieben werden, wenn der Träger und die Leitung die Würde sowie die Interessen und Bedürfnisse der Klienten vor Beeinträchtigungen schützen (z. B. durch das Vorhandensein einer Notrufanlage in Toiletten, Pflegedusche, Pflegebäder u. ä.).

Um Gesundheitsgefährdungen entgegenzuwirken, hat die Leitung einer Pflegeeinrichtung die erforderlichen technischen, organisatorischen und hygienischen Schutzmaßnahmen (z. B. die Bereitstellung, Einsatz und das Tragen persönlicher Schutzausrüstung) zu veranlassen (s. BGR 250, 4.1 »Allgemeine Anforderungen«). Alle Mitarbeiter sind mindestens einmal jährlich hinsichtlich der erforderlichen Hygienemaßnahmen zu belehren (s. Hygieneschulungen) und es sind entsprechende Arbeitsschutzunterweisungen zu veranlassen. Die Belehrungen, z. B. nach dem Infektionsschutzgesetz (§ 42 IfSG), sind grundsätzlich schriftlich zu dokumentieren.

Der Hygieneschutz und die Umsetzung verschiedener Maßnahmen zur Einhaltung der Infektionshygiene sollten sich auf folgende vier Bereiche beziehen:
1. Anforderungen an Gebäude, Räume und Ausstattung
2. Anforderungen im Rahmen der allgemeinen Infektionshygiene
3. Anforderungen an die Mitarbeiter und Einsatz der Schutzausrüstung
4. Organisatorische Anforderungen und Maßnahmen zur Hygiene

3.1 Anforderungen an Gebäude, Räume und Ausstattung

- Standort, Geräte und Anlagen, Lärm, lufthygienische und klimatische Belastungen der Pflegeeinrichtungen (für Mitarbeiter und Klienten).
- Sicherheitseinrichtungen (Beleuchtungen, Feuerlöscher, Notschalter etc.) sind durch befähigte Personen mindestens einmal jährlich sachgerecht zu warten und auf ihre Funktionsfähigkeit zu prüfen (s. § 4 Abs. 3 ArbStättV).
- Eine kontinuierliche planmäßige bauliche Instandhaltung und Renovierung ist notwendige Voraussetzung für jede effektive Reinigung und Desinfektion.
- Hygienische Anforderungen sowie Erfordernisse an Bauweise, technische Maßnahmen, Oberflächengestaltung und Ausstattung einzelner Räume (wie z. B. Zimmer der Klienten, Gemeinschaftsräume, Therapieräume, Sanitärräume, Küche und Wirtschaftsräume, Aufenthalts-, Personal- und Umkleideräume, Personaltoiletten, Funktions- und Nebenräume).
- Anforderungen nach dem Heimgesetz (§ 10 Abs. 3 HeimMindBauV) müssen durch den Träger oder die Leitung erfüllt werden, z. B. das Vorhandsein von Haltegriffen im Bereich der Toiletten usw.

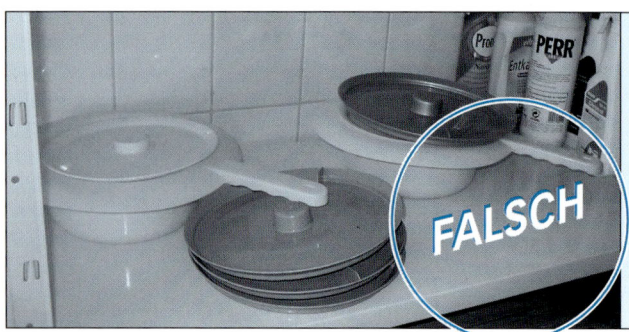

Der Steckbeckenspülraum muss grundsätzlich eine stapelfreie und kontaktlose Aufbewahrung (berührungsfrei) der Urinflaschen, Toilettenstühle und Steckbecken ermöglichen.

Abb. 14: Lagerung von Steckbecken im Steckbeckenspülraum.

- Eine Selbstverständlichkeit sollte die barrierefreie und körperbehindertengerechte Gestaltung (DIN EN 18024 und 18025) in Pflegeeinrichtungen sein.
- Für ausreichende blendfreie künstliche Beleuchtung von Arbeitsstätten ist zu sorgen (gem. DIN EN 12464-1). Sie sollte nach der empfohlenen Beleuchtungsstärken-Skala (in xl) im unmittelbaren Umgebungsbereich (je nach Art des Raumes, Aufgabe oder Tätigkeit) mindestens 200 bis maximal 500 lx (LUX) betragen, gerade auch, um Stürze der Klienten zu vermeiden (Sturzprophylaxe!). Bei der Überprüfung der Beleuchtungsstärke muss darauf geachtet werden, dass das eingesetzte Beleuchtungsmessgerät kalibriert wurde.
- Fußböden bestimmter Bereiche (Pflegezimmer für Schwerstpflegebedürftige, unreine Pflegearbeitsräume, Nebenräume, Funktionsräume u. ä.) müssen feucht zu reinigen und ggf. zu desinfizieren sein (nach Hygiene-, Reinigungs- und Desinfektionsplan). Die Zimmerausstattung sollte deshalb leicht zu reinigen und bestimmte Oberflächen desinfizierbar sein. In den Zimmern der Klienten von Pflegeeinrichtungen werden Teppichböden grundsätzlich nicht empfohlen, da hier ggf. keine desinfizierende Reinigung des Fußbodens durchgeführt werden kann.
- Der Fußbodenbelag in der Küche muss rutschfest sein und der ganze Raum inklusive der Einrichtungen wie Gehroste und Abflussrinnen muss grundsätzlich immer eine einwandfreie Reinigung und Desinfektion ermöglichen.
- Wände (fachgerechte Anstriche und Beschichtungsstoffe) in Küchen und Sanitärräumen müssen feucht zu reinigen und zu desinfizieren sein.
- Feuchtigkeitsschäden bspw. in Küche, Feuchträumen oder sonstigen Nebenräumen sind unzulässig. Durch das Eindringen von Wasser kann die Gefahr von Schimmelpilzbildung potenziert werden.
- Bauliche Anlagen müssen so angeordnet, beschaffen und gebrauchstauglich sein, dass durch Wasser, Feuchtigkeit, pflanzliche oder tierische Schädlinge sowie andere chemische, physikalische oder mikrobiologische Einflüsse, Gefahren oder unzumutbare Belästigungen nicht entstehen. Zu mikrobiologischen Einflüssen zählt z. B. auch die Schimmelpilzbildung.
- Auch so genannte Setzrisse in den Abschlussverfugungen zwischen Boden- und Wandfliesen sind sofort zu beseitigen (bündige Silikonabdichtungen), um eine ordnungsgemäße Wischdesinfektion in diesen Bereichen vornehmen zu können.
- Badewanne und Duschvorrichtungen (Duschhocker, Lifter etc.) müssen grundsätzlich leicht zu desinfizieren sein und ihre Oberflächen müssen glatt (wegen Biofilmbildung wie z. B. Schimmel) und dürfen nicht beschädigt sein.

- Der Medikamentenschrank sollte über eine desinfizierende Ausziehplatte verfügen.
- Matratzen sind mit Matratzenschonbezügen (feuchtigkeitsdicht, dampfdurchlässig, waschbar und desinfizierbar) auszustatten.
- Erreichbare Händewaschplätze mit Direktspender für Händedesinfektionsmittel, hautschonende Waschlotionen, geeignete Hautschutzcreme und Pflegelotion bzw. Pflegecreme in Tuben oder Spendern sowie Einmalhandtücher (BG-Regeln, z. B. BGR 250 und BGR 500 etc.) aus Rollenautomaten oder Papierhandtücher sind gesetzlich verpflichtend. Zur Reinigung und Desinfektion der Hände im Lebensmittelbereich sind ebenfalls Handwaschbecken mit Seifenspendern und Händedesinfektionsmittel sowie einmal verwendbare Handtücher in jedem Fall erforderlich.
- Der Träger einer Pflegeeinrichtung hat für eine sachgerechte Wiederaufbereitung von Urinflaschen und Steckbecken u. ä. durch einen Steckbeckendesinfektionsautomaten (Reinigung u. Desinfektion) diese in einer ausreichenden Anzahl (pro Etage/Wohnbereich) bereitzustellen.

3.2 Anforderungen im Rahmen der allgemeinen Infektionshygiene

- Je nach Schweregrad einer Infektionskrankheit sind Schutzkittel, Schutzhandschuhe, Mund-Nasenschutz etc. zu tragen.
- Ein Pflegebett ist grundsätzlich frisch zu beziehen, wenn es mit Ausscheidungen jeglicher Art oder Speiseresten beschmutzt worden ist. Die Häufigkeit der Maßnahme ist abhängig vom Zustand des Klienten und muss aber spätestens alle zwei Wochen durchgeführt werden. Ist der Klient nicht mehr in der Lage, das Bett zu verlassen, so ist das Betten bei jedem Lagerungswechsel durchzuführen. Auch ist ein Bett dann frisch zu beziehen, wenn der Klient diesbezüglich Wünsche äußert. Pläne, die genau festlegen, wann ein Bett frisch zu beziehen ist, sollten in der Pflegepraxis nicht mehr angetroffen werden, weil sie der individuellen Entscheidungsfreiheit der Pflegekräfte nicht gerecht werden und auch nicht klientenorientiert und somit nicht mehr zeitgemäß sind. Praxisorientierter ist es, das Bett dann frisch zu beziehen, während der Klient gebadet oder geduscht wird. Die Häufigkeit des Bettenmachen und die Wischdesinfektion des Pflegebettes (Bettenaufbereitung) mit einem Flächendesinfektionsmittel hat sich nach den jeweiligen hygienischen und sonstigen Erfordernissen (s. Hygieneplanung) zu orientieren.
- Die Zimmer der Klienten sind regelmäßig zu lüften. Die Gefahr von Durchzug wird vermieden, wenn vor Beginn der Pflegemaßnahme Fenster und Türen grundsätzlich geschlossen werden. Die Raumtemperatur von 21–23 °C ist zu beachten. Der Klient darf auf keinen Fall frieren oder frösteln!
- Beim Betten von infektiösen Klienten (z. B. bei multiresistenten Keimen – MRSA etc.) immer zuerst die nicht betroffenen Klienten versorgen und dann die infizierten Klienten.
- Bei einer Bettenaufbereitung: Flächendesinfektionsmittel zur feuchten Wischdesinfektion des Bettes verwenden, z. B. Lysoformin® spezial. Bei Bettrollen etc. Sprühdesinfektion (Sprühen aus ca. 30 cm Abstand auf trockene Fläche und antrocknen lassen) verwenden.
- Verschmutze Bettwäsche ist umgehend zu wechseln (Wäschesammler mit Kennzeichnung zur Sortierung ermöglicht eine entsprechende Zuordnung). Ein nachträgliches Sortieren von Wäsche jeder Art ist unzulässig (s. BGR 500, Kapitel 2.6).

- Kissen und Decken (die im Bett, z. B. als Lagerungshilfsmittel etc. mit einem Bezug zu versehen sind) sollen dampfdurchlässig und desinfizierend waschbar sein.
- Matratzenschutzbezüge (Schutz der Matratze vor Kontamination, gem. RKI) sind einer regelmäßigen Wischdesinfektion oder einem desinfizierenden Waschverfahren zu unterziehen (z. B. bei einem Klientenwechsel etc.). Bei starker Verschmutzung ist der Matratzenschutzbezug abzuziehen und mit einem (chemo-)thermischen Waschverfahren aufzubereiten. Wichtig beim Wäscheabtransport ist, dass bspw. die Matratzenschutzbezüge nicht in einen normalen Wäschesack gegeben werden, da das Material, wie alle flüssigkeitsdichten Materialien, nicht gepresst werden darf. Ansonsten genügt es auch, den Matratzenschutzbezug mit einer üblichen Flächendesinfektionslösung abzuwischen (Ausnahme: bei Klienten mit Infektionskrankheiten!).
- Leib-, Bettwäsche und Handtücher müssen bei mindestens 60 °C chemothermisch gewaschen (DGHM-geprüftes Waschmittel) werden.
- Nach jedem Baden oder Duschen eines Klienten ist die Badewanne oder die Dusche desinfizierend mit einem Flächendesinfektionsmittel (mit kurzer Einwirkzeit) zu reinigen. Nach Beachtung und Ablauf der vorgeschriebenen Einwirkzeit ist die Badewanne bzw. die Dusche sofort mit klarem Wasser nachzuspülen.
- Viele Badewannen verfügen über eine integrierte Desinfektionsdusche mit einem Desinfektionsmittelbehälter. Hier ist darauf zu achten, dass nur die vom Hersteller zu verwendenden Produkte eingesetzt werden unter Beachtung der Konzentration und Einwirkzeit. Ein Wartungs- und Instandhaltungsplan solle für diese Fälle durch die Leitung erarbeitet und die Wartungstermine (externe Fachfirmen) sollten durch die Haustechnik eingehalten und dokumentiert werden.
- Bei den thermischen Steckbeckenspülautomaten muss darauf geachtet werden, dass grundsätzlich immer mindestens eine Temperatur von 85 °C bei einer Minute Haltezeit erreicht wird.
- Chemische Steckbeckenspülautomaten (besonderes Infektionsrisiko) bergen grundsätzlich immer die Gefahr von Unterdosierung, Abweichungen in der Konzentration und Einwirkzeit und die Gefahr, dass nach dem Spülvorgang entsprechende Desinfektionsreste noch am Spülgut haften. Desinfektionsreste können gravierende Hautschädigungen bei Klienten verursachen, z. B. Entzündungen und/oder allergische Hautreaktionen sowie Hautirritationen. Eine manuelle Aufbereitung der Steckbecken (PSA, mit klarem Wasser nachspülen und Einmalhandtücher zum Abtrocknen des Spülguts verwenden) ist nur im Ausnahmefall, z. B. in der ambulanten Pflege, vertretbar.
- Toilettenstühle sind nach jeder Benutzung – also sofort – desinfizierend mit einem Flächendesinfektionsmittel (DGHM-geprüft) mit kurzer Einwirkzeit zu reinigen (Sitzfläche und Armlehnen). Hygienisch unbedenklicher ist die klientenbezogene Zuordnung der Toilettenstühle.
- Vor dem Umgang mit Medikamenten erfolgt immer eine hygienische Händedesinfektion. Der (verschließbare) Medikamentenschrank wird einmal wöchentlich mit einer Wischdesinfektion gründlich desinfizierend gereinigt. Im Zusammenhang mit der desinfizierenden Reinigung des Medikamentenschrankes erfolgt auch eine routinemäßige Kontrolle der fachgerechten Medikamentenaufbewahrung und -verwaltung (z. B. durch die Wohnbereichsleitung) auf Übersichtlichkeit, Aktualität und Überprüfung der Haltbarkeitsdaten sowie abgesetzter Medikamente in den klientenbezogenen Schälchen, Fächern etc.

- Die Gabe von Augentropfen/-salben (Medikamente!) setzt grundsätzlich immer eine ärztliche Anordnung voraus! Augentropfen sind sterile wässrige oder ölige Lösungen. Sie sind reizlos, wenn sie körperwarm sind und sowohl der osmotische Druck als auch der pH-Wert den Gegebenheiten der Tränenflüssigkeit entspricht. Da Augentropfen und -salben oft eine Dauermedikation sind, bedarf es einer sorgfältigen Anleitung des Klienten oder seiner Angehörigen, damit der Klient diese Maßnahme im Zuge seiner Selbstständigkeit eigenverantwortlich vornehmen kann. Augentropfen und -salben werden klientenbezogen (Namen des Klienten und Anbruchsdatum nach dem Öffnen auf die Flasche schreiben) zugeordnet und dürfen nicht für andere Klienten mit derselben Medikation verwendet werden. Angebrochene Augentropfen oder -salben werden sofort mit dem Anbruchsdatum versehen. Eine angebrochene Verpackung von Augentropfen darf nur vier bis maximal sechs Wochen verwendet werden (s. Beipackzettel), da sonst eine Kontamination wahrscheinlich ist.
- Geräte, die jeden Tag am Klienten benutzt werden, sind täglich desinfizierend zu reinigen. Ein Absauggerät oder ein Auffangbehälter z. B. für Sputum etc. muss mit entsprechendem Desinfektionsmittel gefüllt werden. Die Gebrauchsmittelllösung ist bei Bedarf in jeder Arbeitsschicht zu erneuern.
- Grundsätzlich müssen Verbandmaterialien oder sonstige Wundversorgungsmaterialien klientenbezogen zugeordnet sein und staubgeschützt gelagert werden.
- Bei bestimmten Infektionskrankheiten sind die Pflegehilfsmittel für eine bestimmte Dauer grundsätzlich klientenbezogen einzusetzen und im Zimmer des Klienten zu belassen. Vor der Anwendung an anderen Klienten sind diese Pflegehilfsmittel gründlich desinfizierend zu reinigen und entsprechend den Vorgaben (s. Hygieneplan) aufzubereiten.

3.3 Anforderungen an die Mitarbeiter und Einsatz der Schutzausrüstung

Hygienemaßnahmen zur Vermeidung einer Weiterverbreitung von Mikroorganismen

- Bei Umgang mit Körperflüssigkeiten jeglicher Art oder beim Vorhandensein einer bestimmten Infektionserkrankung des Klienten sind grundsätzlich immer geeignete medizinische Schutzhandschuhe zu tragen (s. BGR 250). Die Zuverlässigkeit und Dichtigkeit dieser medizinischen Schutzhandschuhe muss gemäß DIN EN 455-1 (bei Infektionskrankheiten eines Klienten) belegt sein. Nach Kontakt mit Körperflüssigkeiten sind sofort beide Hände gründlich mit einem Händedesinfektionsmittel (alkoholische Basis) zu desinfizieren und danach gründlich mit einer Waschlotion zu waschen. Das Händedesinfektionsmittel und die Waschlotion zum Händewaschen sollte möglichst aus Spendern und nah am Arbeitsplatz zur Verfügung stehen, z. B. der Handwaschplatz in einem Dienstzimmer, im reinen und unreinen Arbeitsraum sowie ein Spender mit Händedesinfektionsmittel am Pflege- und Verbandwagen.
- Zur Ausstattung der Handwaschplätze müssen die Anforderungen der BGR 250 (s. Schutzmaßnahmen bei Tätigkeiten ab der Schutzstufe 1 je nach Risikogruppe), der Arbeitsstättenrichtlinie und ggf. vorhandene Hygienevorschriften der Länder berücksichtigt werden.
- Beim Tragen von Schutzhandschuhen sind die Hände mit gerbstoffhaltiger Hautschutzcreme einzucremen (Schutz). Gerbstoffhaltige Hautschutzcremes verzögern das

Aufquellen der Hornschicht und haben darüber hinaus auch eine adstringierende Wirkung. Die Verwendung von Gemeinschaftsdosen zur Hautpflege und -schutz ist wegen der Verkeimungsgefahr nicht erlaubt!

- Beide Hände sind auch nach Ablegen von medizinischen Schutzhandschuhen grundsätzlich einer hygienischen Händedesinfektion zu unterziehen. Bei Maßnahmen, bei denen mit Blutspritzern oder mit einer Kontamination mit Blut gerechnet werden muss, ist immer ein Schutzkittel zu tragen und andere Schutzmaßnahmen zu beachten (ggf. Mund-Nasenschutz, Kopfhaube etc.).

- Bei bestimmten übertragbaren Erkrankungen der Klienten ist durch die Leitung einer Pflegeeinrichtung ein Infektionsschutz-Set (z. B. ein »MRSA-Notfallpaket«) zur Verfügung zu stellen: Mund-Nasenschutz (partikelfiltrierende Halbmaske EN 149 mit der Schutzstufe FFP2 oder FFP3 mit oder ohne Ventil können bei personengebundener Anwendung mehrfach benutzt werden), ggf. Einmal-Schutzbrille und medizinische Schutzhandschuhe. Überziehschuhe, Entsorgungsbeutel, geeignetes Händedesinfektionsmittel (z. B. Sterillium Virugard® oder Spitacid® bei Verdacht auf Virusinokulation u. a.), Kopfhauben, Schutzkittel (Textil- oder Plastikschürzen) und eine Zutrittsbeschränkung ergänzen das Infektionsschutz-Set. OP-Mund-Nasenschutz bieten für die Mitarbeiter keinen Atemschutz; sie sind ein »Schutz vor dem Mund«, der verhindern soll, dass mit der Ausatemluft Speicheltröpfchen zum Klienten gelangen! Bei dem Händedesinfektionsmittel ist unbedingt auf die Haltbarkeit zu achten.

- Mit Stuhl, Blut oder anderen Körperflüssigkeiten kontaminierte Gegenstände sind sofort zu desinfizieren und dann desinfizierend zu reinigen. Auch eingetrocknetes Blut ist infektiös.

- Den Mitarbeitern ist grundsätzlich geeignete Schutzkleidung (z. B. Überkittel, Vorbinder oder Schürzen für die Küchenmitarbeiter, Einmalschürzen, Schutzkittel, Mund-, Haar- und Augenschutz) und persönliche Schutzausrüstung in ausreichender Anzahl für bestimmte Tätigkeiten und Aufgaben zur Verfügung zu stellen. Eine Schutzkleidung wird z. B. bei der Versorgung infektiöser, infektionsgefährdeter oder bei infektionsverdächtigen Klienten unbedingt erforderlich.

- Die Schutzkleidung hat sich immer in einem ordnungsgemäßen Zustand zu befinden (Organisationsverantwortung der Leitung). Der Träger einer Pflegeeinrichtung hat grundsätzlich für die Desinfektion, Reinigung und Instandhaltung der Schutzkleidung zu sorgen. Die Schutzkleidung darf durch die Mitarbeiter auf gar keinen Fall mit nach Hause genommen werden (s. § 11 Abs. 2 BioStoffV).

- Der Schutzkittel ist bei bestimmten Erkrankungen (MRSA, Salmonellen, Krätze etc.) klientenbezogen zu verwenden und ggf. im Zimmer des Klienten (Außenseite nach außen hängend) zu belassen (z. B. multiresistente Keime).

- Schutzkittel und medizinische Einmalhandschuhe (latexarm bzw. latexfrei und ungepudert) sind bei multiresistenten Keimen und Salmonelleninfektionen immer beim Betreten des Zimmers anzulegen und beim Verlassen des Zimmers abzulegen. Der Schutzkittel verbleibt klientenbezogen im Zimmer des Klienten. Im Anschluss erfolgt eine gründliche Händedesinfektion und das anschließende Waschen der Hände.

- Medizinische Einmalhandschuhe sind aufgrund ihrer geringen Materialdichte für Chemikalien im Rahmen von Desinfektions- und Reinigungsmaßnahmen nicht geeignet (hier sind flüssigkeits- und chemikaliendichte Haushaltshandschuhe zu tragen).

- Bei der Speisenverteilung ist grundsätzlich eine Schutzkleidung zu tragen und vorher eine hygienische Händedesinfektion durchzuführen.

- Die Berufsbekleidung ist nur in der Einrichtung (während der Dienstzeit) zu tragen und muss ebenfalls durch den Träger der Einrichtung gereinigt d. h. gewaschen werden. Die Reinigung der Berufskleidung ist in der Pflegeeinrichtung durch die Wäscherei so zu regeln, dass diese nach den Gesichtspunkten der Biostoffverordnung und den technischen Regeln für die biologischen Arbeitsstoffe (BGR 250/TRBA 250) vom Arbeitgeber wie Schutzkleidung zu desinfizieren und zu reinigen ist!
- Die Berufsbekleidung sollte mindestens zweimal wöchentlich gewechselt werden; bei Kontaminationen sofort. Eine getrennte Aufbewahrungsmöglichkeit von der Privatkleidung und Berufskleidung (Schutzkleidung) ist durch getrennte Umkleideschränke (Spind) zu ermöglichen (s. BGR 250/TRBA und § 11 Abs. 1 BioStoffV). Der Wechsel von der Privatkleidung in die Berufskleidung erfolgt grundsätzlich nur in den Umkleideräumen. Den Umkleideräumen sollte eine Personaltoilette und eine Dusche (Oberflächen leicht desinfizierend zu reinigen) für die Mitarbeiter zugeordnet sein. Berufskleidung darf niemals mit der Privatkleidung in einem Umkleideschrank in Berührung kommen. Im Umkleideraum sollte sich immer ein Wäschesammler (für die Berufskleidung) befinden.
- Pflegemitarbeiter dürfen grundsätzlich keine Schmuckstücke an den Händen (Ringe, Armbänder und sonstige Schmuckstücke etc.), Uhren oder lange Ohrringe tragen. Kurze Fingernägel (halbrund geschnitten und nicht lackiert) sind für alle Pflegemitarbeiter Pflicht, damit keine Klienten verletzt werden (z. B. beim Betten und Lagern) und wegen der großen Verkeimungsgefahr. Unter den Ringen und Armbändern können sich die Feuchtigkeit stauen, Keime ansammeln und Chemikalien- und Seifenreste haften bleiben und verkeimen. Auch Infektionserreger können so in der gesamten Pflegeeinrichtung weiterverschleppt werden (Kreuzkontamination!). Übrigens: Das Eincremen der Hände im Rahmen des Hautschutzes mit Hautschutzcremes wird durch das Tragen von Ringen und Armbändern stark erschwert. Bei Tätigkeiten, die eine hygienische Händedesinfektion erfordern, dürfen an Händen und Unterarmen keine Schmuckstücke getragen werden (Mitteilung der Kommission für Krankenhaushygiene und Infektionsprävention am Robert Koch-Institut »Händehygiene«, Bundesgesundheitsblatt Heft 3, 2000, S. 230–233).
- Da Nagelstudios unterschiedlich infektionshygienische Maßnahmen umsetzen, ist auch von einer so genannten French-Maniküre (»Gelnägel«) der Fingernägel sowie von Nagelverlängerungen abzusehen.
- Piercing (Körperschmuck) an sichtbaren Körperstellen (im Gesichtsbereich) muss aus infektionshygienischen Gründen während der Arbeitszeit z. B. mit Hilfe einer transparenten Klebefolie (atmungsaktiver Folienverband) abgedeckt werden.
- Die Haare der Mitarbeiter müssen grundsätzlich sauber und gepflegt sein. Lange und halblange Haare müssen zu einem Zopf geflochten bzw. hochgesteckt werden. Die Haare dürfen während der Arbeit nicht mit den Händen berührt werden; Tragen von Kopftüchern (Haarnetz) in der Küche und im Abwasch.
- Bei Schnitt- oder Nadelstichverletzungen (großes Übertragungsrisiko von Infektionskrankheiten: Hepatitis B, Hepatitis C und HIV u. a.) mit kontaminierter Kanüle besteht die Möglichkeit der passiven Immunisierung, wenn sie unmittelbar erfolgt. Das postexpositionelle Handeln (Maßnahmen z. B. nach der Nadelstichverletzung) sollte durch Schulung und Unterweisung anhand einer Betriebsanweisung geübt werden, unter Einbeziehung eines ermächtigten Arztes (Betriebsarzt nach § 15 Abs. 5 BioStoffV). Die verhaltensbedingte Betriebsanweisung »Vorgehen nach Nadelstich- oder

Schnittverletzungen« (s. Anhang 7) sollte neben dem Erste-Hilfe-Kasten sichtbar für die Mitarbeiter der Pflegeeinrichtung angebracht werden.

- Nach der Verabreichung von Injektionen darf die Injektionskanüle nicht wieder in die Schutzhülle zurückgesteckt werden (»recapping«), sondern muss sofort in einen geeigneten Kanülensammler (durchstichsicher und feuchtigkeitsbeständig z. B. in einem Kunststoffbehälter) sicher entsorgt werden (Personalschutz).

3.3.1 Postexpositionsprophylaxe

Eine Exposition (Blut, infektiöse Sekrete), z. B. durch eine Nadelstichverletzungen, birgt für die Pflegemitarbeiter grundsätzlich ein erhebliches Übertragungsrisiko für zahlreiche Infektionskrankheiten, wenn der Ausgangsklient Virus-Träger war. Jede Stichverletzung kann grundsätzlich infektiöses Material (u. a. virale Hepatiden) in den Stichkanal einbringen und erfordert sofortiges und schnelles Handeln, d. h. innerhalb weniger Minuten. Nadelstichverletzungen sind in der Praxis sehr häufig, wenn bspw. die gebrauchte Kanüle nach der Injektion wieder in die Schutzkappe zurückgeschoben wird.

Grundsätzliches:

Die Postexpositionsprophylaxe sollte bei allen Mitarbeitern anhand einer Betriebsanweisung regelmäßig geschult und am Arbeitsplatz eingeübt werden:
- Verwendete Kanülen niemals in den Kanülenschutz zurückstecken (»recapping«). Nach der Injektion darf die Kanüle zur Entsorgung in ein Sammelgefäß (Kanülensammler) nur mit **einer** Hand erfolgen. Die zweite Hand darf auf gar keinen Fall den Kanülensammler festhalten, d. h., der Kanülensammler muss fest und sicher stehen. Kanülen niemals biegen oder abknicken
- Ungeordnete Arbeitsweise schafft ein potentielles Unfallrisiko
- Scharfe oder spitze Gegenstände niemals in den Kitteltaschen oder Hosentaschen und dgl. aufbewahren, sondern immer sofort in durchstichsichere Transportbehältnisse geben
- Tragen von medizinischen Schutzhandschuhen und Schutzkleidung bei risikobehafteten Tätigkeiten und Aufgaben ist Pflicht

Präventive Maßnahmen:

- Der nächste Durchgangsarzt (D-Arzt) muss mit Name, Anschrift und Telefonnummer in der Pflegeeinrichtung bekannt sein (Aushang für die Mitarbeiter)
- Der für die Pflegeeinrichtung nächstgelegene D-Arzt (nach Standort der Pflegeeinrichtung) kann durch den überbetrieblichen Dienst (FaSi oder BA) und auch bei der Berufsgenossenschaft für Gesundheitsdienst und Wohlfahrtspflege erfragt werden. So verfügt z. B. auch **jedes** Krankenhaus über zugelassene D-Ärzte
- Jeder Pflegemitarbeiter sollte durch die arbeitsmedizinische Vorsorge (s. § 11 ArbSchG, BGV A4, § 15 BiostoffV, § 15 GefstoffV) gegen Hepatitis B geimpft sein (Immunisierung gegen HBV) und einen ausreichenden Impfschutz (Untersuchungen auf HBV und HCV) besitzen. Auch wenn die Impfung gegen Hepatitis B freiwillig ist, sollten Mitarbeiter motiviert werden, dieses betriebsärztliche Angebot anzunehmen
- Der Impf-, Sero- und Immunstatus des Mitarbeiters muss aus dem Impfausweis ersichtlich sein

- Der Impfausweis der Mitarbeiter – oder zumindest eine Kopie – sollte beim Arbeitgeber (Leitung der Einrichtung) hinterlegt werden, damit sich der D-Arzt schnell einen Überblick über den aktuellen Impfstatus des Mitarbeiters machen kann
- Ist der Impfstatus des Mitarbeiters für den D-Arzt ersichtlich, können weitere Untersuchungsmaßnahmen (Hepatitis B, Hepatitis C usw.) durch den Arzt gezielter und zeitnah veranlasst werden
- In der Einrichtung muss sich ein Verbandkasten mit Verbandbuch befinden und die Mitarbeiter sollen im Umgang mit dem Verbandbuch unterwiesen worden sein. Nach der BGV A1 §§ 24, 25, 26 Abs. 1 sowie nach § 4 Abs. 5 ArbStättV ist die Leitung einer Einrichtung dafür verantwortlich, dass zur Ersten Hilfe und zur Rettung aus Gefahr die erforderlichen Einrichtungen und Sachmittel sowie das erforderliche Personal (Ersthelfer) in ausreichender Anzahl zur Verfügung stehen. Auch wenn in einer Pflegeeinrichtung viele Pflegefachkräfte tätig sind, müssen Ersthelfer/innen in ausreichender Anzahl geschult und im Hause benannt werden
- Ein Verbandbuch ist mindestens fünf Jahre aufzubewahren. Jeder Verbandkasten (Anzahl ist von der Anzahl der Mitarbeiter abhängig) soll durch die Mitarbeiter leicht zugänglich und jederzeit einsatzbereit sein. Die entsprechenden Aufbewahrungsstellen der Ersten Hilfe-Ausstattung (s. § 4 Abs. 5 ArbStättV) sollen durch entsprechende Erste-Hilfe-Zeichen (weißes Kreuz auf grünem Hintergrund) kenntlich gemacht werden
- Empfehlenswert ist es, durch die Apotheke den Verbandkasten (sowie »Anleitung zur Ersten Hilfe« BGI 503) mindestens zweimal jährlich prüfen und ggf. nachrüsten zu lassen. Die Prüfung des Verbandkasten auf Vollständigkeit muss durch die Apotheke dokumentiert werden

Allgemeine Sofortmaßnahmen nach einer Stichverletzung:

- Verletzung sofort mehrfach ausdrücken; Blutung anregen, um möglichst alles Fremdmaterial aus dem Stichkanal zu entfernen. Dauer der Maßnahme: 1–2 Minuten
- Behandlung der Verletzung mit einem wirksamen Wunddesinfektionsmittel (virusinaktivierendem Händedesinfektionsmittel). Stichkanal spreizen, um eine Wirkung des Mittels in der Tiefe zu erreichen. Dauer der Desinfektion: 3–5 Minuten. Die unverzügliche antiseptische Spülung der Wunde, am besten mit Händedesinfektionsmittel (z. B. falls vorhanden mit Sterillium Virugard®, Spitacid® etc.), ist außerordentlich wichtig
- Abschätzen der Infektionsgefahr nach Klientenanamnese, Art und Menge des eingebrachten Materials
- Unmittelbar danach einen D-Arzt aufsuchen, damit dieser entsprechende Blutuntersuchungen je nach Exposition durchführen kann (s. § 15 Abs. 3 BiostoffV)
- Der D-Arzt wird dem Mitarbeiter – je nach Exposition – Blut abnehmen und eine erste serologische Untersuchung (Hepatitis B und in jedem Fall Hepatitis C sowie ggf. HIV) veranlassen
- Die zweite Untersuchung (ggf. Impfung) wird nach sechs Wochen und die dritte Untersuchung nach spätestens drei Monaten durchgeführt
- Wurde eine Impfung (z. B. Hepatitis B) durch den Betriebsarzt durchgeführt, wird in diesem Fall (berufliche Exposition) immer der Impferfolg überprüft
- Auch wenn der D-Arzt die erste Untersuchung vorgenommen hat, sollte die zweite und dritte Untersuchung durch den ermächtigten Arzt (Betriebsarzt) der Pflegeeinrichtung

durchgeführt werden. Nach dem Besuch eines D-Arztes sollte deshalb der Betriebsarzt der Pflegeeinrichtung durch die Leitung hierüber in Kenntnis gesetzt werden

Dokumentation:

- Meldung (Unfallanzeige) an den Versicherungsträger (BGW) bei jeder Exposition mit potentiell infektiösen Blut, Sekreten etc. durch die Leitung einer Pflegeeinrichtung Oder:
- D-Arzt verfasst eine Unfallanzeige und leitet diese an den Versicherungsträger (BGW) weiter
- Die Unfallanzeige (Durchschrift) ist unverzüglich dem Betriebsarzt (Arbeitsmediziner!) vorzulegen
- Jede Stichverletzung (berufliche Exposition) ist in das Verbandbuch (im Verband-kasten) einzutragen (kann nachträglich gemacht werden), um einen Nachweis im Falle einer anerkannten Berufskrankheit zu haben:
  - Datum und Uhrzeit des Unfallereignisses sowie Art der Kontamination
  - Ort des Unfallereignisses
  - Art und Umfang der Verletzung (Unfallhergang)
  - Auflistung der durchgeführten Sofortmaßnahmen
  - Name des Mitarbeiters
  - Evtl. Zeugen des Unfallherganges
  - Name der Mitarbeiter, die Erste Hilfe geleistet haben
- Die Hepatitis B und auch eine HIV-Infektion, die sich der Mitarbeiter durch eine berufliche Exposition, z. B. durch eine Nadelstichverletzung, zugezogen hat, ist – sofern der Unfall mit einer Unfallanzeige bei der BGW gemeldet wurde – eine anerkannte Berufskrankheit

Übrigens:

Jeder Arbeitsunfall muss mit einer Unfallanzeige dem Versicherungsträger mitgeteilt, wenn aus der Verletzung eine Arbeitsunfähigkeit von mehr als drei Tagen resultiert! Bei einer Hepatitis C-Infektion ist keine Impfung möglich, sondern nur eine sehr kosten-intensive Interferonbehandlung.

Verhalten bei bekannten oder unklaren HBV und HIV-Status des Klienten:

- Serumprobe von der verletzten Person (Erhebung des Immunstatus des Rezipienten) und mit Einverständnis auch eine Blutprobe von dem Klienten.

Prophylaxe bei Verdacht auf HIV-Infektion (berufliche HIV-Exposition):

- Eine wirksame medikamentöse Postexpositionsprophylaxe nach beruflicher HIV-Exposition erfordert ein schnelles und sofortiges Handeln. Da die Einnahme der Medikamente so schnell wie irgend möglich beginnen muss, hat der Pflegemitarbeiter unmittelbar nach der Exposition den Kontakt mit einem Krankenhaus (oder einem in der HIV-Behandlung erfahrenen Arzt) aufzunehmen.

- Die Notfallmedikamente, die bei einem begründeten Verdacht auf eine HIV-Infektion prophylaktisch zum Einsatz kommen, sind über jedes größere Krankenhaus verfügbar. Dort erfolgt auch eine notwendig gewordene ärztliche Beratung und die Meldung an die Berufsgenossenschaft durch den D-Arzt.
- Grundsätzlich kann die Dokumentation (für den Versicherungsträger: Unfallanzeige und Eintrag in das Verbandbuch) auch noch zu einem späteren Zeitpunkt erfolgen.

3.4 Organisatorische Anforderungen und Maßnahmen zur Hygiene

- Küchen- und Hauswirtschaftsmitarbeiter sind ggf. ebenfalls über vorliegende Infektionserkrankungen bei Klienten zu informieren (z. B. bei Auftreten multiresistenter Erreger in der Pflege etc.), um frühzeitig persönliche Schutzmaßnahmen (PSA u. ä.) einleiten und beachten zu können.
- Die Einnahme von Speisen und Getränke ist aus hygienischen Gründen für die Mitarbeiter einer Pflegeeinrichtung nur in den vorgesehenen Aufenthaltsräumen und Personalräumen erlaubt.
- Wäsche in Pflegeeinrichtungen ist so zu behandeln, dass sie frei von Mikroorganismen ist, durch eine fachgerechte und bestimmungsgemäße Anwendung (einwandfreie Wasch- und Desinfektionsergebnisse) der Mittel und Waschverfahren (s. BGR 500, Kapitel 2.6).
- Die Medikamentenverwaltung, -aufbewahrung und -aufzeichnung ist auch in § 11 Abs. 1 Nr. 10 und § 13 Abs. 1 Nr. 5 HeimG näher geregelt. Im Rahmen eines Kooperationsvertrages mit der Vertragsapotheke einer Pflegeeinrichtung sollen durch die Apotheke entsprechende halbjährliche Prüfungen und Kontrollen im Bereich der Medikamentenverwaltung durchgeführt und in einem Prüfprotokoll (Prüfnachweise) festgehalten werden. Die Apotheke sollte in diesem Zusammenhang auch die Unverträglichkeit der Medikamente untereinander für einzelne Klienten überprüfen und ggf. den Hausarzt des Klienten hierüber in Kenntnis setzen. Durch die Vertragsapotheke sollen darüber hinaus auch entsprechende Schulungen (s. prospektiver Fortbildungsplan) für die Pflegefachkräfte, im Umgang mit Medikamenten angeboten werden.
- Die Entsorgung abgesetzter (Achtung: Klienteneigentum!) oder verworfener Medikamente hat sachgerecht über eine Vertragsapotheke zu erfolgen. Lagerungsvorschriften und -hinweise sind immer zu beachten (trocken, lichtgeschützt, kühl z. B. nicht über + 8 °C oder nicht über 20 °C lagern etc.).
- Medikamente sind immer klientenbezogen (Vor- und Nachname) und werden in der stationären Pflege in einem verschlossenen Medikamentenschrank (meist in alphabetischer Reihenfolge) in Fächern, Kästchen oder Schubladen aufbewahrt und daraus entnommen (nicht im Zimmer des Klienten).
- Medikamente immer in der Originalverpackung (s. Packungsangaben) mit Packungsbeilage belassen und Verfalls- bzw. Haltbarkeitsdatum der Medikamente beachten.
- Bei Oralia (Tropfen) ist immer das Anbruchsdatum und das Ablaufdatum auf der Tropfenflasche festzuhalten. Gerade Oralia haben nach dem Öffnen der Tropfenflasche eine nur sehr begrenzte Haltbarkeit! Manche Oralia müssen beispielsweise nach Anbruch kühl in einem Medikamentenkühlschrank aufbewahrt werden wie z. B. Atosil, Distraneurin usw.

111

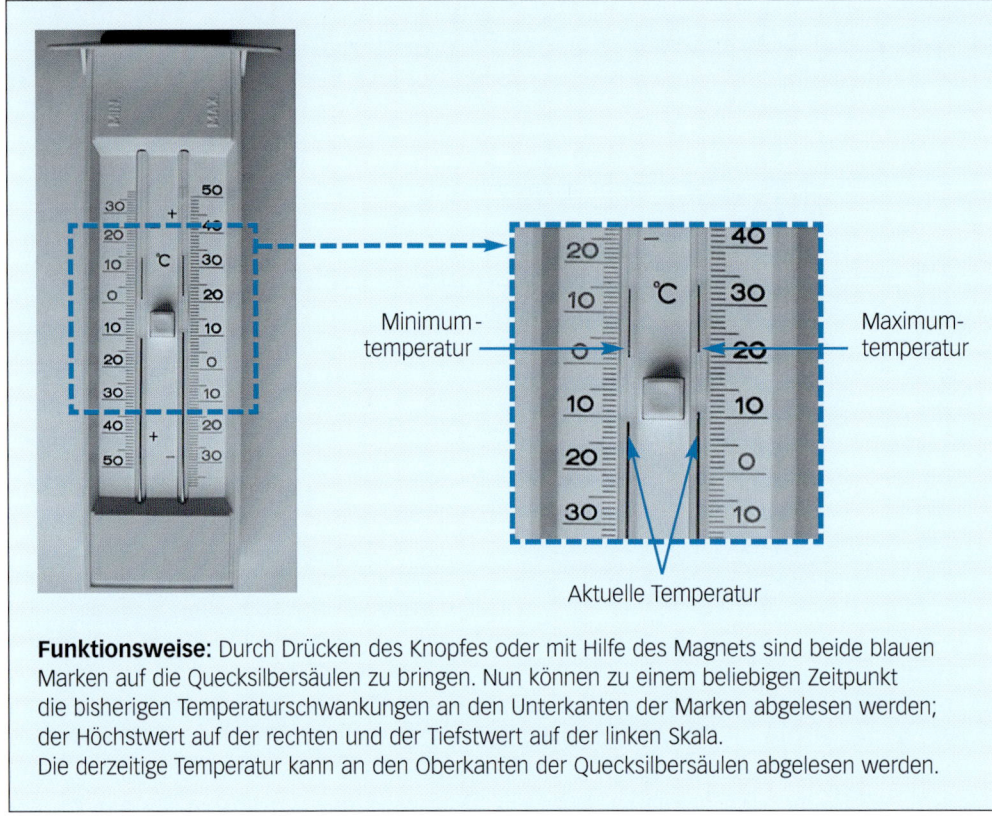

Funktionsweise: Durch Drücken des Knopfes oder mit Hilfe des Magnets sind beide blauen Marken auf die Quecksilbersäulen zu bringen. Nun können zu einem beliebigen Zeitpunkt die bisherigen Temperaturschwankungen an den Unterkanten der Marken abgelesen werden; der Höchstwert auf der rechten und der Tiefstwert auf der linken Skala. Die derzeitige Temperatur kann an den Oberkanten der Quecksilbersäulen abgelesen werden.

Abb. 15: Maxima-Minima-Thermometer für den Medikamentenkühlschrank.

- Mehrdosenbehältnissen (z. B. Durchstechampullen) sind ebenfalls immer mit Anbruchsdatum und mit Uhrzeit zu versehen sowie im Kühlschrank zu lagern. Nicht konservierte Lösungen (Beipackzettel und Herstellerangaben der Lösungen z. B. Sultanol-, Bisolvon bzw. Mucosolvan etc. beachten) nach Anbruch innerhalb von 24 Stunden verbrauchen.
- Medikamente, die in einem Braunglas durch die Apotheke angeliefert werden, müssen vor Licht geschützt werden.
- In einem Medikamentenkühlschrank dürfen keine Lebensmittel aufbewahrt werden.
- Die Temperatur im Medikamentenkühlschrank muss bei der Medikamentenkontrolle täglich kontrolliert und dokumentiert werden. Hier eignet sich am Besten ein so genanntes »Maxima-Minima-Thermometer«. Dieses Thermometer (s. Abbildung 15) ermöglicht auf einen Blick, dass Feststellen der Höchst-, Tiefst- und Momentantemperatur.
- Überprüfung/Überwachung des laufenden Bestandes der Medikamente z. B. durch die Pflegefachkräfte, damit rechtzeitig das Medikament nachbestellt werden kann.
- Medikamente maximal 24 Stunden vorher richten (Anordnung kann sich sehr oft schnell ändern).
- Vorbereiten der Tagesmedikamente nur in geschlossenen Dispensern (mit Deckel).
- Tropfen nur für die jeweilige Einzelgabe, (d. h. max. 1 Stunden vorher) vorbereiten.

- Bestimmte Tropfen dürfen nicht gemischt werden.
- Bei Saft- und Sirupzubereitungen ist der klientenbezogene Messlöffel als Dosierlöffel (genaue Milliliterangaben) zu benutzen.
- Name des Klienten (sofern dies nicht von der Apotheke vorgenommen wird) und Lieferdatum ist auf der Verpackung von Medikamenten festzuhalten.
- Die »6-R-Regel« im Umgang mit Medikamenten beachten:
  1. Der richtige Klient,
  2. Das richtige Medikament,
  3. Die richtige Dosierung,
  4. Die richtige Applikationsform (Tbl., Drg. Trpf. usw.),
  5. Die richtige Zeit,
  6. Die richtige Dokumentation.
- Bezüglich Lagerung von Insulin orientieren sich die Bedingungen der Insulinzubereitungen an den Angaben der Fach- und Gebrauchsinformationen: Mehrdosenbehältnisse sind nach Anbruch grundsätzlich gekühlt (Lagerung zwischen 3–8 °C im Kühlschrank) aufzubewahren und mit Anbruchdatum (Datum und Uhrzeit) zu versehen. Eine einwöchige Unterbrechung, bspw. der vorgeschriebenen Kühllagerung durch Lagerung bei Raumtemperatur, führt laut Herstellerinformationen zu keiner signifikanten Qualitätseinbuße. Lagerungen unter erhöhten Temperaturen führen innerhalb weniger Tage zu messbaren Veränderungen, wenn gleich die blutzuckersenkende Wirkung voll erhalten bleibt. Allerdings sollten aus Sicherheitsgründen Insulinzubereitungen nicht länger als zwei Tage Temperaturen von mehr als 30 °C ausgesetzt und vor direkter Sonneneinstrahlung geschützt werden.
- Mehrdosenbehältnisse ohne Konservierungsmittel (z. B. Aqua dest., NaCl etc.) sind nach Anbruch nur für den kurzfristigen Gebrauch (maximal 24 Stunden) zulässig. Angebrochene Insulinzubereitungen bzw. Insulinpatrone im Pen kann vier Wochen bei Raumtemperatur aufbewahrt werden. Nach Untersuchungen bleibt die mikrobiologische und die wirkspezifische Stabilität erhalten. Insulin ist nach Erstentnahme innerhalb von vier Wochen aufzubrauchen.
- Niemals den Insulinpen mit der Insulinpatrone im Kühlschrank aufbewahren (vgl. Gebrauchsinformationen). Patronen für den Pen werden jedoch im Kühlschrank gelagert! Ein Pen ist grundsätzlich immer klientenbezogen zu verwenden und mit Namen des Klienten und der Insulinart zu versehen. Nadelwechsel der Pens täglich.
- Messgeräte zur Glukosebestimmung (BZ-Geräte): Blutzuckergeräte sollten grundsätzlich klientenbezogen eingesetzt werden. Werden Messgeräte zur Glukosebestimmung (Glukose in mg/dl bzw. mmol/l) für mehrere Klienten verwendet, so ist einmal wöchentlich eine Vergleichsprüfung mit einer Kontrolllösung (abhängig von der Art des Messgerätes, z. B. Accu-Check Comfort, Accu-Check-Sensor etc.) und einem Blutzuckerteststreifen vorzunehmen, um die Messgenauigkeit festzustellen. Die Maßnahmen zur internen Qualitätssicherung und die Dokumentation der Qualitätskontrolle sollten nach den Richtlinien der Bundesärztekammer (Rili-BÄK vom 24.08.2001) erfolgen. Der Dokumentationsbogen zur Qualitätssicherung labordiagnostischer Untersuchungen in der klientennahen Sofortdiagnostik ist durch die Apotheken erhältlich. Die Aufbewahrungsfrist dieser Dokumentation beträgt fünf Jahre.

3.5 Verfahrensspezifische infektionshygienische Maßnahmen

Besonders die Mitarbeiter des MDK und der Heimaufsichten sowie die Amtsärzte, Hygienefachkräfte, Hygieneinspektoren und die Gesundheitsaufseher des Gesundheitsamtes überprüfen im Rahmen ihrer Überwachungstätigkeiten unter anderem auch die Einhaltung der Infektionshygiene in Pflegeeinrichtungen sowie die fachlich einwandfreie Versorgung der Klienten. In Bezug auf die Individualbegutachtung werden im Rahmen der Überwachungstätigkeiten der Behörden – neben der Strukturqualität – besonders diejenigen Klienten mit pflegeerschwerenden Faktoren (»Spezielle Hygieneanforderungen«) bzw. Bedingungen mit Einverständnis der Klienten (oder Betreuers) im Zimmer aufgesucht und sowohl pflegefachlich als auch amtsärztlich begutachtet.

Hierunter zählen bspw. (Spezielle Hygieneanforderungen):
- Klienten, die künstlich ernährt werden
- Klienten mit Dauerkatheter
- Klienten mit Wunden jeglicher Art (insbes. chronische Wunden wie z. B. Dekubitus, Ulcus cruris)
- Klienten, die schwerst Schädel-Hirn geschädigt sind
- Klienten mit multipler Sklerose
- Klienten, die mit MRSA-Keimen besiedelt sind
- Bettlägerige und infektionsanfällige Klienten
- Klienten mit Kontrakturen
- Insulinpflichtige Klienten
- Klienten, die am apallischen Syndrom leiden
- Klienten mit Tracheostoma

Bei diesen Personengruppen ist im Rahmen der Begutachtung davon auszugehen, dass besonders hier im Rahmen des Pflegeprozesses und der täglichen Pflegeausführung einige infektionshygienische Maßnahmen bereits eingeleitet, dokumentiert und tagtäglich durch die Pflegekräfte beachtet und umgesetzt werden. Von daher sind die Regelungen im Hygieneplan in dem Punkt der »Verfahrensspezifischen infektionshygienischen Maßnahmen« bei allgemeinen und speziellen Pflege- und Behandlungsmaßnahmen besonders wichtig. Zum einen für das Wohl und die Bedürfnisse der Klienten, zum anderen aber auch für die Gesunderhaltung der Mitarbeiter (Personalschutz). Vorrangiges Ziel im Sinne des Infektionsschutzes ist es allerdings auch, durch die Umsetzung der infektionshygienischen Maßnahmen nosokomiale Infektionen zu verhindern, d. h. eine Infektion mit lokalen oder systemischen Infektionszeichen als Reaktion auf das Vorhandensein von Erregern oder ihrer Toxine. Gemäß § 6 Abs. 3 IfSG besteht die Verpflichtung, einen Ausbruch von nosokomialen Infektionen, die im zeitlichen Zusammenhang mit einer stationären oder ambulanten medizinischen Maßnahme (Krankenhäuser!) stehen, soweit eine Infektion nicht bereits vorher bestand, zu erfassen und unverzüglich an das zuständige Gesundheitsamt zu melden. Auch existieren entsprechende RKI-Empfehlungen und Kriterien, die sich auf die Erfassung und Bewertung nosokomialer Infektionen auf den Intensivstationen und im operativen Bereich konzentrieren. Danach sollen folgende nosokomiale Infektionen erfasst werden (Infektionsstatistik):
- Katheter-assoziierte Harnwegsinfektionen
- Postoperative Wundinfektionen
- Katheter-assoziierte Septikämien
- Beatmungs-assoziierte Pneumonie

Eine nosokomiale Infektion in einer Pflegeeinrichtung zu verhindern, ist ein primäres Ziel im Rahmen des einrichtungsinternen Hygienemanagements, dessen Auslegung im Hygienerahmenplan schriftlich zu verankern ist! Der einrichtungsspezifische Hygieneplan unter Einbindung der Reinigungs- und Desinfektionspläne sollte sich in der Umsetzung mindestens auf die nachfolgend genannten pflegerischen Tätigkeiten, Aufgaben und die dabei einzubeziehenden Hygienemaßnahmen konzentrieren (**Prozesskriterien**). Wichtig dabei ist es, im Rahmen der Hygieneplanung nicht nur die einzelnen pflegerischen Tätigkeiten, Aufgaben oder ein bestimmtes Krankheitsbild beim Auftreten einer bestimmten Infektionserkrankung in einem Pflegewohnbereich zu beschreiben, sondern auch die eingesetzten Methoden, Produkte (Antiseptika, Reinigungs- und Desinfektionslösungen und sonstige Dekontaminationsmaßnahmen etc.) im Hygieneplan zu benennen. Daneben müssen selbstverständlich im Rahmen der **Strukturkriterien** die zur Umsetzung notwendigen Schutzmaßnahmen, der Einsatz von persönlicher Schutzausrüstung als auch die besonderen Hinweise (z. B. Meldewesen bei meldepflichtigen Erkrankungen) konkret und handlungsleitend im Detail beschrieben werden (Personal- und Infektionsschutz). Die durchzuführenden pflegerischen Tätigkeiten und Aufgaben nach der Vorgehensweise »Was, Wann, Wie, Womit und Wer?« müssen in jedem Fall mit den Hygiene-, Reinigungs- und Desinfektionsplänen (R&D) sowie letztendlich mit dem gesamten Hygienerahmenplan übereinstimmen und harmonisieren:

1. Was ist umzusetzen?
2. Wann ist es umzusetzen?
3. Wie ist es umzusetzen?
4. Womit ist es umzusetzen?
5. Wer hat die Maßnahmen umzusetzen (Zuständigkeit und Verantwortung)?

Nachfolgend werden kurz und zusammenfassend die wichtigsten infektionshygienischen Maßnahmen bei bestimmten pflegerischen Tätigkeiten und Aufgaben (direkte und indirekte Pflege) exemplarisch genannt, um nosokomiale Infektionen zu verhindern. Zu diesen pflegerischen Maßnahmen müssen hier allerdings noch für die Fragen »Was, Wann, Wie, Womit und Wer?« einrichtungsintern entsprechend zugeordnet und mit dem Hygieneplan abgestimmt werden (**Ergebniskriterien**)!

3.5.1 Verbandwechsel und Wundversorgung

Die Wundversorgung ist grundsätzlich eine ärztliche Aufgabe und die Durchführung dieser Maßnahmen kann durch den Arzt (»Therapieverantwortung«) an die Pflegefachkräfte delegiert werden. Nach der Übernahme des Verbandwechsels ist die Pflegefachkraft für die korrekte Durchführung verantwortlich. Eine Wunde ist eine unfallbedingte (Gelegenheitswunde, z. B. Platz- oder Schürfwunde) oder iatrogene (durch den Arzt hervorgerufene Wunde, z. B. OP-Wunde) umschriebene, flächenhafte Gewebszerstörung. Geschlossene, nicht durch die Körperoberfläche (Haut) dringende Verletzungen werden nicht als Wunde bezeichnet.

Wundinfektion (häufige nosokomiale Infektion!):

Wenn Keime im Wundmilieu pathogen werden oder wenn pathogene Keime (Mikroorganismen) direkt in die Wunde eindringen, kann von einer Infektion gesprochen werden.

Jede Lokalinfektion ist durch die klassischen Entzündungszeichen charakterisiert (Rötung, Schwellung, Schmerz, lokale Überwärmung, hohe Keimdichte, evtl. Fieber und Leukozytose) als Reaktion des Körpers und bewirkt eine Verzögerung der Wundheilung. Es ist wichtig, aseptische Wunden vor septischen Wunden zu versorgen. Die Verbandstoffe, Wirkstoffe (moderne Wundantiseptika) zur unmittelbaren Wundbehandlung (antiseptische Wirkung) und Wund- und Heilsalben (die mit Hilfe eines Spatels aufgetragen werden) werden durch den Arzt genau angeordnet. Manche Wirkstoffe zur unmittelbaren Wundbehandlung verfärben die Haut, wie z .B. Betaisodona® - flüssig (braun), Rivanol® (gelb), Mercuchrom® (rot) und Kaliumpermanganat® (lila). Diese Wundantiseptka erschweren durch ihre Verfärbung eine exakte Beurteilung der Wunde und dürfen zur Wundantiseptik bei chronischen Wunden nicht mehr eingesetzt werden. Ein Verbandwechsel sollte bei chronischen Wunden selten (d. h. nach ärztlicher Anordnung) und zügig durchgeführt werden.

Problematik bei Wunden:

- Fehlende Schutz- und Barrierefunktion der Haut
- Infektionsgefahr
- Auftreten von Wundheilungsstörungen
- Schmerzzustände
- Chronische (infizierte) Wunden (z. B. Ulcus cruris, Dekubitalulcera etc.)

Die drei Schritte bei Wunden – „Non-Touch-Technik"

1. Wundreinigung und Wundspülung
- Spülungen mit Kochsalzlösungen (NaCl 0,9 % und Ringerlösung als Wirkstofffreie Lösung) oder Auflegen feuchter Kompressen mit Ringerlösung
- Effektiv ist ein chirurgisches (Arzt!) Debridement oder enzymatische (sehr zeitintensiv), autolytische (z. B. Hydrogele) oder biochirurgische (Madentherapie) Wundreinigung (schonender und physiologischer!), um Infektionen frühzeitig zu verhindern. Denn: Nur eine saubere Wunde kann auch nur heilen!
- Wundspüllösungen (infizierte Wunden täglich spülen) müssen steril, physiologisch, farblos (keine Wundverfärbungen), nicht resorbierbar und nicht reizend (also schmerzfrei) sein
- Grundsätzlich körperwarme Spüllösungen zur Wundspülung verwenden (geringere Schmerzauslösung)!

2. Bekämpfung der Wundinfektion und Einsatz von Wundantiseptika
- Wunddesinfektion mit Antiseptika (Verbrauchsfristen beachten!), z. B. mit Octenisept®-Lösung oder Polyhexanid-Lösung 0,04 %ig (Wirkstoffhaltige Zubereitungen) von außen nach innen (Einwirkzeit von mindestens 2 Minuten beachten!). Die Wundreinigung erfolgt von außen nach innen (mit sterilen Einmalhandschuhen oder steriler Einmalpinzette) bei septischen (infizierten) Wunden; bei aseptischen (keimfreien) Wunden von innen nach außen. Jeder Tupfer (sterile Kompresse) darf dabei nur einmal benutzt bzw. über die Stelle geführt werden und muss anschließend in einen verschließbaren Abwurfsack abgeworfen werden. Der Abwurfsack darf nur verschlossen, d.h. zugeknotet, aus dem Zimmer entfernt werden
- Wässerige PVP-Jod-Produkte sollten bei chronischen Wunden nicht mehr eingesetzt werden (Verbandwechsel bei der Anwendung von PVP-Jod-Lösungen sind mindestens bis zu dreimal am Tag erforderlich!). Dabei: Non-Touch-Technik mit sterilen Instrumenten

3. Förderung der Wundheilung
- Schutz der Wunde vor Druck und aggressiven Exkreten
- Verbesserung der Blutzirkulation bei z.B. Ulcus cruris durch Kompressionsverbände
- Verbesserung des Allgemeinzustandes
- Einsatz von geeigneten Spezialprodukten (z. B. Hydrokolloidal-, Hydropolymer- und Schaumverbände, Alginate, Hydrogele etc.) sowie konsequente Druckentlastung

Bei einer Wundversorgung ist zwischen sterilen und unsterilen Flächen zu trennen!

Sterile Arbeitsfläche (Beispiele):
- Steril verpackt auf steriler Unterlage (evtl. Innenseite der sterilen Verpackung als Unterlage benutzen) und sterile Handschuhe
- Sterile Wundauflagen, wie z. B. steril verpackte ES-Kompressen, sterile Tupfer und chirurgische und/oder anatomische steril verpackte Einmalpinzetten (auf Verfalldaten bei Sterilgütern achten und nach Anbruch steriler Wundauflagen die Reste verwerfen!)
- Nierenschalen für die ärztlich verordneten Lösungen, Wundspülung z. B. Ringerlösung und Wundantiseptika
- Sterile Spritzen (für die Spüllösungen zur Wundreinigung und zur Wundantiseptika)

Unsterile Arbeitsfläche (Beispiele):
- Unsterile Einmalhandschuhe, Händedesinfektionslösung, Pflaster bzw. Fixationsmaterial (z. B. selbstklebender Folienverband)
- Binden
- Schere
- Nierenschale als Auffangschale bei Wundspülungen (je nach Durchführung)
- Abwurfbehälter
- Lösungen (in einer Flasche!) zur Wundspülung und zur Wundantiseptik
- ggf. Spezialprodukte nach ärztlicher Anordnung
- Spatel etc.
- Einmalunterlage als Bettschutz usw.

Verbandwagen vor dem Zimmer des Klienten stehen lassen!

- **Sind mehrere Wunden zu versorgen, sind immer zuerst die aseptischen und danach die septischen Wunden zu versorgen**
- **Wundinspektion durchführen (Rötung, Schwellung, Sekretion etc.). Bei auftretenden Entzündungszeichen ist nach der Maßnahme das Aussehen exakt in der Wunddokumentation (inkl. Fotodokumentation) zu protokollieren und der Arzt zu informieren**

Wundabdeckung bei einer PEG-Anlage:

Die perkutan endokospisch kontrollierte Gastrostomie (PEG) ist eine »Extraorale Ernährung«, wobei die Sonde intragastral unter endoskopischer Sicht gelegt wird. Der Verbandwechsel erfolgt z. B. bei Neuanlage einer PEG täglich. Die Einstichstelle sollte nach sieben Tagen reizlos sein. Wenn die Sondenaustrittstelle verheilt ist, ist Baden oder Duschen ohne Probleme möglich. Der Verband wird zum Duschen oder Baden entfernt und danach wieder erneuert. Es ist sinnvoll, den Verbandwechsel im Rahmen der grundpflegerischen Versorgung – morgens – oder in Absprache durchzuführen. Nach Anordnung des Arztes und je nach Zustand und Empfindlichkeit der Einstichstelle, entweder steril verpackte Komplett PEG-Sets verwenden oder auch einzeln zusammengestelltes steriles Verbandmaterial. Wenn keine andere ärztliche Anordnung vorliegt, wird zunächst der PEG Verbandwechsel 2- bis 3-mal pro Woche durchgeführt. Bei absolut reizloser Sondenaustrittsstelle und Wundverhältnissen braucht grundsätzlich kein Verband angelegt werden.

Bei auftretenden Komplikationen:
- Wundprotokoll und Fotodokumentation anlegen bei gereizter bzw. blutiger Sondenaustrittsstelle
- Täglicher Verbandwechsel und Versorgung der Einstichstelle nach ärztlicher Anordnung sowie Dokumentation im Pflegedokumentationssystem
- In der Pflegedokumentation sollte sich bei jeder PEG-Anlage eine Wunddokumentation befinden auch wenn die PEG-Eintrittsstelle reizlos ist, damit bei Reizungen der Wunde zeitnah die Wunddokumentation aufgenommen werden kann

3.5.2 Körperpflege und -hygiene

Die allgemeine Körperpflege gehört zu den Aktivitäten und existentiellen Erfahrungen des Lebens (AEDL) und umfasst alle Maßnahmen am Klienten, die zur Erhaltung oder Erlangung von Wohlbefinden, persönlichen Hygiene und Sicherheit durch ein gepflegtes äußeres Erscheinungsbild und einen gesunden Hautspannungszustand (Turgor) beitragen. Ärztliche Anordnungen sind bei der Durchführung der Körperpflege strikt einzuhalten, z. B. ein Ölbad, Kamillenbad oder sonstige medizinische Badezusätze. Die Körperpflege und -hygiene einschließlich der Bekleidungshygiene (tägliches Wechseln der Unterwäsche und regelmäßiger Bekleidungswechsel) ist im Rahmen der Infektionsprophylaxe eine absolut wichtige Voraussetzung. Potentielle Risiko- und Gefährdungspotentiale (z. B. Sturzgefahren, Infektionen etc.) sind vor der Übernahme oder Unterstützung durch die Pflegekräfte individuell zu ermitteln, einzuschätzen und zu dokumentieren (unter Berücksichtigung der Förderungspotentiale des Klienten). Die Pflegekraft trägt Sorge für eine angemessene und fachgerechte Betreuung während der Maßnahmen. Grundsätzlich sind bei allen Körperpflegemaßnahmen, die der Hygiene dienen, möglichst auch die Wünsche des Klienten zu berücksichtigen.

Für die Körperpflege, z. B. im Bett oder am Waschbecken, sind grundsätzlich mindestens zwei Handtücher und zwei Waschlappen zu verwenden, die aufgrund ihrer farblichen oder sonstiger Kennzeichnung klar auseinander gehalten werden können!

Vor Beginn der Maßnahme müssen die Pflegekräfte eine hygienische Händedesinfektion durchführen und ggf. eine Einwegschürze (insbesondere beim Duschen oder Baden) und Einmalhandschuhe zur Intimpflege tragen. Die Augen sind immer von außen nach innen und ohne Seife zu reinigen. Wasser, Handtuch und Waschlappen sind zur Intimpflege zu wechseln. Danach werden die Einmalhandschuhe wieder ausgezogen. Grundsätzlich müssen Seifenrückstände stets gründlich abgewaschen werden und die Haut ist nach dem Waschen, Baden oder Duschen exakt wieder abzutrocknen. Es ist dabei auf Zwischenräume in den Körperfalten (Haut auf Haut: Gefahr von Intertrigo und Pilzinfektionen usw.) zu achten. Verschmutzte oder defekte Kleidung ist sofort auszusortieren und in die Schneiderei (z. B. Nähstube) oder in die Wäscherei (Wäschesammler bzw. Wäscheabwurfwagen) zu geben.

> Grundsätzlich soll das Duschen (wegen des Reinigungseffekts) dem Baden (als Entspannung) vorgezogen werden. Das Baden dient nicht ausschließlich zur Reinlichkeit und Sauberkeit, sondern hat eine entspannende und wohltuende Wirkung. Duschwanne, -becken bzw. die Badewanne sind nach dem Duschen oder Baden mit einem Flächendesinfektionsmittel mit kurzer Einwirkzeit desinfizierend zu reinigen (gemäß Hygiene-, Reinigungs- und Desinfektionsplan).

Duschen bei bestehenden Wunden:
Klienten mit frischen oder chronischen Wunden können zum Duschen spezielle Duschhilfen benutzen und müssen somit nicht auf das regelmäßige Duschen verzichten. Bei diesen Duschhilfen (Fixiermaterial) handelt es sich um einen wasserdichten Schutz, der den Verband trocken hält und somit das Risiko einer Entzündung vermindert. Die Duschhilfen sind selbstklebend und können leicht angebracht werden:
- Duschpflaster (spezielle Wundabdeckungen, die keinen weiteren Verbandwechsel nach dem Duschen erforderlich machen: z. B. OpSite®-Flexifix der Firma Smith & Nephew)
- Badestrumpf aus ungepudertem Naturlatex (wird über den Verband gezogen)

Bei infektiösen Hauterkrankungen ist das betroffene Körperareal des Klienten immer zuletzt zu waschen und es sind dabei grundsätzlich getrennte Pflegeutensilien zu verwenden!

3.5.3 Mundpflege und -hygiene

Eine exakte Mundpflege und -hygiene (mindestens 2- bis 3-mal täglich) ist eine Grundvoraussetzung für eine intakte Mundschleimhaut. Mundgeruch oder eine eingeschränkte Mundhygiene beeinflussen jede Kommunikation sowie das Essen und Trinken. Essensreste, die zwischen den Zähnen sind, wirken nicht nur appetitmindernd; sie sind auch die Auslöser verschiedener Entzündungen in der Mundhöhle, die wiederum Zahn- und Zahnprothesenprobleme auslösen. Zahnabbrüche, Sprengungen, Konkrementablagerungen und Einrisse an den Zähnen können nicht nur ein Hinweis für eine schlechte Mundpflege sein, sondern auch auf Alkoholabusus und ein Depravationssyndrom hinweisen. Es ist nachgewiesen, dass einige Arzneimittelgruppen zu einer extremen Mundtrockenheit führen können, wie z. B. Psychopharmaka, Diuretika, Antidepressiva, Antibiotika und Antitussiva. Das veränderte Durstgefühl, die mangelnde Flüssigkeitsaufnahme (unter 1000 ml/Tag) und das dadurch entstehende Flüssigkeitsdefizit, die fehlende Anregung der Speichelsekretion, Unter-, Mangel- und Fehlernährung und letztendlich auch eine Mundatmung (z. B. bei einer Pneumonie) können nachhaltige Erkrankungen (neben der Gefahr einer Exsikkose etc.) auch im Bereich der Mundhöhle und der Mundschleimhaut verursachen. So können Soor (Pilzbefall), Parotitis (Ohrspeicheldrüsenentzündung), Aphthen (Schleimhautdefekte), Rhagaden (Einrisse am Mundwinkel) oder gar eine Verwirrtheit mit Orientierungsstörungen sowie eine Obstipation provoziert werden. Bei der Ermittlung der Gefahr einer Exsikkose als Risiko- und Gefährdungspotential, ist unbedingt durch den

Hausarzt oder auch durch Pflegefachkräfte im Rahmen der Ermittlung zur Erkennung von Problemen die angestrebte Flüssigkeitsmenge in 24 Stunden festzulegen und in der Pflegedokumentation (Pflegeplanung) aufzunehmen. Daneben muss durch die Pflegemitarbeiter ein Trinkprotokoll angelegt werden und täglich (z. B. durch den Frühdienst) die Gesamttrinkmenge ausgewertet sowie pflegefachlich reflektiert werden.

Die o. g. Erkrankungen können bei fehlender Therapie und mangelhafter Pflege generalisieren und schwere Folgen (z. B auch Infektionen) für den Klienten haben. Klienten, die die Mundhygiene nicht mehr oder nur ungenügend ausführen können, bedürfen individueller pflegerischer Unterstützung. Gute Mundhygiene und die Pflege der Zahnprothese ist sowohl wichtig, um die verbliebenen Zähne und den Mund gesund und somit die Schleimhaut geschmeidig zu erhalten als auch zur Ermöglichung einer gesunden Ernährung. Ein frischer Mundgeschmack verhindert Entzündungen der Mundschleimhaut und Prothesengeruch.

Gründliche Mundpflege zur Soor- und Parotitisprophylaxe ist besonders bei einer PEG-Anlage (sowie bei tracheotomierten Klienten) wichtig, weil bei der Sondenernährung der Speichelfluss eingeschränkt ist.
- Zahn-, Mund-, Prothesenpflege,
- Mundspülungen,
- Befeuchtung der Mundschleimhaut und anregen der Speichelproduktion.

Bei infektiösen Sputum sind für die Maßnahme immer medizinische Einmalhandschuhe und ggf. Mund-Nasen-Schutz (Selbstschutz), kurzärmeliger Schutzkittel und Kopfhaube erforderlich. Bei sehr trockenen Schleimhäuten, Entzündungen, Belägen, Rhagaden o. Ä. gilt: Keine handelsübliche Zahnpasta verwenden, Zähne lediglich mit weicher Zahnbürste vorsichtig abbürsten, Mund anschließend mit frischem lauwarmem Kamillen-/(entzündungshemmend, heilend) oder Salbeitee (desinfizierend) spülen bzw. gurgeln lassen.

Unter Berücksichtung der Gewohnheiten des Klienten: Morgens sowie vor der Nachtruhe, u. U. auch nach den Mahlzeiten, die Zahnprothese aus der Mundhöhle nehmen oder geben lassen, in die Prothesenschale legen und reinigen sowie Mundhöhle ausspülen lassen. Dabei sollte der Klient mit Mundwasser gurgeln und anschließend sind noch die vorhandenen Zähne zu putzen. Waschbecken mit Wasser füllen (Bruchgefahr!) und Prothese mit einer Zahnbürste und Zahnpasta reinigen. Reinigungstabletten genügen allein nicht zur Reinigung (sorgen meist nur für ein »Frischegefühl« im Mund).

Einwirkzeit der Reinigungstablette beachten, anschließend gründlich mit lauwarmen Wasser abspülen und mit Prothesenbürste und Zahnpasta (ggf. spezielles Reinigungsmittel) reinigen. Bei der Prothesenereinigung ist darauf zu achten, dass Speisereste und Beläge zwischen den Zähnen und in den Aussparungen für den Kieferkamm entfernt werden. Wenn der Klient seine Prothese über Nacht nicht einsetzen möchte, muss die Prothese gründlich abgespült werden und in die mit Wasser gefüllte Prothesenschale gelegt werden. Die Lagerung bzw. Aufbewahrung der Prothese bspw. an der trockenen Luft schadet dem Prothesenkunststoff.

Der Mund muss in jedem Fall nach der Prothesenentfernung sowie vor dem Einsetzen der Prothese gründlich ausgespült bzw. ausgewischt werden (Kontrolle der Mundschleimhaut). Lippen mit klientenbezogener fettender Salbe eincremen (Lippenpflegestift). Bei Entzündungen, Druckstellen, Rhagaden, Aphthen u. ä.: Prothese bis zur Abheilung nicht einsetzen oder lediglich zu den Mahlzeiten anbieten und für rasche Abheilung des Problems sorgen; ggf. Mundspülungen nach ärztlicher Anordnung.

3.5.4 Ernährung eines Klienten mittels Sonde (PEG-Anlage)

Eine enterale, künstlich gestützte Ernährung mittels einer Sonde ist eine gesundheits- und lebensqualitätsfördernde Maßnahme und darf auf gar keinen Fall als Quälerei interpretiert werden, denn sie bedarf in jedem Fall der Zustimmung des Betroffenen oder seines Betreuers. So erweist es sich als sinnvoll, schon im Vorfeld abzuklären, ob evtl. eine aktuelle Patientenverfügung (Vorsorgevollmacht bzw. Betreuungsverfügung) vorliegt, in der genau definiert ist, ob eine künstliche Ernährung mittels Sonde durchgeführt werden darf, wenn der Klient nicht mehr in der Lage ist, seinen Willen klar zu äußern.

Der Begriff »künstliche Ernährung« bezieht sich nicht auf die verwendeten Nährstofflösungen, sondern auf die von der normalen Ernährung abweichenden Zufuhrwege. Eine Ernährungstherapie soll so durchgeführt werden, wie der Klient es tun würde, wenn er für diese Aktivität die Kraft und das notwendige Wissen hätte. Für die künstliche Ernährung existieren unterschiedliche Applikationswege und unterschiedliche Zugänge für die Sonden.

Hinweise bei der Applikation von Sondennahrung (Sondenkost)

1. Sondennahrung:
   Die Auswahl der Sondennahrung ist eine ärztliche Entscheidung unter Hinzuziehung externer Kompetenz (Ernährungsberatung)
2. Verabreichungstemperatur:
   Sondennahrung bei Zimmertemperatur in kleinen Portionen verabreichen, bei Schwerkraftsystemen oder über Ernährungspumpe bei einer PEG
   Nasoenterale Sonde
   Die Verabreichungstemperatur der Sondennahrung beträgt bei einer Bolusapplikation ca. 25 °C
   Perkutan endoskopisch kontrollierte Gastrostomie
   Die Sondennahrung wird bei Raumtemperatur gelagert und dem Klienten verabreicht, d. h. ohne Erhitzen
3. Sondenbefestigung:
   Sicherstellung einer atraumatischen Sondenbefestigung (z. B. durch Fixierpflaster-, sets oder hautverträgliches Leukosilk®) durch den Einsatz geeigneter steriler Verbandsets zur Versorgung der PEG-Punktionsstelle unter sterilen Kautelen
4. Sondenmaterial:
   Industriell konfektionierte Sondennahrung und Systeme verwenden und diese Einmalsysteme grundsätzlich nach 24 Stunden wechseln (Datum, Uhrzeit und Handzeichen der Pflegefachkraft auf dem Ernährungsbeutel festhalten)

5. Nährlösungen:
Angebrochene Sondennahrung innerhalb von 12 bis max. 24 Stunden verbrauchen – möglichst am gleichen Tag – und niemals offen im Zimmer stehen lassen. Produktinformation auf Etikettenaufdruck beachten oder Information des betreuenden Ernährungsberaters einholen! Verschlossene Flaschen dürfen nicht über Zimmertemperatur gelagert werden und müssen nach dem Öffnen (Öffnungsdatum, Uhrzeit und Handzeichen der Pflegefachkraft auf der Flasche vermerken, auch wenn diese Nahrung unmittelbar danach verabreicht wird) kühl gelagert werden (Kühlschrank).

Hygienisches Vorgehen (auch vorherige hygienische Händedesinfektion) im Umgang mit Sondenkost ist absolute Voraussetzung, um Kontaminationen der Sondenkost (durch bakterielle Verunreinigung), Infektionsgefährdungen des Klienten, Komplikationen oder andere Probleme zu vermeiden. Damit sich möglichst wenig Keime ansiedeln und vermehren können, muss bei allen Arbeitsschritten auf eine einwandfreie Infektionshygiene geachtet werden. Regelmäßige desinfizierende Reinigung der Arbeitsfläche, der Ernährungspumpe und Zubehör, dem Infusionsständer sowie aller Verschlüsse und Konnektoren.

3.5.5 Katheterismus und Katheterpflege

Unter »Katheterismus« oder »transurethraler (durch die Harnröhre hindurch) Harndrainage« versteht man die einmalige Urinabnahme mit Hilfe eines Einmalkatheters, oder das dauernde Verweilen des Katheters in der Harnblase mit anschließender Versorgung durch ein geschlossenes Harnableitungssystem. Die Katheterhygiene einschließlich des Urindrainagesystems ist streng reglementiert und wurde bereits 1985 vom Bundesgesundheitsamt dokumentiert, um eine Keimverschleppung zu verhindern. Eine antiseptische Vorgehensweise erfordert eine aseptische und atraumatische Technik, sterile standardisierte Materialien und ein standardisiertes Katheter-Set. Die antiseptischen Maßnahmen beginnen bereits bei der obligatorischen hygienischen Händedesinfektion!

Durch eine standardisierte Technik und Vorgehensweise bei der Katheterpflege können instrumentationsbedingte Komplikationen (z. B. Blutungen etc.) und insbesondere katheter-assoziierte Septikämien oder katheter-assoziierte Harnwegsinfektionen reduziert werden.

Als weitere Ursachen für eine Verbreitung nosokomialer Infektion sind die Hände des Pflegepersonals zu nennen, die manchmal ungenügend desinfiziert worden sind, aber auch eine zu »flüchtig« durchgeführte Katheterpflege. Die Katheterpflege sollte nur von Pflegefachkräften durchgeführt werden, die mit der Technik und den Erfordernissen der Aseptik und Antiseptik sowie der Katheterhygiene vertraut sind.

Da der Katheter ein Fremdkörper im menschlichen Körper ist, darf er nur dann gelegt werden, wenn absolut notwendige medizinische Gründe (medizinisch indizierter Katheter) vorliegen. Vor dem Katheterisieren sollte der Arzt genau prüfen, ob nicht andere therapeutische Alternativen zur Verfügung stehen (z. B. Kondomurinale bei Männer etc.). Ein Katheter ist nur dann zu vertreten, wenn ausschließlich medizinische Gründe (Therapieverantwortung des Arztes) dafür sprechen und eine zeitliche Begrenzung der Liegedauer vereinbart und dokumentiert wird. Pflegebedingter Katheterismus als »pflege-erleichternde Maßnahme« ist generell untersagt und obsolet (nach wissenschaftlichen Erkenntnissen falsch und gefährlich).

> **Grundsätzlich muss auf eine begrenzte Liegedauer des transurethralen Dauerkatheters geachtet werden (Arzt)!**

1. Katheterpflege

Die Verwendung von geschlossenen sterilen Harnableitungssystemen ist eine Prophylaxe zur katheter-assoziierten Harnwegsinfektion. Diese Systeme sind wegen der geringeren Infektionsgefährdung grundsätzlich vorzuziehen. Es dürfen nur diejenigen Systeme verwendet werden, die die hygienischen Anforderungen an die Probeentnahmestelle für bakteriologische Harnuntersuchungen, an die Rücklaufsperre, das Luftausgleichsventil, den Ablassstutzen sowie an das Ablassventil mit Rückstecklasche erfüllen. Der Katheter und der Urindrainageschlauch sollten nicht diskonnektiert werden. Ist eine Diskonnektion pflegerisch erforderlich (z. B. Wechsel des Systems), ist die Konnektionsstelle vorher gründlich zu desinfizieren, z. B. nach ärztlicher Anordnung mit Octenisept® (oder anderen alkoholischen Präparaten als Sprüh- oder Wischdesinfektion) und die Einwirkzeit einzuhalten.

- Vor Beginn der Maßnahme ist eine hygienische Händedesinfektion durchzuführen, ggf. Schutzkleidung zu tragen und grundsätzlich medizinische Einmalhandschuhe anzuziehen
- Grundsätzlich ist die Intimsphäre des Klienten zu beachten – Katheterbeutel wird dezent angebracht (Beinbeutel)
- Vor einer Katheterpflege muss grundsätzlich eine Intimpflege und bei inkontinenten Klienten auch eine Inkontinenzpflege erfolgen
- Katheterinkrustationen: Verkrustungen vorsichtig abwaschen und zusätzlich sterile Mullkompressen meatusnah aufbringen (Schleife). Bei Männern eingeschnittene sterile Kompresse um das Katheterende legen
- Hautdefekte, Hautveränderungen an den prädisponierten Körperstellen verhindern und Kältereize im Intimbereich vermeiden
- Urinrückfluss in die Harnblase vermeiden (Hydronephrose!) und korrekten Umgang mit dem Harnableitungssystem durchführen
- Den Urindrainagebeutel immer richtig platzieren und zwar unterhalb des Blasenniveaus (Abknicken von Katheter und Harnableitungssystem vermeiden)
- Den Urin aus der Harnablassvorrichtung des Urindrainagesystem entleeren
- Das System rechtzeitig leeren, bevor der Harn mit der Rücklaufsperre in Kontakt kommt
- Auf Spritzschutz und die Verhinderung des Nachtropfens (insbesondere der Rückstecklasche) ist zu achten
- Urindrainagebeutel nie über das Nennvolumen hinaus füllen lassen. Morgens und abends oder wenn der Beutel zu drei Viertel voll ist, mit Einmalhandschuhe die Schlauchklemme oberhalb der Tropfkammer am Drainageschlauch schließen und den Harn an der Ablassvorrichtung durch Öffnen der Verschlussklemme in ein Auffanggefäß (z. B. Urinsammelgefäß) ablassen. Bei der Harnentsorgung darf der Ablassstutzen nicht mit dem Auffanggefäß in Kontakt kommen

- Nach der Harnentleerung die Verschlussklemme wieder verschließen, Urintropfen mit Mullkompressen entfernen, mit Sprühdesinfektion desinfizieren. Die Harnablassvorrichtung wieder in die dafür vorgesehene Rückstecklasche stecken. Die Schlauchklemme am Schlauch wieder öffnen
- Nach der Entleerung ist das Auffanggefäß im Steckbeckenspülraum (unreine Seite) zu desinfizieren

2. Aseptische, mindestens zweimal tägliche Katheterpflege

Die aseptische Katheterpflege wird mindestens zweimal täglich und nach Bedarf (bei Verunreinigung, Inkrustrierungen und stärkerer Sekretion) durch Pflegefachkräfte durchgeführt.
- Da die Keime direkt durch den Sekretspalt zwischen Harnröhrenschleimhaut und Katheter in die Harnblase gelangen können, ist mindestens 2-mal täglich eine aseptische Katheterpflege mit milder Waschlotion durchzuführen
- Morgens und abends ist zunächst eine Intimpflege mit milder Waschlotion und bei stuhlinkontinenten Klienten zuerst eine Inkontinenzpflege durchzuführen
- Bei Verunreinigung durch Stuhl ist eine Intimwäsche durchzuführen und der Katheter von Verschmutzungen vorsichtig vom Körper weg zu reinigen

3. Diskonnektion (Trennung) von Katheter- und Urindrainagebeutel vermeiden

- Die Verbindungsstelle zwischen Katheter und Urindrainagebeutel stellt eine direkte Verbindung zum Körperinneren dar und darf deshalb nicht diskonnektiert werden (Infektionsprophylaxe beachten!). Eine Trennung zwischen Katheter und Urindrainagebeutel ist nur bei einem Beutelwechsel und Erneuerung des Urindrainagesystems gestattet oder wenn ärztlicherseits Blasenspülung oder Blaseninstillationen (niemals als Infektionsprophylaxe!) angeordnet wurden. In diesem Fall muss das Öffnen des geschlossenen Systems unter streng aseptischen Kautelen erfolgen

4. Beutelwechsel und Anschluss eines neuen Harnableitungssystems

Der Wechsel des geschlossenen Urindrainagesystems erfolgt i.d.R nicht routinemäßig in festen Intervallen, sondern nach individuellen Gesichtspunkten wie etwa bei starker Verschmutzung (z. B. Stuhlgang, Inkrustrationen, Obstruktion). Werden feste Intervalle festgelegt, so sollte bei einem geschlossenen Harnableitungssystem nach 7–10 Tagen ein vollständiger Wechsel des gesamten Drainagesystems vorgenommen werden. Die Wechselintervalle werden auf dem Dauerkatheterbeutel (Wechseldatum) mit einem wasserfesten Stift vermerkt.
- Diskonnektion nur bei einem Beutelwechsel durchführen
- Medizinische Einmalhandschuhe anziehen und unter die Verbindungsstelle zwischen Katheter und Urindrainagebeutel eine Nierenschale stellen (als Urinauffangschale)
- Den Katheter mittels einer Péan-Klemme abklemmen und die Schlauchklemme oberhalb der Tropfkammer am Drainageschlauch verschließen. Die Verbindungsstelle zwischen Katheter und Urindrainagebeutel (Konnektionsstelle) vorher desinfizieren
- Altes Harnableitungssystem entfernen und sofort das neue sterile Harnableitungssystem anschließen

3.5.6 Blasenspülung und Blaseninstillation

Unter einer Blasenspülung wird das Ein- und Ablaufenlassen von Flüssigkeiten zur intravesikalen Spülbehandlung (bei durchflussbehinderten Dauerkathetern) verstanden. Diese Maßnahme dient zur Spülung des Blasenverweilkatheters, insbesondere bei Verstopfung der Katheteraugen durch Pyurie (Eiterbeimischungen im Harn), Grieß oder sonstige Harnsalze. Die Blaseninstillation (stilla =Tropfen) ist das Einspritzen eines gelösten Medikamentes in die Harnblase. Eine Blaseninstillation wird angeordnet zur Therapie bakterieller Infekte der ableitenden Harnwege, besonders bei E. coli-, Proteus- und Pyocyaneusinfektionen und Zystitis.

Als Infektionsprophylaxe (ärztliche Therapieverantwortung) zur Infektverhütung nach instrumentellen Eingriffen ist diese Maßnahme ungeeignet! Blasenspülungen werden nur zur Therapie, niemals als Routinemaßnahme vorgenommen. Jede Spülung und jede Instillation birgt latent die Gefahr einer Harnwegsinfektion (nosokomiale Infektion!). Eine Infektionsprophylaxe mit Antibiotika, Spülungen oder Instillationen – nach dem Legen eines Dauerkatheters oder bei liegendem Katheter – sollte nach neuesten Kenntnissen nicht mehr erfolgen (s. hierzu auch die RKI-Empfehlungen) und ist obsolet.

Beide Spüllösungen dürfen nur dann verabreicht werden, wenn die Lösungen vorher klar und die Einzelverpackung im Umbeutel unbeschädigt ist (Sichtkontrolle). Das Verfallsdatum darf nicht abgelaufen sein (»6-R-Regel«). Es ist stets darauf zu achten, dass diese Medikamente lichtgeschützt aufbewahrt werden. Vor dem Einbringen des Medikamentes wird der Urin unter sterilen Kautelen abgelassen; danach das Medikament langsam zugeführt; die Art des Medikamentes und die Einwirkzeit wird vom Arzt bestimmt. Jedes Einbringen und Ein- und Ablaufenlassen von Flüssigkeiten in die Harnblase führt konsekutiv zur Diskonnektion zwischen der Verbindungsstelle des Katheters und des Urindrainagebeutels. Wenn die Konnektionen nicht unter sterilen Kautelen erfolgt (z. B. durch Desinfektion der Konnektionsstellen etc.), kann es zu retrograden Harnwegsinfektionen als nosokomiale Infektion und zu schweren Komplikationen (z. B. Bakteriurie, Cystitis, Pyelonephritis, Bakteriämie und Urosepsis) kommen.

Harnwegsinfektionen zählen mit einem Anteil von 30 bis 40 % zu den häufigsten nosokomialen Infektionen und sind in bis zu 90 % durch einen Katheter assoziiert! Denn jede transurethrale Instrumentation kann eine intrakanalikuläre und durch Urethelverletzungen eine hämatogene bzw. lymphogene Invasion von Mikroorganismen im menschlichen Körper ermöglichen.

3.5.7 Infusionen und Injektionen

Als Infusion bezeichnet man das langsame, meist tropfenweise Einfließenlassen größerer Flüssigkeitsmengen in den Blutkreislauf. Das Anlegen einer Infusion obliegt dem Arzt! Ausgenommen sind subcutane Infusionen (z. B. mit Butterfly®), die überwiegend bei bestehender Austrocknung (Exsikkose) indiziert sind. Grundsätzlich bedarf jede Form der Infusion einer schriftlichen ärztlichen Anordnung! Der Wechsel von Infusionslösungen bei bereits liegendem Infusionssystem darf nur bei schriftlicher ärztlicher Delegation durch Pflegefachkräfte übernommen werden. Die medizinische Pflege wird abhängig gemacht von der Dauer der Infusionstherapie, dem Allgemeinzustand des Klienten, der Art, dem Sinn und dem Zweck der Infusion. Dabei ist durch sachgerechte Haut- oder Schleimhautantiseptik grundsätzlich die Einschleppung von Infektionserregern zu verhindern.

Infusionszubehör:

Infusionslösungen werden in drei Behältertypen gefertigt: Glasflaschen, Kunststoffflaschen und Kunststoffbeuteln. In Deutschland eingesetzte Infusionsbestecke sind als Infusionsgerät nach DIN genormt. Das Infusionsbesteck besteht aus folgenden Teilen: (1) Tropfkammer mit Einsteckdorn. Der Dorn ist so geformt, dass er den Flaschenstopfen leicht durchstecken kann. Er ist durch eine Schutzkappe vor Kontamination geschützt. An den Dorn schließt sich die Tropfkammer mit Tropfrohr (Abtropfstutzen) an. Die Tropfkammer dient der Überwachung der eingestellten und ärztlich angeordneten Tropfrate. Tropfkammer und Tropfrohr (Abtropfstutzen) sind so gefertigt, dass 20 Tropfen genau 1 ml an Infusionsflüssigkeit ergeben. Um während der Infusion einen Druckausgleich schaffen zu können, befindet sich in der Tropfkammer ein (2) Belüftungskanal mit integriertem Filter. Durch diesen Filter wird die Einwanderung von Keimen aus der Umgebungsluft in die Infusionslösung vermieden. Der (3) 1,5 m lange und weiche Infusionsschlauch schließt sich an die Tropfkammer an. Der Infusionsschlauch wird durch eine so genannte Rollenklemme geführt. Am Schlauchende befindet sich ein (4) Anschlussstück mit Außenkegel (Luer-Lock- oder Luer-Steck-Verbindung). Es dient zur Herstellung einer Verbindung zur intravenösen Kanüle oder zum Katheter und ist wegen der hohen Maßgenauigkeit meist aus hartem Kunststoff gefertigt. Eine (5) Schutzkappe gewährleistet die Sterilität des Anschlussstückes und des Inneren des Besteckes. Die einfache Luer-Verbindung dagegen stellt eine stabile Schraubverbindung dar.

- Diskonnektion von intravasalen Zugängen und Infusionssystemen nur im Ausnahmefall (Kontaminationsgefahr) unter aseptischen Kautelen
- Niemals eine Kanüle zur Belüftung in die Infusionsflasche hineinstecken. Vor dem Anstechen der Infusion ist der perforierte Verschlussdeckel der Infusionsflasche zu entfernen und der Gummistopfen zu desinfizieren (Einwirkzeit ist zu beachten: i. d. R. 15–30 Sekunden)
- Schutzkappe über dem Einstechdorn entfernen; dieser wird bei geschlossenem Belüftungsfilter kräftig durch den Gummistopfen gestochen. Dabei ist darauf zu achten, dass der Einstechdorn nicht in die Infusionslösung eintaucht
- Die Flasche wird aufrecht, d. h. Verschlussstopfen nach oben, gehalten. Diese Maßnahmen sollen die Benetzung des Belüftungsfilters verhindern. Sollte dennoch der Filter nass werden, ist ein **neues Infusionsbesteck** zu verwenden, da sonst die Gefahr der Einwanderung von Keimen in die Infusionslösung nicht ausgeschlossen werden kann
- Nach der Entfernung der Kanüle (dazu sterilen Tupfer auf die Einstichstelle drücken) muss die Einstichstelle mit einer steriler Kompresse und einer Binde verbunden werden
- Immer auf das Verfallsdatum der Infusion achten (»6-R-Regel« beachten!)

Als Injektion bezeichnet man eine Form der parenteralen Verabreichung, bei der Medikamente oder andere Stoffe als wässrige, ölige Lösung oder als Emulsion in ein Gewebe, einen Körperhohlraum oder in ein Gefäß appliziert werden. Injektionen stellen grundsätzlich einen Eingriff in die körperliche Unversehrtheit dar und daher muss der Klient durch den Arzt vorher gründlich informiert und aufgeklärt werden. Die Verabreichung des Medikaments erfolgt mit Hilfe einer Spritze und einer Kanüle. Die subcutane Injektion (s. c.) wird in das Unterhautfettgewebe (Subcutis) verabreicht.

Alle Utensilien auf einem Spritzentablett sorgfältig vorbereiten!
- Händedesinfektionsmittel, Hautantiseptik/-desinfektionsmittel (Spray):
- Aufsprühen eines Hautdesinfektionsmittels
- Abreiben der Haut mittels eines sterilen Tupfers
- Nochmaliges Aufsprühen (**Einwirkzeiten** beachten)
- Injektion nach ärztlicher Anordnung fachgerecht durchführen
- Dokumentation (Medizinische Pflege)
- »6-R-Regel« beachten

3.5.8 Pneumonieprophylaxe

Ein ausreichen hoher Grad an **Luftbefeuchtung** ist für eine gesunde Atmung wichtig. Wichtig bei der Durchführung dieser atmungsunterstützenden Maßnahmen ist es, Atemwegsinfektionen (nosokomiale Infektion) durch Beachtung infektionshygienischer Maßnahmen zu verhindern.

Die Luft kann durch Luftbefeuchter, z. B. Ultraschallvernebler, Croup-air-Defensor (Kaltwasservernebler) und inhalative Maßnahmen (Pari-Boy), verbessert werden. Eine hohe Luftfeuchtigkeit ist besonders bei Klienten mit offener Mundatmung wichtig. Mit Inhalationen als therapeutischer oder prophylaktischer Maßnahme bezeichnet man die Einatmung von Dämpfen, zerstäubten Flüssigkeiten, gelösten Medikamenten oder Gasen. Bei einer Inhalation bzw. Insufflation wird im Verneberlertopf ein Aerosol erzeugt, das direkt in die tiefen Atemwege gelangt. Verneblergeräte sind in jedem Fall und grundsätzlich nur **klientenbezogen** einzusetzen, d. h., nach Gebrauch sofortiger Wechsel des Schlauchsystems und des Verneblertopfes sowie Wischdesinfektion des Verneblergerätes. Benötigt der Klient das Verneblergerät ständig, muss alle 24 Stunden ein Wechsel des kompletten Systems erfolgen, wobei die Wechselsysteme staub- und kontaminationsfrei zu lagern sind. Grundsätzlich sind wasserführende Geräte wie bspw. Inhalatoren und Sauerstoffbefeuchter halbjährlich zu prüfen (s. RKI-Richtlinie).

Die Inhalationen haben je nach Inhalationsart eine sekretolytische, durchblutungsfördernde, entzündungshemmende oder bronchospasmolytische Wirkungsweise. Manche Inhalationsmaßnahmen bewirken auch eine Befeuchtung der Raumluft oder der Einatmungsluft und es können Medikamente eingebracht werden. Diese therapeutische oder prophylaktische Maßnahme verändert die Viskosität des Bronchialsekrets (Sekretverflüssigung des Bronchialsekrets), die Broncholyse (Schleimhautabschwellung der Bronchialschleimhaut) und eine Entkrampfung der Bronchialmuskulatur. Der Klient kann durch eine Inhalation Sekrete besser abhusten, die Atemwege werden frei, die Schmerzen werden gelindert und eine bestehende Atemnot (existentielle und vitale Bedrohung!) wird beseitigt. Bei jeder Inhalation muss die Atmung (Frequenz, Rhythmus, Qualität), Pulsfrequenz, Blutdruckverhältnisse und Bewusstseinslage exakt beobachtet, kontrolliert und durch die Pflegefachkraft dokumentiert werden.

- Vor und nach jeder Inhalation muss eine exakte Mundpflege, Nasenpflege und eine atemunterstützende Lagerung durchgeführt werden. Bei einer Inhalation kann der Arzt z. B. Expektoranzien, Sekretolytika und/oder Mukolytika als medikamentöse Zusätze anordnen. Grundsätzlich müssen die Maßnahmen der Hygiene (Infektionsschutz) von den Mitarbeitern beachtet werden
- Der Ultraschallvernebler ist ein elektronisch betriebenes Gerät. Er darf daher nicht unbeaufsichtigt betrieben oder in explosionsgefährdeten Bereichen und in Feuchträumen eingesetzt werden
- Jede Handhabung am Gerät setzt eine genaue Kenntnis der Betriebsanleitung (MPBetreibV) und die Beachtung der Herstellerangaben voraus. Kabel etc. können Stolpergefahren darstellen. Vor der Anwendung ist die Funktionsfähigkeit zu überprüfen
- Ultraschallvernebler können, wenn die Geräte nicht genügend desinfiziert werden, zur Verkeimung und Übertragung von Krankheitserregern in der Lunge beitragen. Von daher ist darauf zu achten, dass der Verbindungsschlauch nach der täglichen Anwendung, oder bei klientenkonstanten Verneblergerätetöpfen alle 24 Stunden das komplette System gewechselt und je nach Materialbeschaffenheit desinfiziert werden
- Verbindungsschlauch und klientenbezogenes Mundstück nach der täglichen Anwendung desinfizieren, wenn möglich sterilisieren oder Einmalprodukte verwenden
- Die Benutzung von Aqua dest. (kein Leitungswasser!) verhindert eine Keimverschleppung. Benutztes Aqua dest. immer mit Anbruchdatum versehen und niemals geöffnet stehen lassen
- Nach der Anwendung ist das Material entsprechend hygienisch einwandfrei zu entsorgen (z. B. Einwegmaterial) bzw. desinfizierend zu reinigen. Das Verneblergerät muss mit einer Wischdesinfektion desinfiziert werden
- Alle Verneblerteile (in drei Teile zerlegbar: Vernebleroberteil; Verneblerkamin und Schirm) müssen mit geeigneten Desinfektionsmitteln, die für medizinische Geräte und Instrumente zugelassen sind, desinfiziert werden. Anschließend müssen alle Teile unter fließendem kaltem Wasser nachgespült werden und mit einem sauberen Leinentuch abgetrocknet werden
- Der Filter muss je nach Anwendungshäufigkeit regelmäßig gewechselt werden (s. Betriebsanleitung)

3.5.9 Absaugen aus Mund- und Rachenraum

Das orale oder nasale Absaugen von Sekreten (nach ärztlicher Anordnung) mit Hilfe eines Absaugkatheters aus Mund- und Rachenraum ist dann erforderlich, wenn Klienten aus eigener Kraft nicht mehr abhusten und die Luftwege nicht durch andere Maßnahmen freigemacht werden können. Ebenso ist das Absaugen bei einer erhöhten Sekretion, bei Schluckstörungen und bei Gefahr einer Aspiration indiziert. Das Absaugen von Sekret bezieht sich ausschließlich nur auf den Nasen-, Mund- und Rachenraum. Es bedarf einer ärztlichen Anordnung und darf nur von Pflegefachkräften durchgeführt werden. Die Vorgänge der nasalen oder oralen Absaugung müssen die gesetzlichen Anforderungen (gem. RKI-Vorgaben und Maßnahmen nach dem IfSG) zur Vermeidung von Infektionen (Einschleppung von Erregern) erfüllen.

- Vor Beginn der Maßnahme (Absaugen) ist eine hygienische Händedesinfektion durchzuführen, Schutzkleidung zu tragen und medizinische Einmalhandschuhe anzuziehen (gilt auch für die assistierende Pflegekraft)
- Für jeden Absaugvorgang ist ein steriler Handschuh (katheterführende Hand) und ggf. ein Mund- Nasenschutz (Selbstschutz) erforderlich
- Bei Klienten mit Infektionen durch multiresistente Erreger ist das Anlegen von kurzärmeligen Schutzkittel und Mund-Nasen-Schutz (PSA) und ggf. Kopfhaube erforderlich (Personalschutz!)
- Absaugzwischenstück (Absaugunterbrecher, auch »Fingerdip« genannt) mit dem Absaugschlauch verbinden und Katheterhülle im Ansatzbereich aufreißen (durch assistierende Pflegekraft), dabei Katheter noch in der inneren sterilen Verpackung belassen
- Absaugkatheter mit Absaugschlauch und Zwischenstück verbinden und Absaugzwischenstück aufnehmen
- Absaugkatheter aus der Verpackung gleiten lassen und anschließend das Absauggerät einschalten. Aqua dest. durch den Absaugschlauch durchlaufen lassen (Anfeuchten der Absaugkatheterspitze)
- Durchführung der Maßnahme: Zurückgezogene Absaugkatheter sind grundsätzlich sofort wegzuwerfen (in die behandschuhte Hand – Führungshandschuh – locker wickeln) und den Handschuh beim Ausziehen über den Katheter stülpen und abwerfen (Abwurfsack). Bei jedem Absaugvorgang ist ein neuer steriler Absaugkatheter zu verwenden
- Durchspülen des Absaugschlauches mit steriler Spülflüssigkeit (Aqua dest.)
- Nach Beendigung der Maßnahme: Absaugschlauch mit Aqua dest. gründlich durchspülen, das Gerät abschalten; Mund- und Nasenpflege beim Klienten durchführen
- Gefäß halbgefüllt mit sterilem Aqua dest. (abgedeckt) zum Anfeuchten und Durchspülen des Absaugschlauches (nicht des Absaugkatheters!) belassen, falls noch einmal abgesaugt werden muss
- Klienten bequem lagern, Wünsche erfragen und für »Wohlbefinden« sorgen
- Weitere atmungsunterstützende und sekretolytische Maßnahmen (ggf. nach ärztlicher Anordnung) durchführen
- Sekretflasche (Sammelgefäß) entleeren und mit Absaugzwischenstück (falls das Absaugzwischenstück nicht nach der Anwendung verworfen wird) desinfizierend reinigen (s. Hygieneplan)
- Sekretflasche und Verbindungsschläuche (Silikonschläuche können autoklaviert werden) der Absaugeinheit müssen alle 24 Stunden gewechselt und desinfiziert werden
- Standzeit des Spülwassers beträgt sechs Stunden, maximal 24 Stunden, wenn wenig abgesaugt wurde
- Hygienische Händedesinfektion durchführen
- Bei Nichtgebrauch ist das Absauggerät von der Netzleitung zu trennen, desinfizierend zu reinigen (Wischdesinfektion), staubfrei und abgedeckt zu lagern

Reinigung und Pflege des Absauggerätes:

Grundsätzlich müssen nach jeder Absaugung alle Teile (Silikonschläuche und Sekretbehältnisse), die mit dem Absauggut in Berührung gekommen sind, desinfiziert, gereinigt und sterilisiert (autoklaviert) werden. Silikonschläuche und Sekretbehältnisse können i. d. R. bis zu 134 °C autoklaviert (heißdampfsterilisiert) werden.

3.5.10 Klienten mit Tracheostoma

Vor einer stationärer Aufnahme von tracheotomierten Klienten in eine Pflegeeinrichtung sollte – aufgrund der intensiv-pflegerischen Versorgung – der Kontakt mit dem zuständigen Gesundheitsamt bzw. mit der Heimaufsicht erfolgen (Genehmigung). In einigen Bundesländern dürfen nur spezielle Pflegeeinrichtungen (Pflegefachkräfte mit spezieller Fortbildung) diese tracheotomierten Klienten aufnehmen! Als Tracheostomie wird der Zugang zur Trachea zwischen Kehlkopf und Brustbein, der durch einen Halsschnitt geschaffen wird, bezeichnet. Gründe für die Anlage eines dauerhaften Tracheostomas sind die Notwendigkeit einer Langzeitbeatmung (Ateminsuffizienz, respiratorische Insuffizienz, mangelnder Schutzreflex), Behinderung der nasopharyngenalen Passage durch Traumen, Ödeme, Infektionen, beidseitige Recumensparese (Lähmung der Stimmbänder), große OP im Bereich von Kopf und Hals oder die komplette Resektion des Kehlkopfes bei malignen Larynxtumoren. Trachealkanülen dienen dazu, die Luftröhrenöffnung offen zu halten und Sekretabsonderungen abzuleiten. Ein Mensch, der auf unbestimmte Zeit tracheotomiert bleibt (z. B. wird bei respiratorischer Insuffizienz das Tracheostoma u. U. nicht verschlossen), muss sich körperlich und psychisch auf die damit verbundenen Veränderungen im täglichen Leben einstellen. Der sorgsame Umgang mit dem Tracheostoma und die Vermeidung und Bewältigung hierdurch bedingter häufiger Störungen ist die wichtige Voraussetzungen für die Aufrechterhaltung der Atmung und somit des Lebens. Grundsätzlich gilt für die Kanülenpflege sicheres Handling, keimarmes Vorgehen, Möglichkeit zum Absaugen und ausreichende Befeuchtung. Eine sorgfältige Tracheostomapflege (ggf. externe Kompetenz hinzuziehen, z. B. Firma SERVOX etc.) ist nötig, um die Atemwege freizuhalten und die Trachea vor Austrocknung, Verunreinigung und vor allen Dingen vor Infektionen zu schützen. Die Umgebung des Stomas und das Haltebändchen der Trachealkanüle müssen trocken gehalten werden. Zu stramm sitzende Bändchen oder durch Sekretion feucht gewordene Haltebändchen scheuern und reiben die Haut am Hals wund.

Bei hörbarer und sichtbarer Sekretion ist ggf. vor und/oder nach Durchführung der Maßnahme ein tracheales Absaugen notwendig:

- Anlegen von medizinischen Einmalhandschuhen; zusätzlich ein steriler Handschuh über die katheterführende Hand
- Absaugkatheter über das Stoma ohne Sog vorsichtig in die Trachea einführen
- Bei erhöhter Viskosität den Absaugvorgang mit neuem sterilen Absaugkatheter wiederholen, bis Mund und Atemwege von Sekretansammlungen frei sind und die Kanüle reinigen. Vor jedem erneuten Einführen Absaugschlauch mit Aqua dest. durchspülen (nicht Absaugkatheter, dieser wird nach jedem Vorgang verworfen!).
- Aseptisches Vorgehen beachten, damit keine Krankheitserreger exogen in den Respirationstrakt eingeschleppt werden können:
  1. Alle Grundsätze wie beim Verbandwechsel beachten
  2. Täglicher Kompressenwechsel unter sterilen Kautelen
  3. Wundränder immer sauber und trocken halten
  4. Wunddesinfektion mittels haut/schleimhautverträglichen Antiseptikums n.ä.A.
  5. Täglicher Wechsel der Kanülenfixationsbändchen
  6. Nach ärztlicher Anordnung: Kanülenwechsel bei eingeengtem Lumen

7. Art der Schutzauflage (abgepackte Verbandsets mit: Metalline®-Kompresse oder steriler Schlitzkompresse) wird vorab mit dem Arzt abgeklärt
- Bei Beendigung des Absaugvorganges grundsätzlich den Absaugkatheter um die behandschuhte katheterführende Hand wickeln und Einmalhandschuh darüberstülpen:
  - Material in Abwurfsack geschlossen entsorgen
  - Absaugschlauch mit Aqua dest. gründlich durchspülen und Gerät abschalten
  - Sekretbehälter und Sekretbehälterdeckel müssen desinfizierend gereinigt werden
  - Hygienische Händedesinfektion durchführen
  - Dokumentation der Maßnahme

Die Atemluft eines tracheotomierten Menschen trifft ohne Vorfilterung, Befeuchtung und Anwärmung der oberen Luftwege auf die Trachealschleimhaut. Dadurch entsteht eine ständige Reizung, die zu vermehrter Sekretion führt. Da der Schleim aber häufig weder abgehustet noch heruntergeschluckt werden kann, muss das Sekret durch tracheales Absaugen entfernt werden. »Künstliche Nasen«, die auf die Trachealkanüle aufgesteckt werden, imitieren die natürliche Funktion der Nase, das Befeuchten und Filtern der Atemluft. Zusätzliche Schleimhautbefeuchtung durch Inhalation oder Vernebler lindert die ständige Reizwirkung. Am günstigsten und angenehmsten für den tracheotomierten Klienten ist es, wenn er bei ausreichend weiter, stabiler Luftröhrenöffnung zeitweise oder ganz auf das Tragen einer Kanüle verzichten kann.

Wechsel einer Trachealkanüle:

- Kanülentrageband lösen, verschmutzte Schlitzkompresse entfernen
- Stomaumgebung mit Pflegetuch feucht reinigen, evtl. Inkrustationen vorsichtig mit einer Kompresse lösen (physiologische Kochsalzlösung oder Stomaöl)
- Inspektion der Umgebung: Bei entzündeter Stomaumgebung, vermehrter Inkrustation oder Blutungen, Entzündungen, oder anderen Auffälligkeiten – den Arzt und ggf. externe Kompetenz hinzuziehen
- Assistierende Pflegeperson hält die zu wechselnden Materialien bereit und wirkt während der Maßnahme beruhigend auf den Klienten ein
- Kanüle entfernen und in die Nierenschale ablegen
- Neue Kanüle mit befestigtem Haltebändchen vorsichtig langsam einschieben
- Ggf. Hautschutz auftragen und Schlitzkompresse so an die Außenkanüle anlegen, dass die Kanüle vor direktem Kontakt mit der Haut geschützt wird
- Sitz kontrollieren
- Nach Durchführung der Maßnahme ggf. Inhalation oder Luftbefeuchtung mit Hilfe eines Verneblers. Maßnahme und Zusätze werden vom Arzt angeordnet

3.5.11 Sauerstoffverabreichung

Sauerstoff (O_2) ist ein Medikament und darf nur nach ärztlicher Anordnung gegeben werden (Ausnahme nur in Notfallsituationen: 2 l/Minute). Die Sauerstoffmenge (Liter/pro Minute), die Anwendungsdauer und die Verabreichungsart (durch Nasenkatheter, Nasensonde, Sauerstoffbrille und Sauerstoffmaske) bestimmt der Arzt. Da Sauerstoff die Schleimhäute sehr stark und schnell austrocknet, ist ärztlicherseits darauf zu achten, dass keine Medikamente gegeben werden, die unter Umständen die Schleimhäute noch mehr

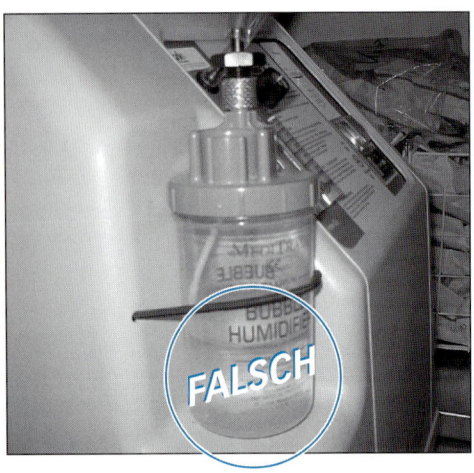

Abb. 16:
Sprudler-Anfeuchter für Sauerstoffinsufflation: Aqua dest. darf nie länger als max. 24 Stunden im Sprudler-Anfeuchter verbleiben.

austrocknen können oder Medikamente, die eine Atemdepression oder Beeinträchtigung des Atemzentrums provozieren können. Sauerstoff wird bspw. in blauen Stahl-Gasflaschen durch Sanitätshäuser angeliefert oder als elektrisch betriebener Kompressor (z. B. Oxymat® 3) als Sauerstoffkonzentrator. Die Anlieferung erfolgt flüssig oder gasförmig; die Gasflaschen stehen unter Druck und haben ein Hauptventil.

- Vorher: Gerätebeschreibung und Gebrauchsanweisung inklusive aller Zubehörteile beachten; Folgeunterweisung in das Medizinprodukt durch Geräte-Produkteverantwortliche der Pflegeeinrichtung
- Grundsätzlich immer steril verpackte Sauerstoffsonde (-brille oder -maske) zur Insufflation verwenden
- Funktionskontrolle (ggf. Anzeigen beachten) des Sauerstoffgerätes durchführen. Funktionskontrollen sind durchzuführen:
  – nach jedem Gebrauch
  – nach jeder Montage
  – nach jedem Flaschenwechsel
  – mindestens jedoch alle sechs Monate (Fachhändler)
  – Wartung als vorbeugende Instandhaltungsmaßnahme einmal im Jahr
- Das Gerät ist betriebsbereit, wenn der Sauerstoff an der Inhalationsmaske bzw. der Sauerstoffbrille austritt (Anzeigen beachten: Störungsanzeige, Statusanzeige für Sauerstoff-Konzentration oder Betriebsanzeige)
- Grundsätzlich sind Warnhinweise am Gerät immer zu beachten (z. B. Brandgefahr)
- Ggf. Pflaster zur Fixation der Sonde
- Grundsätzlich immer steril abgepacktes Aqua dest. (Anfeuchten von Sauerstoff) als Einmalbehälter zum Anschrauben an das Gewinde verwenden; nach Anbruch mit Datum versehen; geöffnetes Aqua dest. (Sprudler-Anfeuchter als Zubehörteil in der Sauerstoff-Therapie) muss nach maximal 24 Stunden sofort verworfen werden und darf **nicht** im Sprudler aufbewahrt werden (sehr hohe Verkeimungsgefahr!)
- Sprudler-Anfeuchter sind bei Gebrauch täglich desinfizierend zu reinigen und/oder zu sterilisieren. Der Sprudler-Anfeuchter ist autoklavierbar und kann bei 134 °C heiß-

dampfsterilisiert werden. Wenn der Sprudler-Anfeuchter in einer Geschirrspülmaschine gereinigt wird, braucht keine Desinfektion durchgeführt werden. Zur hygienischen Aufbereitung muss der Sprudler-Anfeuchter in seine vier Bestandteile zerlegt werden (Deckel, Anfeuchterglas, Düse und Düsenkopf)

- Alle Materialien für die Durchführung einer spezifischen Mund- und allgemeinen Nasenpflege (ggf. Verwendung von Bepanthensalbe®)
- Wichtig: Vor und während jeder Sauerstoffverabreichung muss, unabhängig von der Verabreichungsart, eine exakte Mund- und Nasenpflege durchgeführt werden, da Sauerstoff die Schleimhäute stark austrocknet. Bei Sauerstoffgaben ist allerdings darauf unbedingt zu achten, dass die Nasenpflege ohne ölhaltige Präparate durchgeführt wird! Während der Sauerstoffverabreichung muss der Klient grundsätzlich engmaschig überwacht werden
- Steril verpackte Sauerstoffsonden (-brillen, -masken) müssen täglich gewechselt werden
- Bei Nichtgebrauch ist das Sauerstoffgerät einsatzbereit (Sauerstoff-Vorrat am Inhaltsmanometer), staubfrei und abgedeckt zu lagern. Sauerstoffgeräte dürfen auf gar keinen Fall, in Feuchträumen gelagert werden
- Ist eine äußere Reinigung (z. B. OXYFLOW® Basic) erforderlich (Wischdesinfektion), darf diese nur mit einem sauberen und ggf. feuchten Tuch durchgeführt werden
- In den Druckminderer oder in andere Sauerstoffarmaturen und -geräte darf wegen Explosionsgefahr niemals Flüssigkeit eindringen

3.5.12 Stomapflege

Die Stomatherapie bezeichnet alle Maßnahmen und Verrichtungen im Umgang mit einer Stomaversorgung. Zur Stomaversorgung gehören alle Artikel, die am Stoma und dessen unmittelbarer Umgebung benötigt werden. Die Schließmuskelfunktion und Stuhlkonsistenz sowie die Kontrolle der Ausscheidungen sind für den betroffenen Menschen nicht mehr in gewohnter Form möglich.

Schutz der peristomalen (stomaumgebenen) Haut vor Nässe und Ausscheidungen:
- Hautirritationen (Reizungen und Follikulitis) verhindern
- Medizinische Einmalhandschuhe, Schutzkleidung und evtl. Materialien für eine Inkontinenz (Harn)- und Intimpflege vorbereiten
- Klientenbezogenen Elektrorasierer (ausschließlich für die peristomale Rasur!) zur Haarentfernung in der Umgebung des Stomas verwenden, um Irritationen (insbesondere Follikulitis durch Ausreißen der Haare beim Versorgungswechsel) zu verhindern. Keinen Einmalrasierer verwenden, wegen der möglichen Verletzungsgefahr! Täglich mehrmaliger Beutelwechsel bei einer Kolostomieanlage.
  1. **Grobreinigung**: Entfernen der Stuhlreste von Haut und Stoma mit weichen Toilettenpapier (kein Zellstoff!) oder unsterilen Kompressen. Den peristomalen Bereich kreisförmig reinigen, d. h., grundsätzlich von außen nach innen, damit eine Verschleppung von Ausscheidungen und Keimen in das umliegende Hautgebiet unterbleibt.
  2. **Feinreinigung**: Reinigung mit lauwarmem Wasser, Waschlappen und einer pH-neutralen Waschlotion, z. B. Eubos®, Dermamild®. Die Waschlotion muss rückstandsfrei entfernt werden. Die das Stoma umgebende Haut wird mit einem weichen Handtuch gut abgetrocknet.

- Die Haare im Stomabereich werden mittels Schere und Elektrorasierer (keine Enthaarungscreme verwenden, da diese zu Allergien führen kann) entfernt. Ein starker Haarwuchs beeinträchtigt den Kontakt der Klebefläche und verursacht starke Hautprobleme
- Nach der Reinigung erfolgt eine Inspektion der Haut
- Stomarand mit Wattestäbchen säubern
- Nach dem Trocknen wird das Schutzpapier von der Klebefläche des Beutels abgezogen, der Beutel wird am Stoma genau passend angelegt (entsprechend der Stomagröße), nach oben und unten faltenfrei ausgestrichen und sorgfältig angedrückt
- Bei mobilen und gehfähigen Klienten kann der Beutel beinwärts, bei bettlägerigen Klienten seitwärts angebracht werden. Vorher die Beutelöffnung mit Hilfe einer Messschablone exakt an die Stomagröße anpassen, sodass der Klebering des Beutels an der Schleimhautgrenze eng anliegt. Vor dem Anlegen des Stomabeutels muss in den Beutel etwas Luft hinein geblasen werden, damit die Beutelinnenflächen sich auseinander legen
- Stomasysteme sind staubgeschützt und trocken (nicht in Feuchträumen) zu lagern

Bei einer Ileostomieanlage wird immer ein Ausstreifbeutel benötigt, der mit einer unter dem Beutel befindlichen Klammer versehen ist und leicht verschlossen werden kann. Die Abdichtung um das Stoma mit einem Karayaprodukt ist unbedingt notwendig. Der Ausstreifbeutel verhindert, dass er jedes Mal gewechselt werden muss. Die Verschlusskammer dichtet die Entleerungsöffnung absolut dicht und geruchsfest ab. Nach dem Anlegen des Beutels (seitlich am Klienten) kann ein Beutelüberzug angeboten werden, damit die Feuchtigkeit (bei schwitzenden Klienten) aufgesaugt und ein Knistern des Beutels verhindert wird.

Durch Verschmutzung und Eindringen von Keimen in den Ausführungsgang der Haarbälge kommt es zu schmerzhaften bis eitrigen Entzündungen. Unzureichende Stomaversorgung, z. B. durch zu große oder zu kleine Beutelausschnitte, zu häufiges (bzw. seltenes) Wechseln der Beutel kann zu Hautproblemen führen. Darüber hinaus führt mangelhafte Pflege, z. B. ungenügende bzw. fehlerhafte Reinigung der Haut beim Wechseln oder unzureichende Pflegemittel, zu den o. g. Hautproblemen.

3.6 Externe Dienstleister in der stationären Pflege

Auch externe Dienstleister müssen bestimmten Hygieneanforderungen vor und während ihrer Tätigkeit erfüllen. Die Hygieneanforderungen beinhalten u. a. bestimmte Hygieneanforderungen für Tätigkeiten aus dem Frisörhandwerk oder im Bereich der medizinischen Fußpflege. Externe Dienstleister, müssen schriftlich bestätigen, dass die Hygieneanforderungen befolgt und im Rahmen des Infektionsschutzes umgesetzt werden. Es muss ausgeschlossen werden, dass bspw. durch eine Frisörtätigkeit eine Infektion (z. B. Hepatitis etc.) ausgelöst wird.

Mit der medizinischen Fußpflege dürfen in der stationären Pflege nur ausgebildete Podologen (medizinische Fußpfleger) beauftragt werden (s. PodG). Externe Dienste, die durch die Pflegeeinrichtung mit der Durchführung von Dienstleistungen (Fußpflege, Frisör etc.) beauftragt werden, haben vor Aufnahme ihrer Tätigkeit einen durch das zuständige Gesundheitsamt genehmigten Desinfektionsplan an die Leitung einer Pflegeeinrichtung auszuhändigen. Dieser Desinfektionsplan ist im Hinblick auf die Überwachungstätigkeiten des Gesundheitsamtes und der Heimaufsicht im Hygieneordner zu hinterlegen und durch die Dienstleister jährlich auf Aktualität und Vollständigkeit zu überprüfen.

3.7 Belehrungen nach dem Infektionsschutzgesetz

Um lebensmittelbedingte Erkrankungen und Erkrankungshäufungen in Gemeinschaftseinrichtungen zu verhindern, werden an den Umgang mit Lebensmitteln, in Anlehnung an die HACCP, die Lebensmittelhygiene-Verordnung und das Infektionsschutzgesetz (s. Tätigkeit im Sinne des § 42 Abs. 1), besonders hohe Anforderungen gestellt. Mitarbeiter, die im Küchen- bzw. Lebensmittelbereich (einschließlich Abwasch) von Gemeinschaftseinrichtungen beschäftigt sind, dürfen nicht dort tätig werden wenn sie:
- an Typhus, Paratyphus, Cholera (Cholerabakterien Vibrio cholerae), Shigellenruhr (Bakterielle Ruhr), Salmonellose (Salmonella typhimurium, Salmonella enteritidis), einer anderen infektiösen Darm- und Durchfallerkrankungen (Infektionen durch Enterohämorrhagische Escherichia Coli) oder Virushepatitis A oder E (infektiöse Gelbsucht) erkrankt oder dessen verdächtig sind;
- an infizierten Wunden oder Hauterkrankungen erkrankt sind, bei denen die Möglichkeit besteht, dass deren Krankheitserreger über Lebensmittel übertragen werden können;
- Krankheitserreger wie Shigellen, Salmonellen, enterohämorrhagische Escherichia coli oder Choleravibrionen ausscheiden.

> Personal mit eitrigen Wunden an den Händen darf grundsätzlich keinen Umgang mit Lebensmitteln haben (IfSG). Bei Verletzungen an den Händen sind diese mit wasserdichtem Pflaster (Verband oder Fingerling) abzudecken und ggf. geeignete Schutzhandschuhe zu tragen.

Die Leitung einer Pflegeeinrichtung hat die Belehrung für die Mitarbeiter im Küchen-, Lebensmittel- und Pflegebereich (wegen der Speisenverteilung usw.) nach Aufnahme der Tätigkeit und im Weiteren jährlich zu wiederholen (§ 42 Abs. 4 und 5 »Folgebelehrung«), den Nachweis über die Belehrung zu dokumentieren und der zuständigen Behörde auf Verlangen vorzulegen. Ziel dieser Belehrungen ist es, dass alle betroffenen Mitarbeiter die Inhalte der §§ 43 und 42 IfSG kennen. Im Rahmen der Belehrung nach dem Infektionsschutzgesetz müssen die Mitarbeiter schriftlich erklären, dass ihnen keine Tatsachen für ein Tätigkeits- und Beschäftigungsverbot bekannt ist. Die Belehrungen der Mitarbeiter über Tätigkeits- und Beschäftigungsverbote nach § 42 IfSG werden oftmals mit einer Hygieneschulung (auf der Grundlage DIN 10514) verknüpft und mit externer Unterstützung durchgeführt und dokumentiert (Nachweisdokumentation).

Belehrung von Personal im Küchen- und Lebensmittelbereich (§ 43 lfSG) und zur sonstigen Gemeinschaftsverpflegung:
- Die Erstausübung oder Erstaufnahme der Tätigkeiten im Küchen- bzw. Lebensmittelbereich und sonstigen Gemeinschaftseinrichtungen ist nur dann möglich, wenn die Mitarbeiter eine Bescheinigung durch das Gesundheitsamt zur Erstbelehrung vorlegen

können, die nicht älter als drei Monate sein darf. Diese muss eine in mündlicher und schriftlicher Form durchgeführte Belehrung über genannte Tätigkeitsverbote und Verpflichtungen enthalten

- Treten nach Tätigkeitsaufnahme Hinderungsgründe aufgrund einer der oben genannten Erkrankung auf, so hat der Mitarbeiter dieses unverzüglich dem Arbeitgeber zu melden
- Sollte es in der Pflegeeinrichtung Tagesgruppen für dementiell erkrankte Klienten geben, in denen zur Erhaltung der noch vorhandenen Ressourcen auch der Umgang mit Lebensmitteln praktiziert wird, so ist daran zu denken, dass dies im weitesten Sinne ein Behandeln von Lebensmitteln gemäß § 42 IfSG darstellen kann!

3.8 Ärztliches Zeugnis vor Aufnahme von Klienten

Klienten, die in der Pflegeeinrichtung aufgenommen werden, haben nach § 36 Abs. 4 IfSG unverzüglich ein ärztliches Zeugnis vorzulegen, aus dem zu entnehmen ist, dass bei dem Klienten keine Anhaltspunkte einer ansteckungsfähigen Lungentuberkulose (Mycobacterium!) vorliegen. Die Infektion der Lungentuberkulose erfolgt fast immer auf dem Luftweg, insbesondere beim Husten und Niesen. Wenn der Krankheitsherd einen direkten Anschluss über die Luftwege hat, wird von einer infektiösen und offenen Lungentuberkulose gesprochen.

Grundsätzlich ist es im Rahmen des Aufnahmegespräches empfehlenswert, den Impfstatus ärztlicherseits kontrollieren zu lassen und evtl. vorhandene Impflücken zu schließen (z. B. Tetanus, Diphterie etc.). Die Influenza-Schutzimpfung (Virusgrippe durch Orthomyxoviren der Typen A, B und C) sollte jährlich durch die Pflegeeinrichtung angeboten werden. Die Impfung gegen Pneumokokkeninfektionen sollte ab dem 60. Lebensjahr bzw. für gesundheitsgefährdete Personengruppen aller Altersgruppen grundsätzlich alle sechs Jahre durchgeführt werden. Der übernehmende Hausarzt (stationäre Pflege; insbesondere bei einem anstehenden Arztwechsel) muss über alle Grundkrankheiten und einen evtl. vorhandenen Trägerstatus (Impf-, Sero- und Immunstatus) informiert sein. Der Impfstatus eines Klienten ist zu kontrollieren (Aktuelle STIKO- sowie Landesempfehlungen). Hinweise des Hausarztes bzw. des überweisenden Krankenhauses über Grundkrankheiten einschließlich eines eventuellen Trägerstatus (z. B. HBV, MRSA/ORSA) sind bei jeder Aufnahme zu beachten.

3.9 Meldepflicht gemäß § 8 Infektionsschutzgesetz

Nach dem bundesweit geltenden Infektionsschutzgesetz sind bestimmte Infektionskrankheiten bzw. der Nachweis bestimmter Infektionserreger grundsätzlich meldepflichtig. So ist nach § 8 Abs. 1, Nr. 7 lfSG jede Leitung einer Pflegeeinrichtung verpflichtet, dem Gesundheitsamt bestimmte Infektionserkrankungen zu melden. Grundsätzlich ist nach § 8 lfSG auch der feststellende Arzt verpflichtet, das Auftreten bzw. den Verdacht der im § 6 Abs. 1–3 lfSG genannten Erkrankungen bzw. der Leiter des diagnostizierenden Labors die im § 7 lfSG verzeichneten Erreger innerhalb von 24 Stunden dem zuständigen Gesundheitsamt namentlich zu melden (Meldeformulare durch das Gesundheitsamt). Insbesondere ist hier der § 6 Abs. 1 und Abs. 2 lfSG von den Leitungen zu beachten, da

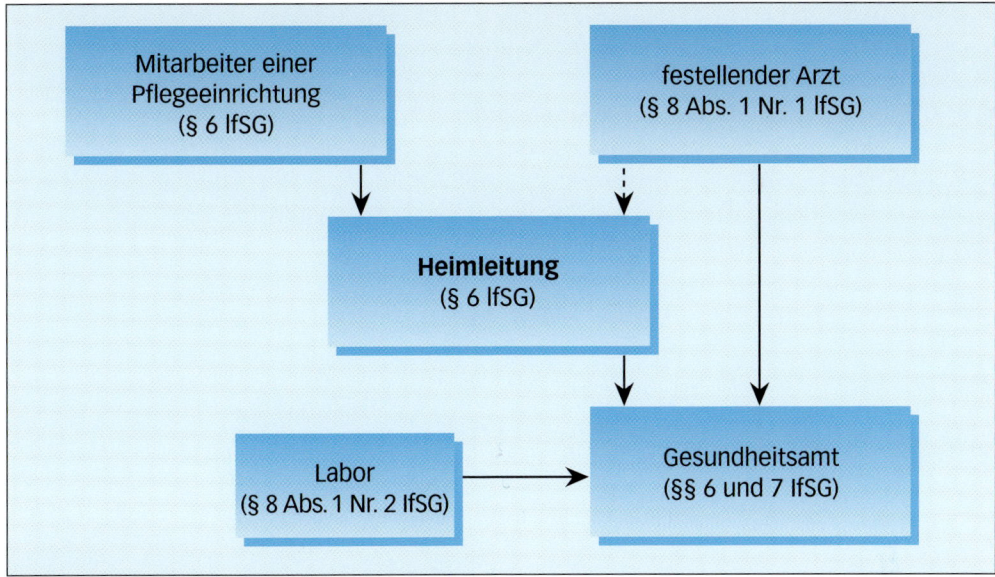

Abb. 17: Meldewege nach § 8 Infektionsschutzgesetz.

dort festgelegt ist, dass schon der Verdacht auf und die Erkrankung an einer mikrobiell bedingten Lebensmittelvergiftung oder an einer akuten infektiösen Gastroenteritis zu melden ist, wenn:

- eine Person betroffen ist, die eine Tätigkeit im Sinne des § 42 Abs. 1 ausübt (Pflege, Küchen- und Hauswirtschaftsmitarbeiter);
- zwei oder mehr gleichartige Erkrankungen auftreten, bei denen ein epidemischer Zusammenhang wahrscheinlich ist oder vermutet wird (z. B. das Norovirus eine Familie der Caliciviren oder eine lebensmittelbedingte Infektionskrankheit)

Nach § 6 Abs. 3 IfSG ist das Gesundheitsamt unverzüglich, d. h., innerhalb von 24 Stunden, bei einem gehäuften Auftreten (mehr als zwei Fälle) nosokomialer Infektionen zu informieren, bei denen ein epidemiologischer Zusammenhang wahrscheinlich ist oder vermutet wird, nicht namentlich zu benachrichtigen. Nach § 8, Absatz 5 IfSG hat der Meldepflichtige beim Gesundheitsamt selbst dann unverzüglich Mitteilung zu machen, wenn sich eine Verdachtsmeldung nicht bestätigt hat.

Die Meldung hat nach § 8 (1) Nr. 7 IfSG durch die Leitung einer Pflegeeinrichtung bzw. nach § 8 (1) Nr. 5 IfSG durch einen Angehörigen eines anderen Heil- oder Pflegeberufs, der für die Berufsausübung oder die Führung der Berufsbezeichnung eine staatlich geregelte Ausbildung oder Anerkennung erfordert (z. B. alle Pflegefachkräfte), zu erfolgen.

Meldepflichtige Inhalte sind in dem § 9 lfSG (»Namentliche Meldung«) näher geregelt (Auszug):
- Art der Erkrankung bzw. des Verdachtes (Diagnose)
- Name, Vorname, Geschlecht, Geburtsdatum und Anschrift
- Kontaktpersonen (Klienten, Mitarbeiter, Angehörige)
- usw.

Wichtige Maßnahmen in Zusammenarbeit mit dem Gesundheitsamt:
- ggf. Isolierung (evtl. Kohortierung) Betroffener und Einleiten geeigneter Sofort- und Schutzmaßnahmen
- ggf. Verständigung von Angehörigen und/oder Betreuern
- Feststellung möglicher Infektionsquellen
- Falls in letzter Zeit noch viele neue Erkrankungen aufgetreten sind, hat eine Untersuchung sämtlicher Mitarbeiter und Klienten durch die Hausärzte zu erfolgen

4 Händehygiene und Händedesinfektion

Durch die vielfältigen Kontakte mit der Umgebung und anderen Menschen (Klienten) erfolgt eine Übertragung von Infektionserregern (bis zu 80 %) hauptsächlich über die Hände der Mitarbeiter in der stationären Pflege. Die Hände gehören in der Pflege nicht nur zu dem wichtigsten Kommunikationsmittel überhaupt, sondern leider auch zu den größten Infektionsüberträgern. Auch wenn die Haut eine erstaunliche Widerstandsfähigkeit besitzt, können durch verschiedene Ursachen wie dauernde Überbeanspruchung der Hände verschiedene chronische Erkrankungen resultieren (Ekzeme, Allergien usw.). Durch häufige Feuchtarbeiten (Handschuhe tragen, s. TRGS 531!) sind viele Hautschäden beruflich bedingt. Durch verschiedene Wasch-, Reinigungs- und Desinfektionsmaßnahmen leiden die Hände von Mitarbeitern in der stationären Pflege sehr stark und werden darüber hinaus tagtäglich stark beansprucht, wenn:

- die Hände mehr als insgesamt zwei Stunden pro Tag der Feuchtigkeit (Wasser etc.) ausgesetzt sind (insbesondere Mitarbeiter in der Küche und Hauswirtschaft);
- flüssigkeitsdichte Einmalhandschuhe länger als zwei Stunden getragen werden müssen (z. B. Reinigungsmitarbeiter oder Mitarbeiter in der Wäscherei);
- die Hände häufig am Tag intensiv gewaschen werden müssen;
- die Hände mit verschiedenen Produkten unterschiedlicher Wirksubstanzen in Berührung kommen.

Wenn einmal die natürliche Barrierefunktion der Haut gestört ist, besteht grundsätzlich die Gefahr eines Ekzems mit Schwellung, Rötung und starkem Juckreiz. Der wiederholte Kontakt mit Allergie-Auslösern (Allergenen) wie Latex, Duft- oder Farbstoffe kann Hautallergien verursachen. Die Hände sind dann aufgeschwollen, rissig und blutig (durch das ständige Kratzen!). Werden diese Symptome nicht **sofort** beachtet und durch ein hautärztliches Konsil behandelt, können diese Hauterscheinungen zu chronischen Hautschäden führen! Eine bereits erworbene Kontaktallergie (verschiedene Allergene) ist nicht mehr heilbar!

Die Händehygiene gehört als Schutzmaßnahme zu dem wichtigsten »3-Punkte-Plan«:
1. Hände desinfizieren
2. Hände waschen
3. Hautpflege und Hautschutz

4.1 Grundsätzliches zur Händehygiene

Der Hautschutz und die kontinuierliche Händepflege ist für alle Mitarbeiter in Pflegeeinrichtungen eine absolute Notwendigkeit. Durch häufigen Kontakt mit Wasser, durch das Handschuhtragen sowie den tagtäglichen Umgang mit verschiedenen Substanzen kann die Haut der Hände dauerhaft und irreversibel schwer geschädigt werden. Um dies zu verhindern, ist der Hautschutz mit wasserabweisenden Hautschutzcremes eine der wichtigsten Maßnahmen und notwendig:

- vor Arbeitsbeginn
- vor den Tätigkeiten und Aufgaben mit Kontakt von Wasser und sonstigen Substanzen
- beim Tragen von Handschuhen
- nach den Pausen

Die Hautschutzcreme (mit wasserabweisender Wirkung) soll zuerst auf den Handrücken und dann auf allen anderen kritischen Stellen wie Handgelenke, Fingerzwischenräume, Fingerkuppen und Nagelfalze einmassiert werden, bis sie gut eingezogen ist. Hier beginnt schon oft das erste Problem: Viele Mitarbeiter warten nicht ab, bis die Hautschutzcreme vollständig eingezogen ist!

Das Tragen von Handschuhen ist eine der wichtigsten Maßnahmen zur Infektionsprävention und zum Schutz vor aggressiven Substanzen wie Reinigungs- und Desinfektionsmitteln. Medizinische Einmalhandschuhe (ungepudert und latexfrei bzw. latexarm) sind insbesondere vor dem Kontakt mit Blut, Ausscheidungen und infektiösen Sekreten, aber auch vor bestimmten pflegerischen Tätigkeiten (Einreibungen mit sensibilisierenden Stoffen) zu tragen.

Mitarbeiter im hauswirtschaftlichen Bereich sollen bei Tätigkeiten mit Reinigungs-, Desinfektionsmitteln und Desinfektionsreinigern grundsätzlich flüssigkeits- und chemikaliendichte Haushaltshandschuhe (aus Nitrilkautschuk) tragen. Die Schutzhandschuhe sind nur so lange wie unbedingt notwendig zu tragen, da die Haut unter den Handschuhen durch die Wärme und die sich stauende Feuchtigkeit aufquillt und dauerhaft geschädigt werden kann. Da das Allergierisiko von Latexproteinen im Handschuh bekannt ist, sollten grundsätzlich nur ungepuderte und latexfreie bzw. latexarme Einmalhandschuhe (in jedem Fall ungepudert) getragen werden, da sie ein geringes Allergiepotenzial aufweisen.

Bei der Latexallergie handelt es sich um eine Allergie des Soforttyps im Kontaktbereich mit Juckreiz und Nesseln am ganzen Körper, Schnupfen, Augentränen, Bindehautentzündung, Husten, Asthma und Atemnot. Schlimmstenfalls kann der weitere Verlauf sogar bis zu einem lebensbedrohlichen allergischen Schock führen! Manche Mitarbeiter (z. B. in der Unterhaltsreinigung) tragen für den Hautschutz unter den Haushaltshandschuhen entsprechende Baumwollhandschuhe (bei Tätigkeiten mit längerer Tragezeit). Bei Feuchtarbeiten (Reinigungs- und Küchenmitarbeiter) von mehr als zwei Stunden sind die Inhalte der TRGS 531 »Feuchtarbeit« durch die Leitung oder den verantwortlichen Mitarbeiter zu beachten. Beim Einkauf von medizinischen Einmalhandschuhen sollte immer auf das CE-Zeichen geachtet werden, da dies ein Anhaltspunkt für die Schutzfunktion gegenüber Mikroorganismen ist.

4.2 Händedesinfektion »Erst desinfizieren – dann waschen«

Die wichtigste Maßnahme zur Unterbrechung einer Infektionskette ist die Händedesinfektion, wobei eine 100 %ige Keimfreiheit der Hände auch dadurch nicht erzielt werden kann. Die Händedesinfektion soll verhindern, dass die Klienten durch die Hände der Pflegekräfte infiziert bzw. gefährliche, multiresistente Erreger unter den Klienten weiter verbreitet werden (Kreuzinfektion). Eine richtige hygienische Händedesinfektion schützt die Mitarbeiter auch davor, sich mit Infektionserregern zu infizieren oder diese Erreger in ihrem Privathaushalt zu verbreiten.

Durch die hygienische Händedesinfektion sollen jene Keime unschädlich gemacht werden, die durch Kontakt mit mikrobiell kontaminierten Objekten u. ä. auf die Hautoberfläche gelangt sind. Dennoch sollten kontaminierte Objekte bzw. kontaminierte Bereiche niemals mit bloßen Händen angefasst werden. Wenn irgend möglich, sollten hierbei keimdichte medizinische Schutzhandschuhe getragen und (oder) Hilfsmittel wie Zangen, Pinzetten oder Spatel verwendet werden. Grundsätzlich ist nach einem Kontakt mit erregerhaltigem Material oder mit kontaminierten Objekten eine hygienische Händedesinfektion zwingend notwendig. Bei sichtbarer Kontamination der Hände ist die Händedesinfektion zweimal durchzuführen und dann die Hände zu waschen.

In bestimmten Fällen (z. B. bei einem Bandwurmbefall) sind die gebräuchlichen Händedesinfektionsmittel unzureichend wirksam und die Hände müssen noch sorgfältiger gewaschen werden. Aber: Das Händewaschen ohne Zusätze dient der Entfernung von Schmutz und lose anhaftenden Mikroorganismen. Es ersetzt auf gar keinen Fall eine Händedesinfektion! Das Händewaschen reduziert zwar die Keimzahl auf den Händen, die Übertragungswege werden jedoch nicht wirksam unterbrochen. Die Händedesinfektion erfolgt grundsätzlich nur auf trockenen Händen. Zur hygienischen Händedesinfektion sollten vornehmlich Mittel aus der Wirkstoffbasis von Alkoholen (70 – 80 %iger Alkohol-Ethanol-isopropanol) verwendet werden mit Ausnahme bei Virusinfektionen (Norovirus z. B. Sterillium Virugard® oder Spitacid® u. a.).

Die hygienische Händedesinfektion ist bei übertragbaren Erkrankungen und beim Verdacht auf Virusinokulation zweimal hintereinander mit der Beachtung der Einwirkzeit von mindestens zwei Minuten durchzuführen, bevor mit dem Händewaschen begonnen wird. Grundsätzlich muss das Händedesinfektionsmittel immer gut verrieben werden und während der Einwirkzeit sind die Hände feucht zu halten! Die Händedesinfektionsmittel sollten in Desinfektionsmittelspendern bereitgehalten werden, denen die zur Desinfektion benötigte Menge entnommen werden kann, ohne sie mit den Händen berühren zu müssen (z. B. Betätigung mit Hilfe des Ellenbogens). Die Desinfektionsmittelspender (in der Küche in den verschiedenen Arbeitsbereichen, Hauswirtschaft, Wäscherei und Pflegedienst) sollten sich möglichst über einem Waschbecken befinden (s. BGR 250 und BGR 500, Kapitel 2.6). Aus dem Wandspender ist es dann möglich, die hohle Hand mit Händedesinfektionsmittel zu benetzen (ergibt die empfohlene Menge von ca. 3 bis 5 ml). Die 3 bis 5 ml-Angaben resultieren daraus, dass die Hände (Handflächen) der Mitarbeiter unterschiedlich groß sind. Generell kann aber nicht grundsätzlich und immer von **nur** »3 ml« ausgegangen werden. Eine ausreichende Menge an Händedesinfektionsmittel ist dann in jedem Fall garantiert, wenn bei geschlossenen Fingern das Desinfektionsmittel zwischen Ring- und Mittelfinger durchfließen kann.

Die hygienische Händedesinfektion ist als Schutzmaßnahme erforderlich:
- nach Schmutzarbeiten und nach pflegerischen Maßnahmen (also bereits ab Schutzstufe 1!)
- nach Kontakt mit Stuhl, Urin, Erbrochenem, Blut, Körperausscheidungen und -flüssigkeiten etc.
- nach Kontakt mit infektiösen oder potenziell infektiösen* Klienten
- nach Kontakt mit kontaminierten Gegenständen
- nach dem Ablegen von Schutzhandschuhen
- vor bestimmten pflegerischen Tätigkeiten
- nach dem Toilettenbesuch
- vor dem Medikamente stellen und vor dem Richten von Injektionen
- vor der Medikamentenverabreichung
- vor und nach dem Anlegen von Verbänden
- vor der Essensausgabe
- vor und nach invasiven Maßnahmen (z. B. Katheterisierungen) oder Handhabungen an liegenden Kathetern (Katheterpflege)

4.2.1 Methoden der hygienischen Händedesinfektion

1. **Bei nicht kontaminierten Händen:**
   Feuchte Hände (vorher die Hände mit Wasser anfeuchten) und Unterarme ca. 60 Sekunden mit einer Flüssigseife (z. B. Wasa soft®, Manisoft® u. a.) zur Hautreinigung gut waschen, dann gut abtrocknen (Einmalhandtücher aus Rollenautomaten oder Papierhandtücher). Die Hände und Unterarme dann mit 3 bis 5 ml Händedesinfektionsmittel (z. B. AHD 2000®, Skinman soft® etc.) aus dem Desinfektionsmittelspender mindestens 30 Sekunden (tlw. bis zu 60 Sekunden) lang desinfizieren. Dabei kritische Stellen (Benetzungslücken) nicht vergessen.

2. **Bei verschmutzten (kontaminierten) Händen:**
   Hände und Unterarme zuerst mit mindestens 3 bis 5 ml Händedesinfektionsmittel mindestens 30 Sekunden lang desinfizieren. Wenn beide Hände **vollständig trocken** sind (EWZ beachten!), werden sie mit Flüssigseife ca. eine Minute lang (ggf. auch die Unterarme) gründlich gewaschen.

   Bei bestimmten übertragbaren Krankheiten oder multiresistenten Keimen (MRSA, Norovirus-Infektionen) muss in den trockenen Hände eine andere Waschlösung (z. B. bei Skinsan scrub) unverdünnt 60 Sekunden (EWZ) lang verrieben und dann mit Wasser aufgeschäumt werden. Anschließend gut abspülen und abtrocknen!

---

* Nach Klientenkontakt und nach Kontakt mit infektiösem oder potenziell infektiösem Material ist *vor* dem Verlassen des Arbeitsbereiches eine hygienische Händedesinfektion durchzuführen. Danach sind verschmutzte Hände zu waschen (gem. RKI-Empfehlungen).

3. Nur Desinfizieren, kein Waschen (Schnelldesinfektion):
Hände mit mindestens 3 bis 5 ml Händedesinfektionsmittel mindestens 30 bis 60 Sekunden lang desinfizieren.

4.2.2 Ablauf einer hygienischen Händedesinfektion

Dem auf den Händen verteilten Desinfektionsmittel darf Wasser erst nach Ablauf der für die Desinfektion vorgeschriebenen Einwirkzeit (EWZ) zugesetzt werden. Wurden die Hände sichtbar oder merklich mit keimhaltigen Ausscheidungen (Eiter, Sputum, Stuhl, Exsudat) u. ä. kontaminiert, sind die kontaminierten Stellen vor der eigentlichen Hände-desinfektion mit einem Zellstoff- oder Wattebausch zu reinigen, der mit dem Händedesinfektionsmittel angefeuchtet wurde. Der Einsatz von Stückseife zum Hände-waschen oder der Einsatz von Nagelbürsten und dgl. zum mehrmaligen Gebrauch ist auf-grund des hohen Kontaminationsrisikos für alle Pflegeeinrichtungen unzulässig.

Fehlerquellen bei der Händedesinfektion sind:

- Hygienische Händedesinfektion erfolgt zu selten und mit falscher Technik,
- Ungenügende Beachtung der Einwirkzeit als Mindestzeiten,
- Falsche Konzentration in Form einer Unterdosierung,
- Falsches Desinfektionsmittel,
- Mehrfache Verwendung von Nagelbürsten oder Stückseifen.

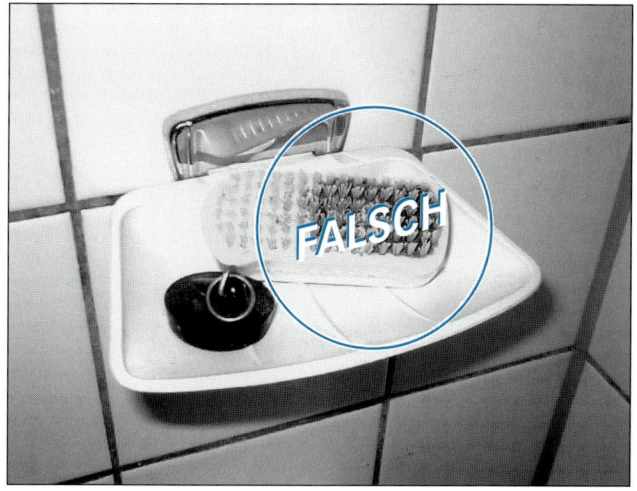

Abb. 18: Der mehrmalige Gebrauch von Nagelbürsten ist unzulässig.

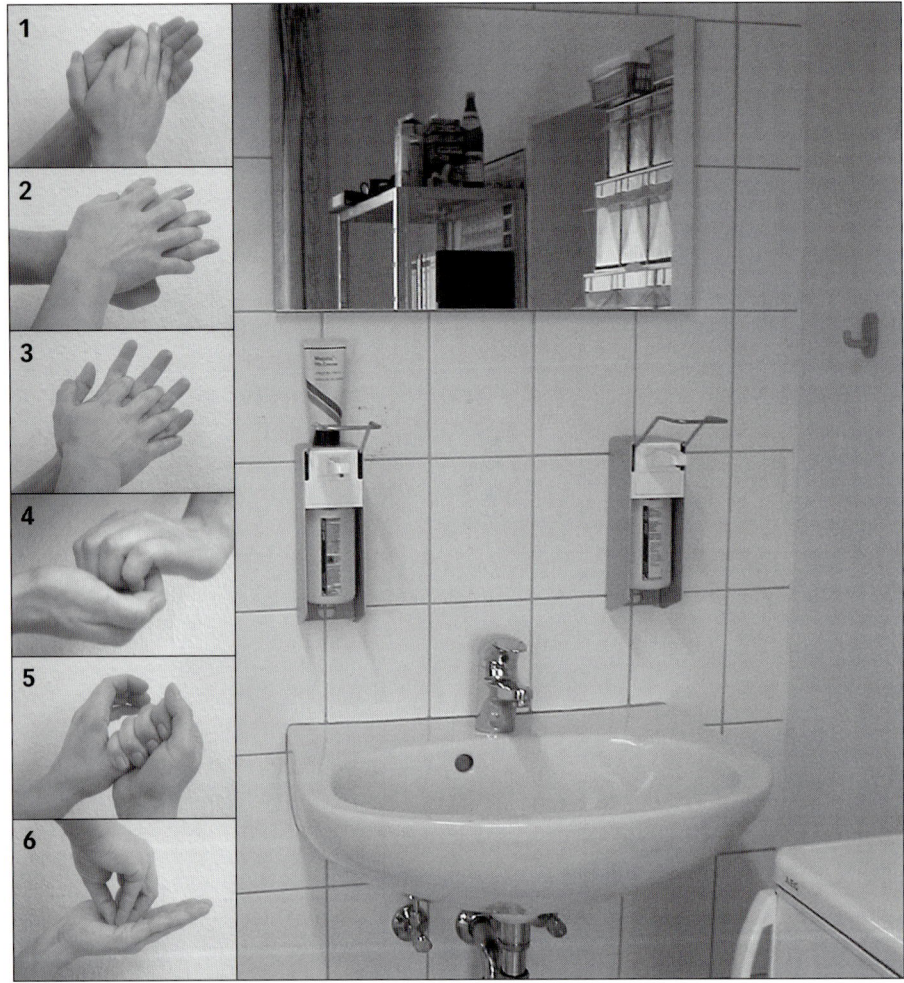

Abb. 19: Ablauf einer hygienischen Händedesinfektion.

Das Desinfektionsmittel wird zunächst in ausreichender Menge in die hohle Hand gegeben und zwischen den Handflächen und anschließend über beide Hände gründlich verteilt. Beide Handinnenflächen (Handteller) müssen ausreichend mit Händedesinfektionsmittel benetzt sein, das in die Hautoberfläche gründlich eingerieben wird: Rechte Handfläche über den linken Handrücken (**1**), dabei die Finger von oben in die Fingerzwischenräume schieben und umgekehrt (**2**).
Handfläche auf Handfläche mit verschränkten und gespreizten Fingern (**3**).
Die Außenseite der Finger in die gegenüberliegende Handfläche und Hände verschränken (**4**).
Anschließend kreisendes Reiben des linken Daumes in der geschlossenen rechten Handfläche (mindestens 5 x) und umgekehrt (**5**).
Kreisendes Reiben hin und her mit geschlossenen Fingerkuppen der rechten Hand in der linken Handfläche (mindestens 5 x) und umgekehrt. Besonders sorgfältig ist die Desinfektion der Fingerkuppen und der Nagelfalze durchzuführen (**6**).

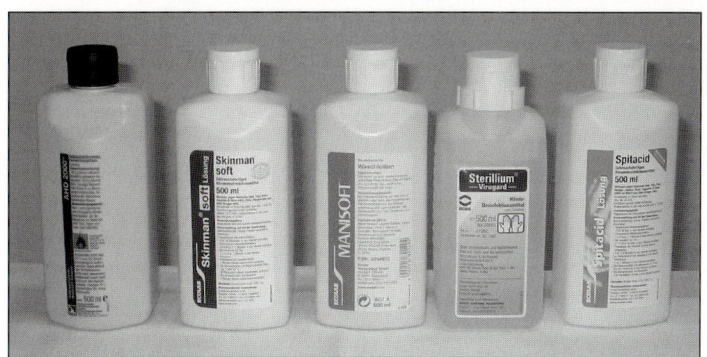

Abb. 20:
Händedesinfektionsmittel
verschiedener Hersteller.

Wichtig:
Das Händedesinfektionsmittel muss in jedem Fall vollständig eingerieben werden, bis beide Hände trocken sind (Einwirkzeit mindestens ca. 30–60 Sekunden); danach sind ggf. die Hände mit Wasser anzufeuchten und gründlich mit Waschlotion zu waschen sowie gründlich abzutrocknen!

Die Einwirkzeit des Händedesinfektionsmittels von mindestens 30 bis 60 Sekunden ist sehr wichtig, damit sich der rückfettende Anteil des Händedesinfektionsmittels entfalten kann (als so genannter »Rückfetter«).

Erfahrungsgemäß kommt es bei der hygienischen Händedesinfektion immer wieder zu so genannten Benetzungs- und Versorgungslücken (im Bereich der Wirksamkeit), da die Haut nicht ausreichend mit der Händedesinfektionslösung in Berührung kommt, wenn das Händedesinfektionsmittel nicht ausreichend mit beiden Händen verrieben wurde.

Häufige Benetzungs- und Versorgungslücken sind insbesondere:
• Fingerzwischenräume,
• Daumen und Daumengrundgelenk,
• Nagelfalz,
• Fingerkuppen,
• Handgelenke.

4.2.3 Händedesinfektion bei Norovirus-Infektionen und multiresisten Keimen

Viren aller Art zeichnen sich durch eine sehr unterschiedliche Empfindlichkeit gegenüber chemischen Desinfektionsmitteln aus. Während einige Viren durch handelsübliche Desinfektionsmittel gut inaktiviert werden können (z. B. HIV, Coronaviren, SARS), müssen unbehüllte, hydrophile Viren (z. B. Parvoviren als Erreger der Ringelröteln, Caliciviren, dazu gehört das Norovirus) als besonders resistent d. h., widerstandsfähig betrachtet werden.

Tabelle 5: Muster für einen Hautschutzplan.

Was	Wann	Wie	Womit
Vorbeugender Hautschutz	• Vor Arbeitsbeginn • Nach Pausen • Vor Feuchtarbeiten • Nach Arbeitsende	• Hautschutzcreme gründlich in beide Hände verreiben und einmassieren (EWZ beachten)	Hautschutzcreme: z. B. Luphenil® oder Silonda lipid® u. a.
Medizinische Einmal-handschuhe	• Immer bei Kontakt mit infektiösem (kontagiösen) Material • Bei längeren Tätigkeiten mit Wasser • Bei Kontakt mit Reinigungs- oder Desinfektionsmitteln und Desinfektions-reinigern	• Für den Zweck geeignete Schutz-handschuhe tragen • Einmalhandschuhe immer nur für kurze Zeit tragen (nur wenn notwendig!) • Ggf. Baumwollhand-schuhe unterziehen (Reinigungspersonal)	Medizinische Einmalhandschuhe mit CE-Zeichen und DIN EN 455 Flüssigkeits-undurchlässige Haushaltshand-schuhe für Küchen- und Reinigungs-mitarbeiter
Hände-desinfektion	• Vor bestimmten pflegerischen Tätig-keiten und Aufgaben • Nach Kontakt mit Blut, Ausscheidungen oder sonstigen kontami-nierten Gegenständen • Nach jedem Toilettenbesuch • Nach dem Ausziehen von medizinischen Schutzhandschuhen	• Händedesinfektions-mittel aus geeigneten Desinfektionsmittel-spendern mindestens 30–60 Sekunden lang gut in die trockenen Hände einreiben • Benetzungslücken vermeiden!	Gebrauchsfertiges Händedesinfektions-mittel wie z. B. Sterillium Virugard®, AHD 2000®, Spitacid® u. a. (Das Präparat zur hygienischen Hände-desinfektion kann sich bei bestimmten übertragbaren Erkrankungen ändern; Wirkungs-bereiche sind zu beachten!)
Hände-waschen	• Vor Arbeitsbeginn • Vor und nach Pausen • Bei sichtbarer Verschmutzung • Im Rahmen einer exakten hygienischen Händedesinfektion	• Händewaschen nur dann, wenn die Maß-nahme unbedingt erforderlich ist (starke Belastung der Haut!) • Hände mit Wasser anfeuchten und die Waschlotion auf den feuchten Händen gleichmäßig verteilen • Immer gut mit Wasser nachspülen und Hände exakt abtrocknen	Waschlotion aus geeigneten Wand-spendern wie z. B. Wasa soft®, Skinman soft® oder Skinsan scrub® u. a. (Das Präparat zum Händewaschen kann sich bei bestimmten übertragbaren Erkrankungen ändern!)
Hautpflege	• Nach jedem Händewaschen • Zwischendurch und nach Bedarf des Mitarbeiters • Nach Arbeitsende, falls keine Hautschutzcreme zur Verfügung steht	• Hautpflegelotion gründlich in beide Hände verreiben und einmassieren (EWZ beachten)	Hautpflegelotion: z. B. Majola®-H5-Creme oder Silonda u. a.

Bei viralen Erkrankungen ist die Verwendung von virusinaktivierenden Desinfektionsmitteln erforderlich. Ist dies aus der Packungsbeilage nicht ersichtlich, sind Mittel und Verfahren aus der Liste des RKI mit dem Wirkungsbereich B (zur Inaktivierung von Viren geeignet) anzuwenden.

Insbesondere die Händedesinfektion stellt bei Ausbruch einer Norovirus-Infektion ein besonders schwieriges Problem dar, denn die Wirksamkeit alkoholischer Desinfektionsmittel (Wirkungsspektrum A) gegenüber Noroviren ist grundsätzlich fraglich. So sind bspw. Händedesinfektionsmittel auf der Basis von Isopropanol bzw. Propanol als völlig unwirksam bei dieser Art von Viren eingestuft. Bei Ausbrüchen von Noroviren bedingten Enteritiden sollte auch immer erwogen werden, zur Flächendesinfektion folgende Desinfektionsmittel in verstärkten Maße einzusetzen: Sauerstoff-abspaltende Desinfektionsmittel wie z. B. Peressigsäure, chlorabspaltende Desinfektionsmittel oder Desinfektionsmittel, die Formaldehyd als Wirksubstanz enthalten.

Bei der Anwendung von Formaldehyd sind jedoch die Vorschriften der Berufsgenossenschaften sowie das Nichtüberschreiten der MAK-Werte zu beachten. Für die Wahl eines geeigneten Desinfektionsmittels (nach erfolgter Diagnosestellung durch den behandelnden Hausarzt) ist es wichtig, dass die in den einschlägigen Listen als »viruswirksam« gelisteten Desinfektionsmittel sich lediglich als wirksam gegen die verwendeten »Testviren« erwiesen haben. Keinesfalls darf angenommen werden, dass mit den Begriffen »viruswirksam«, »viruzid«, »virusinaktivierend« bzw. auch »wirksam gegen Viren« gemeint ist, dass die Präparate ein Wirkungsspektrum gegen grundsätzlich alle Viren aufweisen. Dies ist ein Trugschluss! Dieses wird in den entsprechenden Produktinformationen der Hersteller (s. auch Sicherheitsdatenblätter, Produktbeschreibungen etc.) auch nicht behauptet.

4.3 Hautpflege und -schutz

Im Anschluss an jede hygienische Händedesinfektion sollte je nach Fettgehalt der Haut eine Hautpflegelotion (Hautpflege) aufgetragen werden, um die Haut, die durch Kontakt mit Wasser und mit Desinfektions- und Reinigungsmitteln stark beansprucht ist und austrocknet, nachzufetten. Hautrisse und -schrunden sind zu vermeiden und wenn vorhanden, zu behandeln.

Da die Hände durch die häufige Anwendung von Händedesinfektionsmittel sehr stark strapaziert werden, ist es zwingend erforderlich, die Hände mit einer Pflegelotion zu pflegen, um die natürliche Geschmeidigkeit und Elastizität der Haut zu erhalten und vor schädlichen Einflüssen weiterhin zu schützen. Auch sollte dabei an den vorbeugenden Hautschutz durch entsprechende Hautschutzpräparate gedacht werden! Insbesondere sollte immer nach Arbeitsende auch an den Hautschutz gedacht werden. Wichtig zur Hautpflege und zum Hautschutz ist es, dass die Hautschutzlotion bzw. Pflegelotion sorgfältig auf die Haut aufgetragen und gründlich eingerieben werden muss. Die Lotion muss vollständig in die Haut einziehen!

Damit die Haut der ständigen Desinfektion und dem ständigen Kontakt mit Wasser standhalten kann, muss sie gepflegt werden. Bewährt haben sich die Anwendung von pH-regulierenden Emulsionen vor längeren Arbeitspausen und der Einsatz von fettfreien Hautschutzcremes. Bei der Anwendung ist auf die Menge zu achten, die ausreichend für die komplette Hand gewählt werden sollte. Ein Hautschutzplan ist nach berufsgenossenschaftlichen Regeln (TRGS) für jede Pflegeeinrichtung eine Verbindlichkeit:

1. Vorbeugender Hautschutz
2. Hautreinigung
3. Hautpflege

5 Instrumentenaufbereitung und Instrumentenwartung

Ziel jeder Instrumentenaufbereitung ist die Bereitstellung funktioneller, hygienischer und vor allen Dingen sicherer Medizinprodukte (MP). Qualitätssicherung bei der Aufbereitung von Instrumenten dient dem Schutz der Klienten und der Anwender sowie der Werterhaltung der Produkte. Bei der Aufbereitung von Medizinprodukten sind die Regelungen der Medizinprodukte-Betreiberverordnung (MPBetreibV) grundsätzlich immer zu beachten. Nach § 4 Abs. 2 Satz 3 MPBetreibV wird eine ordnungsgemäße Aufbereitung dann vermutet, wenn die gemeinsame Empfehlung vom RKI und BfArm bei der Aufbereitung von Medizinprodukten grundsätzlich beachtet wird.

Die Aufbereitung von Instrumenten muss als ein Teil der Instandhaltung von Medizinprodukten gesehen werden. Sie umfasst verschiedene Stufen und Zyklen von der Verwendung bis zur erneuten Bereitstellung. Die höchste Infektionsgefahr kann bei der Wiederaufbereitung der Instrumente bestehen, da sie hier noch mit Blut oder potentiell infektiösem Material etc. kontaminiert sind und das Verletzungsrisiko während der manuellen Reinigung (Dekontaminationsmaßnahmen) sehr hoch ist. Die Sicherheitstechnik muss hier ganz besonders berücksichtigt werden, um ein Verletzungsrisiko auszuschließen! Einmalinstrumente und -artikel (z. B. steril verpackte Einmalpinzetten u. ä.) werden selbstverständlich nicht wieder aufbereitet, da an die Wiederaufbereitbarkeit von Medizinprodukten sehr hohe infektionshygienische Anforderungen und Qualitätsansprüche gestellt werden. Die Instrumente müssen möglichst unmittelbar nach dem Gebrauch desinfiziert, gereinigt, getrocknet und sterilisiert werden. Sterilgut muss anschließend steril verpackt und danach trocken, licht- und staubgeschützt in desinfizierten Schränken oder Schubladen gelagert werden.

Zur Desinfektion von Instrumenten können sowohl thermische als auch chemische Verfahren (Instrumentendesinfektionsmittel) eingesetzt werden. Sofern es die Beschaffenheit der Instrumente zulässt und in der Pflegeeinrichtung auch die Voraussetzungen dafür vorhanden sind, sollte bevorzugt das thermische Verfahren (Reinigungs- und Desinfektionsgerät – RDG) angewendet werden. Die thermische Desinfektion bietet den Vorteil, dass bspw. Auffanggefäße in einem Arbeitsgang desinfiziert und gereinigt werden.

Grundsätzlich ist immer dem thermischen Verfahren in Desinfektions- und Reinigungsautomaten, soweit nach Art des Produktes anwendbar, der Vorrang vor chemischen Verfahren zu geben. Bei der Beschaffung von Instrumenten sollte grundsätzlich darauf geachtet werden, ob sie sich mit thermischen Verfahren desinfizieren und reinigen lassen. Von der chemischen Instrumentendesinfektion sollte nur dann Gebrauch gemacht werden, wenn die Instrumente wegen ihrer Beschaffenheit nicht mit dem thermischen Verfahren behandelt werden können oder wenn kein thermisches Reinigungs- und Desinfektionsgerät (RDG) zur Verfügung steht.

Da es sich bei der Reinigung gebrauchter Instrumente um Tätigkeiten der Schutzstufe 2 (s. Gefahrstoffverordnung und Biostoffverordnung) handelt, müssen vor jeder Dekontaminationsmaßnahme verschiedene Schutzmaßnahmen beachtet und eingehalten werden (PSA).

Die thermische Desinfektion von Instrumenten erfolgt z. B. in der stationären Pflege oft mit einem Autoklaven oder die Aufbereitung wird durch ein Krankenhaus in der Zentralsterilisation durchgeführt (externe Kooperation). Die Wiederaufbereitung von Instrumenten (Desinfektion, Reinigung und Sterilisation) ist nur von sach- und fachkundigem Personal in der stationären Pflege (z. B. durch Hygienebeauftragte Personen, Wohnbereichsleitung oder Pflegedienstleitung) durchzuführen.

5.1 Reinigung und Desinfektion von Instrumenten

Mit der Instrumentendesinfektion reduziert sich die Anzahl der Keime auf ein geringes Maß, so dass eine Infektion durch die Übertragung von Keimen über die Instrumente unwahrscheinlich wird (z. B. durch das Einlege-/Eintauchverfahren). Der kontaminationssichere Transport (vom Verwendungsort bis zum Ort der Aufbereitung!) der trockenen, benutzten und kontaminierten Instrumente (in geöffnetem Zustand der Instrumente) muss in geschlossenen Behältnissen (Container aus Aluminium) erfolgen. Die Reinigung und Desinfektion in einem Reinigungs- und Desinfektionsautomaten oder -gerät (RDG) erfolgt immer unter Beachtung der Herstellerangaben zu Temperaturen, Zeit und Desinfektionsmitteln. Im Anschluss an jede Instrumentendesinfektion (inkl. Reinigung) muss das Instrument oder das Gerät fachkundig sterilisiert werden, z. B. wenn der Gebrauchsgegenstand autoklavierbar ist und die Voraussetzungen dafür auch in der stationären Pflege gegeben sind.

Eine sterile Aufbereitung von kritischen Medizinprodukten (Sterilgüter) erfolgt erst nach einer Risikobewertung (HL, BA, FaSi). Dabei wird unterschieden zwischen unkritischen, semikritischen und kritischen Medizinprodukten (MP):
1. Diese Güter sind allgemein dadurch charakterisiert, dass sie in Kontakt mit intakter Haut (unkritische MP) bzw. krankhaft veränderter Haut und Schleimhaut kommen (semikritische MP).
2. Kritische MP sind solche, mit denen bestimmungsgemäß Haut und Schleimhaut penetriert werden und die in Kontakt mit Blut, inneren Geweben, Organen oder mit Wunden kommen. Diese Produkte müssen zur Anwendung steril (frei von vermehrungsfähigen Mikroorganismen und von Viren) sein (gemäß EN 556).

Falls keine Instrumente, z. B. durch einen Autoklaven, durch die Pflegeeinrichtung sterilisiert werden können, sind in jedem Fall immer steril verpackte Einmalprodukte (z. B. sterile Instrumente zu einer Wundversorgung, Verbandwechsel etc.) vorzuziehen oder bei einem Verbandwechsel grundsätzlich immer die »Non-touch-Technik« (Nicht-Berührungs-Technik) mit sterilen Instrumenten (Einmalprodukt) anzuwenden. In der stationären Pflege sind grundsätzlich immer steril verpackte Einmalprodukte (inkl. sterile Instrumente) für bestimmte pflegerische Tätigkeiten vorzuhalten.

Viele teil- und vollstationäre Pflegeeinrichtungen verfügen nicht über einen Autoklaven, da hier sehr strenge turnusmäßige Prüf- und Überwachungsparameter (Validierungstätigkeiten) einzuhalten und umzusetzen sind. Neben dem eigentlichen Sterilisationsverfahren in einem Autoklaven muss das Sterilgut nach der Sterilisation unter strengen infektionshygienischen Kriterien entsprechend steril verpackt werden. Viele Pflegeeinrichtungen verfügen oftmals nicht über das hierfür notwendige Equipment (z. B. Autoklaven, Verpackungsmaterial nach DIN-Normen) und dies ist durch die Behörden (Gesundheitsämter etc.) auch nicht gesetzlich für die stationäre Pflege gefordert. Gesetzlich gefordert ist selbstverständlich, dass bspw. ein Verbandwechsel unter aseptischen Bedingungen (gem. RKI) durch die Pflegefachkräfte durchgeführt werden muss. Deshalb sind steril verpackte Einmalartikel (sterile Instrumente) und -materialien neben der Anwendung der »Non-touch-Technik« mit sterilen Instrumenten absolut notwendig.

Sollte eine Pflegeeinrichtungen zur Sterilisation von Instrumenten (nach einer Instrumentendesinfektion) über einen Autoklaven (gespannter heißer Dampf in einem Dampfsterilisator) verfügen, muss der Autoklav unter strengen Kriterien regelmäßig mikrobiologisch überwacht werden. Für thermische Desinfektionsverfahren und für den Umgang mit Sterilgut bilden entsprechende DIN- bzw. CEN-Normen die Grundlage der durchzuführenden routinemäßigen chargenbezogenen Prüfungen gemäß verschiedener Verfahrensparameter (z. B. DIN EN 58946–58949, 58952–58953). Die mikrobiologischen Prüfbefunde (Untersuchungsbefunde einer akkreditierten Stelle oder durch ein Prüflabor) müssen in der Pflegeeinrichtung aufbewahrt werden bzw. vorliegen. Daher kooperieren Pflegeeinrichtungen zur Sterilisation ihrer Instrumente und Geräte (Medizinprodukte) und deren Aufbereitung häufig mit einem Krankenhaus (ZSVA). Dort verfügt man sowohl über die personellen als auch baulich-technischen und funktionalen Voraussetzungen und Mittel, um die Instrumente nach einem standardisiertem und vor allen Dingen ständig validierten Verfahren »Reinigung, Desinfektion und Sterilisation« durch eine Zentrale Sterilgut-Versorgungsabteilung (ZSVA) sterilisieren zu lassen. Viele Krankenhäuser (mit Hygienelabor) bieten diese Dienstleistungen, neben der Übernahme mikrobiologischer Wirksamkeitsüberprüfungen, für Pflegeeinrichtungen an.

Der nachfolgende Ablauf im Rahmen einer Reinigung und Desinfektions sowie Sterilisation in einem Krankenhaus soll das Reinigungs-, Desinfektions- und Sterilisationsverfahren und dessen sensiblen Bereich kurz darstellen, um zu verdeutlichen, welches Equipment neben der sächlichen Ausstattung dafür notwendig ist. Das Beispiel soll allerdings auch dazu dienen, die ständigen Validierungsprozesse im Rahmen der Reinigungs-, Desinfektions- und Sterilisationsverfahren aufzuzeigen.

5.1.1 Reinigungs-, Desinfektions- und Sterilisationsverfahren

Die krankenhausspezifische Aufbereitung von Medizinprodukten erfolgt grundsätzlich nur durch Sterilisationsassistenten mit entsprechender Sachkunde (Krankenpflegefachkräfte aus dem Operationsdienst mit Weiterbildung und der erforderlichen Sachkunde 2) in einer zentralen Sterilgut-Versorgungsabteilung (ZSVA). Grundlage der Tätigkeiten in der Sterilgut-Versorgungsabteilung eines Krankenhauses sind die Arbeitsanweisungen und die Validierung festgelegter Daten und Prozesse (z. B. Maßnahmen der Dokumentation und Verfahrensprüfung gemäß EN 554) während aller Reinigungs-, Desinfektions- und Sterilisationsverfahren. Dafür müssen zunächst alle Medizinprodukte in ein Sortiment aufgenommen werden (Bestandsverzeichnis) und ordnungsgemäß nach einer Risikostufe bestimmt und eingestuft werden.

Die kritischen Medizinprodukte unterteilen sich nach einer Risikobewertung in folgende Untergruppen (gemäß RKI-Richtlinien und BfArm):

- Unkritische und semikritische Medizinprodukte (z. B. Anästhesiezubehör etc.)
- Kritisch A: Wundhaken, scharfe Löffel oder Pinzetten
- Kritisch B1: Gelenkinstrumente, z. B. Klemmen und Scheren
- Kritisch B2: Knickempfindliche Instrumente, z. B. Kabel
- Kritisch B3: Instrumente mit Hohlräumen, z. B. Kanülen, Einsteckrohre
- Kritisch B4: schwer zugängliche Instrumente, z. B. Markraumbohrer, Knochenstanzen
- Kritisch B5: Mikrochirurgische Instrumente, z. B. Endo-Koagulationsklemmen
- Kritisch B6: Instrumente, die in der Wiederverwendung eingeschränkt sind, z. B. Larynxmasken
- Kritisch C: Instrumente, die nicht heißdampfsterilisierbar sind, z. B. thermolabile Instrumente und Optiken

In einem Krankenhaus erfolgt die Zuführung kontaminierter Instrumente unter strengen hygienischen Bedingungen in ein Reinigungs- und Desinfektionsgerät (RDG), der auch als »Dekontaminationsautomat« bezeichnet wird. Die Verfahren der Reinigung, Desinfektion und der Sterilisationszyklus, die bei der Aufbereitung von keimarm oder steril zur Anwendung kommenden Medizinprodukten eingesetzt werden, müssen validiert sein (RKI/BfArm). Die erfolgreiche Durchführung muss durch Dokumentation nachvollziehbar sein. Die effektive, validierte und standardisierte Reinigung und Desinfektion des Sterilisiergutes sind wichtige Vorbedingungen für eine anschließende sichere Sterilisation. Die Reinigung und Desinfektionsvorgänge sind in einem Krankenhaus regelmäßig – mindestens einmal jährlich – zu überprüfen. Diese Überprüfung wird als Revalidierung und Requalifizierung bezeichnet.

Aufgrund verschiedener Prüfungen während dieser Reinigungs-, Desinfektions- und Sterilisationsvorgänge wird hier auch von einem so genannten »validierten Verfahren« gesprochen. Das bedeutet, dass in einem Krankenhaus durch die ZSVA einzelne Verfahrensschritte im Rahmen des gesamten Reinigungs-, Desinfektions- und Sterilisationsverlaufs auch retrospektiv noch ganz genau verfolgt und bewertet werden können. Das Reinigungs-, Desinfektions- und Sterilisationsgerät erstellt im Verlauf der Reinigung, Desinfektion und während des gesamten Sterilisationsverfahrens einschließlich der sterilisierten Beladung automatisch entsprechende Prüfberichte und -protokolle.

Diese validierten Verfahren und Vorgänge beziehen sich auf:

- Reinigungs- und Desinfektionsleistung (Dekontamination)
- Sterilisierverpackung unter Beachtung der Beladungskonfiguration
- Zuführung und Programmablauf des Sterilisationsgerätes
- Prüfung von Sterilisiergut nach Programmablauf (Abkühlung des Sterilgutes)
- Automatische Aufzeichnung von Temperatur, Kammerdruck und Zeit für jede sterilisierte Beladung
- Vergabe von Chargennummern
- Chargenfreigabe
- Kontrollen mit Hilfe verschiedener Indikatoren

Durch die Reinigung, Desinfektion und Sterilisation mit maschinellen, automatisch gesteuerten, validierten Verfahren wird die höchstmögliche Sicherheit für den Schutz des Personals und die Qualität der Reinigung, Desinfektion und Sterilisation erreicht. Nach dem Reinigungs- und Desinfektionsverfahren der Instrumente erfolgt im Hinblick auf ein einwandfreies Ergebnis immer eine Funktionsprüfung, eine Prüfung auf die Unversehrtheit sowie eine Prüfung auf die technisch-funktionelle Sicherheit (Materialsicherheit). Nach der sachgerechten Reinigung und Desinfektion wird das Medizinprodukt zur Sterilisation verpackt. Für die spezielle Verpackung sind entsprechende DIN-Normen (DIN EN 58953 Teil 3–4) zu beachten. Bei der Einzelverpackung von Medizinprodukten sind einfache Papier-Folien-Kombinationen oder Sterilisationspapiere zu verwenden; bei Siebverpackungen sind Container als feste Sterilisierbehälter (aus Aluminium mit Einwegfiltern und einer großen, die Trocknung fördernden Austauschfläche im Deckel) einzusetzen. In jedem Fall muss eine Rekontamination verhindert werden!

Die Sterilisierverpackung darf dabei die anschließende Sterilisation nicht behindern, muss die Sterilität bis zur Wiederverwendung gewährleisten und die Entnahme und Handhabung des Sterilgutes erleichtern. Nach der einwandfreien Verpackung wird das Medizinprodukt unter Beachtung der Beladungskonfiguration der Sterilisation zugeführt. Nach erfolgter Sterilisation muss das Sterilgut trocken zur Abkühlung aus dem Gerät genommen werden und nochmals überprüft werden. Sterilgut, das nach der Entnahme entsprechende Ansammlungen von Kondensat enthält oder dessen Verpackung bei Entnahme aus der Sterilisierkammer feucht ist, muss als unsteril angesehen werden und darf nicht verwendet und eingesetzt werden, weil eine unmittelbare Rekontaminationsgefahr besteht. Nach erfolgter Prüfung ist das Sterilgut einer geschützten Lagerung zuzuführen.

Die Instrumentendesinfektion erfolgt in folgenden Schritten:
1. Desinfizieren (nur in zerlegter Form) und Reinigung
2. Spülen
3. Trocknen
4. Prüfen
5. Verpacken
6. Sterilisieren
7. Lagern

5.2 Ablauf einer chemischen Instrumentendesinfektion

Instrumente werden in einer dafür vorgesehenen Instrumentendesinfektionswanne mit einem Instrumentendesinfektionsmittel (Konzentration und Einwirkzeit beachten!) desinfiziert.

Die Instrumente sind so in die Desinfektionsmittellösung (chemisches Verfahren) einzulegen (Desinfektionsbad oder -wanne), dass alle Oberflächen vollständig mit Desinfektionsmittel bedeckt bzw. benetzt sind und der Zutritt des Desinfektionsmittels nicht durch Luftblasen behindert wird. Sichtbar kontaminierte Stellen sind unmittelbar nach dem Einlegen mit dem Desinfektionsmittel abzureiben (PSA!) oder vorher mit Hilfe eines Spatels o. ä. zu lösen und mit Desinfektionsmittel zu dispergieren. Schläuche (z. B.

Silikonschläuche von Absaugeinrichtungen) und Hohlkörper sind mit dem Instrumenten-desinfektionsmittel durchzuspülen und so mit dem Desinfektionsmittel zu füllen, dass keine Luftblasen eingeschlossen werden. Nach der Einwirkzeit des Instrumentendesinfektionsmittels können die Instrumente oder eingelegten Gefäße in üblicher Weise mit klarem Wasser gründlich abgespült und gereinigt werden. Die Instrumente müssen einem Sterilisationsverfahren zugeführt werden.

5.2.1 Grundsätzliches zur Instrumentenaufbereitung

• Medizinische Instrumente niemals über mehrere Stunden in der Instrumentendesinfektionslösung belassen (Gefahr von Korrosionsschäden!).
• Aufbereitung (Dekontamination) der Instrumente (Einlege-/Tauchdesinfektion von Medizinprodukten zur Instrumentendesinfektion) erfolgt unmittelbar nach jeder einmaligen Benutzung.
• Standzeit des Instrumentendesinfektionsmittels: Die Gebrauchslösung (Desinfektionsmittel) ist unbelastet höchstens sieben Tage (s. Herstellerangaben) zu verwenden und danach wieder frisch anzusetzen. Hergestellte Gebrauchslösungen können maximal bis zu 24 Stunden angewendet werden. Gebrauchslösungen, die trübe sind, müssen grundsätzlich sofort erneuert werden. Die Desinfektionswannen sind hierbei gründlich desinfizierend zu reinigen.
• Hilfsmittel zur Instrumentendesinfektion vorbereiten: Instrumentenwanne (meist vier Liter Instrumentenwanne mit Sieb) mit Deckel, Zeituhr, DGHM-geprüftes und zugelassenes Instrumentendesinfektionsmittel (Desinfektionsreinigungskonzentrat für Instrumente), persönliche Schutzausrüstung (PSA) und geeignete medizinische Einmalhandschuhe zur Behandlung der Instrumente.
• Beim Umgang mit dem Desinfektionsreinigungskonzentrat sind vorher geeignete medizinische Schutzhandschuhe anzuziehen.
• Vorbereitung des Instrumentariums (Öffnen von Scheren oder Zerlegen der Instrumente in einzelne Bestandteile).
• Instrumentendesinfektionslösung vorbereiten:
  – Sieb aus der Instrumentendesinfektionswanne entnehmen und die Wanne zuerst mit der erforderlichen Menge kaltem Wasser füllen.
  – Desinfektionsreinigungskonzentrat nach Herstellerangaben dazugeben (Konzentration muss in jedem Fall beachtet werden!)
  – Instrumentarium in das Sieb legen und das Sieb mit den Instrumenten in die Desinfektionswanne einlegen (reinigen). Die Instrumente müssen vollständig mit dem Instrumentendesinfektionsmittel bedeckt sein.
  – Instrumentendesinfektionswanne abdecken (mit Deckel) und Einwirkzeit (EWZ) beachten (Zeituhr stellen!).
• Maßnahme in der Hygienecheckliste als Nachweis dokumentieren:
  a) Name des Instrumentendesinfektionsmittels
  b) Anwendungskonzentration
  c) Einwirkzeit
  d) Zubereitung
  e) Ansatzdatum und Name der Pflegekraft

- Nach Ablauf der Einwirkzeit das Sieb langsam entnehmen (vorher medizinische Einmalhandschuhe anziehen) und unter fließendem kaltem Wasser gründlich abspülen und mit einem sauberen trockenen Tuch abtrocknen.
- Weiterleitung an die Sterilisation (z. B. durch Kooperation mit einem Krankenhaus).
- Instrumentarium nach der Sterilisation grundsätzlich staub- und lichtgeschützt in geschlossenen Schränken oder Schubladen bis zur Wiederverwendung lagern.
- Lagerzeiten von Sterilgut sind stets zu beachten.

5.3 Lagerung von Sterilgut und Kontaminationsschutz

Die Entnahme des Sterilgutes (sterile Einmalverpackung) hat unter antiseptischen Bedingungen unmittelbar vor dem Gebrauch zu erfolgen (z. B. Instrumentenzange). Das Sterilgut muss grundsätzlich trocken, staub- und lichtgeschützt in einem Schrank gelagert werden (Raumtemperatur ca. 20–25 °C). Die Norm für sterile Produkte (DIN 58953 Teil 8) empfiehlt eine Lagerdauer von nicht mehr als sechs Monaten bei sterilisierten Medizinprodukten. Die Lagerflächen müssen glatt, unbeschädigt und in jedem Fall desinfizierbar sein. Sterilgut wird nach dem »FIFO-Prinzip« entnommen also: »First in – First out«. Es sollte keine zu lange Einlagerung von Sterilgut vorgenommen werden.

Die Lagerdauer für nicht industriell gefertigte medizinische Artikel muss stets beachtet werden und ist auch vom angewandten Sterilisierverfahren abhängig:
- Sterilguteinfachverpackung: Lagerdauer ca. 6 Wochen (bei geschützter Lagerung)
- Sterilgutzweifachverpackung: Lagerdauer ca. 6 Monate (bei geschützter Lagerung)

Umgang mit Sterilgut:
- Vor dem Öffnen der Verpackung ist grundsätzlich eine hygienische Händedesinfektion durchzuführen.
- Verpackung erst unmittelbar vor Gebrauch öffnen.
- Verpackung sachgerecht öffnen (vorgesehenen Stellen).
- Beim Öffnen nicht husten oder sprechen.
- Für eine ausreichend große Arbeitsfläche für das Sterilgut sorgen.
- Sterile und unsterile Materialien trennen (reine und unreine Seite).
- Staubaufwirbelungen jeglicher Art nach dem Öffnen der Verpackung verhindern.
- Sterilgut bestimmungsgemäß anwenden.

6 Objekt- und Unterhaltsreinigung einer Pflegeeinrichtung

Oberflächen (Fußböden, Arbeitsflächen, sanitäre Anlagen etc.) und Funktionsräume (Dienstzimmer, Stationsküchen etc.) in Pflegeeinrichtungen sollen leicht zu reinigen und beständig gegen die zu verwendenden Reinigungs- und Desinfektionsmittel (inkl. der Desinfektionsreiniger) sein. Fußböden in Pflegeeinrichtungen sind grundsätzlich durch ein staubbindendes Verfahren nass zu reinigen. Ein entsprechendes Reinigungsverfahren bzw. -system (z. B. Bezugswechselverfahren) mit einem Systemwagen (Reinigungswagen) ist für alle Flächen und Funktionsräume durch die Hygienekommission festzulegen, damit durch das Reinigungs- und Desinfektionsverfahren keine Mikroorganismen in der Pflegeeinrichtung weiter verbreitet werden können.

Es existieren für die stationäre Pflege zwei Reinigungsverfahren als Variationsmöglichkeiten:
a) Zweistufiges Wischsystem
b) Halbnass-Einstufen-Methode bzw. »Einstufiges Feuchtwischen«

Grundvoraussetzung für die Wahl einer Variation ist neben der Schulung und Unterweisung der Mitarbeiter, dass der Systemwagen die erforderlichen ergonomischen Anforderungen erfüllt und nach dem »Baukastenprinzip« zeitsparend für die Mitarbeiter aufgebaut ist. Ziel ist es auch, dass die Anwendungssicherheit im Reinigungsbereich für die Mitarbeiter in der Hauswirtschaft damit erleichtert wird und der Reinigungsvorgang insgesamt auch optimiert werden kann. Der Systemwagen sollte aus Kunststoff (korrosionsbeständig) sowie leicht und handlich sein. Beide Varianten (zweistufiges- und einstufiges Verfahren) setzen die Tuchwechselmethode der Wischbezüge (Mopps) und der eingesetzten Microfasertücher nach **einer** Reinigungs- und Desinfektionsmaßnahme voraus!

Die Tuchwechselmethode ist bei der fachgerechten Reinigung und Desinfektion von Flächen und der unterschiedlichsten Funktionsräume im Rahmen verschiedener Dekontaminationsmaßnahmen und zur Einhaltung der Infektionshygiene außerordentlich wichtig. Der Systemwagen darf im Rahmen der Infektionshygiene und zur Verhinderung einer Weiterverschleppung von Erregern grundsätzlich nicht in einem Feuchtraum z. B. in einem Badezimmer abgestellt bzw. untergebracht werden.

Für die Wahl einer Reinigungsvariante ist nicht nur das Reinigungsergebnis von besonderer Bedeutung, sondern natürlich auch die Hygienesicherheit in einer gesamten Pflegeeinrichtung. Voraussetzung für eine vorschriftsmäßige und fachgerechte Reinigung und Desinfektion aller relevanten Flächen, Gegenstände und Funktionsräume ist die Sorge für Ordnung in der Einrichtung.

Die Bestückung der Reinigungswagen in Pflegeeinrichtungen muss sicherstellen, dass grundsätzlich nach dem bewährten »Baukasten-Reinigungsprinzip«, d. h., rein/unrein gearbeitet wird. Bei den angewendeten Reinigungsverfahren wird eine Schmutzverschleppung durch das Baukastensystem verhindert (Reinigungswagen mit Abwurfbehälter, transparenter Sack für die schmutzigen Wischbezüge und Microfasertücher, Bezugswechselverfahren bzw.

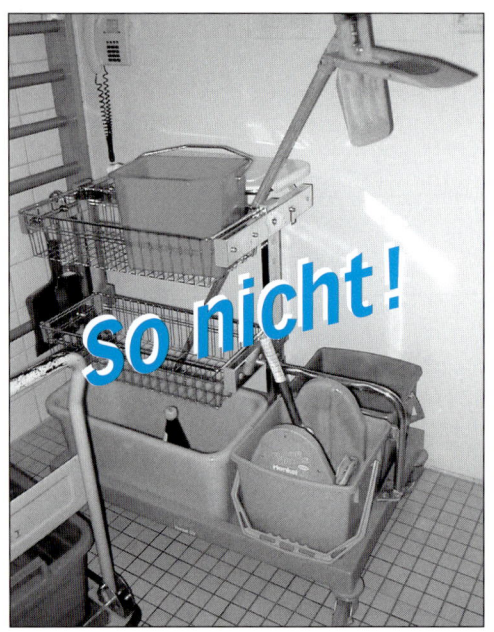

Abb. 21: Der Reinigungswagen darf nie im Feuchtraum (z. B. Badezimmer) gelagert werden.

durch die Nutzung industrieller Reinigungsgeräte). Das Baukastenprinzip ist sowohl beim »zweistufigen« als auch bei dem »einstufigen-Wischsystem« zu beachten. Durch dieses Prinzip wird es für die Reinigungskraft bzw. den Hauswirtschaftsmitarbeiter übersichtlicher und überschaubarer, welcher Reiniger bzw. welche Gebrauchsmittelllösung für welche Reinigungs- bzw. Desinfektionsaufgaben einzusetzen sind. Darüber hinaus ist es auch aus Gründen des Arbeitsschutzes sinnvoll, dass diverse Reinigungs- und ggf. Desinfektionsmittelgebrauchslösungen immer an zentralen Punkten (z. B. unreiner Arbeitsraum, besser noch: im Putzraum für das Reinigungsmaterial) hergestellt werden. Reinigungsmittel können Gefahrstoffe im Sinne der Gefahrstoffverordnung sein und gefährliche Stoffe bzw. gefährliche Zubereitungen enthalten wie z. B. Tenside, Lösemittel, Laugen, Säuren, Alkalien und Bleichmittel. Dies setzt eine Persönliche Schutzausrüstung (PSA) und eine regelmäßige Unterweisung der Mitarbeiter voraus (z. B. durch einen Gefahrstoffbeauftragten der Einrichtung) unter Berücksichtigung der erstellten Betriebsanweisungen.

Im Putzraum ist der Reinigungswagen täglich entsprechend der Vorgaben nach dem jeweiligen Reinigungsverfahren und -system wieder aufzurüsten. Wichtig ist, dass Putz- und Reinigungsmittel und auch die Gebrauchsmittelllösungen bei einem bestimmten Abnutzungs- bzw. Verschmutzungsgrad aus hygienischen Gründen sofort ausgetauscht werden müssen. Eine Verschmutzung der Gebrauchsmittelllösung (Putzwasser) durch Verunreinigung oder sonstige Kontaminationen muss grundsätzlich verhindert werden, indem die Reinigungs- und Wischbezüge (z. B. die Mopps und Microfasertücher) nicht fortlaufend in die Reinigungs- und Desinfektionslösung hineingetaucht und weiterverwendet werden, nur weil wieder einmal die Zeit knapp und die Wege zur Putzkammer oftmals zu weit sind.

> Grundsätzlich sind alle Feuchtwischbezüge zur Reinigung des Fußbodens nach jedem Arbeitsvorgang (d. h. Mopp einmal eintauchen – Fußboden feucht reinigen – Mopp verwerfen) sofort auszuwechseln.

Die zu desinfizierenden Oberflächen (z. B. Abstellflächen, Arbeitsflächen, Mobiliar, Wände, Fußböden) werden mit einem Mopp (Wischbezug) oder Microfasertuch, die mit der Gebrauchsverdünnung des Reinigungs- bzw. Desinfektionsmittels getränkt wurden, unter leichtem Druck abgerieben. Eine gezielte Desinfektion von Flächen etc. ist notwendig bei sichtbarerer Verunreinigung (z. B. Stuhl, Erbrochenem, Urin, Blut etc.). Dabei ist nach Entfernung der groben Verunreinigungen mit Zellstoff o. Ä. eine Wischdesinfektion – auch im Zimmer der Klienten – durchzuführen. An den Oberflächen haftende Verunreinigungen sollen dabei durch das Desinfektionsmittel (kurze EWZ) vorher dispergiert werden. Es genügt nicht, dass Desinfektionsmittel nur auf die Oberfläche aufzusprühen. Ein Sprühdesinfektionsmittel darf grundsätzlich nur auf saubere und trockene Flächen aufgebracht werden. Auf der mit dem Desinfektionsmittel behandelten Fläche soll zunächst ein Flüssigkeitsfilm verbleiben. Es ist nicht erlaubt, die behandelte Oberfläche kurze Zeit nach dem Auftragen eines Desinfektionsmittels trockenzureiben. Die Fläche gilt erst nach Ablauf der vorgeschriebenen Einwirkungszeit (EWZ) des Mittels als desinfiziert. Es ist notwendig, die Wischdesinfektion im Rahmen der Unterhaltsreinigung mit entsprechender Persönlicher Schutzausrüstung und Schutzkleidung (PSA) durchzuführen und vor allen Dingen die Hände vor dem Kontakt mit dem Desinfektionsmittel, z. B. durch geeignete Haushaltshandschuhe aus Nitrilkautschuk (Schutzhandschuhe), zu schützen. Grobe Verunreinigungen müssen von der Fläche zunächst entfernt und je nach ihrer Natur (Fäzes oder Sputum o. Ä.) desinfiziert werden. Es ist hierbei unerlässlich, Schutzhandschuhe zu tragen (Personalschutz). Desinfektionslösungen sind mit kaltem Wasser (maximal handwarm) anzusetzen.

6.1 Reinigungsverfahren und -system

1. Zweistufiges Wischsystem

Das »zweistufige Wischsystem« wird auch von den Profis als »zwei-Eimer-Methode« bezeichnet. Beide Eimer haben in der Regel ein Fassungsvermögen von bis zu 25 Liter und sind farblich unterschiedlich (blaue und rote Farbe) gekennzeichnet. Im roten Eimer befindet sich für die tägliche Reinigung das Frischwasser und im blauen Eimer das Schmutzwasser. Auch bei dem »zweistufigen Wischsystem« muss das fortlaufende Hineintauchen der Reinigungsmopps in die Gebrauchsmittellösung unbedingt nach einer Reinigungs- und/oder Desinfektionsmaßnahme ausgeschlossen werden.

Das »zweistufige Wischsystem« hat den Nachteil, dass unter Umständen ein großer Teil des Desinfektionsmittels wieder aufgenommen wird (beim zweiten Vorgang). Ein weiterer Nachteil bei diesem System ist auch, dass zuerst alle Zimmer der Klienten einschließlich der Oberflächen (Abstellflächen) mit einem Reinigungsmittel gereinigt werden müssen und dann erst die Sanitärräume mit den dort befindlichen Oberflächen und sanitären Anlagen **desinfizierend** gereinigt werden müssen, da hier sehr oft ein Desinfektionsmittel für die Fußböden und Oberflächen (sanitäre Anlagen) zur Reinigung eingesetzt werden muss. Dieses Problem könnte dadurch etwas minimiert werden, dass ein zweiter kleinerer Systemwagen für die Reinigung und Desinfektion der Sanitärräume mitgeführt wird. Eine desinfizierende Reinigung setzt immer voraus, dass neben der Konzentration der Gebrauchsmittellösung die Einwirkzeit (EWZ) eingehalten werden muss. Nach der Beachtung der Einwirkzeit müssen anschließend durch die Mitarbeiter in der Hauswirtschaft im Sanitärraum bestimmte Flächen wieder gründlich mit klarem Wasser nachgespült werden (z. B. Badewanne und Dusche).

Bei der Unterhaltsreinigung der Klientenzimmer genügt ein Reinigungsmittel, während im Sanitärbereich grundsätzlich ein Desinfektionsmittel zum Einsatz kommen muss.

2. Halbnass-Einstufen-Methode bzw. »Einstufiges Feuchtwischen«

Bei der »einstufigen Methode« werden die Wischmopptextilien vorher im Arbeitsraum (Putzkammer) für den Systemwagen mit der vorgesehenen Gebrauchsmittellösung vorgetränkt (getrennt nach Zimmer der Klienten und Sanitärräume). Dies hat den Vorteil, dass nur der notwendige Vorrat an Mopps und Tüchern mit auf dem Systemwagen untergebracht wird und mitgenommen werden muss. Das Wasser und die Reinigungs- und Desinfektionsmittel verbleiben in der Putzkammer. Hierzu befindet sich auf dem Systemwagen (unten) eine Box (Kennzeichnung: außen mit einem roten Streifen) mit den vorgetränkten Mopps (präparierte Wischbezüge) für den Sanitärbereich und eine weitere Box mit Mopps für die Zimmer der Klienten, Flure und für alle Funktionsräume. Auch ist es möglich, präparierte Mopps für einen speziellen Fliesenboden (z. B. Sanitärräume) und einen anderen Mopp für einen PVC-Belag (z. B. Zimmer der Klienten) mitzuführen und mit einem entsprechenden Reinigungs- oder Desinfektionsmittel vorzutränken. Auch die farblich verschiedenen Microfasertücher (Oberflächentücher) zur Reinigung der unterschiedlichen Flächen können vorgetränkt mitgeführt werden (Boxen).

Sanitärbereich:
- Gelbe Microfasertücher für die Ablageflächen, Fliesen und Spiegel über dem Waschbecken

Toilettenbecken:
- Rote Microfasertücher für den Toilettendeckel, -brille und für das Toilettenbecken

Zimmer der Klienten:
- Blaue Microfasertücher für die Oberflächen, Abstellflächen, Licht- und Versorgungsleiste, Fensterbänke, Tisch und Stühle

Zur Tuchaufbereitung der Wischbezüge werden in der Regel bis zu 15 Mopps in die farbigen Stapelboxen gelegt, darüber kommt eine Siebbox. Die vorgegebene Reinigungs- und/oder Desinfektionslösung (Desinfektionsreiniger) wird anschließend darüber gegossen, verteilt sich über die Wischbezüge und durchfeuchtet sie gleichmäßig. Auf diesem Systemwagen finden sich dazu entsprechende Boxen für ca. 30 vorgetränkte Mopps. Durch den vorgetränkten Mopp ist es den Mitarbeitern nicht mehr möglich, mit dem gleichem Mopp noch ein weiteres Zimmer zu reinigen, da die Feuchtigkeit für die Reinigung eines zweiten Zimmers gar nicht mehr ausreichen würde. Die Mitarbeiter müssen demnach für jedes Zimmer einen neuen Wischbezug nehmen. Dies ist also anders als beim »zweistufigen Wischsystem«, bei dem die Mitarbeiter z. B. aufgrund knapper Zeitressourcen »schummeln«, d. h., sie wenden die Wechselmethode erst gar nicht an und reinigen mit einem Mopp mehrere Zimmer.

Bei einem vorgetränkten Wischbezug ist für jedes Zimmer nur ein Mopp zu verwenden und danach in einen transparenten Sack für schmutzige Wischbezüge zu geben (Wäscherei). Die zur Wischdesinfektion verwendeten Mopps, Microfasertücher und sonstigen

Reinigungsutensilien sind nach dem Gebrauch in einem separaten Sack (transparenter Sack für die schmutzigen Wischbezüge und Mikrofasertücher) zu sammeln, desinfizierend zu waschen, zu trocknen und bis zur erneuten Verwendung trocken und staubgeschützt zu lagern, sodass es zu keiner Vermehrung von Mikroorganismen kommen kann. Die Reinigungsutensilien dürfen niemals nass aufbewahrt werden. Die Wischmopptextilien müssen in der Wäscherei, getrennt von anderer Wäsche, mit einem Desinfektionswaschmittel (z. B. »mopEltra®, Spezialwaschmittel für die Aufbereitung von Feuchtwischbezügen aus hygienesensiblen Bereichen) bei mindestens 60 °C chemothermisch in einer Industriemaschine gewaschen werden (s. BGR 500, Kapitel 2.6). Mitgenommene Mopps, die nicht im Rahmen der Unterhaltsreinigung eingesetzt worden sind, müssen am Ende der Arbeit, wegen der Verkeimungsgefahr ebenfalls in die Wäscherei gegeben werden.

6.1.1 Grundsätze bei der Unterhaltsreinigung

Folgende Grundsätze sind bei allen Reinigungs- und Desinfektionsmaßnahmen (zur Dekontamination), unabhängig wer diese Tätigkeiten ausführt, zu berücksichtigen:

* Bei der Desinfektions- und Reinigungsmaßnahme ist eine geeignete Schutzkleidung zu tragen (PSA), wie z. B. Schutzhandschuhe, ggf. mit verlängertem Schaft zum Stülpen, damit das Zurücklaufen der kontaminierten Reinigungsflüssigkeit unter den Handschuh verhindert wird.
* Der Systemwagen ist vor Arbeitsbeginn grundsätzlich zu rüsten und auf Vollständigkeit durch die Mitarbeiter zu prüfen.
* Besonderheiten bei der Durchführung der Unterhaltsreinigung sind bei der zuständigen Küchen- bzw. Hauswirtschaftsleitung der Pflegeeinrichtung zu erfragen (z. B. infektiöse Durchfallserkrankungen etc.).
* Grundsätzlich sind die Hände regelmäßig gründlich zu desinfizieren und mehrmals täglich mit Hautpflegeprodukten einzucremen (Hautpflege und -schutz).
* Reinigungsgeräte und Produkte zur Reinigung und Desinfektion sind vor dem Zugriff Unbefugter in einem besonderen Raum (z. B. in einem Putzraum) gesichert aufzubewahren.
* Das Ansetzen von Gebrauchslösungen hat immer nach Herstellerangaben zu erfolgen.

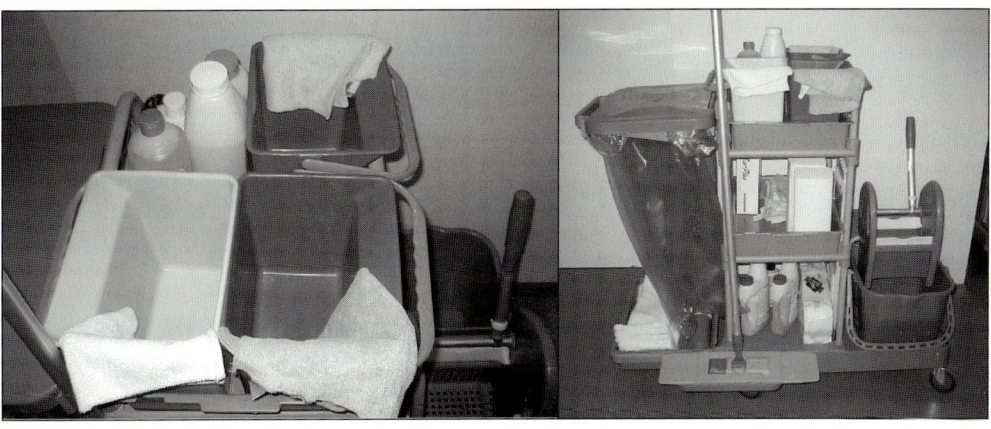

Abb. 22: Rüsten der Systemwagen (Reinigungswagen).

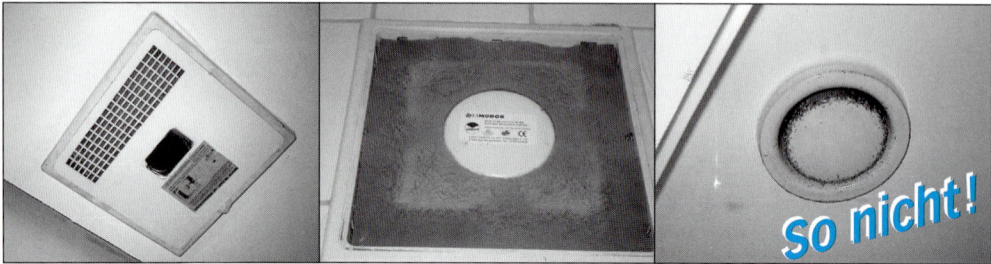

Abb. 23: Unsaubere Be- und Entlüftungen.

- Unterschiedliches Inventar (Möbel, sanitäre Anlagen und Toilette) sind mit unterschiedlichen Microfasertüchern und Reinigungs- bzw. Desinfektionslösungen für Bäder, Duschen und Toiletten zu reinigen bzw. zu desinfizieren.
- Während der Reinigung ist das Warnschild für Rutschgefahr immer aufzustellen.
- Teppichböden sind täglich zu saugen, unter Berücksichtigung des Leistungsverzeichnisses der Hauswirtschaft. Für die Pflege textiler Beläge sind Staubsauger mit Mikro- oder Absolutfiltern zu verwenden.
- Innerhalb der Einwirkzeit (EWZ) der Desinfektionsmittellösungen dürfen die Flächen (z. B. Fußböden oder Abstellflächen) nach einer desinfizierenden Reinigung nicht trocken- oder nachgewischt werden.
- Nach erfolgter Desinfektion oder routinemäßigen Reinigung ist das Zimmer des Klienten oder der Raum zu lüften.
- Systemwagen, Putzeimer und andere Behältnisse müssen entsprechend nach Arbeitsende desinfizierend gereinigt (Abrüstung) werden. Der Systemwagen ist anschließend wieder für den darauffolgenden Tag (Arbeitsschicht) aufzurüsten, d. h., wieder vollständig nach den Anforderungen (Reinigungsverfahren und -system) zu bestücken.
- Schmutzwasser und Abfall (blauer Müllsack) sind nach Arbeitsende zu entsorgen.
- Transparenten Sack mit schmutzigen Wischbezügen und Microfasertüchern verschlossen (zuknoten oder zubinden) in die Wäscherei geben.
- Die Hände sind nach Arbeitsende noch einmal gründlich zu desinfizieren und mit einer geeigneten Waschlotion gründlich zu waschen. Zur Hautpflege die Hände anschließend eincremen (Hautpflege und -schutz!).
- Be- und Entlüftung in »gefangenen« und »geschlossenen« Räumen: Die Abluftgitter der entsprechenden Abluftschächte müssen mindestens einmal im Monat kontrolliert ggf. gereinigt oder ausgetauscht werden (Filter), damit der zunehmende Filterwiderstand des möglichen Filterfließes die Be- und Entlüftungsleistung nicht unnötig einschränkt. Die Kontrolle und Reinigung der Be- und Entlüftungen sowie der Austausch der Filter sollte grundsätzlich durch die Haustechnik vorgenommen werden (s. Abb. 23)!

6.1.2 Rüsten der Systemwagen (Zweistufiges Wischsystem)

Checkliste für die Bestückung eines Systemwagens: – *Oben* –
✓ 3 Eimer in den Farben: Gelb/Rot und Blau
✓ In den Eimern Gelb, Rot und Blau befinden sich die dazugehörigen farblich abgestimmten Microfasertücher und ein kratzfreier Schwamm

✓ Händedesinfektionsmittel mit Dosierhilfe (für die Mitarbeiter in der Hauswirtschaft)
✓ Notwendige Reinigungs- und Desinfektionsmittel (inkl. Desinfektionsreiniger)

Checkliste für die Bestückung eines Systemwagens: – *Mitte* –
✓ Papierhandtücher, Schutzhandschuhe, Microfasertücher farblich vorsortiert nach den Farben: Gelb/Rot und Blau etc.

Checkliste für die Bestückung eines Systemwagens: – *Unten* –
✓ Toilettenpapier; Handwaschmittel, Händedesinfektionsmittel für die Wandspender in den Wohnbereichen (z. B. Dienstzimmer usw.)
✓ Ersatzmüllsäcke (blau) und Müllbeutel für die Abfalleimer (grau)
✓ Desinfektionsreiniger für die Reinigung der Personaltoiletten

Checkliste für die Bestückung eines Systemwagens: – *Außen* –
✓ 2-Eimer-System für Frisch- und Schmutzwasser (mit Reinigungs- oder Desinfektionsmittel)
✓ Wischgerät inkl. Halterung (Stielclip)
✓ Kehrschieber mit Aufnehmer, 2 Warnschilder »Vorsicht Rutschgefahr«
✓ 120 Liter blauer Sack für Abfälle
✓ 120 Liter transparenter Sack für schmutzige Wischbezüge, Microfasertücher und sonstige Reinigungsutensilien
✓ Saubere und unbenutzte Wischbezüge (Mopps)

6.1.3 Beispiel für einen Reinigungsablauf

Der tägliche gesamte Reinigungsablauf ist abhängig vom Reinigungsverfahren bzw. -system der Pflegeeinrichtung. Das nachfolgende Beispiel bezieht sich beispielhaft auf das »Zweistufige Wischverfahren.«

- Gelber Eimer (Desinfektionslösung) mit gelbem Tuch: Ablageflächen im Sanitärbereich wie z. B. Waschbecken, Spender, Spiegel und Fliesen im Spritzbereich über der Pflegedusche und Pflegebadewanne einschließlich Wandfliesen mit gelbem Tuch feucht reinigen. Kalkablagerungen an Armaturen mit kratzfreiem Schwamm (turnusmäßige Aufbereitung der Perlatoren und Duschköpfe zur Legionellenprophylaxe z. B. mit BR 75, Into, Essig oder Zitronensaft reinigen!) beseitigen. Toilettenpapierhalter mit gelbem Tuch feucht abwischen.
- Toilettenbecken mit Toilettenbürste täglich reinigen; Toilettenbürste in das WC stellen, Toilettenreiniger auf die Bürste geben, Toilettenbecken gründlich damit durchbürsten und nach Einwirkzeit die Toilette spülen.
- Mit rotem Eimer (Desinfektionslösung) und rotem Tuch das Toilettenbecken (außen), Toilettendeckel, Toilettenbrille und -rand feucht reinigen. Toilettenbürsten sind während der Toilettenreinigung und bei Bedarf täglich zu reinigen bzw. auszutauschen.
- Fußböden im Sanitärbereich (Reinigungs- und Desinfektionsmittellösung) im zweistufigen Verfahren mit einem neuen nassen Mopp desinfizierend reinigen.
- Fußböden in Zimmer des Klienten, Dienstzimmern und Verkehrsflächen (Flure) mit einem Reinigungsmittel feucht reinigen und nachtrocknen. Fußböden: Zuerst der Rand, dann der Achterschlag! Während der Reinigung der Verkehrsflächen ist ein Warnschild für Rutschgefahr immer aufzustellen.

- Alle Oberflächen (Mobiliar) in den Zimmer der Klienten (inkl. Dienstzimmern und Funktionsräume) werden mit blauem Eimer (Reinigungsmittel) und blauem Tuch feucht gereinigt wie z. B. Abstellflächen, Tisch, Stühle, Licht- und Versorgungsleiste, Steckdosen, Lichtschalter, Griffspuren an den Schränken, Abfallbehälter von außen etc.
- Abfalltüten aus dem Mülleimer entnehmen und in blauen Müllsack entfernen (Systemwagen). Abfallsammler mit einer neuen Abfalltüte bestücken. Auch die Abfallsammler (Mülleimer) sind wöchentlich desinfizierend zu reinigen.

6.2 Reinigungsrhythmus

Der Reinigungsrhythmus orientiert sich an dem Leistungsverzeichnis einer Pflegeeinrichtung. Das Leistungsverzeichnis zur Objektreinigung sollte sich bei der Küchen- bzw. Hauswirtschaftsleitung befinden. Für die routinemäßige Reinigung gelten folgende Orientierungswerte:
- Stark frequentierte Flächen, Wohn- und Pflegebereiche sowie sanitäre Anlagen sind täglich in Form einer Grundreinigung zu reinigen (einschl. Türen, Türklinken).
- Oberflächen von Einrichtungsgegenständen (Schränke, Heizkörper, Stühle, Regale usw.) sind zweimal wöchentlich oder nach Bedarfsplanung gründlich feucht abzuwischen.

Routinemäßig zu reinigen und ggf. zu desinfizieren zu sind:
- *Täglich (s. Bedarfsplanung)*
  - Fußböden und klientennahe Flächen im Pflegebereich und Zimmer der Klienten (reinigen)
  - Fußböden und Flächen in Pflegearbeitsräumen und sonstigen Funktionsräumen
  - Sanitäre Anlagen und Sanitärräume in Zimmern von Klienten (desinfizieren)
- *Nach Benutzung – sofort –*
  - Steckbecken und Urinflaschen (im Reinigungs- und Desinfektionsgerät – RDG)
- *Nach jeder Benutzung (Ausnahme: Klientenbezogene Nutzung) als laufende Desinfektion*
  - Toilettenstühle, Badewanne, Duschwannen, Waschschüsseln, u. Ä.
  - Verschiedene Medizinprodukte
- *Verlegung oder Auszug eines Klienten als Schlussdesinfektion*
  - Alle Flächen im Zimmer des Klienten
  - Matratzen, Nackenrollen usw.

7 Hygienemaßnahmen in der Wäscherei

Die Einhaltung der Hygienerichtlinien und -vorschriften ist für alle Mitarbeiter in der Wäscherei einer Pflegeeinrichtung – auch im Hinblick auf die eigene Gesunderhaltung – besonders wichtig! Da von Klienten auch Erreger von Infektionskrankheiten auf die Wäsche (Bettwäsche, Waschlappen, Handtücher etc.) übertragen werden können, muss die anfallende unreine Wäsche immer als potentiell kontaminiert angesehen werden. Die Anwendung und das Verfahren in der Wäscherei sind in der Richtlinie für Krankenhaushygiene und Infektionsprävention näher geregelt sowie in der BGR 500, Kapitel 2.6 »Betreiben von Wäschereien.« Die Desinfektions-Waschverfahren müssen auch in Pflegeeinrichtungen durch Industriewaschmaschinen durchgeführt werden. Die Industriewaschmaschinen müssen von ihrer Bauart und der Betriebsweise sicherstellen, dass die vorgeschriebene Konzentration des Desinfektions- und des Waschmittels, das Flottenverhältnis und die Temperatur während der vorgeschriebenen Desinfektionszeit immer eingehalten werden.

Die unsachgemäße Wiederaufbereitung von Wäsche mit haushaltsüblichen Maschinen und ohne geeignetes Hygienemanagement sowie Equipment birgt grundsätzlich ein erhebliches Kontaminationsrisiko für die Mitarbeiter und für die Klienten in der stationären Pflege. Im Bereich der Waschverfahren wird dabei zwischen chemischen, chemothermischen oder thermischen Wäschedesinfektionen unterschieden. Für die Waschverfahren werden unterschiedliche Mittel und Hilfsmittel eingesetzt. Die Einhaltung der Hygienerichtlinien und der Infektionshygiene ist für eine einrichtungsinterne Wäscherei absolut verpflichtend. Um diesen Ansprüchen gerecht werden zu können, muss die Wäscherei in einer Pflegeeinrichtung sowohl die baulich-funktionellen Voraussetzungen erfüllen als auch die hygienischen Anforderungen im Bereich der Wäscheanlieferung, des Waschvorgangs, des Herausnehmens der gewaschenen Wäsche zur Wiederaufbereitung etc. erfüllen, um Kontaminationen jeglicher Art nachhaltig, insbesondere im »reinen Bereich« der Wäscherei, auszuschließen. Bei den chemothermischen Desinfektions-Waschverfahren erfolgt die Desinfektion in erster Linie durch die Einwirkung eines chemischen Desinfektionsmittels auf die Textilien. Bei den thermischen Desinfektions-Waschverfahren wird die Wäsche während der Einwirkzeit bei einer Temperatur von mindestens 85 bis 90 °C desinfiziert. Die Wäsche wird erwärmt, um die Wirksamkeit des chemischen Mittels zu verstärken bzw. zu beschleunigen.

Bei der Wäschedesinfektion sind folgende Kriterien ausschlaggebend:
1. Dosierung des Desinfektionswaschmittels in g/kg des Trockenwaschguts (kg) nach Härtebereich bzw. Wasserhärte
2. Flottenverhältnis
3. Desinfektionstemperatur
4. Einwirkzeit

Es gibt in der Wäscherei eine strikte Trennung des »unreinen« Bereiches, d. h., des Gebäudeteiles, in dem die Anlieferung von Schmutzwäsche und der Bestückung der Maschinen erfolgt, vom »reinen« Bereich, wo die gewaschene Wäsche entnommen und

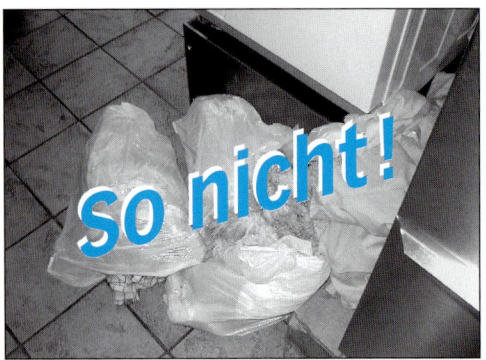
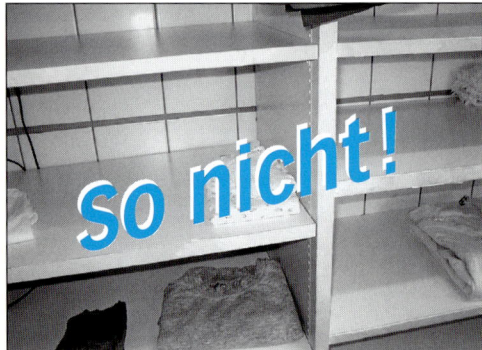

Abb. 24: Unsachgemäßer Transport und Aufbewahrung von schmutzigen Wischbezügen (Mopps).

Abb. 25: Unsachgemäßes Wäschelager und Wäscheregal.

weiter verarbeitet wird. Viele Pflegeeinrichtungen verfügen über einen so genannten »Durchlader«: Dies ist eine Industriewaschmaschine, die auf der unreinen Seite durch die Mitarbeiter beladen und auf der anderen Seite (vorher Schutzkittel wechseln, Händedesinfektion durchführen!) in der Wäscherei entladen wird. Die strikte Trennung zwischen Schmutzwäsche und sauberer Wäsche ist eine sehr wichtige Anforderung. Schmutzige Wischbezüge und Mikrofasertücher sind bspw. nach Gebrauch in einem verschlossenen Sack in die Wäscherei zu transportieren und anschließend chemothermisch aufzubreiten. Reinigungstücher (z. B. Microfasertücher etc.) und Textilwischbezüge (Mopps) werden maschinell thermisch bzw. chemothermisch desinfizierend aufbereitet.

Um eine fachgerechte Anwendung und ein einwandfreies Wasch- und Desinfektionsergebnis zu erzielen, ist:
• die Waschmaschine niemals zu überladen: in der Trommel oben eine Handbreit Platz zwischen Wäsche und Trommelwand belassen
• Die Reinigungstrommel der Anlage darf nur bis zu 75 % des maximal zulässigen Füllgewichtes mit der zu desinfizierenden Wäsche beladen werden
• das Waschmittel korrekt nach Dosiertabelle und Wasserhärtebereich (1–4) zu dosieren: Waschmittel in das Einspülfach geben; Dosiermengen dabei nicht unterschreiten
• die Waschmaschine starten: evtl. mit Vorwäsche

Das Wäschelager muss eine trockene und staubfreie Lagerung der Wäsche ermöglichen. Die Lagerflächen für die saubere Wäsche müssen jederzeit leicht zu desinfizieren sein (keine Holzregale und keine abgesplitterte Beschichtung!).

7.1 Wäschehygiene

Das Einsammeln und der Transport gebrauchter Wäsche in den Wohnbereichen einer Pflegeeinrichtung muss immer in reißfesten, ausreichend keimdichten, widerstandsfähigen und feuchtigkeitsdichten Textilwäschesäcken (Wäschesammler oder Wäscheabwurfwagen) erfolgen. Grundsätzlich gilt für alle Mitarbeiter: kein nachträgliches Sortieren der Wäsche (Kontaminationsgefahr). Ein Ausleeren der gefüllten Wäschesäcke in der Wäscherei ist unzulässig. Der sich selbst in der Waschmaschine öffnende Textilwäschesack wird stets desinfizierend mit gewaschen, d. h., der Textilwäschesack öffnet sich automatisch in der Waschmaschine. Der Wäschesammelwagen darf niemals im Gemeinschaftsbadezimmer zwischengelagert werden. Sowohl aus hygienischen als auch aus geruchstechnischen Gründen muss Schmutzwäsche immer in einem unreinen Pflegearbeitsraum zwischengelagert werden.

Beispiele für einen »reinen« Bereich:
Kühlschrank, Schrankfläche für Sterilgut, Medikamentenschrank, Aufbewahrungsmöglichkeiten für reine Verbrauchsmaterialien, fugenlose, leicht zu reinigende und desinfizierbare Arbeitsflächen.

Beispiele für einen »unreinen« Bereich:
Steckbeckenspülraum (mit Steckbeckenspülautomat) für Steckbecken u. ä. oder der Raum für Abfallprodukte und Wertstoffe.

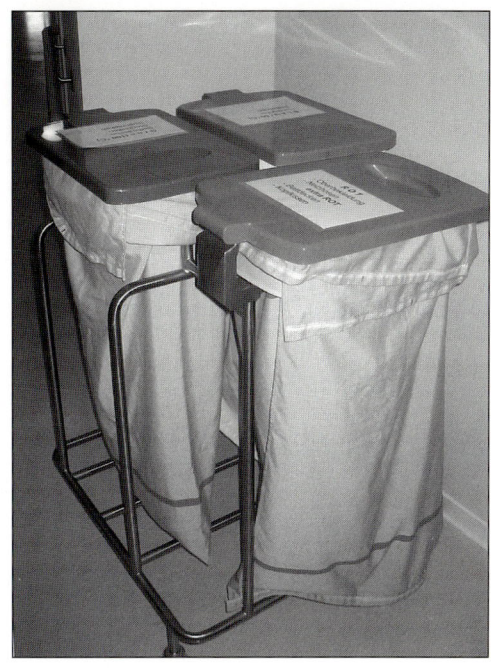

Abb. 26: Wäschesammler.

Wichtig:
Die Schmutzwäsche wird im Wohnbereich durch die Pflegemitarbeiter (mindestens einmal täglich) in den farblich gekennzeichneten Wäschesammler (farbige Wäschesäcke; Wäschesammelwagen) gegeben. Ein späteres Sortieren der Wäsche ist aus Gründen der Hygiene und RKI-Richtlinien unzulässig. Das Einsammeln und der Transport gebrauchter Wäsche erfolgt in reißfesten, ausreichend keimdichten und feuchtigkeitsdichten Textil- oder Foliensäcken (Wäschetransportbehälter) bzw. in einem Wäschesammler!

7.1.1 Grundsätzliches zur Wäscheaufbereitung

- Wäsche ist so zu behandeln, dass sie frei von Mikroorganismen ist, die Infektionen auslösen können. Dies geschieht durch fachgerechte Anwendung der Waschmittel, der Technik sowie der Waschverfahren (einwandfreie Wasch- und Desinfektionsergebnisse).
- Mitarbeiter in der Wäscherei müssen zum Befüllen der Waschmaschine grundsätzlich immer entsprechende Schutzkleidung (PSA, siehe BGR 500: Kapitel 2.6 »Betreiben von Wäschereien«) tragen. Bei Verwendung von Flächen- und Wäschedesinfektionsmitteln, die zu allergischen oder toxischen Reaktionen führen können, sind flüssigkeitsdichte Schutzhandschuhe und Gesichtsschutz zu tragen.
- Die Schutzkleidung in der Wäscherei ist zweimal wöchentlich (bei Verschmutzung sofort) in einem Wäschesammler abzuwerfen; die Einmalschürze ist arbeitstäglich in den Müllbehälter zu entsorgen.

- Vor dem Befüllen des Trockners sind die Schutzkleidung für kontaminierte Wäsche wieder abzulegen und eine Händedesinfektion durchzuführen.
- Es sind in der Wäscherei nur DGHM-geprüfte oder RKI-gelistete Waschmittel (chemothermische Wäschedesinfektion) zu verwenden.
- Der Wäschesammelwagen bzw. Wäscheabwurfwagen mit Schmutzwäsche muss aus hygienischen und geruchstechnischen Gründen immer in einem unreinen Pflegearbeitsraum zwischengelagert werden (nicht im Gemeinschaftspflegebad o. Ä.) und mindestens einmal wöchentlich sowie nach Bedarf desinfizierend gereinigt werden.
- Die Wäschelagerung in Feuchträumen ist nicht zulässig.
- Für Oberbekleidung der Klienten ist im Allgemeinen kein desinfizierendes Waschverfahren notwendig. Wäsche der einzelnen Klienten ist in einem separaten Waschgang und nicht zusammen mit der Bettwäsche etc. zu waschen.
- Mindestens einmal täglich ist der Schmutzwäscheabtransport vom Wohnbereich zur Wäscherei notwendig.
- Bei bestimmten Erkrankungen (z. B. Hepatitis, Norovirus-Infektionen, multiresistente Keime) sind peinlich genau die vorgeschriebenen Transport- und Desinfektionswaschverfahren der Wirkungsbereiche A und B einzuhalten.
- Matratzenschonbezüge sind einer regelmäßigen Wischdesinfektion (durch Pflegemitarbeiter: mit Flächendesinfektionslösung abwischen) bzw. einem desinfizierenden Waschverfahren (chemothermisches Waschverfahren!) zu unterziehen.
- Matratzenschonbezüge nicht in einen normalen Wäschesack geben, da das Material wie alle flüssigkeitsdichten Materialien nicht gepresst werden darf.
- Die Aufbereitung von Kopfkissen, Einziehdecken und Matratzenschonbezügen ist mindestens halbjährlich durchzuführen. Herstellerangaben sind beim Waschvorgang zu berücksichtigen.
- Industriewaschmaschinen und Trockner sind täglich desinfizierend feucht zu reinigen (z. B. Wäscheeinfüllöffnungen und Frontseite der Maschinen).
- Die »unreine« und »reine« Seite der Wäscherei ist jeden Tag (bzw. sofort bei Verschmutzung) nach Arbeitsende desinfizierend nach dem Hygieneplan zu reinigen (Fliesen, Kacheln, Fußböden, Arbeitsflächen, Abstellflächen etc.).
- Wöchentlich sind die Wäschewagen, Wäscheschränke und Wäscheregale desinfizierend zu reinigen.

7.2 Fremdvergabe von Wäsche

Bei Fremdvergabe der Wäschepflege (Flachwäsche wie z. B. Bettwäsche) muss durch die Pflegeeinrichtung darauf geachtet werden, dass die externe Wäscherei ein Qualitäts- und Hygienezeugnis nach den Prüfbestimmungen der RAL-GZ (Qualität und Hygienerichtlinien der RAL-Gütezeichen) oder etwas Gleichwertiges vorlegen kann (Kopie). Das Waschen, Entwässern und Trocknen von textiler Wäsche und dergleichen, wird in der BGR 500 in dem Kapitel 2.6 »Betreiben von Wäschereien« (vormals VBG 7y) näher geregelt sowie in den Ziffern 4.4.3 und 6.4 der »Richtlinie für die Erkennung, Verhütung und Bekämpfung von Krankenhausinfektionen« – RKI, Berlin.

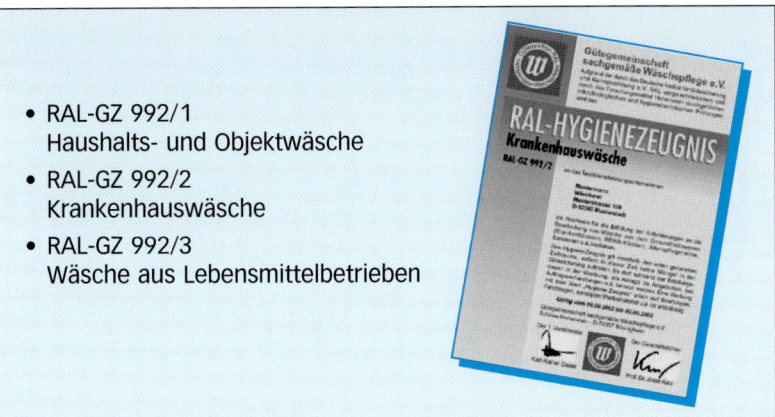

- RAL-GZ 992/1
  Haushalts- und Objektwäsche
- RAL-GZ 992/2
  Krankenhauswäsche
- RAL-GZ 992/3
  Wäsche aus Lebensmittelbetrieben

Abb. 27: RAL-Gütezeichen-Jahresurkunde RAL-GZ 992/2.

Das RAL-Hygienezeugnis ist ein Gütezeichen für sachgemäße Wäschepflege und Wiederaufbereitung von Textilien, das durch ein unabhängiges Forschungszentrum, »Hohensteiner Institute« (sog. Hohensteingutachten), des Forschungsinstituts Hohenstein in Bönnigheim jährlich an die externen Wäschereien vergeben wird.

Die Einhaltung der strengen Vorgaben des RAL-Gütezeichens gewährleistet in einer Pflegeeinrichtung ein hohes Maß an Hygiene! Damit eine gewerbliche Wäscherei eines der RAL-Gütezeichen führen darf, muss ein Hygienemanagement (als Eigenkontroll-system mit Laboruntersuchungen) nachgewiesen werden, das durch Prüfbeauftragte im Rahmen einer dokumentierten, jährlichen Betriebsbegehung mit einer Hygieneunter-suchung bewertet wird.

> Die professionelle Überwachung der Waschprozesse hinsichtlich festgelegter, des-infizierender Waschverfahren wie der Einsatz von Desinfektionsmitteln, Wasser-qualität, Temperatur und Dauer gewährleistet neben der strengen Einhaltung von Hygienevorschriften die hohe Qualität in der Aufbereitung (RAL-Gütezeichen) von Textilien.

In Betrieben, die das RAL-GZ 992/2 für Krankenhauswäsche führen, nimmt der Prüf-beauftragte im Rahmen seiner Betriebsbegehung auch die Kalibrierung der Wasch-schleudermaschinen vor, mit denen infektiöse Wäsche behandelt wird. Neben diesem RAL-Gütezeichen müssen Wäschereien bei Krankenhauswäsche aber auch noch andere normative Vorgaben erfüllen.

8 Eigenkontrollkonzept nach der LMHV

Besonders in der Küche und im Umgang mit Lebensmitteln sind die Hygieneanforderungen im Rahmen der Lebensmittelhygiene und des einrichtungsinternen Hygienemanagements peinlichst genau zu beachten und einzuhalten. Das Eigenkontrollkonzept nach der Lebensmittelhygiene-Verordnung (LMHV) in Anlehnung an die Anforderungen der HACCP ist ein wichtiger Bestandteil für alle Küchen- bzw. Hauswirtschaftsleitungen, um die hygienerechtlichen und lebensmittelhygienerechtlichen Gesetze, Verordnungen und Vorschriften sowie andere einschlägige Regelwerke (DIN-Normen) angemessen umzusetzen. Die in der LMHV gebräuchlichsten Begriffe zur Lebensmittelhygiene sind in DIN 10503 genau definiert, ebenso wie die Anforderungen, die in der LMHV an die Ausstattung der Betriebsstätten gestellt werden. Wie bei der, jetzt von allen Betrieben, die mit der Herstellung und dem Verkauf von Lebensmitteln (Bistros, Restaurant, Kiosk in der Pflegeeinrichtung) zu tun haben, geforderten Schulungen der Mitarbeiter vorzugehen ist, wurde in der DIN 10514 sehr genau festgelegt.

Die Hauptverantwortung zur Umsetzung obliegt oftmals den verantwortlichen Personen in Küche und Hauswirtschaft (als Hygienebeauftragte Person) im Einvernehmen mit der Leitung einer Pflegeeinrichtung und den Mitgliedern des Hygieneteams.

> Die Maßnahmen aus der Lebensmittelhygiene sind in das gesamte Hygienemanagement der Pflegeeinrichtung einzubeziehen bzw. mit wichtigen Prozessen in der Einrichtung zu harmonisieren.

Eine optimale Funktionalität zeichnet jede Küche aus: z. B. kurze Wege und gute Zugänglichkeiten sowie verwandte Tätigkeiten organisatorisch miteinander zu verknüpfen. So sollen z. B. Abfälle aus der Küche, dem Spülbereich sowie der Kartoffel- und Gemüsevorbereitung auf direktem und kürzestem Weg die Küche zum Abfallraum verlassen. Der Fleischkühlraum sollte nur einen Zugang haben, um eine Keimverschleppung zu verhindern.

Das Eigenkontrollkonzept nach der HACCP kann in folgende Kapitel unterteilt werden:
1. Vorwort und Inhaltsverzeichnis
2. HACCP-Konzept – Beschreibung
3. Information zur LMHV
4. Einarbeitung neuer Mitarbeiter
5. Zuständigkeitsbereich der Küche – Verantwortlichkeiten
6. Hygiene-, Reinigungs- und Desinfektionspläne in der Küche und Hauswirtschaft
7. Anwendung der HACCP – Grundsätze
8. Eigenkontrollsystem nach den CCP's (kritische Lenkungspunkte)
9. Lagerhaltung, Einkauf, Produktion – Vor- und Zubereitung, Speisenausgabe, Reinigung und Desinfektion sowie Personalhygiene
10. Flussdiagramme zur Verifizierung, Betrieblicher Ablauf, Frischfisch und Fleisch, Frischgemüse, TK-Ware von Fisch und Fleisch, TK-Backwaren und Eier

11. Eigenkontrollsystem in Form von verschiedenen Checklisten zur Umsetzung der Hygieneanforderungen im Lebensmittelbereich
12. Eigenkontrollsystem: Kritische Temperaturgrenzen
13. Eigenkontrollsystem: Hygienekontrollen als interne Qualitätssicherungsmaßnahmen
14. Eigenkontrollsystem zur Systembewertung (z. B. durch ein Internes Audit oder Betriebsbegehungen etc.)
15. Eigenkontrollsystem zur Risikoanalyse der kritischen Lenkungspunkte (Gefahrenanalyse) in der Küche
16. Schulung, Unterweisung sowie Fortbildung der Mitarbeiter
17. Leistungsverzeichnisse verschiedener Art (z. B. Objekt- und Unterhaltsreinigung)
18. Betriebsanweisungen für die Gefahrstoffe
19. Betriebsanleitungen für Maschinen und Geräte in der Küche

Im Küchenbereich sind nach Erarbeitung einer Gefahrenanalyse Kontrollpunkte festzulegen (CCP 1 und CCP 2), die regelmäßig durch die Küchen- bzw. Hauswirtschaftsleitung zu überwachen sind (Dokumentation). Im Rahmen der Einhaltung der Lebensmittelhygiene sind strenge baulich-funktionale Gegebenheiten sowie der gerätetechnische einwandfreie Zustand und die räumlichen Gegebenheiten eine wichtige Grundvoraussetzung, damit in der Küche die »reinen« von den »unreinen« Arbeitsbereichen getrennt werden können, um bspw. Kreuzkontaminationen sowie unfallbedingte Erkrankungen der Mitarbeiter auszuschließen.

Besonders die regelmäßige Beurteilung der baulichen und gerätetechnische Voraussetzungen ist in jeder Küche von großer Bedeutung wie beispielsweise der Zustand von:
• Wänden, Fenstern, Decken und Fußböden
• Produktions- und Lagerräume der Küche
• Arbeitsflächen und Abstellflächen
• Kühlvorrichtungen und -einrichtungen
•Ablufttechnik (Raumlufthygiene)
• Geschirrspüleinrichtungen (Wartung und Instandhaltung)
• Speisentransport und Speisenrücktransport (Speisenausgabewagen)
• Abfallkonzept (Entsorgungsplan)
• Personalräume (Aufenthalts-, Umkleide- und Toilettenräume)

Die Aufteilung in eine »reine« und »unreine« Seite ist eine gesetzliche Forderung. Das Spülgut (Geschirr) durchläuft ständig einen Kreislauf zwischen den getrennten »reinen« und »unreinen« Bereichen. Die Transportwege von verschmutztem und gereinigtem Spülgut dürfen sich nicht kreuzen. Die Spülräume sollten getrennt von der Speisenzubereitung und -verteilung sein, um eine Wiederverschmutzung des Spülgutes zu vermeiden.

Unreiner Bereich:
• Schmutzgeschirr bei Abgabe und Annahme
• Manuelle Vorsortierung/Vorabräumung
• Bestückung der Spülanlage
Reiner Bereich:
• Reinigung und Trocknung
• Entnahme des sauberen Geschirrs
• Wiederbereitstellung, d. h. Wiederaufbereitung des Geschirrs

Nach der Rückgabe des benutzten Geschirrs (Speisenrücktransport) in den unreinen Bereich muss das Spülgut manuell durch die Mitarbeiter ggf. vorher abgeräumt werden. Je nach Maschinentyp bzw. der Angabe des Maschinenherstellers erfolgen eine entsprechende Vorsortierung auf einem Stapeltisch und dann die eigentliche Bestückung der Geschirrspülmaschine. Bei der Bestückung der Geschirrspülmaschine auf der »unreinen« Seite müssen die Mitarbeiter eine Schutzkleidung tragen, die bei Wechsel auf die »reine« Seite wieder auszuziehen ist. Alle benutzten Geschirr- und Besteckteile sind heiß zu reinigen und es sollte ein desinfizierendes Spülverfahren in der Geschirrspülmaschine sichergestellt werden. Nach der Reinigung und Trocknung des Spülgutes erfolgt die Entnahme des Spülgutes im »reinen« Bereich.

Vor dem Entladen des gespülten Geschirrs ist durch die Mitarbeiter eine hygienische Händedesinfektion durchzuführen bzw. Schutzhandschuhe zu tragen. Bei der Entnahme darf es nicht zur Wiederanschmutzung kommen. Das saubere und trockene Geschirr wird im »reinen« Bereich in sauberen, geschlossenen Schränken, Wagen oder abgedeckten Spendern aufbewahrt.

Im Rahmen des Speiseversorgungsprozesses ist großer Wert darauf zu legen, dass die Speisen unmittelbar nach Ankunft im jeweiligen Wohnbereich ggf. durch die Pflegemitarbeiter verteilt werden. Vor der Zubereitung und der Speiseausgabe müssen die Mitarbeiter in der Küche ihre Hände in jedem Fall gründlich waschen und dann desinfizieren. Wenn die Pflegemitarbeiter die Speisen im Wohnbereich verteilen, müssen sie Schutzkittel (z. B. Umbinder) tragen. Die Küchenleitung hat darauf zu achten, dass die warmen Speisen bis zur Ausgabe eine Temperatur von 65 °C nicht unterschreiten (z. B. durch ein Lebensmittelthermometer mit Tauch-/Einstechfühler). Ist ein Nacherhitzen im Ausnahmefall erforderlich, so muss mindestens eine Temperatur von 70 °C erreicht werden, wobei nicht mehr als drei Stunden seit der Zubereitung vergangen sein dürfen. Eine Wiederverwendung von Speisen darf nicht erfolgen, es sei denn, dass sich die Speisen in verschlossenen Originalverpackungen befunden haben. Vor der Speisenausgabe sind ca. 100 g bis 150 g einer Komponente als so genannte »Rückstellprobe« in ein verschließbares, sauberes Gefäß zu füllen und möglichst in einem separaten Kühlschrank bei max. +4 °C für 8 bis maximal 10 Tage aufzubewahren oder bei −18 °C einzufrieren. Wichtig dabei ist es, die Komponente zu bezeichnen, das Datum und den Zeitpunkt der Entnahme zu kennzeichnen und zu dokumentieren.

8.1 Grundsätzliches im Lebensmittelbereich

- Die routinemäßige Reinigung der Arbeitsflächen in der Küche erfolgt in vier Phasen:
  1. Phase: Vorreinigung (grobe Schmutzentfernung)
  2. Phase: Hauptreinigung (mit heißem Wasser und einem Reinigungsmittel)
  3. Phasen: Nachspülen mit klarem sauberem Wasser (in Trinkwasserqualität!)
  4. Phase: Trocknung (Einwegtücher oder täglich wechselnde, saubere Trockentücher)
- Die Vorgaben der Lebensmittelhygieneverordnung (LMHV) und des Eigenkontrollkonzept nach der HACCP auf der Grundlage einer sinnvoll durchdachten Hygieneplanung der Pflegeeinrichtung (Hygienemanagements) sowie andere rechtliche Grundlagen sind stets einzuhalten.

- Der Zutritt zur Küche ist prinzipiell nur Küchenmitarbeitern gestattet. Ist trotzdem der Aufenthalt einer betriebsfremden Person notwendig, so ist vor Betreten ein sauberer Schutzkittel zu tragen und ggf. sind Überschuhe überzuziehen.
- Eine korrekte Kopfbedeckung sollte grundsätzlich von allen Küchenmitarbeitern getragen werden.
- Auch auf das Tragen von Schmuckstücken (Ringe, Uhren, Armbändern u. ä.) ist in der Küche (wie auch im Pflegedienst, Hauswirtschaft und Wäscherei) grundsätzlich zu verzichten.
- Feuchtes oder gar noch nasses Spülgut (Geschirr) darf nicht gestapelt oder in die Schränke abgestellt werden.
- Bei einer Fensterlüftung müssen grundsätzlich Insektengitter an alle Fenster in der Küche angebracht werden.
- In der Küche sollte auf die Verwendung von Aluminiumblechen verzichtet werden.
- Alle Abfalleimer in der Küche sollen leicht desinfizierend zu reinigen sein. Die Deckel, die für organischen Fest- und Nassabfall (Entsorgung der organischen Abfälle bedarf einer Genehmigung) geruchsdicht ausgeführt sein sollen, sind mit einem Fußhebel zu öffnen. Idealerweise bestehen diese Behältnisse aus Edelstahl und besitzen wegen des einfacheren Transports ein korrosionsbeständiges Fahrgestell.
- Gefäße aus Holz oder Korbgeflecht sind grundsätzlich nicht erlaubt.
- In der Küche sollte stets ein Wäschesammler (mit Fahrgestell), für die Aufnahme von Küchenwäsche, vorgehalten werden.
- Küchenwaagen und Thermometer müssen in regelmäßigen Abständen einer messtechnischen Kontrolle unterzogen werden.
- Die Zu- und Abluftanlagen in einer Küche müssen so gestaltet sein, dass die Mitarbeiter durch das Raumklima nicht übermäßig belastet werden. Die Luft zur Trocknung des Spülgutes muss keimarm sein.
- Stehendes Wasser und feuchte Tücher in der Küche verkeimen und stellen damit ein Hygienerisiko dar.
- Beim Abschmecken der Speisen sind immer zwei Geschirr- oder Besteckteile zu verwenden: Speise mit der Kelle aus dem Topf nehmen und auf einen kleinen flachen Teller oder anderen Löffel geben und erst dann abschmecken.
- Zur Reinigung und Desinfektion der Hände sind Handwaschbecken mit Waschlotion und Händedesinfektionsmittel (aus Spendern) sowie Einmalhandtücher erforderlich.
- Es ist grundsätzlich ein Reinigungs- und Desinfektionsplan (R&D) im Rahmen des Hygienemanagements nach den Anforderungen der Lebensmittelhygiene und der HACCP für den gesamten Küchen- und hauswirtschaftlichen Bereich vorzuhalten.
- Es sind die turnusmäßigen Kontrollen im Rahmen der Lebensmittelhygiene durch die Küchenleitung festzulegen in Übereinstimmung mit dem Hygiene-, Reinigungs- und Desinfektionsplan der Einrichtung z. B.:

  Täglich: Treppen und Flure, Fußböden in der Küche, Waschbecken und Spülbecken, Spülmaschine (innen und außen), Abfallsammler (Speisereste-sammler), Küchengeräte und Maschinen sowie das Vorbereitungsbecken und Kaffeemaschinen

  Wöchentlich: Trockenlager, Leergutlager, Regale, Fliesen, Wände, Kacheln und Fußböden im Produktionsbereich der Küche, Inventar in der Küche, Kühlschränke, Abflussrohre, Gitterroste, Perlatoren und Küchenschränke

  14-tägig: Kühlhäuser, Regale, Fliesen, Wände, Kacheln und Fußböden in den Kühlhäusern

- Arbeitstägliche Kontrolle und Temperaturaufzeichnungen der Garprozesse sowie des Wareneingangs mit einem Lebensmittelthermometer.
- Temperaturkontrollaufzeichnungen für alle Kühl- bzw. Tiefkühlräume sind notwendig und müssen eindeutig auf die jeweiligen Räume abgestimmt werden.
- Die Anlieferung von Speisen darf nur in ordnungsgemäß gereinigten und geschlossenen Behältern erfolgen.
- Für die Essen-Ausgabe sind saubere Gerätschaften zu benutzen.
- Warme Speisen müssen bei der Ausgabe eine Temperatur von mindestens >65 °C aufweisen.
- Auf Lebensmittel darf nicht gehustet oder geniest werden (Kopf abwenden).
- Das Einfrieren von Resten ist unzulässig.
- Geschirrtücher und Lappen sind nach Benutzung aufzubereiten oder zu verwerfen.
- Tische, Essenstransportwagen und Tabletts sind nach der Esseneinnahme hygienisch einwandfrei wieder zu reinigen.

8.2 Schädlingsprophylaxe und -behandlung (Monitoring)

Küchenabfälle unterliegen im Hinblick auf die Abfallentsorgung einer Sonderentsorgung. Die Grundlage einer ordnungsgerechten und professionellen Schädlingsbekämpfung bilden Gesetze, Verordnungen und Richtlinien wie z. B. Gefahrstoffverordnung, Infektionsschutzgesetz, Tierschutzgesetz und Lebensmittelhygiene-Verordnung:
- Infektionsschutzgesetz: IfSG § 43
- Gefahrstoffverordnung: GefStoffV Anhang III Nr. 4 Schädlingsbekämpfung
- Lebensmittelhygiene-Verordnung: LMHV Anlage zu § 3 Satz 2 Kapitel 5 Nr. 4
- Lebensmittel- und Bedarfsgegenständegesetz: LMBG § 8
- Tierschutzgesetz: TierSchG § 11 (Behördliche Erlaubnis zur Bekämpfung von Wirbeltieren gemäß § 11 Abs. 1 Nr. 3e TierSchG durch einen Schädlingsbekämpfer)
- Technische Regeln für Gefahrstoffe: TRGS 523
- Kreislaufwirtschafts- und Abfallgesetz: KrW-/AbfG § 3

Die professionelle Schädlingsbekämpfung in Pflegeeinrichtungen muss in allen Räumen durchgeführt werden, kann aber auch im Freien (inkl. Außengelände) erfolgen und sich auf kriechende und fliegende Insekten beziehen:
- Schaben, Kellerwanzen, Silberfischchen oder Ameisen, Ratten und (Wühl-)Mäuse
- Fliegen- und Insekten wie z. B. Mücken, Fliegen und Wespen
- In Materiallagern: Teppichkäfer, Pelzkäfer, Kugelkäfer und Mäuse

Durch das Unterbinden von Zutritts- bzw. Zuflugsmöglichkeiten für Fluginsekten, das Beseitigen baulicher Mängel der Einrichtung und die Einhaltung von Ordnung und Sauberkeit im Gebäude, im Küchenbereich und auf dem Außengelände ist einem Schädlingsbefall durch ein engmaschiges und durchdachtes Monitoring vorzubeugen (s. Hygieneplan der Küche und Hauswirtschaft). Das Monitoring bezeichnet die Tilgungs- und Überwachungsprogramme der Schädlingsbekämpfung!

In diesem Zusammenhang ist es wichtig, die Abfalllager stets sauber und frei von Ungeziefer zu halten. Neben der behördlichen Genehmigung für die sichere Entsorgung von organischen Abfällen, sollte der Abfallraum mit den überwachungspflichtigen Abfällen (Grüne Tonne oder Biotonne) als Nassraum stets abgeschlossen werden. Im Abfallraum sollte eine ausreichende Be- und Entlüftung sein. Bei Fensterlüftung ist ein Insektengitter absolut notwendig. Außerdem sollte in einem Abfallraum ein frostsicherer Bodeneinlauf, in unmittelbarer Nähe ein Wasserhahn für Kalt- und Warmwasser mit Schlauchanschluss sowie eine Desinfektionsmöglichkeit vorhanden sein. Die Entsorgungszeiten der Abfälle sind dabei nicht zu überschreiten.

Der Abfallraum für die organischen Fest- und Nassabfälle muss regelmäßig durch die Mitarbeiter desinfizierend gereinigt werden. Organische Abfälle können eine Infektionsquelle für sporenbildende Schimmelpilze (z. B. Aspergillus fumigatus) sein. Bei der Inhalation dieser Sporen können sich Erkrankungen entwickeln wie bspw. eine allergische Rhinitis oder ein Asthma bronchiale. Im Abfalllager sind regelmäßige Befallskontrollen durchzuführen und zu dokumentieren! Bei Schädlingsbefall ist unverzüglich ein sachkundiger Schädlingsbekämpfer mit der Bekämpfung zu beauftragen. Die Hinzuziehung eines Schädlingsbekämpfers ist z. B. auch bei bestimmten übertragbaren Erkrankungen in einer Pflegeeinrichtung wie z. B. Kleiderlausbefall notwendig. Ebenso muss das Gesundheitsamt verständigt werden.

Maßnahmen zur Schädlingsbekämpfung:

- Installation eines Monitoring zur Früherkennung von Schädlingen mit einem professionellen (ausgebildeten) Schädlingsbekämpfer gemäß der Gefahrstoffverodnung.
- Befallsanalyse, Betriebsbegehung, Schädlingsidentifizierung, Ursachenermittlung, Bekämpfungsplanung: »*Was haben wir bisher getan und sind die Maßnahmen ausreichend und angemessen?*«
- Artgerechte Tilgung von Schädlingen: Brutnischenentwesung auf der Basis einer fachlichen Schädlingsbekämpfung durch die Erstellung eines Bekämpfungsplanes (Mittel und Verfahren sowie zuverlässige Früherkennungs- und Fangsysteme).
- Tilgungskontrolle durch den Nachweis einer erfolgreichen Schädlingsbekämpfung.
- Zielgerichtete Schwachstellenanalysen durch Hygiene-Audits.
- Vermeidung von Infektions- und Hygienerisiken durch wirksame Schädlingsabwehrvorschläge.
- Gezielte und individuelle Einleitung von Hygienemaßnahmen bei Schädlingsbefall.
- Fortlaufende Überwachung und Durchführung betriebseigener Kontrollen durch die Küchen- bzw. Hauswirtschaftsleitung.
- Dokumentation der Maßnahmen (Maßnahmenplan) im Rahmen der Schädlingsbekämpfung.

8.2.1 Allgemeine Anforderungen zur Abfallbeseitigung

Die Abfallbeseitigung umfasst Bereitstellen, Überlassen, Einsammeln, Beförderung, Behandlung, Lagerung und Ablagerung von Abfällen zur Beseitigung. Größere Pflegeeinrichtungen und insbesondere Krankenhäuser bestellen bestimmte Personen zu Betriebsbeauftragten für Abfälle.

- Die Abfallverordnungen der einzelnen Bundesländer sind einzuhalten.
- Maßnahmen der Abfallvermeidung sind in der Pflegeeinrichtung festzulegen sowie die Art der Trennung von Abfallgruppen.
- Die Abfälle sollten in gut schließenden Behältnissen gesammelt und mindestens einmal täglich in den Abfallsammelbehälter entsorgt werden.
- Anforderungen an Einwegbehältnisse: undurchsichtig, verschließbar, transportfest, feuchtigkeitsbeständig und keimundurchlässig.
- Sammlung scharfer und spitzer Gegenstände in durchstichsicheren, feuchtigkeitsbeständigen sowie geschlossenen Behältern (z. B. Kanülensammler etc.).
- Chemikalien, Arzneimittel sowie Küchenabfälle unterliegen der Sonderentsorgung.
- Die Zuständigkeit für die Abfallentsorgung aus den Räumen muss klar geregelt sein.

8.2.2 Klassifizierung der Abfälle in Pflegeeinrichtungen

Die Abfallentsorgung hat grundsätzlich abfallklassenspezifisch zu erfolgen:

1. **Gruppe A:** Abfälle (z. B. Hausmüll), an deren Entsorgung aus infektionspräventiver Sicht innerhalb der Einrichtung keine besonderen Anforderungen gestellt sind.
2. **Gruppe B:** Abfälle (mit Blut, Sekreten und Exkreten behaftete Abfälle, Wundverbände, Inkontinenzmaterial, Urinbeutel), an deren Entsorgung aus infektionshygienischer Sicht innerhalb der Einrichtung besondere Anforderungen gestellt sind. Diese Abfälle werden wie Hausmüll behandelt, wobei sie vor dem Abwurf im Hausmüll in einen Beutel gegeben werden, der anschließend verschlossen wird.
3. **Gruppe C:** Abfälle, an deren Entsorgung aus infektionspräventiver Sicht innerhalb und außerhalb der Einrichtung besondere Anforderungen gestellt sind durch infektiöse, ansteckungsgefährliche oder stark ansteckungsgefährliche Abfälle von Klienten mit meldepflichtigen Infektionskrankheiten (z. B. Salmonelleninfektionen), wenn eine Weiterverbreitung der Infektion durch Abfälle zu befürchten ist. Abfälle der Gruppe C sind in autoklavierbare Behälter zu geben und dann nach erfolgter Sterilisation wie A-Abfall zu behandeln.
4. **Gruppe D:** Abfälle (z. B. Medikamente und Desinfektionsmittel), an deren Entsorgung aus umwelthygienischer Sicht besondere Anforderungen gestellt werden. Abfälle der Gruppe D werden an die Apotheke oder in die Spezialentsorgung des örtlichen Müllentsorgers gegeben.

9 Wirksamkeitsüberprüfungen und hygienische Überwachungen

Im Rahmen der Ergebnisqualität des Hygienemanagements (s. Hygienerahmenplan, Kapitelabschnitt 1.4) sind in Pflegeeinrichtungen verschiedene hygienisch-mikrobiologische Überwachungsuntersuchungen nach festgelegten Prozessindikatoren (präventive Regelungen im Hygieneplan) situationsbezogen und periodisch notwendig (Hygienestatus). Grundsätzlich müssen alle Medizinprodukte (MP) so aufbereitet werden, dass auch besonders thermoresistente Viren (z. B. Hepatitis B-Viren) in einem Maße reduziert werden, dass bei einem erneuten Einsatz des Medizinproduktes keine Infektionsgefahr für den Anwender vorhanden ist (s. Gebrauchsanweisung der Hersteller). Die mikrobiologischen Wirksamkeitsüberprüfungen werden im Rahmen der Infektionshygiene durchgeführt, um eine Keimverschleppung durch unzureichende Reinigungs- und Desinfektionsleistungen verschiedener maschineller Verfahren (MP) zu verhindern. Diese hygienisch-mikrobiologischen Überwachungen sind wesentlicher Bestandteil der internen Qualitätssicherung und dienen auch zur Eigenkontrolle sowie zur eigenen Sicherheit einer Pflegeeinrichtung. Reinigungs- und Desinfektionsautomaten (z. B. Industriewaschmaschinen, Steckbeckenspülautomaten, Industriegeschirrspülmaschinen in der Küche u. a.) sind, um ihre Funktionsfähigkeit sicherzustellen, nicht nur regelmäßig auf ihre elektrische, technische Sicherheit und Ausrüstung zu überprüfen, sondern auch hinsichtlich ihrer Reinigungs- und Desinfektionsleistung.

> Je nach erreichter Temperatur und Haltezeit ist ein maschinelles Reinigungs- und Desinfektionsverfahren (RDG) geeignet für die Wirkungsbereiche A (bakterizid: Abtötung von vegetativen bakteriellen Keimen) und eventuell B (viruzid: Inaktivierung von Viren).

Um bei maschinellen Verfahren die Reinigungs- und Desinfektionsleitung und die Wirkungsweise festzustellen sowie eine Aussage darüber treffen zu können, inwieweit auch tatsächlich Mikroorganismen abgetötet werden, ist eine mikrobiologische Untersuchung (Befundung) durch ein akkreditiertes Hygienelabor notwendig. Prüf- und Wartungsintervalle sowie vorbeugende Instandhaltungsmaßnahmen sind dabei grundsätzlich lt. Herstellerangaben zu beachten, ebenso wie die RKI-Vorgaben für die Prüfung der Reinigungs- und Desinfektionsleistung maschineller Verfahren. Die mikrobiologische Prüfung, Kontrolle und Bewertung der Reinigungs- und Desinfektionsleistung maschineller Verfahren wird häufig mit Einsatz von Prüfkörpern als Bioindikatoren mit Prüforganismen vorgenommen.

Steckbeckenspülautomaten können nach dem chemischen, chemo-thermischen oder nach dem thermischen Verfahren in einer Pflegeeinrichtung angeschlossen und vorhanden sein. Steckbeckenspülautomaten müssen halbjährlich (periodisch) mikrobiologisch überprüft werden. Das Prüfverfahren als Spateluntersuchung oder Abdruckuntersuchung ist allerdings vom Reinigungs- und Desinfektionsverfahren des Steckbeckendesinfektionsautomaten (chemisch, chemo-thermisch oder thermische Funktion) abhängig. So müssen bspw. neben den Steckbeckendesinfektionsautomaten auch Sterilisationsverfahren (z. B. Autoklaven und Heißluftsterilisatoren) halbjährlich auf ihre Wirkung hin überprüft werden.

Die Grundlage für diese periodischen mikrobiologischen Wirksamkeitsüberprüfungen und hygienischen Überwachungen ist dabei nicht ausschließlich das Medizinproduktegesetz bzw. die Medizinprodukte-Betreiberverordnung (§§ 4, 6, 11 MPBetreibV), sondern insbesondere auch die »Hygienemaßnahmen, Schutzausrüstungen« nach der Biostoffverordnung (§ 11 Abs. 2 BioStoffV) sowie die Ausführungen nach der BGR 250/TRBA 250 und BGR 500.

Auszug aus § 11 Abs. 2 BioStoffV:
»(2) Um die Kontamination des Arbeitsplatzes und die Exposition der Beschäftigten so gering wie möglich zu halten, sind die Funktion und die Wirksamkeit von technischen Schutzmaßnahmen regelmäßig zu überprüfen. Kann das Freiwerden von biologischen Arbeitsstoffen nicht sicher verhütet werden, ist zu ermitteln, ob der Arbeitsplatz kontaminiert ist. Dabei ist die mikrobielle Belastung in der Luft am Arbeitsplatz zu berücksichtigen.«

> Die periodischen mikrobiologischen Wirksamkeitsüberprüfungen und hygienischen Überwachungen sind wesentlicher Bestandteil der internen Qualitätssicherung und dienen auch der eigenen Sicherheit einer Pflegeeinrichtung. Die RKI-Richtlinien empfehlen, im Rahmen der Infektionsprävention die Reinigungs- und Desinfektionsleistung verschiedener Geräte, z. B. zur Aufbereitung von Urinflaschen oder Steckbecken bzw. zur Instrumentenaufbereitung (z. B. Autoklaven), halbjährlich (nach ca. 400 Chargen) mikrobiologisch mit Hilfe von Bioindikatoren (Prüfkörper mit Testkeimen) zu prüfen!

Neben diesen periodischen mikrobiologischen Überprüfungen sind durch Vertragswerkstätten auch die Prüfungen (Inspektion und Wartung) nach Inbetriebnahme, Funktionsstörungen, Reparaturen und Instandsetzungen auf der Prüfgrundlage der BGV A3 (vormals BGV A2) und den DIN VDE-Normen durchzuführen. Der externe Vertragspartner prüft hier ausschließlich die elektrische Sicherheit des Gerätes durch bestimmte Prüfpunkte und Messverfahren:
1. Sichtprüfung
2. Schutzleiterprüfung
3. Isolationswiderstand
4. Ersatz-Ableitstrommessung alternativ Schutzleiterstrommessung

Er führt im Rahmen der Inspektion und Wartung gerätespezifische Prüfungen durch wie z. B.: Programmablauf, Dichtigkeit, Waschdüsen-Vollständigkeit, Reinigungsergebnis, Gefäßhalterungen (geeignet, verbogen usw.), Dampferzeuger, Dosiereinrichtung und Kontrollfunktionen verschiedener Anzeigen (Inspektionsanzeige, Störanzeige, Programmanzeige) usw.

Mit Hilfe einer Jahresübersicht (vorbeugenden Instandhaltungsmaßnahmen) soll sichergestellt werden, dass die Kontrollen, chargenbezogene Prüfungen, Wartung und Instandhaltung innerhalb der vorgegebenen Zeiträume durchgeführt werden und nicht in Vergessenheit geraten.

9.1 Mikrobiologische Überwachungen

Die mikrobiologischen Wirksamkeitsprüfungen werden bspw. mit Hilfe von Spatel-, Edelstahlplättchen, Abdruckuntersuchungen, Schrauben, Metallspatel oder Schlauchabschnitten als Testkörper, zur Prüfung der Desinfektionsleistung von thermisch bzw. chemothermisch wirkenden Desinfektionsgeräten (z. B. Steckbeckenspülen mit integrierten chemischen Desinfektionsstufen) durch standardisierte Nährbodenplatten (Abklatsch- bzw. Abdruckuntersuchungen) oder Spateluntersuchungen (Metallspateln) durchgeführt. Diese Prüfkörper sind vorher im Hygiene-Labor mit Testkeimen kontaminiert worden. Durch diese Prüfung unterwirft man dem Verfahren (z. B. eine chemothermische Desinfektion in einem Steckbeckendesinfektionsautomaten) einen Testkörper (Prüfkörper z. B. Metallspatel oder Nährbodenplatten für Abdruckuntersuchungen u. a.).
a) Chemische Steckbeckendesinfektionsautomaten: Abdruckuntersuchung (durch Platten)
b) Thermische Steckbeckendesinfektionsautomaten: Spateluntersuchung (durch Spatel)

Tabelle 6: Übersicht über die Arten der mikrobiologischen Wirksamkeitsüberprüfungen.

	Wirksamkeitsprüfungen der Reinigungs- und Desinfektionsleistung		
	Jährlich	Halb-jährlich	Nach Bedarfs-planung
Hygienische Prüfung und Kontrolle mittels Bioindikatoren von Sterilisationsgeräten (Autoklaven), um festzustellen, inwieweit die bei der Validierung festgelegten Daten noch zutreffen		X	X
Hygienische bakteriologische Untersuchungen von Wasser an festzulegenden Probeentnahmestellen aus Anlagen der Hausinstallation, Warmwassersysteme und Wasser aus Trinkwasservorratsbehältern (z. B. auf Legionellen)	X		
Hygienisch-technische Untersuchungen von dezentralen Dosiereinrichtungen für Desinfektionsmittel		X	
Desinfektionssysteme in Badewannen	X		
N. ä. A.: Untersuchungen zur Bekämpfung und Erkennung von nosokomialen Infektionen wie z. B. MRSA			X
Hygienisch-technische Überprüfung von Industriewaschmaschinen in der stationären Pflege		X	
Hygienisch-technische Überprüfung der thermischen Kontrolle der Reinigungs- und Desinfektionsleistung von Geschirrspülautomaten (in der Küche) und Industriemaschinen		X	
Prüfung von thermisch bzw. chemothermisch wirkenden Reinigungs- und Desinfektionsgeräten – RDG (z. B. Steckbeckendesinfektionsautomaten)		X	

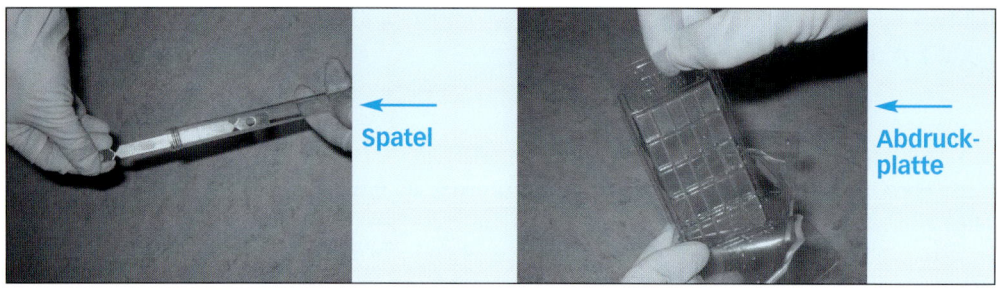

Abb. 28: Beprobungsmaterial für die mikrobiologische Wirksamkeitsüberprüfung.

Aber auch andere Untersuchungen, z. B. die Reinigungs-Desinfektionsleistung einer Geschirrspülmaschine (in der Küche), Arbeitsflächen, Arbeitsgeräte und insbesondere Kühlräumlichkeiten (im Lebensmittelbereich) können mit Hilfe von Nährbodenplatten als Prüfkörper überprüft werden, um den mikrobiologischen Hygienezustand festzustellen.

Folgende mikrobiologische Wirksamkeitsüberprüfungen sollen in Kooperation mit einem Hygiene-Labor als Mindeststandard in der stationären Pflege und nach den RKI-Richtlinien für Krankenhaushygiene und Infektionsprävention, als eine wichtige Maßnahmen zur internen Qualitätssicherung (s. Norm-Entwurf DIN EN ISO 15883-1-3) periodisch durchgeführt werden (vgl. Tabelle 6).

Die o. g. Prüfungen (Probeentnahme) werden einrichtungsintern mit Hilfe der Prüfkörper durch die Hygienebeauftragten durchgeführt. Entsprechendes Beprobungsmaterial (Prüfkörper mit Testkeimen) für die mikrobiologische Wirksamkeitsüberprüfung kann u. a. beim zuständigen Gesundheitsamt bezogen werden. Mikrobiologische Kontrollen sollten grundsätzlich auch mit dem zuständigen Gesundheitsamt (z. B. mit den Hygieneinspektoren oder Gesundheitsaufsehern) abgesprochen werden!

9.1.1 Testprinzip von Desinfektionsgeräten

Die mikrobiologische Prüfung der Reinigungs- und Desinfektionsleistung wird mit Bioindikatoren als »verkeimte« Prüfkörper (Prüforganismus: Spatel oder Nährbodenplatten) vorgenommen. Die »verkeimten« Prüfkörper (Prüforganismus) werden dazu durch die Maschine bzw. durch das Gerät geschleust (im Normalprogramm), um zu bestimmen, ob sich nach dem maschinellem Verfahren die Keimzahl (auf den Prüfkörpern) verringert oder aber gar erhöht hat. Als apathogener Testkeim wird Enterococcus faecium eingesetzt; bei Abtötung des Testkeims kann eine ausreichende Wirksamkeit der Desinfektion angenommen werden. Bei einer ausreichenden Reinigungs- und Desinfektionsleistung maschineller Verfahren dürfen nach dem Einsatz der Prüfkörper mit dem Prüforganismus keine Testkeime mehr vorhanden sein, d. h., dass mindestens 95 % der Testkeime auf den Prüforganismus (Prüfkörpern) nicht mehr nachweisbar sind!

9.1.2 Durchführung der Prüfung mit Prüfkörper

- Die benötigte Anzahl Prüfkörper sollte möglichst kurz vor der Prüfung beim zuständigen Gesundheitsamt angefordert werden, wobei eine rasche Verwendung der Testkörper sichergestellt werden muss.
- Es wird grundsätzlich mindestens ein Testkörper als Positivkontrolle benötigt, der nicht dem thermischen Desinfektionsverfahren unterworfen werden darf. Ohne Verwendung einer Positivkontrolle ist eine Beurteilung des Desinfektionserfolges nicht möglich!
  - Chemische Desinfektion in einem Reinigungs- und Desinfektionsgerät (RDG): Abdruckuntersuchung
  - Thermische Desinfektion in einem Reinigungs- und Desinfektionsgerät (RDG): Spateluntersuchung (inkl. Positivkontrolle)
- Prüfkörper, bei denen das angegebene Haltbarkeitsdatum überschritten ist, dürfen nicht mehr verwendet werden. Bis zur mikrobiologischen Prüfung müssen die Prüfkörper kühl gelagert werden.
- Vor der mikrobiologischen Überprüfung müssen folgende Materialien vorbereitet werden:
  - Schutzkleidung für die ausführende (Hygienebeauftragte Person) und assistierende Pflegekraft,
  - 2 Paar sterile Handschuhe für die ausführende Person,
  - 1 Paar unsterile Handschuhe für die assistierende Person,
  - 3 Metallspatel oder 3 Abdruckplatten pro mikrobiologische Prüfung,
  - 3 sehr dünne Drähte (ca. 30 cm lang) bei Spateluntersuchung zum stabilen fixieren des Spatels im Reinigungs- und Desinfektionsautomaten,
  - Stift zum Beschriften der Aufkleber,
  - Kleine Aufkleber (für die Röhrchen und Abdruckplatten – außen), die vorher schon beschriftet vorbereitet werden: Anbringungsstellen (Lage) der Metallspateln oder die genauen Abdruckstellen (z. B. Tür – innen/Steckbeckengriff/Steckbeckenwand – links oder rechts).
- Die Testkörper (außer der Positivkontrolle) mit sterilen Einmalhandschuhen aus der Verpackung nehmen (Hygienebeauftragte) und dünnen Draht durch die Metallspateln (thermische Desinfektion) ziehen, ohne die Metallplatten zu berühren. Dazu hält die Hygienebeauftragte mit steril behandschuhter Hand den Metallspatel fest und die assistierende Person fädelt den Draht durch die kleine Öffnung des Metallspatels vorsichtig ein.
- Danach wird durch die assistierende Person der Testkörper mit Hilfe der Drahtfixierung an verschiedenen Stellen im Reinigungs- und Desinfektionsautomaten stabil fixiert (ohne dabei den Metallspatel zu berühren). Die Testkörper sollten dabei nicht im direkten Wirkungsbereich des Spülstrahls liegen. Die Anbringungsstellen (innen: links oder rechts) müssen sowohl im Protokoll (für das Hygiene-Labor) als auch auf den Aufklebern zur späteren Zuordnung (Hygienelabor) festgehalten werden.
- Reinigungs- und Desinfektionsgerät wie gewohnt schließen.
- Die Einstellungen des Desinfektionsgeräts überprüfen und den Desinfektionsvorgang im Normalprogramm starten.
- Sterile Handschuhe entsorgen (1. Paar).
- Nach dem Programmablauf ist der Testkörper (Metallspatel) sofort unter aseptischen Bedingungen mit sterilen Handschuhen (2. Paar) durch die Hygienebeauftragte wieder aus dem Gerät zu entnehmen und in die sterilen Behältnisse zu geben.

- Sollte eine **Abdruckuntersuchung** (chemische Desinfektion) – ohne Positivkontrolle – vorgesehen sein, ist diese nach Programmablauf vorzunehmen. Dazu muss die assistierende Person die Verpackung der Abdruckplatte leicht öffnen (nicht ganz aufreißen, da die Nährböden nach dem Abdruck dort wieder für das Hygienelabor hinein geschoben werden müssen) und der Hygienebeauftragten reichen, damit diese die Abdruckplatte, mit sterilen Handschuhen unter aseptischen Bedingungen, leicht entnehmen kann. Die Abdruckuntersuchungen werden durch die Hygienebeauftragte zum einen auf der Innenseite der Tür des Reinigungs- und Desinfektionsautomaten durchgeführt; zum anderen auch im Innenbereich (Innenwände: links oder rechts). Auch sollte ein Abdruck direkt auf dem Spülgut (z. B. Steckbeckengriff) vorgenommen werden. Nach dem Abdruck (3 Abdrücke sind für die Untersuchung erforderlich!) sind die Nährbodenplatten wieder steril durch die Hygienebeauftragte in die Verpackungen der Abdruckplatten vorsichtig zurückzulegen. Das Zurückschieben der Nährbodenplatten muss vorsichtig erfolgen, da sonst die Nährbodenplatten durchbrechen können.
- Gebrauchtes Material wieder sachgerecht entsorgen (Einmalhandschuhe, sterile Handschuhe etc.).
- Das Prüfprotokoll sorgfältig ausfüllen: Adresse der Pflegeeinrichtung, Wohnbereich, Raum, Nummer des Reinigungs- und Desinfektionsgerätes nach dem MP-Bestandsverzeichnis und Art des Desinfektionsgerätes (Hersteller, Typ, Anschaffungsjahr, Produktionsnummer) sowie Betriebsbedingungen (Desinfektionsverfahren, Arbeitsdruck, Arbeitstemperatur, Haltezeit, Art des Desinfektionsguts und Anbringungsstellen – Lage der verwendeten Testkörper).
- Die Testkörper, einschließlich der Positivkontrolle, sind danach zusammen mit dem Prüfprotokoll an das Hygienelabor zu senden oder dort abzugeben, um die Ergebnisse mikrobiologisch auswerten zu lassen.

Das Prüfergebnis wird in der Regel meist innerhalb von zehn Tagen schriftlich mitgeteilt. Aus dem Prüfprotokoll werden Resultat, Material der Probennahme und ggf. ein Differenzierungsergebnis (z. B. Feststellung der Mikroorganismen wie Pseudomonas aeruginosa, Staphylococcus epidermidis, aerobe Sporenbildner u. a.) ersichtlich. Jedem Prüfbericht ist neben der Erläuterung auch eine Befundbemerkung zu entnehmen, aus der dann durch die Pflegeeinrichtung entsprechende Maßnahmen abzuleiten sind. Die einzuleitenden Maßnahmen sollen sich auf das mikrobiologische Ergebnis beziehen und können neben der Reparatur, Inspektion, Wartung und Instandhaltung (Service) des Gerätes bei unzureichender Desinfektionsleistung des Reinigungs- und Desinfektionsautomaten z. B. des Steckbeckendesinfektionsautomaten, auch eine wiederholte Beprobung notwendig machen.

9.2 Trinkwasserhygiene und Legionellenprophylaxe

Auch die bakteriologische Überwachung und Untersuchung des Trinkwassers und sonstiger trinkwasserspezifischen Anforderungen gemäß der Verordnung über die Qualität von Wasser für den menschlichen Gebrauch, (§ 4 TrinkwV – Frei von Infektionserregern!) gehört zu den jährlichen Untersuchungen in einer Pflegeeinrichtung. Die im Infektionsschutzgesetz genannten trinkwasserspezifischen Anforderungen sind nur sehr allgemein und werden in der Trinkwasserverordnung (Verordnung über die Qualität von Wasser für den menschlichen Gebrauch/Trinkwasserverordnung – TrinkwV) konkretisiert (z. B. Wartung der Hausinstallation). Der Betreiber einer Trinkwasserversorgungsanlage ist verpflichtet, eine legionellensichere Betriebsweise gemäß dem Stand der Technik sicherzustellen. Das heißt konkret, es sind Trinkwasseranalysen hinsichtlich der Legionellen (Bakterien im Trinkwasser) zu veranlassen und ggf. desinfizierende Maßnahmen einzuleiten. Außerdem müssen das gesamte Trinkwasserleitungsnetz, der Warmwasserkessel, die Wasserentnahmestellen regelmäßig geeinigt und auf ihre Funktion geprüft werden. Die Ausführung, der Betrieb und die Instandhaltung von Trinkwasserinstallationen muss sich an den allgemein anerkannten Regeln der Technik (u. a.: DIN 1988-1 bis 8, VDI 6023 und den DVGW-Arbeitsblättern) orientieren. Für Ausstattung und Betrieb des Warmwassersystems sind insbesondere die DVGW-Arbeitsblätter W 551 und W 553 (Regelwerke) zu erwähnen. Bedingt durch Witterungseinflüsse, technische Defekte oder Vermehrung in der Hausinstallation können Pseudomonaden – Pseudomonas aeruginosa – (Haut- und Wundinfektionen, Pneumonie), Legionellen (Lungenentzündungen) atypische Mykobakterien, das Norovirus (Bauch- und Kopfschmerzen, Übelkeit, Erbrechen und Durchfall), E.-coli, coliforme Keime etc. im Trinkwasser vorkommen. Obwohl das Trinkwasser das am besten überwachte Lebensmittel in Deutschland ist und an die Trinkwasseraufbereitung (Wasserwerke) sehr hohe Anforderungen gestellt werden, können sehr viele Mikroorganismen im Trinkwasser leben! Pseudomonaden und insbesondere Pseudomonas aeruginosa (im Volksmund Pfützekeim) ist ein opportunistischer Krankheitserreger, der verschiedene Erkrankungen auslösen kann wie z. B. die Pseudomonaden-Pneumonie.

Neben der bakteriologischen Untersuchung kann das Trinkwasser durch das Hygienelabor auch auf Ammonium, Nitrit, Leitfähigkeit, Trübung, Kupfer, Blei als auch Nickel chemisch untersucht werden. Gemäß Trinkwasserverordnung muss der Betreiber jede Veränderung an der Hausinstallation melden (Anzeigepflicht und Überwachung durch das zuständige Gesundheitsamt).

Pflegeeinrichtungen beziehen ihr Trinkwasser in der Regel von großen Wasserversorgern (Wasserwerken), die qualitativ hochwertiges Trinkwasser liefern. Dieses Trinkwasser kann allerdings innerhalb des Gebäudes durch verschiedene Einflüsse negativ beeinträchtigt werden (z. B. durch das Material des Leitungsnetzes, stehendes Wasser in Todsträngen oder selten genutzte Entnahmepunkte wie beispielsweise in Stagnationsleitungen, Warmwasserboiler etc.) und somit einen sehr kritischen Punkt für die Entwicklung von Legionellen darstellen. Auch in einer Pflegeeinrichtung installierte Brauchwasseranlagen (Heizungsanlage, Regenwassernutzungsanlage) oder nicht fachgerecht durchgeführte Montagen (Nichteinhalten der anerkannten Regeln der Technik = DIN-Normen, DVGW-Arbeitsblätter) können negativen Einfluss auf das Trinkwasser haben. Rückstände, Kalkablagerungen – insbesondere Biofilm – an Perlatoren, Wasserstrahlreglern, Duschköpfen und Schläuchen können ganz besonders ein Einnisten von Legionellen in diesem wässrigen Milieu begünstigen. Zur Vorbeugung einer Keimvermehrung im Warmwasser- und Kaltwasserbereich (insbesondere der Legionellen im Warmwasser) sind wenig genutzte Entnahmestellen schriftlich zu erfassen (Hygieneplan und Hygienechecklisten) und mindestens einmal wöchentlich zu spülen. Eine Arbeitsanweisung ist im Hygieneplan festzuschreiben und mittels eines Spülplans zu überwachen.

185

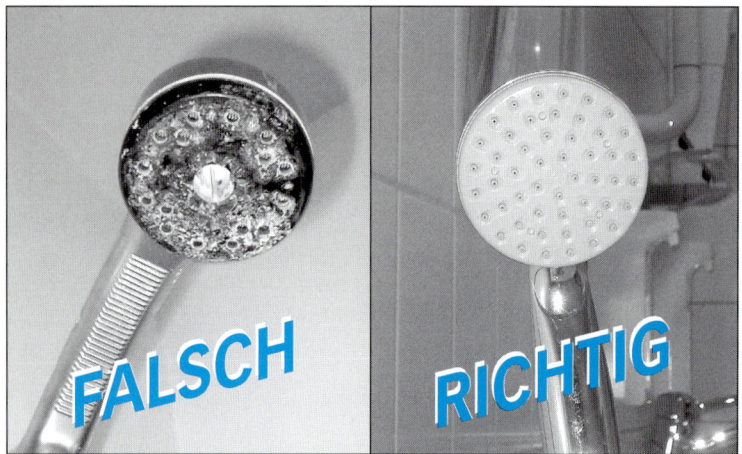

Abb. 29: Ungereinigte Duschköpfe sind ein Nährboden für Mikroorganismen.

Im wässrigen Milieu (Wasserhähne, Duschköpfe, Waschbecken usw.) können Mikroorganismen (Pseudomonaden u. ä.) – gerade in Feuchtstellen – über einen längeren Zeitraum persistieren! Legionellen sind ein tausendstel Millimeter klein und können über winzige Wassertröpfchen z. B. beim Duschen oder Baden, aber auch durch die Raumluft bei einer Klimaanlage über die Luftwege (**aerogen**) in die Atemwege übertragen werden und dort schwere Infektionen auslösen.

Ein ausreichender Schutz kann nur durch präventive und routinemäßige Reinigungs- und Desinfektionsmaßnahmen (nach dem Hygiene-, Reinigungs- und Desinfektionsplan!) sowie durch regelmäßige Trinkwasserproben und -untersuchungen durch ein Hygienelabor gewährleistet werden. In diesem Zusammenhang ist es dringend notwendig, die Hausinstallation auf Schwachstellen (Fachfirma) überprüfen zu lassen und ggf. notwendige Sanierungsmaßnahmen vorzunehmen. Kontaminierte Leitungsstränge sollten einer thermischen Desinfektion unterzogen werden. Auch ungenügend erwärmtes Warmwasser kann zu einer Legionellen-Problematik führen!

Ein besonderes Augenmerk ist auf das Warmwassersystem einer Pflegeeinrichtung zu legen. Einerseits muss in einer Pflegeeinrichtung dafür Sorge getragen werden, dass sich die Klienten beim Waschen, Duschen oder Baden nicht mit heißem Leitungswasser schädigen (funktionstüchtiger Verbrühungsschutz an den Entnahmestellen!), andererseits muss durch verschiedene Überwachungstätigkeiten gewährleistet sein, dass im Warmwassersystem keine Legionellenprobleme auftreten.

9.2.1 Legionärskrankheit – Legionellose

Nicht nur der außergewöhnlich exotische Name sorgt dafür, dass die Gefahren, die von Legionellen ausgehen können, nur in spektakulären Fällen ins Bewusstsein rücken – bspw. wenn es in den Medien wieder einmal um ein Schwimmbad, Krankenhaus (s. Auszug aus der Berliner Morgenpost, vom 30.07.2003) bzw. um eine stationäre Pflegeeinrichtung geht.

Schätzungsweise stecken sich in Deutschland jährlich rund 6 000 bis 10 000 Menschen mit dieser Krankheit an, die unbehandelt in 15–20 % der Fälle sogar zum Tod führt. 1977 wurden die Bakterien eindeutig identifiziert und erhielten den Namen »Legionellen.«

»Zwei Tote durch Legionärskrankheit – Frankfurt (O.) – Kamerateams und Reporter belagerten gestern das Frankfurter Klinikum Markendorf, in dem am Vortag eine Serie von ungeklärten Fällen der gefährlichen Legionärskrankheit bekannt geworden war. Gestern kamen weitere skandalöse Details an die Öffentlichkeit. [...] Zwei der bislang offiziell bekannt gewordenen fünf Infektionsfälle endeten tödlich. [...] Die Staatsanwaltschaft Frankfurt führte indes ihre Ermittlungen wegen Verdachts der fahrlässigen Tötung weiter [...].
(Quelle: Berliner Morgenpost, vom 30.07.2003)

Legionellen werden auf den Menschen übertragen (z. B. beim Duschen, Luftbefeuchter, Vernebler, Dentaleinheiten etc.). Eine Übertragung von Mensch zu Mensch ist nicht möglich. Infektionen mit Legionellen treten bei abwehrgeschwächten Personen (aber auch durch ein verzweigtes Trinkwasser-Leitungsnetz) auf und stellen sich als Lungenentzündung »Legionella-Pneumonie« (Inkubationszeit: 2–10 Tage) bzw. als Fieber (Inkubationszeit: 1–2 Tage) dar. Nach § 7 des Infektionsschutzgesetzes ist ausschließlich der Labornachweis des Krankheitserregers meldepflichtig, wenn der Nachweis im Zusammenhang mit einer Erkrankung steht.

Legionellen können, wenn sie im Warmwassersystem vorhanden sind, durch Einatmen von Aerosolen (Raumluft) gesundheitsgefährdend sein!

Das Infektionsschutzgesetz schreibt vor, dass Wasser für den menschlichen Gebrauch (Trinkwasser) grundsätzlich so beschaffen sein muss, dass durch den Genuss oder Gebrauch keine Schädigung der menschlichen Gesundheit, insbesondere durch Krankheitserreger, passieren kann (§ 37 IfSG). Die zuständige Gesundheitsbehörde muss Maßnahmen treffen, um Gefahren für die menschliche Gesundheit abzuwenden, die von Wasser für den menschlichen Gebrauch im Sinne von § 37 [...] ausgehen können, insbesondere um das Auftreten oder die Weiterverbreitung übertragbarer Krankheiten zu verhindern (§ 39 IfSG) durch:
- Bakterien
- Viren
- Pilze
- Protozoen

Auch wasserführende Bauteile (Leitungen, Armaturen, Enthärtungsanlagen etc.) müssen bestimmte Anforderungen erfüllen. Im Rahmen dieser Regelungen gibt es zahlreiche DIN-Normen, Arbeitsblätter der Deutschen Vereinigung des Gas- und Wasserfaches (DVGW), Richtlinien des Verbandes der Deutschen Ingenieure (VDI) und andere Rechtgrundlagen, die die anerkannten Regeln der Technik wiedergeben. Studien haben bspw. belegt, dass die Legionellen-Konzentration im Wasser, das durch Kupferrohre (antibakterielle Eigenschaften und Widerstandsfähigkeit bei sehr hohen Temperaturen) geleitet wird, zehnmal geringer ausfiel als in Kunststoffleitungen.

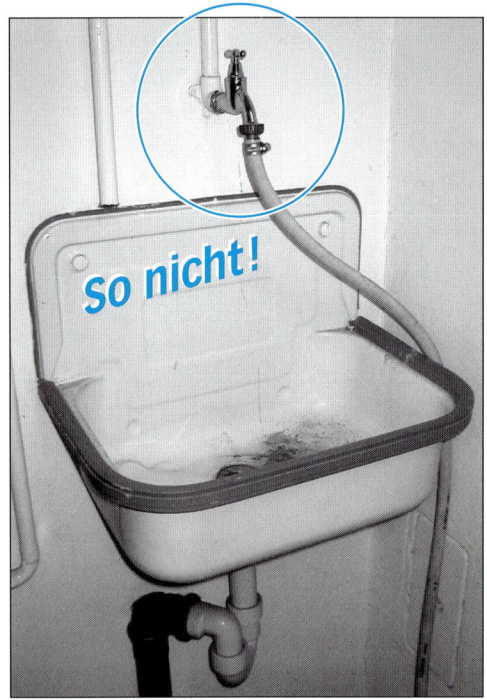

So nicht!

Abb. 30: Nur zeitweise erlaubt:
Variable Querverbindung zwischen Trinkwassernetz
und Brauchwasseranlage.

Das Umweltbundsamt hat dazu u. a. bestimmte Grenzwerte (»mikrobiologische Messgrößen«) für mikrobiologische, chemische und physikalische Parameter festgelegt (Untersuchungsmethoden für sog. Indikatorkeime). Zu den Messgrößen zählt z. B. die »Koloniezahl« (in KBE/ml = koloniebildende Einheiten pro Milliliter), die die Gesamtkonzentration an Bakterien im Trinkwasser angibt. Im Trinkwasser dürfen max. 1 000 KBE/ml (Eigenversorger) bzw. 100 KBE/ml im zentral aufbereiteten Trinkwasser der Wasserwerke vorkommen. Im Rahmen von Hygienebegehungen durch das zuständige Gesundheitsamt (Hygieneinspektoren und Gesundheitsaufsehern) wird oftmals festgestellt, dass Einrichtungen ihr angeliefertes Trinkwasser im Nachhinein enthärten. Grundsätzlich ist gegen die nachgeschaltete Wasseraufbereitung innerhalb einer Wasserversorgungsanlage gemäß Trinkwasserverordnung (Hausinstallation) nichts einzuwenden, wenn die Wasseraufbereitungsanlage den allgemein anerkannten Regeln der Technik entspricht. Es dürfen hierbei aber etwa Abwasser führende Schlauchleitungen, die dauerhaft mit Magnetventilen Rückspüleinrichtungen von Kationentauschern (Enthärter) verbunden sind, niemals direkt mit Hauptwasserleitungen verbunden sein. Das Rückspülwasser muss gemäß DIN 1988 in freiem Einlauf über eine entsprechende Trichtervorrichtung, die an der Abwasserleitung angeschlossen wird, abgeführt werden. Eine variable Querverbindung (s. Abbildung 30) im Heizungsraum zwischen Trinkwassernetz und der Brauchwasseranlage (Heizung) darf nur zum Befüllen der Heizungsanlage installiert werden. Eine dauerhafte Querverbindung von Trinkwasseranlagen zu Heizungsanlagen ist zu unterlassen.

Bei der Probeentnahme von Trinkwasser müssen mindestens 50 °C in der Warmwasserinstallation erreicht werden. Für eine Legionellenprophylaxe ist es notwendig, dass am Warmwasseraustritt des Trinkwassererwärmers bei bestimmungsgemäßen Betrieb eine Temperatur von 60 °C eingehalten werden. Nach § 15 der Trinkwasserverordnung dürfen nur akkreditierte Labore (als »bestellte« Stelle) in diesem Bereich tätig sein. Bei der mikrobiologischen Feststellung von mehr als 100 Kolonien pro Milliliter im Trinkwasser müssen umgehend Nutzungseinschränkungen und Sanierungsmaßnahmen (z. B. thermische Desinfektion) des Trinkwassernetzes ergriffen werden. Die thermische Desinfektion (als eine von mehreren Sanierungsmaßnahmen) wird bei 70 °C Wassertemperatur durchgeführt (vorwiegend in der Nacht). Bei einem erhöhten Legionellenbefall ist eine Desinfektion bei hohen Temperaturen immer dann besonders effizient, wenn Kupferrohre beim Bau verwendet wurden.

9.2.2 Maßnahmen zur Legionellenprophylaxe

- Information an die Leitung der Pflegeeinrichtung über jährliche Wartungsintervalle für Trinkwasseranlagen (durch Haustechnik). Die Wartung bei nicht rückspülbaren Filtern sollte laut DIN 1988-8 mindestens alle 6 Monate erfolgen (Arbeitsanweisung im Hygieneplan).
- Dokumentation der jährlichen Inspektions- und Reinigungsmaßnahmen der Warmwasserspeicher gem. DIN 1988-8.
- Amtliche mikrobiologische Überwachung (bakteriologisch und chemisch) durch das Gesundheitsamt oder eine »bestellte Stelle« (kostenpflichtig) an verschiedenen Probeentnahmestellen (z. B. Wasserhähne, Duschköpfe, Aufbereitungsanlagen, Funktionsbereiche und/oder Trinkwasserspeicher!). Die Wasserentnahme von mindestens 100 ml ist direkt (ohne Hilfsmittel wie z. B. Schläuche) aus der Leitung bzw. Entnahmearmatur zu entnehmen, nachdem 5 – 10 Liter Wasser abgeflossen sind, in eine sterile Flasche zu füllen (Mitarbeiter des Gesundheitsamtes oder der »bestellten« Stelle). Unmittelbar vor der Probeentnahme ist eine Messung der Wassertemperatur (z. B. mit einem Gerätethermometer) durchzuführen und zu dokumentieren.
- Wasserentnahmestellen (Wasserhähne, Duschköpfe und sonstige Zapfstellen) müssen regelmäßig im Rahmen von Hygienevisiten inspiziert werden. Bei dieser routinemäßigen Kontrolle sollten auch die Wasserstrahlregler eingebunden werden.
- Ggf. Perlatoren (Siebe im Wasserhahn) und Duschköpfe durch die Haustechnik bei Biofilm oder sonstigen Ablagerungen reinigen bzw. austauschen, d. h. erneuern lassen.
- Die Perlatoren und Gummidichtungen sollen regelmäßig gereinigt werden (durch Hauswirtschaftsmitarbeiter im Rahmen der Unterhaltsreinigung und Kontrollen durch die Haustechnik) und somit im Hinblick auf Legionellen peinlichst sauber gehalten werden. Denn: Kalkablagerungen, unangenehme Rückstände, verkrusteter Schmutz oder Rostablagerungen an Perlatoren, Duschköpfe und Wasserstrahlreglern begünstigen erheblich ein Einnisten von Legionellen in diesem Bereich.
- Turnusmäßige Aufbereitung von allen Perlatoren, Duschköpfen und Wasserstrahlreglern im Hause durchführen z. B. mit Essig oder Zitronensaft oder chemisch mit BR 75, Into etc.
- Nicht genutzte Leitungen (Stagnationswasser) sollten einmal in der Woche wegen der Verkeimungsgefahr für 1–2 Minuten geöffnet werden (z. B. leerstehende Zimmer der Klienten), um eine Verkeimung des Trinkwassernetzes zu vermeiden. Diese Maßnahmen und Überwachungstätigkeiten des Spülplans sind im Hygieneplan als Arbeitsanweisung festzuschreiben.
- Werden Kunststoffschläuche eingesetzt (Küchenbereich), sind diese nur für den Moment der Nutzung an das Trinkwassersystem anzuschließen und danach wasserentleerend aufzurollen (Wasserreste sind ein optimales Milieu für Pseudomonaden!).
- Liegt eine Trinkwasserqualität im Hause vor, die eine desinfizierende Maßnahme erfordert (hohe Legionellen-Keimzahl), ist eine Abstimmung weiterer Maßnahmen (z. B. Sanierungsmaßnahmen) mit dem zuständigen Gesundheitsamt erforderlich.

10 Auftreten bestimmter Infektionserkrankungen

Beim Auftreten infektiöser Erkrankungen von Klienten sind in Abstimmung mit dem Hausarzt oder mit dem zuständigen Gesundheitsamt, der Leitung einer Pflegeeinrichtung, der Pflegedienstleitung und den Hygienebeauftragten bestimmte Maßnahmen konsequent und vor allen Dingen zeitnah einzuleiten. Die einzuleitenden Maßnahmen beziehen sich grundsätzlich auf die Infektionskrankheit und werden als »Verfahrensspezifische Hygieneanforderungen« bezeichnet.

Verfahrensspezifische Hygieneanforderungen beim Auftreten einer ganz bestimmten Infektionskrankheit (einschließlich Parasitenbefall), sind im Hygieneplan handlungsleitend und übersichtlich zu beschreiben. Inhalt dieser Beschreibung müssen die infektionshygienischen Maßnahmen und die Grundlagen zur Infektionsprävention sein, also das »Was, Wann, Wie, Womit und Wer?« Die einzuleitenden Maßnahmen sind von der Infektiösität der Erreger, Pathogenität des Erregers durch seine Giftigkeit d. h., Toxizität, Virulenz und den klinischen Symptomen des Klienten sowie von seiner Immunitätslage stark abhängig.

Dem Hygieneplan sollte zu entnehmen sein, welche Verhaltensregeln und Schutzmaßnahmen (PSA) bei der Durchführung einer bestimmten Maßnahme (evtl. Isolierungsmaßnahmen etc.) oder bei der Pflege und Betreuung eines Klienten mit einer Infektionskrankheit, einschließlich der Information von Angehörigen (Betreuern und Besucher) einzuhalten sind. Auch sollen dabei die Dekontaminationsmaßnahmen (Haut, Schleimhaut, Flächen, Geräte und Pflegeutensilien etc.) zur Reinigung, Desinfektion und Sterilisation im Hygieneplan sehr konkret beschrieben werden.

Durch diese Art der Konkretisierung ist es den Mitarbeitern in der Pflegepraxis möglich, sehr genau diese Verhaltensregeln und Maßnahmen einzuhalten, die wichtig sind bei nachfolgenden Erkrankungen:
- Infektiöse Durchfallerkrankungen (z. B. Norovirus-Infektionen, Salmonellen) – Hygieneanleitungen
- Krätze (Scabies) – Hygieneanleitungen
- Läusebefall – Hygieneanleitungen
- Salmonellen – Hygieneanleitungen
- HAV (Hepatitis-A-Virus), HBV/HCV – Hygieneanleitungen
- HIV – Hygieneanleitungen
- Herpes zoster – Hygieneanleitungen
- Multiresistente Keime – Hygieneanleitungen (z. B. MRSA)
- usw.

Grundsätzlich soll der Hygieneplan mit seinen Hygieneanleitungen nicht nur übersichtlich gestaltet und verständlich für die Mitarbeiter sein, sondern auch einheitlich in seinem Layout. Die Fragen »Was, Wann, Wie, Womit und Wer?« müssen in jedem Fall bei den infektionshygienischen Maßnahmen – als Hygieneanleitung – beantwortet werden können. Wichtig in diesem Zusammenhang ist es, dass beim Auftreten bestimmter Erkrankungen

Hygienemanagement	Mustereinrichtung	Einrichtung Muster-Einrichtung am Musterberg
Seite 1 von 1	**Allgemeine Maßnahmen beim Auftreten von Infektionen und übertragbaren Krankheiten**	Dokumentenschlüssel XX.XX.XXXX Maßnahmenbeschreibung zur Einhaltung der Infektionshygiene

Krankheitsbild: (Kurzfassung)

Verfahrensziele:

Was - Maßnahme-? | **W**ann -Indikation-? | **W**ie -Durchführung-? | **W**omit -Produkt-? | **W**er -Zuständigkeit und Verantwortung-?

Persönliche Schutzausrüstung (PSA) und Sicherheitshinweise:

Besondere Hinweise:

Meldewesen:

Ergebniskriterien:

Erstellungsdatum:
Januar 2005

Mitarbeitende:
Heimleitung (HL), Pflegedienstleitung (PDL), Hygienebeauftragter (Hygb.), Betriebsarzt (BA)

(Stempel/Vermerk):

Abb. 31: Maßnahmenbeschreibung zur Einhaltung der Infektionshygiene.

für Angehörige und Besucher auch entsprechende Verhaltensregeln zu beachten sind. Diese Verhaltensregeln orientieren sich an der Art der Erkrankung bzw. an der Infektionskrankheit. Bei multiresistenten Erregern (z. B. MRSA/ORSA) oder bei infektiösen Durchfallerkrankungen (z. B. Salmonellen, Norovirus-Infektionen etc.) muss vor Betreten des Zimmers durch eine Zutrittsbeschränkung an der Tür darauf hingewiesen werden, da-

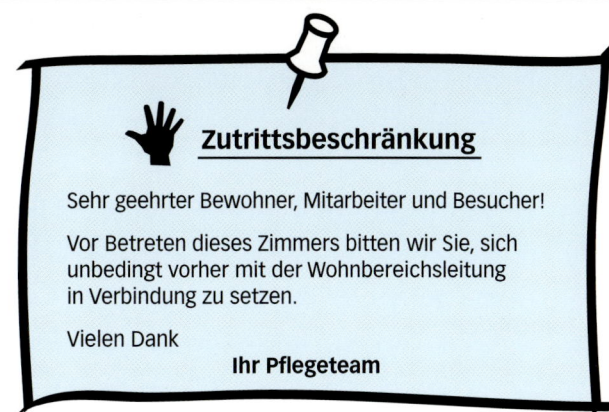

Abb. 32: Zutrittsbeschränkung.

mit sich Angehörige, Besucher (Betreuer), andere Klienten, Ärzte, Therapeuten etc., aber auch die Mitarbeiter einer Pflegeeinrichtung (inkl. Aushilfen an den Wochenenden) erst einmal bei der verantwortlichen Wohnbereichsleitung oder Pflegedienstleitung melden und somit informieren können.

Eine Zutrittsbeschränkung ist bei bestimmten Erkrankungen absolut wichtig und notwendig. Auf dieser Zutrittsbeschränkung muss nicht der Grund festgehalten werden, aber sie soll schon bewirken, dass keine Unbefugten das Zimmer betreten. Ziel der Zutritts-

beschränkung ist es, die entsprechenden Schutzmaßnahmen vor dem Betreten des Zimmers im Detail mit den Angehörigen (Betreuern) usw. zu besprechen oder die Personen darüber zu informieren. Bei vielen Infektionskrankheiten verfügen die Gesundheitsämter über entsprechende Informationsbroschüren (Verhaltenweisen und Hygieneregeln s. Abbildung 33), die durchaus an Angehörige in dem Gespräch weiter gegeben werden sollen.

> **Informationsblatt**
> **für Angehörige, Betreuer und Besucher**
>
> Sehr geehrter Bewohner, Mitarbeiter und Besucher!
>
> Wir möchten Sie darauf hinweisen, dass in unserem Wohnbereich das Krankheitsbild »Scabies« – auch Krätze genannt – aufgetreten ist.
>
> Wir haben selbstverständlich sofort alle notwendigen Maßnahmen eingeleitet, um einer Ausbreitung der ansteckenden Krankheit entgegenzuwirken.
>
> Falls Sie mit dem Wohnbereich in Kontakt gekommen sind, bitten wir Sie, bei der Bekämpfung mitzuwirken:
> Um eine Weiterverbreitung auszuschließen, beginnen alle Mitarbeiter und Bewohner des Wohnbereichs am selben Tag die Behandlung gegen den Krankheitserreger.
> Gleichzeitig werden die verschärften Hygienemaßnahmen weiter durchgeführt. Nur so können wir sicherstellen, dass keine Wideransteckung erfolgt. Auch Angehörige und Betreuer, die sich in dem Wohnbereich aufgehalten haben, bitten wir, sich ebenfalls dieser Umgebungs-Therapie anzuschließen.
>
> Das Gesundheitsamt empfiehlt dringend die Mitbehandlung (wenden Sie sich dazu bitte an Ihren Arzt). Denn, nur bei gleichzeitiger und konsequenter Behandlung aller Beteiligten kann die Kette der Wideransteckung nachhaltig unterbrochen werden.
>
> Wir danken für Ihr Verständnis und Ihre Mithilfe!
>
> **Ihr Pflegeteam**
>
> (Empfehlung Region Hannover – Gesundheitsamt –)

Abb. 33: Informationsblatt.

Im Folgenden wird eine »Verfahrensspezifische Hygieneanforderung« als Hygieneanleitung bspw. für das Krankheitsbild der Krätze (Scabies) vorgestellt, da hier ganz besonders aufwändige Hygienemaßnahmen gegen diesen Parasiten (Milben) durchzuführen sind.

10.1 Verfahrensspezifische Hygieneanleitung – Krätze (Scabies)

Krankheitsbild (Kurzfassung)

Die Übertragung der Krätzmilbe (Spinnentier) erfolgt direkt von Mensch zu Mensch durch engen Körperkontakt, wie er unter Kindern und innerhalb von Familien gegeben ist. Es besteht auch die Möglichkeit einer Infektion über tote Gegenstände (gemeinsame Benutzung kontaminierter Gegenstände wie Wäsche, Handtücher etc.), insbesondere bei der »Scabies norvegica.« Als Hauptübertragungsform müssen die Weibchen angesehen werden. Bei einer Erstinfektion mit der Scabiesmilbe graben sich die Milben wochenlang durch die Hornhautschicht, ohne dass der Klient den geringsten Juckreiz wahrnimmt.

Dies ändert sich etwa vier Wochen nach der Infektion. Dann kommt es zum charaktristischen Bild der Krätze (Scabies) und zum typischen Juckreiz. Der Klient klagt über starken Juckreiz, der sich nachts bis ins Unerträgliche steigern kann (Jucksyndrom!). Bei der Hautinspektion zeigt sich das Bild eines Ekzems (fleckige Erytheme »rote Punkte« und »kleine Beulen«). Diese Lokalisationen des Ekzems stimmen nicht mit den Stellen überein, an denen sich Milbengänge tatsächlich finden lassen. Gesicht, behaarter Kopf und oberer Rücken bleiben in der Regel erscheinungsfrei.

Der außerordentlich schwere Juckreiz in der Nacht ist auf die dann einsetzende Bohrtätigkeit der Milben zurückzuführen. Bei gleich starkem Juckreiz verläuft die entzündliche Reaktion bei alten Menschen milder. Bei bettlägerigen Klienten kann die Differentialdiagnose zusätzlich erschwert werden, da bei ihnen auch oft der Rücken befallen ist. Bei Befall mit Scabies norvegica sind z. B. die Krusten der betroffenen Hautareale hoch milbenhaltig!

Verfahrensziele
Frühzeitige Diagnostik durch den Arzt. Zur Behandlung der Krätze stehen in Deutschland zahlreiche Medikamente mit unterschiedlichen Wirkstoffen zur Verfügung. Im Allgemeinen soll sich die Behandlung bei Erwachsenen über 3 Tage erstrecken.

Was – Maßnahme – ?	Wann – Indikation – ?	Wie – Durchführung – ?	Womit – Produkt – ?	Wer – Zuständigkeit u. Verantwortung – ?
• Bei andauernd juckenden Hautproblemen des Klienten den Hausarzt informieren (Krätze?) • Mitarbeiter in der Einrichtung informieren sowie externe Dienstleister (Frisör, Therapeuten etc.) wegen einer möglichen Zutrittsbeschränkung • Akribische Beachtung der notwendigen Hygienemaßnahmen durch die Pflegemitarbeiter • Angehörige informieren über Problematik und Schutzmaßnahmen (Zutrittsbeschränkung und evtl Isolierung während dieser Zeit) • Wann wurde der letzte Krätzefall festgestellt (Tendenz der Neu- oder Re-Infektion)? • Kontakte des Erkrankten mit anderen Wohnbereichen z. B. auch die Teilnahme an Gemeinschaftsveranstaltungen müssen unbedingt in dieser Zeit vermieden werden • Kontaminierte Abfälle und Wäsche einschließlich der Schutzkleidung sind im Zimmer des Klienten in verschlossenen Transportgefäßen, z. B. Müllsäcke, sicher zu stellen. Möglichst engen körperlichen Kontakt zu den Klienten vermeiden	• Vor dem Einreiben des milbenabtötenden Mittels (Antiskabiosum) sollte der Klient – wenn möglich – zunächst zur Entfettung der Haut in seifenhaltigem Wasser baden • Vor Therapiebeginn ist eine Durchführung mit einer hornschichterweichenden Behandlung notwendig (Scabies norvegica) • Den ganzen Körper vom Hals abwärts mit Jacutin-Emulsion (oder andere Antikrätzemittel) einreiben und 12–24 Stunden einwirken lassen, anschließend baden oder duschen. Packungsbeilage beachten! • Um auch die Jungmilben nach dem Schlüpfen aus den Eiern abzutöten, sollte die ganze Prozedur drei Tage lang durchgeführt werden • Leibwäsche inklusive der Bettwäsche ist unter chemothermischen Verfahren wieder aufzubereiten • Handtücher und Bettwäsche ist zweimal täglich zu wechseln! • Wechsel der Körper- und der Unterkörperbekleidung möglichst alle 12–24 Stunden (RKI-Empfehlung) • Nach der Behandlung kann die Haut noch ein paar Tage jucken, obwohl die Milben abgestorben sind. Der Arzt sollte dann entscheiden, ob die Behandlung 1 bis 2 Wochen später nochmals durchgeführt werden muss	• Ganzkörperbad: Bei Anwendung eines Antikrätzesprays (Wirkstoff S-Bioallethrin) kann das Bad auch entfallen • Pflegehilfsmittel sind klientenbezogen im Zimmer zu belassen und nach der Anwendung gründlich desinfizierend zu reinigen bzw. vier Tage im luftdichten Plastiksack aufzubewahren. Danach erfolgt eine routinemäßige Reinigung gemäß der Hygieneplanung (R&D) • Anwendungsvorschrift der Flächendesinfektionsmittel sind genau einzuhalten (*Präparate sind an dieser Stelle genau zu benennen!*) und PSA berücksichtigen • In jedem Fall sollte die Zeitdauer der Therapie auch zum Entwesen der Wäsche genutzt werden • Gegenstände wie beispielsweise, RR-Gerät, Spritzen und sonstige Abfälle werden in gut verschlossenen Behältern oder in Plastiksäcken im Zimmer des Klienten gesammelt und dann abtransportiert und entsprechend der Hygieneplanung wiederaufbereitet oder entsorgt (Müll) • Bettwäsche, Kleidung und sonstige Wäsche muss chemothermisch bei mind. 60 °C gewaschen werden • Oberbekleidung z. B. durch mindestens 4-tägiges Durchlüften bzw. in die chemische Reinigung geben • Möbel und Fußbodenbeläge sind durch starke Staubsauger zu befreien • Kissen, Decken sind parallel mit der Behandlung zu entfernen. Falls nicht waschbar, müssen sie, nach Absprache mit den Angehörigen, entsorgt werden	Therapie: Lindan (Jacutin®), S-Bioallethrin (Spregal®), Crotamiton (Crotamitex®), 5 % Permethrin • Anwendung erfolgt am ganzen Körper mit Ausnahme von Gesicht und behaartem Kopf • Zur Regeneration der Haut werden vom Arzt meist zinkhaltige Pflegesalben oder Lotionen, Ölbäder oder antibiotische Cremes verordnet. Ungleichmäßige Applikation (Salben) vermeiden (Milbenflucht) • Desinfektion von Oberflächen oder Gebrauchsgegenständen ist erforderlich (*Mittel sind an dieser Stelle konkret zu benennen!*) • Thermische Desinfektion von Kissen, Decken, Matratzen oder mindestens 4 Tage lang gut auslüften oder chemisch reinigen lassen • Bekleidung, Handtücher und Bettwäsche ist einem desinfizierenden Waschverfahren zu unterziehen (DGHM-geprüftes Mittel z. B. Eltra® etc.)	• Hausarzt • Konsiliararzt: Hautarzt • Pflegedienstleitung und alle Bezugspflegemitarbeiter der Pflegeeinrichtung

Persönliche Schutzausrüstung (PSA) und Sicherheitshinweise:
Impfstoffe sind derzeit noch nicht verfügbar. Sofort nach Betreten des Zimmers den Schutzkittel anziehen und Einmalhandschuhe tragen. Zimmer nicht mit dem Kittel verlassen! Schutzkleidung (bleiben 24 Stunden im Zimmer des Klienten) und medizinische Einmalhandschuhe mit hinreichend langen Stulpen tragen und beim Verlassen des Zimmers wieder ablegen (auf links die Einmalhandschuhe wenden und entsorgen). Anschließend sind die Hände gründlich zu desinfizieren und zu waschen. Wechseln des Kittels: nach dem Bettenabziehen und vor dem Duschen des Klienten.

Besondere Hinweise:
• Falls in letzter Zeit noch viele neue Fälle aufgetreten sind, Untersuchung sämtlicher Klienten und Pflegekräfte durch Hautärzte
• Auf Blutdruckmanschetten etc. kann der Parasit bis zu 100 Stunden lang überleben!
• Zutrittsbeschränkung an die Zimmertür des Klienten anbringen
• Informationsblatt an Angehörige, Besucher und Betreuer des Klienten verteilen

Meldewesen:
Die Krätze ist nicht meldepflichtig. Allerdings sollte bei gehäuftem Auftreten der Krätze in Gemeinschaftseinrichtungen das Gesundheitsamt konsultiert werden. Grundlage für die Maßnahmen zur Verhütung und Bekämpfung von Infektionskrankheiten ist § 17 IfSG.

Ergebniskriterien:
• Klient ist symptomfrei und Milben wurden erfolgreich behandelt.
• Gesetzliche Hygieneanforderungen wurden umgesetzt.

11 Umgang mit Gefahrstoffen

Am 1. Januar 2005 ist die neue Gefahrstoffverordnung (Schutz vor gefährlichen Stoffen!) des neuen europäischen Gefahrstoffrechts in Kraft getreten. Diese Verordnung regelt den sicheren Umgang mit Gefahrstoffen (z. B. Gasflaschen, Desinfektions-, Wasch-, Reinigungs- und Lösungsmittel aller Art etc.) und wird durch eine Gefährdungsermittlung und -beurteilung konkretisiert. Zu den Gefahrstoffen (als Stoff = Chemikalie) gehören alle festen, flüssigen und gasförmigen Substanzen, die die menschliche Gesundheit gefährden können. Zu erkennen sind die Gefahrstoffe an einem schwarzen Zeichen auf orangefarbigen Hintergrund, das sich z. B. auf einer Desinfektionsmittelflasche oder einem Reinigungsmittel (Desinfektionsreiniger) befindet.

Es soll den Anwender auf gesundheitliche Beeinträchtigungen beim Umgang mit dem Produkt hinweisen, damit entsprechende Schutzmaßnahmen vor Verwendung eingeleitet werden können. Abhängig von dem Gefahrenhinweis (Gefahrensymbole immer beachten und Sicherheitsdatenblatt lesen!) sind demzufolge entsprechende Schutzmaßnahmen durch die Einrichtung festzulegen wie z. B. das Tragen von Schutzhandschuhen oder Schutzkittel bzw. auch eine Schutzbrille zur Verfügung zu stellen.

Folgende Fragen sollen bei der Ermittlung der Gefahrstoffe in Pflegeeinrichtung im Einvernehmen mit der Fachkraft für Arbeitssicherheit und dem Betriebsarzt unbedingt beantwortet werden:

1. Welche Gefahrstoffe im Sinne der Gefahrstoffverordnung befinden sich überhaupt in der Pflegeeinrichtung (Reinigungsmittel, Desinfektionsreiniger, Händedesinfektionsmittel, Farben, Lacke etc.)?
2. Welche Gefährdungen stecken bei der bestimmungsgemäßen Anwendung für die Mitarbeiter dahinter?
3. Gibt es einen Stoff, der für die Mitarbeiter weniger gefährlich ist?
4. Kann mit einem Ersatzstoff (vorherige Ersatzstoffprüfung notwendig) die Aufgabe erfüllt bzw. auch das Ziel erreicht werden?
5. Wurde der Gefahrstoff in eines der vier Schutzstufen gemäß der Gefahrstoffverordnung eingestuft?
6. Ist der Gefahrstoff als solcher Stoff ausreichend gekennzeichnet und sind die Lagerkapazitäten und Lagervoraussetzungen (lichtgeschützt in einem abgeschlossener Raum mit guter Be- und Entlüftung zur Verhinderung von Brand- und Explosionsgefahren) in der Pflegeeinrichtung vorhanden (Gefahrstoffe sollen nur in geringen Mengen in einer Einrichtung eingelagert werden, um die Brandlast gering zu halten)?
7. Wurde für den einzusetzenden Gefahrstoff eine Betriebsanweisung erarbeitet und ist diese Betriebsanweisung auch bei den Mitarbeitern bekannt (Schulung und Unterweisung)?
8. Wer ist für die Aktualisierung des Gefahrstoffverzeichnisses verantwortlich?
9. Wird der Gefahrstoff in der Praxis auch bestimmungsgemäß verwendet gemäß der festgelegten Betriebsanweisung?

Gefahrstoffe sind demnach alle Stoffe und Zubereitungen, die eine oder mehrere der nachfolgenden Eigenschaften (Gefährlichkeitsmerkmale) aufweisen:

- explosionsgefährlich
- brandfördernd, hochentzündlich, leichtentzündlich
- sehr giftig, giftig, gesundheitsschädlich
- ätzend, reizend
- umweltgefährlich
- sensibilisierend, krebserzeugend, erbgutverändernd, fortpflanzungsgefährdend und fruchtschädigend

Diese Gefährlichkeitsmerkmale werden auch durch Kennbuchstaben und der Gefahrenbezeichnung abgekürzt:

Gefährliche Eigenschaft		Im Umgang mit Gefahrstoffen ist wichtig:
E	explosionsgefährlich	1. Gefahrstoffverordnung
O	brandfördernd	
F+	hochentzündlich entzündlich	2. Sicherheitsdatenblätter
F	leichtentzündlich	
T	giftig	3. Betriebsanweisungen
T+	sehr giftig	
Xn	gesundheitsschädlich	4. Gefahrstoffprüfung (Ersatzstoffprüfung)
C	ätzend	
Xi	reizend	
N	umweltgefährlich	5. Festlegen von Schutz-maßnahmen
Xn	sensibilisierend	
T oder Xn	Krebserzeugend n. Kategorien 1–3	
T oder Xn	Fortpflanzungsgefährdend nach Kategorien 1–3	6. Unterweisung der Mitarbeiter
T oder Xn	Erbgutverändernd nach Kategorie 1–3 auf sonstige Weise chronisch schädigend	7. Arbeitsmedizinische Vorsorge der Mitarbeiter

Die notwendigen Informationen über die einzelnen Gefahrstoffe in einer Pflegeeinrichtung liefert das Gefahrstoffverzeichnis und die stoffspezifischen Betriebsanweisungen nach § 14 GefStoffV. Die notwendigen Informationen beziehen sich auf:

- die ordnungsgemäße Kennzeichnung des Gefahrstoffs (Gefahrensymbole und Gefahrenkennzeichnung)
- Gefahrstoffbezeichnung
- Angabe des Herstellers bzw. Lieferanten und
- die R- und S-Sätze

Diese neue Gefahrstoffverordnung führt neue Begrifflichkeiten wie z. B. die Anforderungen an die Gefährdungsbeurteilung im Umgang mit Gefahrstoffen und die Ausgestaltung der Schutzstufen (Schutzstufe 1–4), als so genanntes neues »Schutzstufenkonzept« sowie dessen fachkundige Durchführung ein. Die fachkundige Durchführung von Gefährdungsbeurteilungen darf ausnahmslos nur durch fachkundige Personen durchgeführt werden.

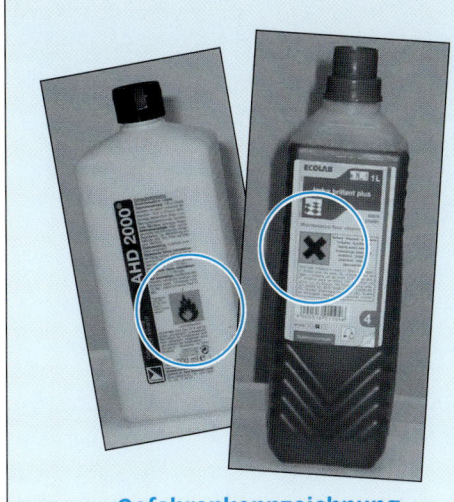

Der Umgang mit Gefahrstoffen (Chemikalien) beinhaltet die Gefahrensymbole, Gefahrenbezeichnung, Gefahrenkennzeichnung, Herstellung, die Verpackung, den Verbrauch, die Lagerung, den Transport bei Inverkehrbringen, die Regelungen bei der Einstufung des Gefahrstoffs und die bestimmungsgemäße Verwendung.

Gefahrenkennzeichnung

Abb. 34: Gefahrenkennzeichnung.

Betriebsärzte und Fachkräfte für Arbeitssicherheit (Sifa, FaSi, BA) sollen hier der Leitung der Pflegeeinrichtung ausdrücklich beratend zur Seite stehen. Unterstützend stehen der Fachkraft für Arbeitssicherheit die Sicherheitsbeauftragten der Pflegeeinrichtung zur Verfügung. Die Fachkraft für Arbeitssicherheit übernimmt häufig noch die Funktion eines so genannten Gefahrstoffbeauftragten.

Zweck der Gefahrstoffverordnung ist es, die Mitarbeiter im Umgang mit den verschiedenen Gefahrstoffen und Zubereitungen vor arbeitsbedingten und sonstigen Gesundheitsgefahren sowie die Umwelt vor stoffbedingten Schädigungen zu schützen!

Nach § 14 der Gefahrstoffverordnung »Unterrichtung und Unterweisung der Beschäftigten« müssen **alle** Mitarbeiter einer Pflegeeinrichtung (auch die Mitarbeiter in der Haustechnik) über die auftretenden Gefahren sowie über die Schutzmaßnahmen im Umgang mit Gefahrstoffen unterwiesen werden. Eine Unterweisung muss bei Neueinstellungen und danach mindestens einmal jährlich für alle Mitarbeiter, die mit Gefahrstoffen umgehen, mündlich und arbeitsplatzbezogen erfolgen. Inhalt, Teilnehmer der Unterweisung und Zeitpunkt der Unterweisungen sind zu dokumentieren (Erst- und Folgeunterweisung) und von den Unterwiesenen durch Unterschrift zu bestätigen.

Der sichere Umgang mit Chemikalien setzt eine gründliche Kenntnis der Stoffeigenschaften und der möglichen Gefahren voraus. Deshalb sollte jeder Mitarbeiter über die Gefahren und die Schutzmaßnahmen (PSA) im Umgang mit Gefahrstoffen informiert und beraten werden, damit diese wichtigen Schutzmaßnahmen auch umgesetzt werden können. Hersteller und Lieferanten gefährlicher Stoffe oder Zubereitungen müssen ihren gewerblichen Kunden bei der ersten Lieferung ihrer Produkte ein Sicherheitsdatenblatt (§ 6 GefStoffV) aushändigen, das unter anderem folgende Angaben enthält:

- Stoff-, Zubereitungs- und Firmenbezeichnung
- Zusammensetzung, Angaben zu Bestandteilen
- Potentielle Gefahren
- Erste-Hilfe-Maßnahmen
- Maßnahmen zur Brandbekämpfung
- Maßnahmen bei unbeabsichtigter Freisetzung des Stoffes oder der Zubereitung
- Handhabung und Lagerung
- Expositionsbegrenzung und persönliche Schutzausrüstung
- Physikalische und chemische Eigenschaften, Stabilität und Reaktivität
- Angaben zur Giftigkeit und Ökologie
- Angaben zur Entsorgung und zum Transport

Das Sicherheitsdatenblatt ist die wichtigste Informationsquelle für die Ermittlung von Gefahrstoffen, die Vermeidung von Gefährdungen beim Umgang und Grundlage zur Erstellung eines Gefahrstoffverzeichnisses. Das Sicherheitsdatenblatt bildet allerdings auch eine der wichtigsten Grundlagen bei der Erstellung von Betriebsanweisungen. Hersteller bzw. Vertreiber der Stoffe haben die Verpflichtung, die beim Umgang mit dem Stoff auftretenden Gefahren für Mensch und Umwelt zu ermitteln. Der falsche Umgang mit Gefahrstoffen kann zu gesundheitlichen Beeinträchtigungen führen, wie:
- Reizungen der Haut (z. B. sensibilisierender Wirkung)
- Reizungen der Augen
- Übelkeit
- Erbrechen
- Verätzungen
- Atemnot, etc.

Da es sich bei Gefahrstoffen um Chemikalien handeln kann, ist hier das Chemikaliengesetz zu beachten. Das Gesetz zum Schutz vor gefährlichen Stoffen (Chemikaliengesetz – ChemG) wendet sich an alle Gruppen, Hersteller, Vertreiber und Anwender. Es umfasst alle Stoffe, also auch nicht gefährliche, wobei Gefahrstoffe ein Teilgebiet innerhalb des Chemikaliengesetzes bilden. Der Anwendungsbereich des Chemikaliengesetzes wird in § 2 ChemG geregelt. Die Vorschriften nach dem Chemikaliengesetz gelten mithin auch für Reinigungs-, Desinfektions- und Pflegemittel. Viele Chemikalien sind zum einen gesundheitsgefährdend und zum anderen können Chemikalien sehr leicht anfangen zu brennen (Brand- und Explosionsgefahr). Sie können z. B. auch giftig oder krebsauslösend sein oder stark ätzend wirken. Einige Chemikalien werden leicht durch die Haut (transdermal) aufgenommen oder entwickeln Dämpfe, die beim Einatmen zu Gesundheitsschädigungen der oberen Atemwege und der Augen führen (z. B. bestimmte Desinfektionsmittel). Nach der Gefahrstoffverordnung werden diese Mittel beispielsweise mit R 43 (sensibilisierend bei Hautkontakt) und R 42/43 (Gesundheitsgefahren durch das Einatmen) eingestuft.

11.1 Gefahrstoffverzeichnis

Die Verpflichtung einer Leitung, alle im Umlauf befindlichen Gefahrstoffe aufzulisten durch ein so genanntes Gefahrstoffverzeichnis, ist gesetzlich im § 7 Abs. 8 der GefStoffV festgelegt worden. Dabei sind selbstverständlich die gefahrstoffspezifischen Sicherheitszeichen (Sicherheitskennzeichnungen) und Gefahrensymbole zu berücksichtigen. Das Gefahrstoffverzeichnis muss grundsätzlich nicht zentral ausgelegt werden aber jederzeit für Dritte einsehbar sein. Die Mitarbeiter einer Pflegeeinrichtung sollen wissen, bei wem bzw. wo die Gefahrstoffe in der Pflegeeinrichtung verschlossen aufbewahrt und gelagert werden. Es sollte wirklich nur sehr sparsam mit Gefahrstoffen in einer Einrichtung umgegangen werden; Gefahrstoffe sollten nicht irgendwo im Pflegewohnbereich – jederzeit für alle zugänglich – aufbewahrt oder dort gar stehen gelassen oder vergessen werden. Ein Gefahrstoffverzeichnis dient dem Zweck, einen Überblick über die in der gesamten Pflegeeinrichtung befindlichen Gefahrstoffe zu erhalten, was unerlässlich ist für die Feuerwehr (in einem Brandfall), die Arbeitssicherheit sowie für die ordnungsgemäße Entsorgung. Durch den Hersteller muss die chemische Bezeichnung eines gefährlichen Stoffes oder der in einer Zubereitung enthaltenen gefährlichen Stoffe auf der Verpackung angegeben werden. Auch die Gefahrensymbole und die dazugehörigen Gefahrenbezeichnungen (in schwarzem Aufdruck auf orangegelbem Untergrund) sowie die Hinweise auf besondere Gefahren (R-Sätze) und die Sicherheitsratschläge (S-Sätze) sind durch den Hersteller in den Sicherheitsdatenblätter bekannt zu geben.

Tabelle 7: Gefahrstoffverzeichnis (Muster).

Bezeichnung des Gefahrstoffs (Chemischer Name, Handelsname)	Gefahrenbezeichnung (Kennbuchstabe), R-Sätze und S-Sätze	Durchschnittlicher Jahresbedarf	Mengen im Betrieb	WGK*	Standort	Verwendung im Bereich (insbes. spezieller Arbeitsbereich)	Sicherheitsdatenblatt vom (Datum)	Hersteller/Lieferant
BR 75	36/38 (Reizend)	38 Liter	12 Liter	2	Keller/Lagerraum	Hauswirtschaft u. Haustechnik	21.07.2004	Hinz aus Hamburg
...	...	...	...	...	...	...	...	...

* Wassergefährdungsklasse

11.1.1 Erstellung eines Gefahrstoffverzeichnisses

Die Erstellung eines Gefahrstoffverzeichnisses sollte unter Mitwirkung der Fachkraft für Arbeitssicherheit und des Betriebsarztes erfolgen. Voraussetzung für die Erstellung eines Gefahrstoffverzeichnisses ist allerdings in jedem Fall eine vorausgegangene Gefährdungsermittlung und -beurteilung! Im Rahmen dieser Gefährdungsanalyse kann bereits festgestellt werden:
• Welche Gefahrstoffe befinden sich im gesamten Haus und in den einzelnen Arbeitsbereichen?
• Haben die Mitarbeiter unmittelbaren Kontakt mit dem Gefahrstoff?
• Gibt es Grenzwerte für die verwendeten Gefahrstoffe (MAK)?
• Inwieweit sind die Gefahrstoffe auch tatsächlich zur Ausübung einer bestimmten Tätigkeit erforderlich, inkl. der damit verbundenen Ersatzstoffprüfung?
• Sind Persönliche Schutzausrüstungen vorhanden und geeignet?

- Welche Gesundheitsrisiken sind mit der Anwendung verbunden?
- Inwieweit wurden die Mitarbeiter im Hinblick auf die eingesetzten Gefahrstoffe unterwiesen?
- Welche Betriebsanweisungen liegen vor bzw. müssen noch erstellt werden?
- Wo werden die Gefahrstoffe in der Pflegeeinrichtung gelagert?

Einteilung der Pflegeeinrichtung in Arbeitsbereiche
Die Leitung einer Pflegeeinrichtung teilt aufgrund der räumlichen und organisatorischen Gegebenheiten sowie unterschiedlichen Zuständigen die verschiedenen Abteilungen in Arbeitsbereiche ein:
- Pflegebereich – Pflegedienstleitung und Hygienebeauftragte
- Haustechnischer Dienst – Haustechniker
- Küche und Hauswirtschaft – Küchen- bzw. Hauswirtschaftleitung (Hygienebeauftragte)
- Verwaltung – Heimleitung oder Verwaltungsmitarbeiter

Ermittlung der Gefahrstoffe/Arbeitsstoffe
Die in der Pflegeeinrichtung eingesetzten Mittel und deren Verbrauchsmengen werden insgesamt ermittelt und ihr Gefährdungspotential (Gefährdungsmerkmal) anhand der Sicherheitsdatenblätter beurteilt. Die Verbrauchsmengen (durchschnittlicher Jahresverbrauch) können in Zusammenarbeit mit der Verwaltung anhand der Lieferscheine oder Rechnungen retrospektiv ermittelt werden. Die Beurteilung der Gefahrstoffe sollte sich darüber hinaus auch auf die konkrete Anwendung des Gefahrstoffs in dem jeweiligen Arbeitsbereich und seinen gefährlichen Eigenschaften beziehen.

Ergebnisse dokumentieren
Die Ergebnisse der einzelnen Arbeitsbereiche werden dann gemeinsam mit der Fachkraft für Arbeitssicherheit und dem Betriebsarzt besprochen und in einem Gefahrstoffverzeichnis schriftlich verankert. Die Entscheidung, ob ein Gefahrstoff in das Gefahrstoffverzeichnis aufgenommen wird, ist von der Leitung der Pflegeeinrichtung zu treffen. Da jetzt ein genauer Überblick über alle Gefahrstoffe in der Pflegeeinrichtung vorliegt, können Unterweisungen zum Thema »Umgang mit Gefahrstoffen« sehr gezielt durchgeführt werden. Fehlende Betriebsanweisungen können noch erarbeitet oder veraltete Betriebsanweisungen überarbeitet werden.

11.2 Sicherheits- und Gesundheitsschutzkennzeichnung

Von großer Bedeutung sind die Sicherheits- und Gesundheitsschutzkennzeichnungen (s. BGV A8 und § 4 ArbStättV) für Klienten als auch für die Mitarbeiter in der Einrichtung. Die Sicherheits- und Gesundheitsschutzkennzeichnungen sind immer dann einzusetzen, wenn Risiken für die Sicherheit und Gesundheit nicht durch technische oder organisatorische Maßnahmen in einer Einrichtung vermieden oder ausreichend begrenzt werden können. Die Kennzeichnungen (Verbotszeichen, Warnzeichen, Gebotszeichen, Rettungszeichen, Brandschutzzeichen, Flucht- und Rettungsplan) sind dabei sichtbar und deutlich an geeigneten Stellen in der Pflegeeinrichtung anzubringen und deren Bedeutung den

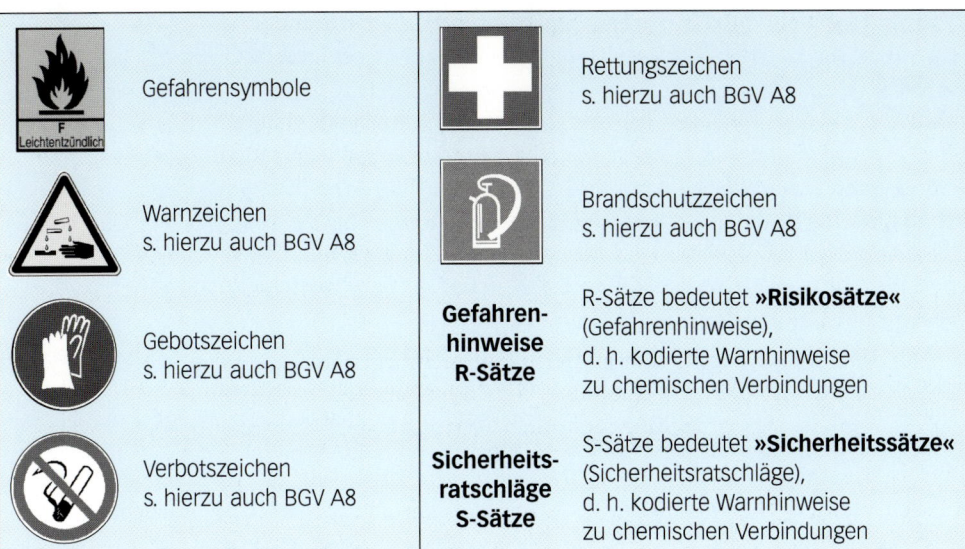

Abb. 35: Kennzeichnungsarten und ihre Bedeutung.

Mitarbeitern bekannt zu geben (z. B. durch Unterweisung). Die gefahrstoffspezifische Gefahrenbezeichnung (Kennbuchstabe), R-Sätze und S-Sätze sollen in das Gefahrstoffverzeichnis integriert werden (Sicherheitskennzeichnung am Arbeitsplatz nach der Unfallverhütungsvorschrift – BGV A 8). Grundsätzlich sind diese Stoffe und Zubereitungen erkennbar durch ein Gefahrensymbol. Die in den Sicherheitsdatenblättern angegebenen R-Sätze (Risikosätze und Gefahrenhinweise) und S-Sätze (Sicherheitssätze, Sicherheitsratschläge) sind für den Anwender im Umgang mit einem bestimmten Stoff oder einer Zubereitung von besonderer Bedeutung.

Die R-Sätze und S-Sätze sind etwas genauer als die Gefahrensymbole und geben den Anwendern kodierte Warnhinweise zu chemischen Verbindungen. Zurzeit gibt es 68 R-Sätze und 64 S-Sätze (mit jeweils einigen Kombinationen). Diese sind vom Gesetzgeber vorgeschrieben und international standardisiert.

Beispiele für R-Sätze:
- R 1: In trockenem Zustand explosionsgefährlich
- R 2: Durch Schlag, Reibung, Feuer oder andere Zündquellen explosionsgefährlich
- [...] R 68: Irreversibler Schaden möglich

Beispiele für S-Sätze:
- S 1: Unter Verschluss aufbewahren
- S 2: Darf nicht in die Hände von Kindern gelangen
- [...] S 64: Bei Verschlucken Mund mit Wasser spülen (nur wenn Verunfallter bei Bewusstsein ist)

11.3 Sicherheit durch Betriebsanweisung

Eine Betriebsanweisung (z. B. für ein Desinfektionsmittel) ist eine der wichtigsten Informationsquellen für den sicheren und korrekten Umgang mit Gefahrstoffen, Geräten oder Maschinen. Notwendigkeit und Bedarf von Betriebsanweisungen sind durch eine Gefährdungsermittlung und -beurteilung durch die Leitung einer Pflegeeinrichtung im Einvernehmen mit den Mitgliedern der Arbeitsschutz- und Hygienekommission zu ermitteln (s. BetrSichV). Von daher werden Betriebsanweisungen häufig nach der Durchführung einer Gefährdungsanalyse gemeinsam mit der Fachkraft für Arbeitssicherheit und dem Betriebsarzt erarbeitet:
- Betriebsanweisungen für Gefahrstoffe
- Betriebsanweisungen bzw. Betriebsanleitungen im Umgang mit Maschinen und Geräten
- Betriebsanweisungen für bestimmte (einzelne) Verhaltenssituationen

Zu den einrichtungsintern wichtigsten Gefahrstoffen nach der Gefahrstoffverordnung sollten Betriebsanweisungen für die Mitarbeiter in den jeweiligen Arbeitsbereichen (Büro der Küchenleitung, Dienstzimmer etc.) zur Einsichtnahme vorliegen! Betriebsanweisungen werden erfahrungsgemäß dort am besten aufbewahrt, wo sich bspw. auch andere Informationen wie Betriebsanleitungen, Hygiene-, Reinigungs- und Desinfektionspläne und sonstige Vorschriften befinden.

Wichtige Informationen können in den Betriebsanweisungen durch die Verwendung von Piktogrammen grafisch einheitlich und ansprechend visualisiert werden. Auf der Grundlage der erarbeiteten Betriebsanweisungen müssen die Mitarbeiter im Umgang mit diesem Gefahrstoff unterwiesen werden. Die Unterweisung muss verständlich, klar und präzise durchgeführt werden und es sollten konkrete Umsetzungshilfen angeboten werden. Die Bekanntgabe von Betriebsanweisungen sowie eine durchgeführte Unterweisung sollten generell als Nachweis in schriftlicher Form erfolgen.

Die Unterweisung setzt voraus, dass die Betriebsanweisungen den Mitarbeitern auch im Arbeitsbereich zugänglich sind (Aushang in einer Wandhalterung, Aushangtafel oder in einem Ordner) bzw. können die Betriebsanweisungen auch persönlich den Mitarbeitern ausgehändigt werden. Bei der Beschäftigung ausländischer Mitarbeiter ist im Zuge der Unterweisung besonders darauf zu achten, dass die wesentlichen Inhalte der Betriebsanweisung auch verstanden werden.

Betriebsanweisungen sind stoff-, arbeitsplatz- und tätigkeitsbezogene, verbindliche, schriftliche Dienstanweisungen der Leitung einer Pflegeeinrichtung (oder des Trägers), in denen auf die mit dem Umgang mit Gefahrstoffen und Arbeitsmitteln (Geräte, Maschinen, Anlagen, Werkzeuge) verbundenen Gefahren für Mensch und Umwelt hingewiesen wird. Werden im Umgang mit Geräten Arbeitsanweisungen erarbeitet, handelt es sich um so genannte Betriebsanleitungen. Weil auf den Betriebsanweisungen (objekt- und adressatenbezogen) die erforderlichen Schutzmaßnahmen und Verhaltensregeln (sind aus den Sicherheitsdatenblätter zu entnehmen!) festgelegt werden, werden die Mitarbeiter auch auf mögliche Gesundheitsrisiken aufmerksam gemacht. Betriebsanweisungen (siehe Anhang: A 4 und A 5 Betriebsanweisung zu »Hände- und Flächendesinfektionsmittel«) enthalten überschaubare Anweisungen für das Verhalten im Gefahrenfall, zur Ersten Hilfe und für die sachgerechte Entsorgung gefährlicher Abfälle. Grundlage für die Erstellung von Betriebsanweisungen ist immer die Ermittlung und Beurteilung vorhandener Gefähr-

Blauer Rand:
Geräte, Maschinen und Anlagen (z. B. Küchengeräte, Maschinen in der Haustechnik), Verhalten bei einem Arbeitsunfall etc.

Roter und orangefarbener Rand:
Gefahrstoffe (Chemikalien) wie z. B. Flächen-, Haut-, Hände-, Instrumentendesinfektionsmittel etc. Farbe und Lacke in der Haustechnik sowie Reinigungslösungen in der Hauswirtschaft und/oder Küche etc.

Gelber Rand:
Anweisungen z.B. nach der Betriebssicherheitsverordnung wie z. B. zu Nadelstich- und Schnittverletzungen etc.

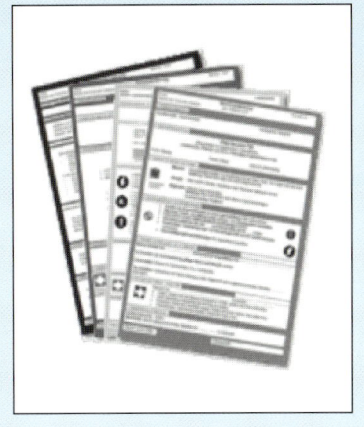

Abb. 36: Muster für Betriebsanweisungen.

dungen. Auch können sicherheitstechnische und arbeitsmedizinische Regeln in eine Betriebsanweisung integriert werden. Da sich die Sicherheitskennzeichnung der Gefahrstoffe nach der jeweils gültigen Fassung der Gesetze und Verordnungen richtet, müssen die Betriebsanweisungen regelmäßig aktualisiert werden.

Neben den Betriebsanweisungen gibt es noch besondere Weisungen für Störfälle, z. B. Rettungspläne, Brandschutzverordnung nach DIN 14095/14096 Teil A und Teil B, Alarmpläne, Katastrophenpläne sowie die Anleitung zur Ersten Hilfe. Verbots-, Gebots- oder Hinweisschilder sind für sich allein keine Betriebsanweisungen; sie können jedoch Betriebsanweisungen auf sinnvolle Art und Weise ergänzen.

> Eine Betriebsanweisung soll die Mitarbeiter auf Gesundheitsrisiken aufmerksam machen, um Arbeitsunfälle und Gesundheitsgefahren zu vermeiden. Sie dient als Grundlage für arbeitssicherheitstechnische Unterweisungen der Mitarbeiter!

Um einen gewissen Widererkennungseffekt für die Mitarbeiter einer Pflegeeinrichtung zu erzielen, sollten die Betriebsanweisungen am linken Rand mit einem entsprechenden Gefahrensymbol und den entsprechenden Ge- und Verbotszeichen sowie Rettungszeichen nach der Unfallverhütungsvorschrift »Sicherheitskennzeichnung am Arbeitsplatz (s. BGV A 8)« versehen werden. Darüber hinaus werden Betriebsanweisungen für Gefahrstoffe mit einem roten oder orangefarbenen Rahmen und Betriebsanweisungen für Arbeitsmittel sowie Anweisungen zum Verhalten in bestimmten Situationen (z. B. Verhalten bei einem Arbeitsunfall) mit einem blauen Rahmen (s. Anhang 6) umgeben. Betriebsanweisungen nach der Biostoffverordnung und Betriebssicherheitsverordnung sind oft mit einem gelben Rahmen versehen (s. Anhang 7).

Die Betriebsanweisungen sind inhaltlich überschaubar und einheitlich zu gestalten und nach folgenden Gliederungspunkten zu veröffentlichen:

1. Anwendungsbereich (Titel, Arbeitsbereich, Arbeitsplatz und/oder Tätigkeiten)
2. Gefahrstoffbezeichnung
3. Gefahren für Mensch und Umwelt
4. Schutzmaßnahmen und Verhaltensregeln (Arbeitsunfälle und Gesundheitsrisiken)
5. Verhalten bei Störungen und im Gefahrfall (Störfälle, Sofortmaßnahmen, PSA etc.)
6. Verhalten bei Unfällen – Erste Hilfe (Meldung an Ersthelfer und Erste-Hilfe-Maß-nahmen)

   Beispiel für ein Reinigungsmittel:
   »Reizend (durch Phosphorsäure). Reizt die Augen und die Haut. Darf nicht in die Hände von Kindern gelangen. Bei Berührung mit den Augen sofort mit viel Wasser auswaschen (Augendusche) und Arzt konsultieren. Bei Berührung mit der Haut sofort mit viel Wasser abwaschen. Bei Verschlucken sofort ärztlichen Rat einholen und Verpackung und Etikett vorzeigen. Behälter gut verschlossen halten und Aerosol nicht einatmen.«
7. Instandhaltung, Entsorgung (Abfallschlüssel etc.)

11.4 Gefährdungsermittlung und -beurteilung

Die Grundlage der Gefährdungsermittlung und -beurteilung (Gefährdungsanalyse) bildet eine ganze Reihe von Gesetze und Verordnungen wie z. B.:

- Arbeitsschutzgesetz (§ 5 ArbSchG)
- Biostoffverordnung (§ 8 BiostoffV)
- Betriebssicherheitsverordnung (§ 3 BetrSichV)
- BGV A1 § 3 »Grundsätze der Prävention«
- Gefahrstoffverordnung (§ 7 GefStoffV)

Diese Gesetze und Verordnungen reglementieren die Durchführung von Gefährungsanalaysen mit dem Ziel, die Arbeitsbedingungen der Mitarbeiter in ihren Arbeitsbereichen entsprechend zu beurteilen, um erforderliche Maßnahmen des Arbeitsschutzes zur Sicherheit und zum Gesundheitsschutz der Mitarbeiter ergreifen zu können. Gemäß §§ 3, 4, 5 und 6 Arbeitsschutzgesetz (ArbSchG) und nach der Biostoffverordnung ist die Leitung einer Einrichtung (Träger) gesetzlich verpflichtet, durch eine Beurteilung der arbeitsplatzbedingten Gefährdungen die notwendigen Schutzmaßnahmen zu ermitteln.

Grundsätzlich ist der Träger der Einrichtung oder die Leitung einer Pflegeeinrichtung als beauftragte Person gemäß § 13 Arbeitsschutzgesetzes verpflichtet, gezielte arbeitsplatz- bzw. tätigkeitsbezogene Gefährdungsbeurteilungen (Gefährdungsprävention) vorzunehmen, um frühzeitig potenzielle Gefährdungen zu erkennen und geeignete Schutzmaßnahmen (z. B. Schutzkleidung, Hygienemaßnahmen, Arbeitsmedizinische Vorsorge der Mitarbeiter etc.) nach dem Arbeitsschutzgesetz bzw. nach der Biostoffverordnung zu ergreifen. Die BGW stellt hier die so genannten »GP-Schriften« zur Ermittlung und Beurteilung von Gefährdungen für die unterschiedlichen Organisationen (Krankenhäuser, Rehabilitationseinrichtungen, Kliniken etc.) als Unterstützungsinstrument zur Verfügung:

- GP 5.4 = Serie »Ermittlung und Beurteilung von Gefährdungen« für Krankenhäuser, Kliniken etc.
- GP 5.9 = Serie »Ermittlung und Beurteilung von Gefährdungen« für Seniorenein-richtungen etc.

- GP 5.11 = Serie »Ermittlung und Beurteilung von Gefährdungen« für ambulant sozial-
pflegerische Dienste etc.

Die Gefährdungsbeurteilung ist gemäß Biostoffverordnung vor Aufnahme der Tätigkeiten durchzuführen und danach:
1. bei Änderungen der Arbeitsbedingungen, die zu einer erhöhten Gefährdung der Beschäftigten führen können,
2. bei der Feststellung einer Kontamination des Arbeitsplatzes zu wiederholen sowie andernfalls spätestens nach Ablauf eines Jahres zu überprüfen.

Bei der Durchführung der Gefährdungsbeurteilung ist die Fachkraft für Arbeitssicherheit und der Betriebsarzt einer Pflegeeinrichtung unter Mitwirkung der Sicherheitsbeauf-tragten (Pflegedienst und Haustechnik) zu beteiligen. Grundsätzlich können bei der Gefährdungsermittlung und -beurteilung durch den Träger bzw. durch die Leitung einer Pflegeeinrichtung auch die Mitglieder der ASA und der Hygienekommission beteiligt werden! Die Ergebnisse aller Betriebsbegehungen zur Gefährdungsermittlung und -beur-teilung müssen dokumentiert (gem. § 6 ArbSchG) werden und münden oft in einen Maßnahmenplan (Festlegen von Maßnahmen) oder in die Festlegung von Schutzzielen und verschiedene Wirksamkeitskontrollen. Die Herangehensweise einer Gefährdungs-beurteilung kann mit der Anwendung des PDCA-Zyklus nach *Deming* jederzeit realisiert werden.

Plan:	Maßnahmenplanung »Was soll getan werden?« Erfassung der zu beurteilenden Arbeitsbereiche und Festlegung der Betrachtungseinheit (Küche, Haustechnik, Pflege, Verwaltung etc.).
Do:	Umsetzung geplanter Maßnahmen unter besonderer Berücksichtigung der Schutz-maßnahmen (PSA) und Schutzziele; Ermittlung und Bewertung der Gefährdun-gen und Belastungen.
Check:	Die Umsetzung der Maßnahmen wird auf Wirksamkeit überprüft und der Erfolg bewertet; Bewertung der festgestellten Gefährdungen und Belastungen.
Act:	Neuanpassung bzw. -ausrichtung sowie Festlegung neuer geeigneter Schutzziele; Festlegen der erforderlichen Maßnahmen oder Anpassung der Maßnahmen bei Veränderungen.

Bei der Festlegung der Schutzmaßnahmen und Beurteilung der Arbeitsplätze im Hinblick auf die Gesunderhaltung der Mitarbeiter sind die allgemeinen Grundsätze nach § 4 ArbSchG zu beachten. Ziel ist es, im Arbeitsschutz durch ein systematisches Vorgehen eine kontinuierliche Verbesserung zu erreichen und die Gefährdungsbeurteilung als einen Verbesserungsprozess zu verstehen.

> Die Arbeitsplatzbeurteilung und Gefährdungsermittlung und -beurteilung wird durch die Fachkraft für Arbeitssicherheit gemeinsam mit dem Betriebsarzt durch-geführt. Auch wenn die Fachkraft für Arbeitssicherheit und der Betriebsarzt diese Gefährdungsanalysen durchführen, verbleibt die Verantwortung grundsätzlich beim Träger bzw. bei der Leitung einer Pflegeeinrichtung.

12 Tierhaltung

Spezielle Hygieneanforderungen sind bei der Tierhaltung in teil- und vollstationären Pflegeeinrichtungen erforderlich. Die hygienischen Anforderungen und Bedingungen bei unterschiedlicher Tierhaltung müssen im Hygienerahmenplan aufgenommen werden und dazu entsprechende Aussagen und Regelungen von der Leitung und von der Hygienekommission getroffen werden. Bei der Planung, auch Tiere in der stationären Pflege aufzunehmen, sollte grundsätzlich vorher das zuständige Gesundheits- und Veterinäramt einbezogen werden. Die Aufnahme von Tieren in der stationären Pflege muss grundsätzlich gut durchdacht und besprochen werden. Die bedenkenlose und unreflektierte Aufnahme birgt später große Probleme.

Zweifellos sind gerade für ältere Menschen die besondere Nähe zu Haustieren und deren positive Auswirkungen der Tiere auf den Menschen wichtig und sollte von daher grundsätzlich auch in einer Pflegeeinrichtung möglich sein. Es gibt viele Möglichkeiten für Klienten in Pflegeeinrichtungen auch weiterhin Kontakt mit Tieren, auch in ihrem neuen Zuhause, zu halten. Manche Einrichtungen haben einen Tierbesuchsdienst an bestimmten Wochentagen für ihre Klienten organisiert. Bei der Tierhaltung in Pflegeeinrichtungen dürfen kritische Aspekte, die mit der Tierhaltung verbunden sein könnten, dabei nicht außer Acht gelassen werden. Besonders sind hier die infektionshygienischen Maßnahmen bei der Tierhaltung in den Zimmern der Klienten zu berücksichtigen, wie auch das Problem der Einlagerung von Futter und Pflegeutensilien (Streu, Stroh sowie Reinigungsgeräte) in der Pflegeeinrichtung. Vor der Aufnahme von Tieren sollte immer gemeinsam mit den Klienten, Angehörigen oder Betreuern geklärt werden, wer das Tier tierärztlich untersucht und versorgt. Auch die Klärung von Zuständigkeiten z. B. bei Abwesenheitszeiten des Klienten durch Krankenhausaufenthalte oder bei einer Verschlechterung des Gesundheitszustandes muss vorher erfolgen. In diesem Gespräch muss unbedingt auch auf die tierartspezifische Tierhaltung sowie regelmäßige Fütterung und Pflege des Tieres eingegangen werden.

Die artgerechte Versorgung und Betreuung ist eine Grundvoraussetzung, bevor ein Tier in eine Pflegeeinrichtung überhaupt aufgenommen werden kann:
* Bewegung des Tiers,
* tierspezifische Versorgung einschließlich der Hygiene der Pflegegeräte,
* Belüftung und Lichtverhältnisse im Zimmer des Klienten (oder Appartements).

Das Risiko von Allergien, Infektionen, Parasitenbefall sowie Biss- und Kratzverletzungen bei Klienten und Mitarbeitern muss verantwortungsvoll erwogen werden. Pflegekräfte sollten dahingehend belehrt werden, auf welche Art und Weise durch das mitgebrachte Tier auch Zoonosen (übertragbare Krankheiten auf den Menschen durch das Tier) möglich sein könnten (Pilzerkrankungen, Toxoplasmose und Erreger von Durchfallserkrankungen usw.). Nach jedem Tierkontakt muss das Pflegepersonal eine hygienische Händedesinfektion durchführen. Die Pflegekräfte sollten sich auch dafür verantwortlich zeigen, die Tierhaltung durch den Klienten zu beurteilen und zu bewerten (Kontrolle). Bei gravierenden Hygienemängeln ist unverzüglich die Leitung der Pflegeeinrichtung zu informieren, um weitere Maßnahmen gemeinsam mit den Klienten und ggf. mit seinen Angehörigen (Betreuern) einzuleiten bzw. nach alternativen Lösungen zu suchen.

Tierhaltung in der stationären Pflege ist möglich, wenn:
- die Sauberkeit der Aufenthaltsbereiche bzw. Behältnisse des Tieres, Käfige, Volieren, der Trink- und Futterbehälter gewährleistet ist;
- bei Hunden und Katzen auf einen Teppichboden verzichtet werden kann;
- der Fußboden im Zimmer des Klienten, in dem das Tier gehalten wird, desinfizierend gereinigt werden kann;
- die tierärztliche Überwachung (Impfung, Impfschutz, Parasitenbehandlung und Untersuchung auf Ektoparasiten wie z. B. Zecken, Milben, Flöhe und ggf. halbjährliche Wurmkur) sichergestellt ist;
- Abwesenheitsvertretungen und Zuständigkeiten bei Abwesenheiten geklärt wurden.

13 Umgang mit Verstorbenen

Sterbende Menschen werden nicht in ein Isolierzimmer geschoben oder in ein so genanntes »Ausweichzimmer.« Befindet sich der sterbende Klient in einem Doppelzimmer der Pflegeeinrichtung, so ist ggf. der zweiten Person ein anderes Zimmer während dieser Zeit (Sterbephase) in der Einrichtung anzubieten. Erfahrungsgemäß verbleibt die zweite Person im Zimmer und wird oft in den gesamten Betreuungsprozess mit einbezogen (Hände streicheln, Hören leiser Musik, Klingelruf bei Verschlechterung des Zustandes des Sterbenden).

Bevor verstorbene Klienten – nach der ärztlichen Leichenschau – (Ausstellung eines Totenscheins) versorgt werden, sind im Rahmen des Infektionsschutzes eine entsprechende Schutzkleidung sowie Einmalhandschuhe zu tragen. Es sollte vorher mit dem Hausarzt des Klienten abgeklärt werden, ob der Arzt in jedem Fall über den Tod (auch nachts) informiert werden möchte (ansonsten Bereitschaftsarzt). Zur Ausfertigung des Totenscheins ist es für den Bereitschaftsarzt wichtig, dass der Personalausweis des Klienten sowie die Chipkarte der Krankenkasse in der Pflegeeinrichtung vorliegen. Grundsätzlich: Es ist die Aufgabe des Arztes, die Angehörigen sofort zu benachrichtigen!

Der Verstorbene sollte grundsätzlich in eine Rückenlage gebracht werden, wobei selbstverständlich die Religiosität und ggf. die Einbeziehung der Angehörigen vorher abgesprochen werden muss. Der Umgang mit Verstorbenen muss mit gebotener Pietät erfolgen. Sollte der Verstorbene gemeinsam mit den Angehörigen versorgt werden, ist darauf zu achten, dass auch die Angehörigen entsprechende Schutzkleidung und Handschuhe (Selbstschutz) zu tragen haben. Die Versorgung kann sich neben der Lagerung auch auf das Waschen und das Einkleiden des Verstorbenen beziehen. Die Versorgung Verstorbener muss grundsätzlich von zwei Pflegekräften in Ruhe und Würde erfolgen!

Versorgung des Verstorbenen:

- Hygienische Kriterien beim Umgang mit Verstorbenen einhalten wie z. B. Händedesinfektionsmittel, Persönliche Schutzausrüstung (z. B. Schutzkittel, Tragen von Einmalhandschuhe, Wäschesammler für die sortierte Sammlung der Schmutzwäsche und kennzeichnen »Leichenwäsche«, Abwurfbehälter mit selbstschließendem Deckel).
- Verstorbenen im Bett flach lagern und alle Lagerungshilfsmittel sowie sonstige Hilfsmittel (Katheter, Infusionen etc.) bzw. Materialien entfernen. Eventuelle Körperflüssigkeiten und Verunreinigungen beseitigen.
- Einmalunterlage im Gesäßbereich unterlegen.
- Verstorbenen evtl. noch waschen und Augen schließen.
- Haare ansprechend kämmen, ggf. nochmals rasieren.
- Zahnprothesen einsetzen.
- Schmuckgegenstände entfernen und den Leichnam mit einem sauberen Bettlaken zudecken.
- Religiosität und Glaubensrichtung berücksichtigen, z. B. Händefalten, Blumen in die Hände geben, evtl. ein Kreuz im Zimmer aufstellen und/oder Kerze anzünden, Fenster öffnen (kühle Raumtemperatur) und das Zimmer verdunkeln.

- Das Zurechtmachen des Verstorbenen, Waschungen, Ankleiden, Anlegen gewünschter Schmuckstücke, übernimmt i. d. R. das Bestattungsinstitut.
- Mit infektiösem Material von an Infektionskrankheiten Verstorbenen kontaminierte Flächen und Materialien sind unverzüglich mit Desinfektionsmitteln der RKI-Liste in den dort angegebenen Konzentrationen zu behandeln.
- Nach Entfernung der Leiche wird das Zimmer (Bahre, Oberflächen, Bettgestell, Matratzeschonbezug in die Wäscherei geben) gründlich desinfizierend (Schlussdesinfektion) gereinigt.

Verwendete Waschschüsseln zum Waschen des Leichnams sind desinfizierend zu reinigen sowie sonstige Geräte und Gegenstände, die mit dem Verstorbenen in Kontakt kamen. Wenn der Verstorbene in einen Leichenaufbewahrungsraum gebracht wurde, ist dieser Raum nach der Abholung des Leichnams gründlich desinfizierend zu reinigen (Waschbecken und Fußboden). Zur Desinfektion sind gelistete Desinfektionsmittel mit entsprechenden Wirkungsspektren zu verwenden. Nach Abschluss aller Tätigkeiten an dem Verstorbenen ist eine gründliche hygienische Händedesinfektion einschließlich der Unterarme mit anschließender Händewaschung erforderlich. Bei bestehenden Infektionskrankheiten des Verstorbenen sind die Anweisungen des zuständigen Gesundheitsamtes zu beachten. Die behördlich angeordneten Maßnahmen beziehen sich auf Tätigkeiten (z. B. Dekontaminationsmaßnahmen mit ausschließlich RKI-gelisteten Mitteln) die **vor** der Einsargung vorgenommen werden müssen. Falls der Verstorbene an einer Infektionskrankheit (insbesondere meldepflichtige Infektionskrankheiten nach dem Infektionsschutzgesetz) gelitten hat, ist der Leichnam entsprechend zu kennzeichnen, z. B. mit einem farbigen Aufkleber am Fuß.

14 Arbeitsmedizinische Vorsorgeuntersuchungen

Nach § 11 Arbeitsschutzgesetz, § 15 (1) BioStoffV, § 15 GefStoffV (Arbeitsmedizinische Vorsorge) und § 2 ASiG »Arbeitsmedizinische Betreuung« sind alle Mitarbeiter in den Pflegeeinrichtungen bei Tätigkeiten mit einer Exposition gegenüber Gefahrstoffen und biologischen Arbeitsstoffen unter Anwendung der G-Grundsätze (speziell Pflegemitarbeiter: BG-Grundsatz 42 »Infektionsgefährdung«) arbeitsmedizinisch zu untersuchen und zu beraten.

Im Rahmen der betriebsärztlichen Betreuung erfolgt auch eine Überprüfung des HBV/HCV-Serostatus aller nicht immunen Mitarbeiter auf der Grundlage des § 15 der Biostoffverordnung. Eine Untersuchung und Beratung durch den beauftragten Betriebsarzt setzt allerdings voraus, dass vorher eine Betriebsbegehung und eine Gefährdungsermittlung durchgeführt worden ist, damit die Beratungstätigkeit und ggf. Impfung nach den BG-Grundsätzen angeboten werden kann.

Wenn im Ergebnis der Gefährdungsbeurteilung eine tätigkeitsspezifische Infektionsgefährdung durch biologische Arbeitsstoffe der Risikogruppe 2 oder 3 festgestellt wird, hat der Arbeitgeber arbeitsmedizinische Vorsorgeuntersuchungen und Impfungen gemäß § 15 (2) BioStoffV durch den Betriebsarzt anzubieten (§ 15 (4) BioStoffV) sofern ein wirksamer Impfstoff zur Verfügung steht.

> Die arbeitsmedizinische Vorsorge der Mitarbeiter ist grundsätzlich durch einen von der Berufsgenossenschaft ermächtigten Facharzt (Betriebs- oder Arbeitsmediziner) nach einer durchgeführten Informations- und Gefährdungsermittlung anzubieten bzw. durchzuführen. Ziel der arbeitsmedizinischen Vorsorge ist es, eine mögliche Gefährdung und somit den Schutz (Infektionsschutz, Immunität, Impfstatus etc.) der einzelnen Mitarbeiter am Arbeitsplatz festzustellen und die erforderlichen Schutzmaßnahmen zu bewerten. Die Beurteilung der Arbeitsbedingungen kann in Form einer Gefährdungsanalyse durchgeführt werden.

Eine arbeitsmedizinische Vorsorge (z. B. gemäß § 15 ff GefStoffV) ist Voraussetzung für den Umgang mit Gefahrstoffen. Dem Arzt sind auf Verlangen die zur Durchführung der Vorsorgeuntersuchungen erforderlichen Auskünfte über die Arbeitsplatzverhältnisse zu erteilen und eine Gefährdungsermittelung und -beurteilung zu ermöglichen. So ist bspw. aus der neuen Gefahrstoffverordnung abzuleiten, dass bei Feuchtarbeitsplätzen mit einer Arbeitszeit von über vier Stunden pro Tag eine arbeitmedizinische Vorsorgeuntersuchung (wegen der Hautbelastung) durch den Betriebsarzt durchgeführt werden muss.

14.1 Arbeitsmedizinische Vorsorgekartei

Gerade für Pflegeeinrichtungen gilt, dass die Pflegemitarbeiter, die mit Blut oder Fäzes umgehen bzw. damit in Kontakt kommen können, in regelmäßigen Abständen nach dem arbeitsmedizinischen BG-Grundsatz G 42 »Tätigkeiten mit Infektionsgefährdung« zu

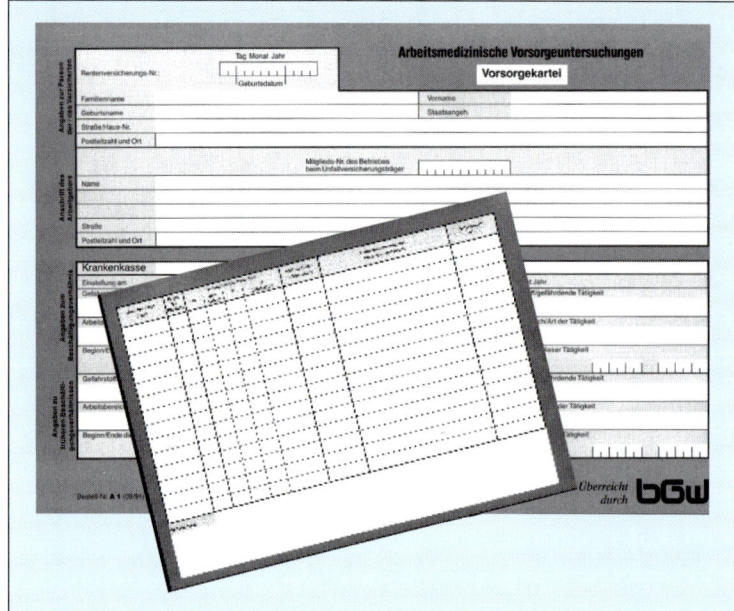

Abb. 37:
Arbeitsmedizinische
Vorsorgekartei.

untersuchen sind. Bereits vor Beginn der Tätigkeit sollte der Mitarbeiter arbeitsmedizinisch untersucht werden oder seine arbeitsmedizinische Vorsorgekartei aus dem letzten Betrieb vorlegen können.

Ganz besonders sollte auf die arbeitsmedizinische Vorsorge nach der G 24 (Hautbelastung durch Feuchtarbeit) der Küchen- und Hauswirtschaftsmitarbeiter geachtet werden. Der arbeitsmedizinischen Vorsorgekartei ist ggf. auch der derzeitige Impfstatus (Näheres: siehe Impfausweis) zu entnehmen. Der aktuelle Impfstatus (Impfausweis) ist insbesondere bei Arbeitsunfällen für den Durchgangsarzt sehr wichtig. Abhängig vom Gefährdungsgrad kann der ermächtigte Arzt die Nachuntersuchung eines Mitarbeiters jeweils in einem Zeitraum von maximal 36 Monaten empfehlen.

Schutzimpfungen der Mitarbeiter als Immunprophylaxe erfolgen auf freiwilliger Basis und sind die wirksamste präventive Maßnahme überhaupt bei:
* Hepatitis B (inklusive der Auffrischimpfungen)
* Tetanus – Diphtherie (Wiederholung alle 10 Jahre)
* Influenza (Grippeschutzimpfungen die einmal jährlich wiederholt werden sollte)
* Masern, Mumps, Röteln und Pertussis (Tröpfcheninfektion; Mitarbeiter sollen über einen ausreichenden Schutz verfügen aufgrund früherer Infektion oder durch eine Impfung)
* Varizellen (Besonders bei seronegativen Frauen im gebärfähigen Alter zu empfehlen)

Die wirksamen Impfstoffe sind in den Impfempfehlungen der Ständigen Impfkommission (STIKO) am Robert Koch-Institut veröffentlicht.

15 Übersicht zu Vorschriften und Regelwerken

Das Gesamtsystem rechtlicher Grundlagen basiert auf dem Grundgesetz. Aufbauend wurden von staatlicher Seite Gesetze, Verordnungen usw. als »öffentliches Recht« verabschiedet. Hierzu gehören beispielsweise das Arbeitsschutzgesetz, Arbeitsstättenverordnung (neu: seit 25.08.2004 mit acht Paragrafen) und die neue Gefahrstoffverordnung seit Januar 2005 etc. Im dualen Arbeitsschutzsystem haben auf der anderen Seite die Unfallversicherungsträger (z. B. die BGW) die Unfallverhütungsvorschriften als so genanntes »autonomes Recht« verabschiedet wie z. B. die BGV A1, BGV A 2 etc. Richtlinien, Normen und Regeln usw. konkretisieren sowohl öffentliches als auch autonomes Recht.

Abkürzung	Bedeutung/Inhalte
ArbStättV	*Arbeitsstättenverordnung*
§ 3 ArbStättV	Einrichten und Betreiben von Arbeitsstätten
§ 4 ArbStättV	Besondere Anforderungen an das Betreiben von Arbeitsstätten
§ 5 ArbStättV	Nichtraucherschutz
§ 6 ArbStättV	Arbeitsräume, Sanitärräume, Pausen- und Bereitschaftsräume, Erste-Hilfe-Räume, Unterkünfte
ArbSchG	*Arbeitsschutzgesetz*
§§ 3, 4, 5 ArbSchG	Grundverpflichtung und umfassende Verantwortung des Arbeitgebers. Beurteilung der Arbeitsbedingungen (Gefährdungsbeurteilung); Grundanliegen und Grundsätze zur Gefährdungsbeurteilung
§ 6 ArbSchG	Dokumentation der Gefährdungsbeurteilung
§ 7 ArbSchG	Übertragung der Aufgaben
§ 10 ArbSchG	Erste Hilfe und sonstige Notfallmaßnahmen (Unternehmer muss Maßnahmen der Ersten Hilfe, Brandbekämpfung, Brandschutzbeauftragter und Evakuierung treffen)
§ 11 ArbSchG	Arbeitsmedizinische Vorsorge
§ 12 ArbSchG	Unterweisung der Beschäftigten; Der Arbeitgeber hat die Beschäftigten über Sicherheit und Gesundheitsschutz bei der Arbeit ausreichend und angemessen zu unterweisen. Die Unterweisung umfasst Anweisungen und Erläuterungen (Betriebsanweisungen), die eigens auf den Arbeitsplatz oder den Aufgabenbereich der Beschäftigten ausgerichtet sind
§ 13 ArbSchG	Verantwortliche Personen; Arbeitgeber/beauftragte Person(en), Leitung eines Unternehmens (z. B. die Heimleitung)
ASiG	*Arbeitssicherheitsgesetz*
§ 2 AsiG	Arbeitsmedizinische Betreuung (Bestellung von Betriebsärzte, s. auch § 19 BGV A1)
§ 5 AsiG	Sicherheitstechnische Betreuung (Bestellung von Fachkräften für Arbeitssicherheit s. auch § 19 BGV A1)
§ 11 AsiG	Arbeitsschutzausschuss

▶▶

Abkürzung	Bedeutung/Inhalte
BetrSichV	**Betriebssicherheitsverordnung** **(Sichere Bereitstellung und Nutzung von Arbeitsmitteln)**
§ 3 BetrSichV	Gefährdungsbeurteilung
§ 9 BetrSichV	Unterrichtung und Unterweisung (Gefahrenstellen müssen unterwiesen werden!)
BGV	**Berufsgenossenschaftliche Vorschrift**
BGV A1	Grundsätze der Prävention
§ 3 BGV A1	Beurteilung der Arbeitsbedingungen (Gefährdungsbeurteilungen)
§ 4 BGV A1	Unterweisung der Versicherten
§ 20 BGV A1	Sicherheitsbeauftragte
§ 21 BGV A1	Allgemeine Pflichten des Unternehmers (Schutzmaßnahmen…)
§ 26 BGV A1	Ersthelfer bzw. Ersthelferinnen
BGV A 8	Sicherheits- und Gesundheitsschutzkennzeichnung am Arbeitsplatz
§ 5 BGV A8	Unterrichtung und Unterweisung der Mitarbeiter im Hinblick auf die Sicherheits- und Gesundheitsschutzkennzeichnung (Gefahrensymbole und Sicherheitszeichen)
BioStoffV	**Biostoffverordnung**
§ 5 BioStoffV	Leitung einer Einrichtung hat sich ausreichend Informationen über mögliche gesundheitliche Gefährdungen der Mitarbeiter zu beschaffen
§ 8 BioStoffV	Durchführung der Gefährdungsbeurteilung
§ 11 Abs. 1–2 BioStoffV	Hygienemaßnahmen und Schutzmaßnahmen Funktion und Wirksamkeit von technischen Schutzmaßnahmen muss regelmäßig überprüft werden
§ 12 Abs. 1–4 BioStoffV	Unterrichtung der Beschäftigten Erstellung von Betriebsanweisungen Unterweisungen der Beschäftigten
§ 15 BioStoffV	Arbeitsmedizinische Vorsorge der Mitarbeiter nach der Biostoffverordnung
GefStoffV	**Gefahrstoffverordnung**
§ 6 GefStoffV	Sicherheitsdatenblatt
§ 7 GefStoffV	Informationsermittlung und Gefährdungsbeurteilung; Der Arbeitgeber hat ein Gefahrstoffverzeichnis (s. § 7 Abs. 8 GefStoffV) zu führen.
§ 14 GefStoffV	Unterrichtung und Unterweisung der Beschäftigten; Zu allen Gefahrstoffen muss eine Betriebsanweisung im jeweiligen Arbeitsbereich vorliegen. Alle Beschäftigten müssen nach §14 GefStoffV über die auftretenden Gefahren sowie über die Schutzmaßnahmen im Umgang mit Gefahrstoffen unterwiesen werden
§ 15 GefStoffV	Arbeitsmedizinische Vorsorge; Eine Arbeitsmedizinische Vorsorge ist Voraussetzung bei Umgang mit Gefahrstoffen

▶▶

Abkürzung	Bedeutung/Inhalte
HeimG	*Heimgesetz*
§ 3 Abs. 1 ff. HeimG	Heimgesetz verlangt als grundlegende Anforderung, dass neue medizinisch-pflegewissenschaftliche Erkenntnisse von der Einrichtung einbezogen werden müssen bzw. Leistungen nach dem jeweils anerkannten Stand fachlicher Erkenntnisse zu erbringen sind
§ 11, Abs. 1 Nr. 9 HeimG	Anforderungen an den Betrieb eines Heims; Anforderungen der Hygiene müssen von den Beschäftigten eingehalten werden
§ 15 Abs. 2 (3) HeimG	Heimüberprüfung durch die Heimaufsicht
§ 16 HeimG	Beratungsauftrag durch die Heimaufsichtsbehörde
IfSG	*Infektionsschutzgesetz*
§§ 6, 7 IfSG	Meldepflicht (auch der Labornachweis!); Bestimmte Infektionskrankheiten sind gegenüber dem Gesundheitsamt unverzüglich meldepflichtig. Auch der Verdacht und die Erkrankung an einer mikrobiell bedingten Lebensmittelvergiftung oder an einer akuten infektiösen Gastroenteritis ist zu melden, wenn: a) eine Person betroffen ist, die Tätigkeit im Sinne des § 42 Abs. 1 ausübt (Lebensmittelbereich) b) zwei oder mehr gleichartige Erkrankungen auftreten, bei denen ein epidemischer Zusammenhang wahrscheinlich ist oder vermutet wird
§§ 8, 9 und 10 IfSG	Meldepflicht (Namentliche oder nichtnamentliche Meldung) Wichtige Meldeinhalte gegenüber dem Gesundheitsamt
§§ 16, 17 und 18 IfSG	Allgemeine und besondere Maßnahmen der zuständigen Behörde (Anlassbezogene Maßnahmen z. B. durch das Gesundheitsamt »behördlich angeordnete Entseuchungen« wie z. B. Desinfektion); Bekämpfung meldepflichtiger Krankheiten und Erreger
§ 36 IfSG	Einhaltung der Infektionshygiene (Hygieneplan etc.)
§ 36 Abs. 4 IfSG	Ärztliches Zeugnis der Klienten vor Heimaufnahme (keine ansteckungsfähige Lungentuberkulose)
§§ 42, 43 Abs. 4 und 5 IfSG	Tätigkeiten und Beschäftigungsverbote; Jeder Mitarbeiter ist vor der Aufnahme der Tätigkeit und dann jährlich über das »Tätigkeitsverbot bei ansteckenden Krankheiten« zu belehren. Darf bei Erstausübung der Tätigkeiten im Küchen- und Lebensmittelbereich nicht älter als drei Monate sein. Jährliche Belehrungen der Küchen- und Pflegemitarbeiter (Lebensmittelbereich)
LMHV	*Lebensmittelhygiene-Verordnung*
§ 3 LMHV	Allgemeine Hygieneanforderungen
§ 4 LMHV	Betriebseigene Maßnahmen und Kontrollen

►►

Abkürzung	Bedeutung/Inhalte
MPBetreibV	**Medizinprodukte-Betreiberverordnung**
§ 2 Abs. 5 MPBetreibV	Funktionsüberprüfung vor jeder Inbetriebnahme durch den Anwender
§ 3 MPBetreibV	Meldung über Störungen/Vorkommnisse
§§ 4, 6, 11 MPBetreibV	Wartung und Prüfung der Medizinprodukte
§ 5 Abs. 1 MPBetreibV	Ersteinweisung in ein neues Medizinprodukt durch den Hersteller
§ 5 Abs. 2 MPBetreibV	Folgeeinweisung durch den Betreiber
§§ 7, 8 MPBetreibV	Führen von Geräte-Bestandserfassung und Gerätebuch
SGB XI	**Pflegeversicherungsgesetz**
§ 80 SGB XI	Qualitätsanforderungen (Struktur-, Prozess- und Ergebnisqualität); Zentrale Qualitätsmaßstäbe zur Beurteilung der Qualität der Pflege sind die vereinbarten »Gemeinsamen Grundsätze und Maßstäbe zur Qualität und Qualitätssicherung für die Pflege«
§ 112 Abs. 3 SGB XI	Qualitätsprüfungen verschiedener Prüfarten (Einzelprüfungen, Stichprobenprüfungen, vergleichende Prüfungen und Evaluationsprüfungen) durch den Medizinischen Dienst der Krankenversicherung. MDK als Institution mit beratungsorientierten Prüfansatz
§ 115 Abs. 1 SGB XI	Prüfbericht (Bescheid) für die Einrichtung; Weiter ist der MDK verpflichtet, das Prüfergebnis den Verbänden der gesetzlichen Pflegekassen, den zuständigen Sozialhilfeträgern sowie bei stationärer Pflege zusätzlich den zuständigen Heimaufsichtsbehörden und bei häuslicher Pflege den zuständigen Pflegekassen zum Zweck der Erfüllung ihrer gesetzlichen Aufgaben mitzuteilen
§ 115 Abs. 2 SGB XI	Anhörung der Pflegeeinrichtung; Danach entscheiden die Landesverbände der Pflegekassen nach Anhörung der beteiligten Trägerorganisationen, welche Maßnahmen zu treffen sind
§ 118 Abs. 4 SGB XI	Gesetzlich vorgeschriebener Pflegequalitätsbericht zur »Qualität in der Pflege« durch den Medizinischen Dienst der Spitzenverbände der Krankenkassen (MDS). Der Bericht gibt einen Überblick über den Stand der Qualität in ambulanten und stationären Pflegeeinrichtungen in Deutschland
TrinkwV	**Trinkwasserverordnung**
§ 4 TrinkwV	Allgemeine Anforderungen; Wasser für den menschlichen Gebrauch muss frei von Krankheitserregern sein
§ 10 TrinkwV	Besondere Abweichungen für Wasser für Lebensmittelbetriebe
§ 14 TrinkwV	Untersuchungspflichten
§ 15 TrinkwV	Untersuchungsverfahren und Untersuchungsstellen; Akkreditierte Stellen; Legionellenüberwachung: Nur akkreditierte Labore dürfen in diesem Bereich tätig sein
§ 18 TrinkwV	Überwachung durch das Gesundheitsamt
§ 25 Nr. 12 TrinkwV	Ordnungswidrigkeit nach der Trinkwasserverordnung

Abkürzungsverzeichnis

AMD	Arbeitsmedizinischer Dienst
AMG	Arzneimittelgesetz
AMS	Betriebliches Arbeitsschutzmanagementsystem mit Anforderungen aus dem Arbeits- und Gesundheitsschutz
AP	Aufsichtsperson der BGW
ApoG	Apothekengesetz
ArbSchG	Arbeitsschutzgesetz
ArbStättV	Arbeitsstättenverordnung vom 25.08.2004
AS	Arbeitsschutz
ASA-Sitzung	Arbeitsschutzausschuss-Sitzung
ASiG	Arbeitssicherheitsgesetz; Gesetz über Betriebsärzte, Sicherheitsingenieure und andere Fachkräfte für Arbeitssicherheit
ASR	Arbeitsstätten-Richtlinien
BA	Betriebsarzt; Arzt mit entsprechender arbeitsmedizinischer Fachkunde z. B. mit der Facharztbezeichnung »Arbeitsmedizin« oder mit der Zusatzbezeichnung »Betriebsmedizin«
BetrSichV	Betriebssicherheitsverordnung
BfArM	Bundesinstitut für Arzneimittel und Medizinprodukte
BG	Berufsgenossenschaft
BGI	Berufsgenossenschaftliche Informationsschriften
BGR	Berufsgenossenschaftliche Regeln für Sicherheit und Gesundheit bei der Arbeit
BGR 200	Benutzung von Stechhandschuhen und Armstützern
BGV	Berufsgenossenschaftliche Vorschriften für Sicherheit und Gesundheit bei der Arbeit
BGV A1	Berufsgenossenschaftliche Vorschrift »Grundsätze der Prävention«
BGV A2	Berufsgenossenschaftliche Vorschrift »Betriebsärzte und Fachkräfte für Arbeitssicherheit«
BGV A3	Berufsgenossenschaftliche Vorschrift »Elektrische Anlagen und Betriebsmittel«
BGVR-Verzeichnis	Verzeichnis des berufsgenossenschaftlichen Vorschriften und Regelwerke
BGW	Berufsgenossenschaft für Gesundheitsdienst und Wohlfahrtspflege (Zentrale: Hamburg); Gesetzliche Unfallversicherung für nichtstaatliche Einrichtungen im Gesundheitsdienst und in der Wohlfahrtspflege

BildscharbV	Verordnung über Sicherheit und Gesundheitsschutz bei der Arbeit an Bildschirmgeräten
BioStoffV	Biostoffverordnung
BMA	Bundesministerium für Arbeit und Sozialordnung, oberste Arbeitsschutzbehörden der Bundesländer
BMGS	Bundesministerium für Gesundheit und soziale Sicherung
CCP	Critical Control Points (Kritische Kontrollpunkte nach der HACCP im Lebensmittelbereich)
CCP1 nach der HACCP	
	Kritischer Kontrollpunkt, bei dem eine Gefährdung beherrscht, d.h. ausgeschaltet wird
CCP2 nach der HACCP	
	Kritischer Kontrollpunkt nach der HACCP, an dem die festgestellte Gefährdung zwar noch nicht vollständig beseitigt worden ist, wohl aber auf ein Maß verringert wurde, das in Kauf genommen werden kann
ChemG	Chemikaliengesetz
DGHM	Deutsche Gesellschaft für Hygiene und Mikrobiologie
DGKH	Deutsche Gesellschaft für Krankenhaushygiene
DIN	Deutsches Institut für Normung e.V.; Vertritt die deutsche Normung in europäischen und internationalen Normungsorganisationen
DIN 10503	Begriffe im Bereich der Lebensmittelhygiene
DIN 10514	Jährliche Hygieneschulung der Mitarbeiter nach dem Infektionsschutzgesetz (nach den Inhalten des § 42 IfSG)
DIN 13157	Kleiner Verbandkasten »Verbandkasten C« inkl. Desinfektionsmittel
DIN 13169	Großer Verbandkasten »Verbandkasten E« inkl. Desinfektionsmittel
DIN 14095/14096	Brandschutzverordnung (Teil A bis Teil C)
DIN 4844	Sicherheitskennzeichnung; Zeichen treffen Aussagen über Verbote und Gebote, sprechen Warnungen vor Gefahren oder Risiken aus, weisen auf Rettungswege und Notausgänge hin. Sie kennzeichnen auch die Standorte von Brandmeldern und -löschern
DIN EN 12464-1	Beleuchtung von Arbeitsstätten
DIN EN 18024	Bauliche Maßnahmen für Behinderte und alte Menschen im öffentlichen Bereich, Planungsgrundsätze
DIN EN 19520	Abwasser
DIN EN 455	Medizinische Handschuhe zum einmaligen Gebrauch Teil 1 bis 3
DIN EN 4844-3	Flucht- und Rettungspläne

DIN EN ISO   DIN (Deutsche Industrienorm) impliziert, dass die Norm(en)
von Deutschland übernommen wurde, darüber hinaus jedoch auch
europaweit (EN steht für Europanorm) sowie international (ISO)
als gültige Norm anerkannt ist

DIN EN ISO 10993-1
Biologische Beurteilung von Medizinprodukten.
Teil 1: Beurteilung und Prüfung. Entwurffassung

DIN EN ISO 15882
Sterilisation von Produkten für die Gesundheitsfürsorge.
Chemische Indikatoren. Leitfaden für die Auswahl, Verwendung
und Interpretation von Ergebnissen

DIN EN ISO 15883-1-3 (Norm-Entwurf)
Reinigungs- und Desinfektionsgeräte mit thermischer Desinfektion
usw.

DIN EN ISO 9000:2000
Qualitätsmanagementsysteme – Grundlagen und Begriffe –

DIN EN ISO 9001:2000
Qualitätsmanagementsysteme – Anforderungen –

DIN EN ISO 9004:2000
Qualitätsmanagementsysteme
– Leitfaden zur Leistungsverbesserung –

DIN VDE 0751-1:2001-10
Prüfnorm über die Überprüfung von Kranken- und Pflegebetten
zur Sicherheit (Rechtsgrundlage ist hierfür auch
§ 2 Abs. 8 MPBetreibV i.V.m. BGV A3)

DKG   Deutsche Krankenhausgesellschaft

DVG   Deutsche Veterinärmedizinischen Gesellschaft e.V.

DVGW W 551 und 552
Deutsche Vereinigung des Gas- und Wasserfaches,
W551 – Regelwerke für Trinkwassererwärmungs- und Trinkwasser-
leitungsanlagen

DVO   Durchführungsverordnung

EN   Europäische Norm; Normungsarbeit wird international auf breiter
Basis durchgeführt und abgestimmt

EWZ   Einwirkzeit

FaSi/Sifa   Fachkraft für Arbeitssicherheit (FaSi) oder Sicherheitsfachkraft
(Sifa); sind meist Sicherheitsingenieure und/oder andere Fachexperten aus dem Bereich Arbeits- und Gesundheitsschutz
s. hierzu auch die Berufsgenossenschaftlichen Vorschrift
»Betriebsärzte und Fachkräfte für Arbeitssicherheit« (BGV A2)

FIFO-Prinzip   »First in – first out«; Dinge die zuerst eingelagert wurden
(z. B. Lebensmittel) sind auch als erstes wieder zu entnehmen

G 24	Grundsatz (G): Arbeitsmedizinische Vorsorgeuntersuchung »Besondere Belastung der Haut (Hände) in der Pflege und in der Küche und in der Hauswirtschaft (z. B. durch das Tragen von Schutzhandschuhen, häufige Reinigung der Haut)«
G 37	Grundsatz (G): Arbeitsmedizinische Vorsorgeuntersuchung des Sehvermögens an Bildschirmarbeitsplätzen (Bildschirmarbeitsplatzverordnung)
G 42	Grundsatz (G): Arbeitsmedizinische Vorsorgeuntersuchungen für Tätigkeiten mit Infektionsgefährdung
GefStoffV	Gefahrstoffverordnung
GHP	Gute-Hygiene-Praxis
GMG	Gesundheitsmodernisierungsgesetz ab 01.01.2004 in Kraft getreten
GS	Gesundheitsschutz der Mitarbeiter
HACCP	Hazard Analysis of Critical Control Points (Gefährdungsanalyse der kritischen Lenkungspunkte)
HBV	Hepatitis B-Virus
HCMV	Humanem Virus
HCV	Hepatitis C-Virus
HDV	Hepatitis D-Virus
HeimG	Heimgesetz
HeimMindBauV	Heimmindestbauverordnung
HFK	Hygienefachkraft im Krankenhaus (Weiterbildung mit mindestens 720 Stundenumfang und praktischer Ausbildung)
HL	Heimleitung
HVBG	Hauptverband der gewerblichen Berufsgenossenschaften
Hygb.	Hygienebeauftragte/r in Pflegeeinrichtungen (Weiterbildung mit mindesten 200 Stundenumfang und 40 Unterrichtsstunden Praxistransfer)
HygBA	Hygienebeauftragter Arzt mit fachärztlicher Weiterbildung
IfSG	Infektionsschutzgesetz; Gesetz zur Verhütung und Bekämpfung von Infektionskrankheiten beim Menschen (Bundesgesetz)
ISO	International Organization for Standardization; Weltweite Vereinigung nationaler Standardisierungsorganisationen in etwa 130 Ländern (Hauptsitz: Genf)
KBE/ml	Koloniebildende Einheiten pro Milliliter
KVP	Kontinuierlicher Verbesserungsprozess (Kaizen)
LMBG	Lebensmittel- und Bedarfsgegenständegesetz
LMHV	Lebensmittelhygiene-Verordnung
LQV	Leistungs- und Qualitätsvereinbarung

M 069	Überblick über die berufsgenossenschaftliche Vorschriften (BGV), Regeln (BGR) und Informationen (BGI)
MAAS-BGW	Managementanforderungen der BGW zum Arbeitsschutz
MAK-Wert	Maximale Arbeitsplatzkonzentration (Grenzwerte: Gefahrstoffe nach TRGS 900); ist die Konzentration eines Stoffes in der Luft am Arbeitsplatz, bei der im Allgemeinen die Gesundheit der Beschäftigten nicht beeinträchtigt wird
MDK	Medizinischer Dienst der Krankenversicherung
MDS	Medizinischer Dienst der Spitzenverbände der Krankenkassen e.V. (MDS)
MP	Medizinprodukt
MP BetreibV	Medizinprodukte-Betreiberverordnung (Bundesverordnung); Anforderungen an die Aufbereitung von Medizinprodukten, Verweis auf RKI-Richtlinien in § 4 ff.
MPG	Medizinproduktegesetz (Bundesgesetz); Regelungen zur Herstellung und zum Einsatz von Medizinprodukten
MRSA	Methicillin-resitente Staphylococcus aureus
MTK	Messtechnische Kontrolle (MPG) alle zwei Jahre ab Kaufdatum
n. ä. A.	nach ärztlicher Anordnung
ORSA	Oxacillin-resistente Staphylococcen aureus
PDL	Pflegedienstleitung
PodG	Podologengesetz
PQsG	Pflege-Qualitätssicherungsgesetz
PSA	Persönliche Schutzausrüstung
QM	Qualitätsmanagement
QM-B.	QM-Beauftragter der obersten Leitung (Einrichtungsleitung bzw. Träger) synonym Qualitätsmanagement-Beauftragter
QMS	Qualitätsmanagementsystem; Gesamtheit aller qualitätsbezogenen und vertrauensbildenden Tätigkeiten (synonym: Managementsystem)
QS	Qualitätssicherung (intern oder extern)
qu.int.as	Qualitätsmanagement mit integriertem Arbeitsschutz (BGW, Hamburg); Präventionsangebote der BGW in Hamburg (als ein Regelbetrieb)
R&D	Reinigungs- und Desinfektionsplan
RAL	Gütezeichen für sachgemäße Wäschepflege und Wiederaufbereitung von Textilien

RAL-GZ 992/1	Gütezeichen für Haushalts- und Objektwäsche (Hygienezeugnis bzw. -nachweis)
RAL-GZ 992/2	Gütezeichen für Krankenhauswäsche (Hygienezeugnis bzw. -nachweis)
RAL-GZ 992/3	Gütezeichen für Wäsche aus den Lebensmittelbetrieben (Hygienezeugnis bzw. -nachweis)
RDG	Reinigungs- und Desinfektionsgerät
Rili-BÄK	Richtlinien der Bundesärztekammer
RKI	Robert Koch Institut; Richtlinien für Krankenhaushygiene und Infektionsprävention. Diese Loseblattsammlung wird ständig aktualisiert!
R-Sätze	Risikosätze (Gefahrenhinweise: R 1 – R 68); Die R-Sätze sind innerhalb der EU, im Anhang III und IV der Richtlinie 67/548/EWG standardisiert und existieren in vielen Sprachen
SGB	Sozialgesetzbuch
SGB V	Fünftes Sozialgesetzbuch – Gesetzliche Krankenversicherung –
SGB VII	Siebtes Sozialgesetzbuch – Unfallversicherung –
SGB XI	Elftes Sozialgesetzbuch – Pflegeversicherung –
Sib	Sicherheitsbeauftragte nach § 22 SGB VII in Verbindung mit § 20 der Berufsgenossenschaftlichen Vorschrift »Grundsätze der Prävention« (BGV A1)
S-Sätze	Sicherheitssätze (Sicherheitsratschläge: S 1–S 64); Die S-Sätze sind innerhalb der EU, im Anhang III und IV der Richtlinie 67/548/EWG standardisiert und existieren in vielen Sprachen
STIKO	Impfempfehlungen der Ständigen Impfkommission
STK	Sicherheitstechnische Kontrolle (MPG) laut Herstellerhinweise; wenn keine Angabe vom Hersteller (MP), dann jährliche Kontrolle
TAB	Alte Bezeichnung für »Technische Aufsichtsbeamte« der Berufsgenossenschaft
TAD/TD	Technischer Aufsichtsdienst (BGW)
TRBA	Technische Regeln für Biologische Arbeitsstoffe
TRGS	Die Technischen Regeln für Gefahrstoffe
TrinkwV	Trinkwasserverordnung
TRK	Technische Richtkonzentration eines Stoffes in der Luft am Arbeitsplatz, die nach Stand der Technik erreicht werden kann
UVV	Unfallverhütungsvorschriften
WGK	Wassergefährdungsklasse
ZSVA	Zentrale Sterilgut-Versorgungsabteilung

Begriffsbestimmungen

Antiseptik
: Anwendung antimikrobiell wirksamer Präparate am Ausgangsort bzw. der Eintrittsstelle einer möglichen oder vorhandenen Infektion (Haut, Schleimhaut, Wunden).

Arbeitsanweisung
: Anweisung, die detailliert und für den Anwender verbindlich und verpflichtend be- und vorschreibt, wann, wo und auf welche Art eine Tätigkeit/Arbeit auszuführen ist.

Arbeitskleidung
: Die Arbeitskleidung der Mitarbeiter muss in jedem Fall eine rückengerechte Arbeitsweise ermöglichen, d. h. Bewegungen wie das Beugen der Knie-, Grätsch- oder Schrittstellung muss ungehindert möglich sein. Eine Bewegungsfreiheit ist ebenfalls im Bereich des Schultergürtels von besonderer Wichtigkeit. Kittel müssen entsprechend weit geschnitten sein und atmungsaktiv sein, um die Vermeidung eines Feuchtigkeitsstaus auf der Haut auszuschließen. Eine Arbeitskleidung hat keine spezifische Schutzfunktion gegen schädigende Einflüsse!

Arbeitsmedizinische Vorsorge
: Zur Früherkennung von Erkrankungen aufgrund spezieller Gesundheitsgefahren am Arbeitsplatz durch einen hierzu von den zuständigen Behörden speziell ermächtigten Arzt (Betriebsarzt).

Arbeitsschuhe
: Mitarbeiter dürfen bei der Arbeit nur Schuhwerk tragen, das den Arbeitsplatzbedingungen entspricht und durch welches ein Arbeitsunfall nicht verursacht werden kann. Nicht zulässig sind z. B. offene Schuhe, Sandalen, Schuhe mit überdicker Laufsohle (BGV A1 »Grundsätze der Prävention«) oder nicht rutschhemmende Schuhe.
  Korrekte Arbeitsschuhe sind: vorne geschlossen, hinten mit einer geschlossenen, festen Fersenkappe (hohe Standfestigkeit), Auftrittsohle muss gut profiliert sein (Wichtig bei nassen Boden), die Auftrittsfläche sollte möglichst groß sein, Spannweite des Schuhes sollte regulierbar sein (Schnüren oder durch Klettverschluss), anatomisch geformtes Fußbett (stützt den Fuß), dämpfende Sohle, flacher Absatz (max. 2 cm) und das Schuhwerk sollte wasserabweisend, strapazierfähig und pflegeleicht sein. Empfehlenswert: Alle 6 Monate sollte man ein paar neue Arbeitsschuhe kaufen (Berufsgenossenschaftliche Empfehlung!).

Arbeitsschutz
: Ein Kernpunkt der Prävention ist die Arbeitssicherheit. Die Berufsgenossenschaften räumen der Gewährleistung von Sicherheit und Gesundheit im Betrieb höchsten Stellenwert ein. In verbindlichen Berufsgenossenschaftlichen Vorschriften und Regeln (Unfallverhütungsvorschriften, BG-Regeln, BG-Informationen etc.) geben sie vor, welche Maßnahmen für Sicherheit und Gesundheit bei der Arbeit, die Unternehmer und Versicherte zu beachten haben. Dabei sind technische und organisatorische Schutzmaßnahmen ebenso wichtig wie persönliche Schutzmaßnahmen festzulegen (obligat nach der BioStoffV und GefStoffV).

Arbeitsschutz-ausschuss	Der Arbeitsschutzausschuss hat die Aufgabe in einer regelmäßigen Sitzung, die Anliegen des Arbeitsschutzes und der Unfallverhütung zu beraten. Der Arbeitschutzausschuss trifft sich mindestens einmal vierteljährlich und besteht aus der Leitung der Einrichtung, Mitglieder des Betriebsrates, Betriebsarzt, Fachkraft für Arbeitssicherheit und den Sicherheitsbeauftragten Personen (gem. § 22 SGB VII).
Arbeitsschutzgesetz	Gesetz über die Durchführung von Maßnahmen des Arbeitsschutzes zur Verbesserung der Sicherheit und des Gesundheitsschutzes der Beschäftigten bei der Arbeit, z. B. Beurteilung der Arbeitsbedingungen nach § 5 des Arbeitsschutzgesetzes (Informationsermittlung und Gefährdungsbeurteilung nach § 7 GefStoffV etc.). Die Aufsichtspersonen der BGW (früher: Technische Aufsichtsbeamte) agieren als Ansprechpartner für die Mitgliedsbetriebe der BGW in punkto Prävention vor Ort. Sie haben eine unterstützende und beratende Funktion in den Betrieben, in Sachen Arbeitssicherheit und des Gesundheitsschutzes. Aufsichtspersonen wirken mit den Trägern, den Betriebsräten, den Fachkräften für Arbeitssicherheit und den Betriebsärzten zusammen. Sie überwachen allerdings auch die Umsetzung der berufsgenossenschaftlichen Vorschriften und Vorgaben in den Betrieben und stellen auch den Kontakt zu anderen Fachexperten im Rahmen des Arbeits- und Gesundheitsschutzes her.

Beauftragter-QM (QM-B.)
Jemand der einen bestimmten Auftrag hat; hier: ist verantwortlich für die Implementierung und Weiterentwicklung eines internen QM-Systems etc.

Berufsgenossenschaft für Gesundheitsdienst und Wohlfahrtspflege
Die BGW ist die gesetzliche Unfallversicherung für private und gemeinnützige Einrichtungen im Gesundheitsdienst und in der Wohlfahrtspflege. Zentrale Aufgabe ist der Gesundheitsschutz in der Arbeitswelt. Mit über fünf Millionen Versicherten in rund 495.000 Unternehmen ist die BGW Deutschlands zweitgrößte gewerbliche Berufsgenossenschaft. Die BGW hat ihren Hauptsitz in Hamburg.

Berufskleidung	Die Berufsbekleidung zählt zur Arbeitskleidung. Sie ist eine berufsspezifische Arbeitskleidung (Dienstbekleidung). Eine Berufsbekleidung ist keine Kleidung mit spezieller Schutzfunktion (ausnahmslos nur Schutzkleidung!). Das Tragen von Berufskleidung (muss desinfizierbar sein) ist grundsätzlich erforderlich. Vor Arbeitsbeginn ist die Privatkleidung abzulegen und eine geeignete Berufskleidung (muss nicht unbedingt ein weißer Kittel oder Kasack sein!) anzulegen. Die Berufskleidung darf erst in der Einrichtung getragen werden und muss geschlossen sein. Strickjacken und/oder Pullover dürfen nicht über die Berufskleidung getragen werden. Die Reinigung der Berufs-, Dienst- bzw. Arbeitsbekleidung ist so zu regeln, dass diese nach den Gesichtspunkten der Biostoffverordnung und den Technischen Regeln für die biologischen Arbeitsstoffe (TRBA 250) vom Arbeitgeber wie Schutzkleidung zu desinfizieren und zu reinigen ist.
Betriebsanleitungen	Angaben des Herstellers einer Einrichtung, eines verwendungsfertigen technischen Erzeugnisses (Arbeitsmittel wie z. B. ein Küchengerät etc.), von Stoffen oder Zubereitungen zum sachgerechten, bestimmungsgemäßen und sicheren Betreiben bzw. Verwenden.
BG-Vorschriften	Unfallverhütungsvorschriften im Sinne des Siebten Buches Sozialgesetzbuch (SGB VII).

Chemische Desinfektion	Sie erfolgt durch den Einsatz von Desinfektionsmitteln. Je nach Anwendung wird zwischen Flächen-, Haut-, Hände-, Schleimhaut, und Instrumentendesinfektionsmitteln unterschieden.
Desinfektion	Unter Desinfektion wird die Abtötung bzw. Inaktivierung (Verminderung der Anzahl pathogener oder fakultativ-pathogener Mikroorganismen) gesundheitsgefährdender oder lebensmittelschädlicher Mikroorganismen durch chemische oder physikalische Verfahren verstanden, wobei nicht in jedem Falle alle Organismengruppen erfasst werden müssen. Bei der Desinfektion von Flächen ist primär die sog. Wischdesinfektion der Sprühdesinfektion vorzuziehen. Eine routinemäßige Desinfektion (laufende Desinfektion) erfolgt vorwiegend aus prophylaktischen Gründen.
Desinfektionsmittel	Zur Desinfektion dürfen nur diejenigen Desinfektionsmittel verwendet werden, die in der Liste der vom Robert Koch Institut (RKI) geprüften und anerkannten Desinfektionsmittel und -verfahren oder in der Liste der nach den »Richtlinien für die Prüfung chemischer Desinfektionsmittel« geprüften und von der Deutschen Gesellschaft für Hygiene und Mikrobiologie (DGHM) als wirksam befundenen Desinfektionsverfahren aufgeführt sind. Desinfektionsmittel die im gewerblichen Bereich zum Einsatz kommen, müssen demnach grundsätzlich mindestens die Kriterien der DGHM in Bezug auf die jeweils geprüfte Wirksamkeit erfüllen und darüber hinaus auch in der sog. DGHM-Liste aufgenommen (gelistet) sein.
Desinfektionsplan	Der Desinfektionsplan ist eine tabellarische Kurzfassung des Hygieneplans, ihm sind die zu verwendenden Mittel, Konzentration und Einwirkzeiten zu entnehmen. Der Desinfektionsplan muss in den entsprechenden Räumen (Badezimmer, Dienstzimmer, Spülraum, Küche, Stationsküchen, Personaltoilette usw.) sichtbar angebracht werden oder zumindest einsehbar vorliegen siehe auch Infektionsschutzgesetz § 36 ff (Infektionshygiene). Der Desinfektionsplan ist gesetzlich verbindlich vorgeschrieben.
Desinfizieren	In einem keimarmen Zustand versetzen (Gegenstand etc.).
Epidemiologie	Untersuchung der Häufigkeit, Übertragung, Verteilung, Dynamik und Ausprägung sowie deren Ursachen für Erkrankungen in einer bestimmten Bevölkerungsgruppe. Die Untersuchung ist eine Art der Ursachenanalyse und bezieht sich auf das Verhältnis zwischen einer Exposition und dem daraus resultierenden Ergebnis.
Exposition	Unter Exposition werden bspw. Nadelstichverletzungen mit Blutkontakt oder infektiösem Sekret auf die Schleimhaut verstanden.
Externe Kunden	Bewohner, Patienten, Klienten, Menschen mit Behinderungen, Angehörige, Gäste, Behörden und Kostenträger etc. (abhängig von der Organisationsart) für die eine Dienstleistung erbracht bzw. bereitgestellt wird. Die externen Kunden haben an der Leistung oder am Erfolg einer Einrichtung (Organisation) ein Interesse.
Gefährdung	Eine Eigenschaft, möglicherweise einen Schaden zu erleiden bzw. zu verursachen. Gefährdungen können biologisch, chemisch oder physikalisch sein.

Gefahrstoffe	Gefahrstoffe (Chemikalien) werden grundsätzlich nach Gefährlichkeitsstufen klassifiziert. Die Gefährlichkeit der einzelnen Stoffe wird durch die Gefahrensymbole und die Gefahrenbezeichnung angegeben. Die R-Sätze (R = Risiko) und die S-Sätze (S = Sicherheit) weisen auf besonderen Gefahren im Umgang mit den Gefahrstoffen hin. Für die einzelnen Chemikalien findet man die Gefahrensymbole, die R- und S-Sätze u. a. auf dem Etikett der Behältnisse oder in den Sicherheitsdatenblättern.
Gefahrstoff-verordnung	Mit der neuen Gefahrstoffverordnung vom 23.12.2004 sind entsprechende Schutzstufen (im Hinblick auf Gefahrstoffe) eingeführt worden! Beim Umgang mit gasförmigen, flüssigen oder festen Gefahrstoffen sowie mit denen, die als Stäube auftreten, sind besondere Verhaltensregeln und bestimmte Schutzvorschriften zu beachten. Gefahrstoffe sind Stoffe oder Zubereitungen, die sehr giftig (T+), giftig (T), gesundheitsschädlich (Xn), ätzend (C), reizend (Xi), explosionsgefährlich (E), brandfördernd (O), hochentzündlich (F+), leichtentzündlich (F), entzündlich, krebserzeugend, erbgutverändernd, fortpflanzungsgefährdend, sensibilisierend, umweltgefährlich sind, sowie Stoffe, die sonstige chronisch schädigende Eigenschaften besitzen oder aus denen bei der Herstellung oder Verwendung gefährliche oder explosionsfähige Stoffe oder Zubereitungen entstehen oder freigesetzt werden können. Stoffe und Zubereitungen, die erfahrungsgemäß Krankheitserreger übertragen können, zählen ebenfalls zu den Gefahrstoffen.

Gemeinschaftseinrichtungen nach dem Infektionsschutzgesetz

	Gemeinschaftseinrichtungen nach § 33 IfSG sind neben Krankenhäusern […] auch Einrichtungen nach dem Heimgesetz […]. Die genannten Einrichtungen unterliegen der infektionshygienischen Überwachung durch das Gesundheitsamt.
Gesundheitsschutz	Gesunde und sichere Arbeitsplätze sind das Ziel aller Maßnahmen der Prävention. Arbeitsbedingte Gesundheitsgefahren sind Zustände, Ereignisse und Einwirkungen bei der Arbeit und/oder in der Arbeitsumwelt, die Gesundheitsstörungen nachvollziehbar verursachen, begünstigen oder in sonstiger Weise nachteilig beeinflussen können.
Händedesinfektion	Die Händedesinfektion gehört – ohne Frage – zu den wichtigsten Maßnahmen der Infektionsprophylaxe. Kreuzinfektion werden zu 80 % über die Hände übertragen. Bei der Händedesinfektion (70–80 %iger Alkohol = Ethanolisopropanol) muss grundsätzlich immer die Einwirkzeit von 30 sec. bis max. 60 sec. eingehalten werden. Zuerst desinfizieren und dann waschen (Ausnahme: Schnelldesinfektion). Im Bereich der Küche gilt für die Küchenmitarbeiter der umgekehrte Grundsatz: Erst waschen dann desinfizieren!
Hände-desinfektionsmittel	Händedesinfektionsmittel sind gemäß AMG zulassungspflichtige Arzneimittel. Händewaschen und Händedesinfektion gehört zu den wichtigsten Maßnahmen zur Verhütung und Bekämpfung von Infektionen. Neben der Richtlinie des RKI zur Infektionsprävention benennt die BGR 250/TRBA 250 noch weitere Schutzmaßnahmen. Die Händedesinfektionsmittel (sind gem. AMG zulassungspflichtige Arzneimittel) müssen demnach alle von der DGHM geprüft oder in der RKI-Liste gelistet sein.
Hautdesinfektion	Wird immer dann erforderlich, wenn mit einer Verletzung der Epidermis und infolgedessen mit einer Keimverschleppung in tiefere Körperregionen zu rechnen ist. Das Hautareal wird als Infektionsprophylaxe mit einem geeigneten Hautdesinfektionsmittel desinfiziert.

Hygiene	Griechisch Hygieinon« und bedeutet in der wörtlichen Übersetzung »Gesundheit.« Hygiene hat als wichtigen Teilbereich die medizinische Primärprävention zur Aufgabe. Ziele sind die Schaffung einer inaktiven Umwelt zum Erhalt der Gesundheit und die Prävention gegen das Auftreten und die Verbreitung von Krankheiten. Unter Hygiene versteht man alle Maßnahmen für die Gesunderhaltung des Einzelnen und der Allgemeinheit, die das Ziel verfolgen, körperliche Erkrankungen aber auch alle geistigen, seelischen und sozialen Störungen fernzuhalten. Die Hygiene und insbesondere deren gezielte Planung und Umsetzung in Pflegeeinrichtungen sind im § 36 des Infektionsschutzgesetzes sowie in den Krankenhausrichtlinien (RKI-Richtlinien) verankert. Auch nach dem Heimgesetz werden Maßnahmen zur Hygieneplanung gefordert.

Hygieneschulung nach DIN 10514

Jährliche Unterweisung nach DIN 10514 «Hygieneschulung« und Schulung der Inhalte nach § 42 IfSG sowie nach § 43 »Belehrung, Bescheinigung des Gesundheitsamtes nach dem Infektionsschutzgesetz« (IfSG) und gemäß § 4 Abs. 2 LMHV.

Iatrogene Infektion	Iatros (griechisch = Arzt); durch den Arzt hervorgerufene Infektion die im Rahmen der Diagnostik und/oder Therapie verursacht wurde z. B. durch ein unsteril gelegten Katheter (Katheter-assoziierte-Harnweginfektionen) oder Wundinfektionen im Rahmen einer Operation etc.

Ignatz Ph. Semmelweiß

Semmelweiß machte 1851 die Beobachtung, dass die Behandlung der Hände mit Chlorkalk zu einer dramatischen Reduktion der Fälle von Kindbettfieber führte (Senkung der Morbidität von 18 % auf 2,5 %). Sein Verfahren bestand aus Hände waschen und Einweichen der Hände in einer 4 %igen Chlorkalk-Lösung bis die Hände schlüpfrig sind. Bei Chlorkalk handelt es sich um ein Desinfektionsmittel.

Immunprophylaxe	Mitarbeiter sollten vor Aufnahme der Tätigkeit (Ambulante und stationäre Pflege, Krankenhaus usw.) durch den Arbeitgeber über die Immunisierung unterrichtet werden (BGV A2). Dies sollte durch eine arbeitsmedizinische Vorsorgeuntersuchung (nach BGV, BiostoffV, GefStoffV) durch den Betriebsarzt vorgenommen werden: • Impfung gegen Hepatitis B, • Impfung gegen Influenza, • Untersuchungen auf HBV, HCV (Empfehlung), • Tuberkulintestung, • Schutz der Mitarbeiter gegenüber Tetanus und Diphtherie.
Immunschwäche	Ist ein Zustand krankhaft verminderter Abwehrkraft des Immunsystems.
Implementierung	Aufbau, Einführung und Sicherstellung eines Qualitätsmanagementsystems als letzte Phase einer »Qualitätsorientierten Reorganisation.«
Infektion (lat. inficere)	Eindringen und die Vermehrung von Erregern in den Organismus und die Reaktion darauf.
Infektionsdosis	Anzahl der aufgenommenen Mikroorganismen, die zu einer Infektion bei einer nicht abwehrgeschwächten Person führen kann.

Infektionswege	Eindringen (Penetration): Aufnahme über Haut, Schleimhäute und Wunden (trans- bzw. auch perkutane oder transmukosale Infektion), wobei die Erreger auch direkt (z. B. bei Kontaktinfektion) oder indirekt (z. B. bei einer Schmierinfektion) übertragen werden können. Verschlucken (Ingestion): Aufnahme über den Mund (orale Infektion) und z. B. auch der Hand-Mund-kontakt (Schmierinfektion). Einatmen (Inhalation): Aufnahme über den Nase-Mund-Rachenraum (Infektion über die Aerosole), Anhusten, Anniesen, Sprechen oder Einatmen (Tröpfcheninfektion) – sowie Einatmen erregerhaltiger Staubpartikel (Staubinfektion).
Inkubationszeit	Inkubation ist die Zeit, die zwischen Infektion und dem Auftreten der ersten Krankheitserscheinungen verstreicht.
Interne Kunde	Sind die Mitarbeiter in einer Organisation, die Leistungen (Arbeitskraft und Arbeitseinsatz) erbringen und am Erfolg einer Einrichtung ein Interesse haben (Arbeitsplatz etc.).
Joseph Lister	J. Lister (1827–1912) wendet erstmals, basierend auf Pasteurs Entdeckung der Krankheitserreger und Lemairs Arbeiten über Karbolsäure (Phenol) die Desinfektion der Luft und der Operationswunde an.
Klassifizierung	Einordnen, Einteilen und Untergliedern.
Kontamination	Verschmutzung, d. h. Verunreinigung von Räumen, Wasser, Gegenstände oder Personen durch Mikroorganismen, radioaktive Stoffe, biologische Gifte oder chemische Stoffe aber auch die Verunreinigung von Flächen, Pflegeutensilien, Händen und Substanzen mit Mikroorganismen.
Krankheitserreger beim Menschen	Viren wie Virusgrippen, Masern, Röteln, Herpes, Mumps, HIV und HBV. Bakterien wie Abszesse, Angina usw. Pilze wie Hautpilz, Hefen wie Soor (Candida albicans) oder Organmykosen etc. Protozoen wie Toxoplasmose oder Malaria u. a.
Kritischer Kontrollpunkt (nach der HACCP auch als CCP bezeichnet)	Eine bestimmte Stelle oder ein Bereich, eine Stufe oder eine Vorgehensweise, bei der regulierend eingegriffen werden muss, um eine Gefährdung der Lebensmittelhygiene vorzubeugen.
Kunde	Ist ein Begriff aus der DIN EN ISO 9001 und bezieht sich auf *alle* interessierten Parteien einer Einrichtung.
Kurativ	Heilend
Management	zu leiten, zustande bringen, geschickt zu bewerkstelligen und zu organisieren.
Maxima-Minima-Thermometer	Dieses Thermometer eignet sich besonders hervorragend für den Medikamentenkühlschrank, da auf einen Blick die Höchst-, Tiefst- und Momentantemparatur angezeigt werden kann. Zu einem beliebigen Zeitpunkt können die bisherigen Temperaturschwankungen an den Unterkanten der Marken abgelesen werden; der Höchstwert auf der einen Seite und den Tiefstwert auf der gegenüberliegenden Skala. Die Momentantemperatur kann an den Oberkanten der Quecksilbersäulen abgelesen werden.

Medizinprodukt
: Ein Medizinprodukt sind alle Produkte, z. B. Instrumente, Apparate, Vorrichtungen, Stoffe, zugehörige Software oder andere Gegenstände, die zur Erkennung, Verhütung, Überwachung, Behandlung, Linderung oder Kompensierung von Krankheiten, Verletzungen oder Behinderungen für Menschen bestimmt sind. Hierzu zählen auch Produkte für Untersuchungen, den Einsatz oder die Veränderung des anatomischen Aufbaus oder eines physiologischen Vorgangs und zur Empfängnisregelung, sowie die In-vitro-Diagnostika, die als Labordiagnostika oder als Selbstteste in Laienhand in den Verkehr gebracht werden.

Medizinprodukte-Betreiberverordnung – Bundesverordnung –
: Die Anforderungen an die Herstellung und Vertrieb von Medizinprodukten wurde in einem eigenständigen Gesetz zusammengefasst.

Medizinproduktegesetz – Bundesgesetz –
: Seit dem 01.01.2002 gilt das Medizinproduktegesetz vom 02.08.1994 – geändert durch das Erste Gesetz zur Änderung des MPG vom 06.08.1998 – geändert durch das Zweite Gesetz zur Änderung des MPG vom 18.12.2001 (2. MPG ÄndG). Alle Medizinprodukte unterliegen dem Medizinproduktegesetz, das zusammen mit seinen Verordnungen die europäischen Richtlinien 90/385/EWG (aktive Implantate), 93/42/EWG (Medizinprodukte) und 98/79/EG (In-vitro-Diagnostika) in deutsches Recht umsetzt. Das MPG gilt für Hersteller, Fachhändler, Aufbereiter, Betreiber und Anwender von Medizinprodukten. Ziel des MPG ist die Gewährleistung der Qualität des Medizinproduktes (Gerätes) und das sichere Betreiben und Anwenden von Medizinprodukten während seiner gesamten Lebensdauer. Die Dokumentation ist hier außerordentlich wichtig (z. B. die Führung eines Medizinproduktebuches nach § 7 MPBetreibV. durch den Geräte-Produkteverantwortlichen in einer Pflegeeinrichtung). Medizinproduktegesetz und Medizinprodukte-Betreiberverordnung enthalten anwenderrelevante Vorschriften.

Methicillin-resitente Staphylococcus aureus
: Erreger von bakteriellen Infektionen welche sich sehr schnell auch über die besiedelte Haut und Schleimhaut ausbreiten kann. Staphylococcus aureus – Infektionen sind in der Regel gut behandelbar, für die antibakterielle Therapie stehen eine ganze Reihe wirksamer Antibiotika zur Verfügung. Seit ca. 1970 haben einige Staphylokokkenstämme Resistenzen gegen Antibiotika entwickelt, die üblicherweise bei Staphylokokkeninfektionen eingesetzt werden, und zwar gegen penicillinasefeste Penicilline wie Oxacillin bzw. Methicillin. Diese Stämme werden Oxacillin- bzw. Methicillin-resistente Staphylococcen aureus genannt.

Mykologie
: Lehre der Pilze z. B. Candida albicans (Soor = Pilzinfektion).

Normen
: Vereinheitlichung durch Normung (Stand einer Technik). Werden herausgegeben von der Europäischen Normeninstitution CEN/CENELEC (Zentralsekretariat: rue de Stassart 36, B-1050 Brüssel).

Nosokomiale Infektion
: Erworbene Krankenhausinfektion z. B. Harnwegsinfektionen, Atemwegsinfektionen, Wundeinfektionen etc. (Infektiöser Hospitalismus).

Palliativ
: Zur Schmerzlinderung.

Paraphrasieren
: Mit eigenen Worten wiedergeben.

Perlatoren
: Siebe im Wasserhahn.

Prävalenz	Krankheitshäufigkeit.
Prävention	Vorbeugende Maßnahmen.
Prognose	Vorhersage, Beurteilung des zu erwartenden Krankheitsverlaufs.
Qualität	Grad, in dem ein Satz inhärenter (ständig innewohnend) Merkmale Anforderungen erfüllt (gem. DIN EN SO 9000:2000). Bestimmte Qualitätsanforderungen die vorausgesetzt oder erwarten werden können, werden erfüllt (Kundenzufriedenheit).
Qualitätsindikatoren	Festgelegte Kriterien und Sachverhalte, mit deren Hilfe die objektive Wirksamkeit von Anforderungen kontinuierlich erfasst und dokumentiert werden kann.

Qualitätsmanagement (QM)
Aufeinander abgestimmte Tätigkeiten zum Leiten und Lenken einer Organisation bezüglich der Qualität (z. B. nach den Mindestanforderungen des § 80 SGB XI oder nach den Normanforderungen der DIN EN ISO 9001:2000 etc.).

Qualitätsmanagementsystem (QMS bzw. QM-System)
Managementsystem oder auch Betriebsmanagement in einer Einrichtung (einrichtungs- bzw. auch betriebsintern) genannt. Im Sinne der ISO wird Qualitätsmanagement auch als Prozessmanagement verstanden und bezeichnet, welches notwendig ist, zum Leiten und Lenken einer Organisation bezüglich ihrer Qualität und Erfüllung von Anforderungen.

Qualitätsprüfungen durch den MDK
Auf der Grundlage der getrennt für den ambulanten und den stationären Bereich vorliegenden »MDK-Anleitungen zur Prüfung der Qualität nach §§ 80, 114 SGB XI.«

Recapping	Bei dem sog. »recapping« wird durch die Pflegekraft versucht, die gebrauchte Injektionskanüle in die Schutzkappe zurückzustecken (Verboten wegen der Gefahr von Stich- oder Schnittverletzungen). Allerdings: Ein Verfahren ist z. B. auch geeignet, wenn es ein sicheres Zurückstecken der Kanüle in die Schutzhülle mit einer Hand ermöglicht (s. BGR 250 Punkt 2.2.4). Der ungeschützte Abwurf in Mülltüten oder andere nicht durchstichsichere Transportbehältnisse ist verboten, weil bei der Entsorgung Verletzungsgefahr durch aus dem Transportbehältniss herausragende, spitze Gegenstände bestehen kann.
Reinigung	Beseitigung einer sichtbaren Verschmutzung (Kontamination/Verunreinigung)
Reinigungswagen	Die Bestückung der Reinigungswagen muss nach bewährten »Baukasten-Reinigungsprinzip« rein/unrein ausgerüstet sein.
Resistenz	Unter der Resistenz (Widerstandsfähigkeit) von Mikroorganismen versteht man die Unempfindlichkeit gegen einen Wirkstoff oder ein keimschädigendes Verfahren (Sterilisation, Desinfektion).
Retrograde Infektion	Aufsteigende Infektion, z. B. Harnwegsinfektionen usw.
Rezipienten	Eine verletzte Person, beispielsweise ein Mitarbeiter hat sich mit der Nadel gestochen (betroffen sind u. a. auch Reinigungsmitarbeiter und nicht nur Pflegekräfte!). Der Mitarbeiter der sich hier verletzt hat (Nadelstichverletzung) wird als Rezipient bezeichnet.

Richtlinien des Robert Koch-Instituts (RKI-Richtlinien)

»State of the art.« Empfehlungen (seit 1997 Evidenz-basiert) zur Durchführung hygienischer Überwachungsuntersuchungen, Umgang und Verhalten bei bestimmten Erkrankungen und in bestimmten Bereichen, Erfassung nosokomialer Infektionen (§ 23 IfSG) etc.

RKI-Richtlinien	Das Robert Koch-Institut (als oberste Bundesgesundheitsbehörde) mit dem Sitz in Berlin hat 1994 die Rechtsnachfolge des damaligen Bundesgesundheitsamtes angetreten. Das RKI hat verschiedene Expertengremien als »Richtlinien für die Krankenhaushygiene.« Diese werden regelmäßig überarbeitet und kategorisiert als so genannte »evidenz based Medizin.«
Robert Koch	Hauptbegründer der Bakteriologie (entdeckt den Tuberkuloseerreger 1882 und 1884 den Erreger der Colera).
Rudimentär	Ansatzweise bzw. halbherzige Herangehensweise.
Schleimhaut-desinfektion	Die Schleimhautdesinfektion stellt spezielle Anforderungen an den Wirkstoff. Das verwendete Schleimhautdesinfektionsmittel muss aufgrund der Empfindlichkeit des zu desinfizierenden Areals gut verträglich sein. Je nach Lokalisation und Indikation kann das Schleimhautdesinfektionsmittel flüssig, sprühend oder wischend (Mundbereich) aufgetragen werden.
Schlussdesinfektion	Die Schlussdesinfektion ist die gezielte Desinfektion eines Bereiches oder Raumes in einer Pflegeeinrichtung, der zur Pflege, Betreuung oder Behandlung eines Klienten diente (z. B. bei erkennbarer Kontamination, Ausbruchssituationen sowie bei Auftreten spezieller Mikroorganismen). Durch die Desinfektion soll der Bereich oder Raum indem der Klient lebte so wiederhergestellt werden, dass er ohne Infektionsgefährdung zur Pflege oder Behandlung eines anderen Klienten genutzt werden kann (z. B. bei Isolierungsmaßnahmen in einem »Ausweichzimmer«).
Schmierinfektion	Keimübertragung erfolgt durch verschmieren infektiösen Materials auf nicht intakte Haut oder Schleimhaut oder durch die orale Aufnahme des infektiösen Materials. Körperausscheidungen als infektiöses Material sind Blut, Sekrete, Exkremente, Übertragung ist auch über kontaminierte Lebensmittel (Fleisch, rohes Ei usw.) und über Gegenstände (Kanülen, Steckbecken) möglich.
Schutzkleidung	Wird verstanden als Schutz vor Kontamination der üblichen Berufsbekleidung oder Arbeitskleidung. Wenn die Kleidung der Beschäftigten mit Krankheitserregern (z. B. durch biologische Arbeitsstoffe) und somit schädigenden Einflüssen kontaminiert werden kann oder die Möglichkeit der Verletzungsgefahr auch beim Umgang mit Chemikalien (Gefahrstoffe!) besteht.

Schutzstufen (Zuordnung) nach der Gefahrstoffverordnung

Gefährdungsklassifikation nach der neuen Gefahrstoffverodnung;

Schutzstufe 1: Tätigkeiten mit geringer Gefährdung (§ 8 GefStoffV)

Schutzstufe 2: Grundmaßnahmen zum Schutz der Beschäftigten (§ 9 GefStoffV)

Schutzstufe 3: Ergänzende Schutzmaßnahmen bei Tätigkeiten mit hoher Gefährdung (§ 10 GefStoffV)

Schutzstufe 4: Ergänzende Schutzmaßnahmen bei Tätigkeiten mit krebserzeugenden, erbgutverändernden und fruchtbarkeitsgefährdenden Gefahrstoffen (§ 11 GefStoffV)

Sicherheitsbeauftragte Personen

Sicherheitsbeauftragte nach § 22 SGB VII in Verbindung mit § 20 der Berufsgenossenschaftlichen Vorschrift »Grundsätze der Prävention« (BGV A1). Zu dieser Funktion kann grundsätzlich jeder Mitarbeiter durch den Unternehmer bestellt und durch die zuständige Berufsgenossenschaft geschult werden.

Sicherheitsfachkraft

Sicherheitsfachkraft (Sicherheitsmeister, Sicherheitstechniker, Sicherheitsingenieure) nach der Berufsgenossenschaftlichen Vorschrift »Betriebsärzte und Fachkräfte für Arbeitssicherheit« (BGV A2). Typische Aufgaben der Sicherheitsfachkräfte (Sifa) sind: Gefahrenquellen identifizieren, Risiken beurteilen, Arbeitsschutzmaßnahmen entwickeln und die Wirksamkeit getroffener Vorkehrungen überprüfen.

Spezifikation

Festgelegte Anforderungen, z. B. durch die Kunden, rechtliche, gesetzliche, normative, vertragliche Anforderungen, Standards oder Verfahrensanweisungen die von einer Einrichtung in jedem Fall zu erfüllen sind.

Sporen

Dauerformen (abgeschwächter Form) von Bakterien die unter bestimmten Voraussetzungen allerdings wieder aktiviert werden können (sind sehr resistent).

Sterilisation

Verfahren zur Abtötung sämtlicher Mikroorganismen. Ziel ist das Freimachen eines Gegenstandes von vermehrungsfähigen Mikroorganismen sowie die Inaktivierung von Viren. Dies umfasst auch die Abtötung von Dauerformen (Sporen), kurz die Beseitigung aller Mikroorganismen (einschließlich deren Sporen) mit physikalischen Mitteln. Steril bedeutet, die komplette Entfernung jeglicher lebender Mikroorganismen. Produkte (Gegenstände z. B. ein Medizinprodukt) werden als steril bezeichnet, wenn sie mit anerkannten Sterilisationsverfahren behandelt wurden, also keine vermehrungsfähigen Mikroorganismen enthalten, und so verpackt sind, dass der Zustand bis zum Gebrauch am Klienten erhalten bleibt.

Surveillance

Erfassung und Bewertung nosokomialer Infektionen für Krankenhäuser als grundlegende Vorschrift. Die Surveillance nosokomialer Infektionen soll Krankenhäuser miteinander vergleichbar machen.

Technischen Regeln für Gefahrstoffe

Die Technischen Regeln für Gefahrstoffe (TRGS) geben den Stand der sicherheitstechnischen, arbeitsmedizinischen, hygienischen sowie arbeitswissenschaftlichen Anforderungen an Gefahrstoffe hinsichtlich Inverkehrbringen und Umgang wieder. Technische Regeln für Gefahrstoffe, z. B. TRGS 555 »Betriebsanweisung und Unterweisung nach § 14 GefStoffV.«

Trinkwasser-verordnung

Gemäß der Trinkwasserverordnung (TrinkwV) unterliegt einer periodischen Untersuchung von Trinkwasser auch die Untersuchung auf Legionellen in zentralen Erwärmungsanlagen der Hausinstallation nach § 3 Nr. 2c, TrinkwV. aus denen Wasser an Dritte bereitgestellt wird. Der Betrieb von Wasseraufbereitungsanlagen allgemein muss gemäß § 17 Abs. 1 TrinkwV. in jedem Falle den allgemein anerkannten Regeln der Technik entsprechen.

Tröpfcheninfektion

Keimübertragung insbesondere während des Hustens, Niesens und Sprechens erfolgt auf dem Luftweg aus Mund und Nase direkt von Mensch zu Mensch.

Beispiele für Krankheiten die durch eine Tröpfcheninfektion übertragen werden sind: Scharlach, Grippe, MRSA, ORSA, Norovirus-Infektionen, Streptokokken – Angina,Tuberkulose uvm.

Überprüfung	Nicht fortlaufende (kontinuierliche) Kontrolle eines Gegenstandes, Zustandes oder Prozesses, die anhand von Prüfparametern zu festgesetzten und geplanten Fristen oder anlaßbezogen erfolgt und zu einer Momentaufnahme der Situation am geprüften Gegenstand oder Zustand führt mit einer dokumentierten Ergebnismeldung (Prüfbericht).
Überwachung	Ständige (kontinuierliche) oder in kurzen zeitlichen Abständen sich wiederholende Kontrolle eines Gegenstandes oder Zustandes. Ergebnisse der Überwachung werden ggf. in festgesetzten Zeitabständen und beim Erkennen von Abweichungen selbsttätig ausgegeben (z. B. RDG).
Validierung	Gebrauch des Produkts bzw. Erbringen der Leistung unter Einsatz- bzw. Anwenderbedingungen (»Probelauf«) und Bewerten der Erfüllung der bestehenden Anforderungen (Gültigkeit).
Verfahren	Verbindlich festgelegte Art und Weise, wann, wo und auf welche Art Prozesse, Abläufe und Arbeiten auszuführen sind.
Verfahrensanweisung	Prozessbeschreibungen bzw. Ablaufbeschreibungen werden als »QM-Verfahrensanweisung« bezeichnet. Verfahrensanweisungen enthalten verbindliche Anweisungen zur Durchführung abgegrenzter Verfahren, Prozesse, Abläufe und Festlegungen, was, wann, wo, wie, durch wen und unter Einsatz welcher Materialien oder Methoden.
Verifizierung	Vergleichen und Überprüfung der Ergebnisse mit den Vorgaben.
Virulenz	Virulenz ist der Grad der Gültigkeit eines Stammes von einer Infektion, pathogenen Keimart gegenüber dem Wirtsorganismus.
Wirkungsspektrum bei der Anwendung von Desinfektionsmittel und Verfahren	A: zur Abtötung von vegetativen Bakterien einschließlich Mykobakterien sowie Pilzen einschließlich Pilzsporen; B: zur Inaktivierung von Viren geeignet; C: zur Abtötung von Sporen des Erregers des Milzbrandes; D: zur Abtötung von Sporen der Erreger von Gasödem und Wundstarrkrampf geeignet (Abtötung dieser Sporen müssen Sterilisationsverfahren angewendet werden.
Wundinfektion	Kann zu einer Osteomyelitis und zu einer systematischen Infektion (Bakteriämie bzw. Sepsis) führen.
Zertifizierung	Beglaubigung, Bescheinigung durch ein unabhängiges Verfahren (z. B. durch ein erfolgreiches Zertifizierungsaudit) durch einen Dritten.

Gesetze, Verordnungen, Vorschriften, Regeln und Informationen

Nachstehend sind die wichtigsten Vorschriften, Regeln und sonstige Empfehlungen zusammengestellt:

Gesetz zur Verhütung und Bekämpfung von Infektionskrankheiten beim Menschen (Infektionsschutzgesetz – lfSG) vom 25.07.2000 (BGBl. I Nr. 33, S. 1045–1071), zuletzt geändert durch Art. 12 G. v. 24.12.2003 I 2954

Heimgesetz (Heimgesetz – HeimG.) vom 05. November 2001 (BGBl. S. 2970)

Verordnung über Sicherheit und Gesundheitsschutz bei der Bereitstellung von Arbeitsmitteln und deren Benutzung bei der Arbeit, über Sicherheit beim Betrieb überwachungsbedürftiger Anlagen und über die Organisation des betrieblichen Arbeitsschutzes (Betriebssicherheitsverordnung – BetrSichV.) vom 27. September 2002 (BGBl. I S. 3777) geändert am 25. November 2003 (BGBi I S. 2304) zuletzt geändert am 06. Januar 2004 (BGBI. I S. 2)

Verordnung zum Schutz vor Gefahrstoffen (Gefahrstoffverordnung – GefStoffV.) vom 23. Dezember 2004 (BGBI. I S. 3855)

Verordnung über Sicherheit und Gesundheitsschutz bei Tätigkeiten mit biologischen Arbeitsstoffen (Biostoffverordnung – BioStoffV.) vom 27. Januar 1999 geändert am 25. November 2003, (BGBl I S. 2304)

Gesetz zum Schutz vor gefährlichen Stoffen (Chemikaliengesetz – ChemG.) vom 20. Juni 2002

Gesetz zur Qualitätssicherung und zur Stärkung des Verbraucherschutzes in der Pflege (Pflege-Qualitätssicherungsgesetz – PQsG) vom 09.09.01 (BGBl. I Nr. 47, 2001, S. 2320–2330)

Sozialgesetzbuch Fünftes Buch (SGB V) – Gesetzliche Krankenversicherung vom 20.12.1988 (BGBl. I S. 3853)

Sozialgesetzbuch Siebtes Buch (SGB VII) – Gesetzliche Unfallversicherung vom 07.08. 1996 (BGBl. I S. 1254), zuletzt geändert durch Gesetz vom 16. Juni 1998 (BGBl. I S. 1311)

Sozialgesetzbuch (SGB) Elftes Buch (XI) – Soziale Pflegeversicherung – (860-11) vom 26. Mai 1994 (BGBl. I S. 1014,1015), zuletzt geändert durch Artikel 1 des Gesetzes vom 15. Dezember 2004 (BGBl. I S. 3448)

Gemeinsame Grundsätze und Maßstäbe zur Qualität und Qualitätssicherung einschl. des Verfahrens zur Durchführung von Qualitätsprüfungen nach § 80 SGB XI in vollstationären Pflegeeinrichtungen (i.d.F. vom 07. März 1996)

Lebensmittel- und Bedarfsgegenständegesetz (LMBG) vom 09.09.1997 (BGBl. I, Nr. 63, S. 2296 – 2319)

Verordnung über Lebensmittelhygiene und zur Änderung der Lebensmitteltransportbehälter-Verordnung vom 05.08.1997 (BGBl. I S. 2008 – 2015)

Trinkwasserverordnung (TrinkwV) vom 21. Mai 2001 (BGBI. I 2001, 959), Änderung durch Art. 263 V v. 25.11.2003 (BGBl. I S. 1045); Verordnung zur Novellierung der Trinkwasserverordnung vom 21.05.01 (BGBl. I Nr. 24, 2001, S. 959–980)

Arbeitsschutzgesetz (ArbSchG) vom 07.08.96 (BGBl. I S. 1246) geändert durch Artikel 9 des Gesetzes vom 27.09.96 (BGBl. I S. 1461)

Verordnung über Arbeitsstätten (Arbeitsstättenverordnung – ArbStättV) vom 12. August 2004 (BGBl. 2004 I S.2179)

Verordnung über das Einrichten, Betreiben und Anwendung von Medizinprodukten (Medizinprodukte-Betreiberverordnung – MPBetreibV vom 29. Juni 1998 (BGBl. I S. 1762), geändert durch Artikel 11 des Gesetzes vom 13. Dezember 2001 (BGBl. I S. 3586)

Unfallverhütungsvorschrift »Grundsätze der Prävention« (BGV A1). Durch diese neue BGV A1 (Januar, 2004) wurden u. a. folgende Unfallverhütungsvorschriften zurückgezogen:
- *Erste-Hilfe (BGV A5)*
- *Umgang mit Gefahrstoffen (BGV B1)*
- *Biologische Arbeitsstoffe (BGV B12)*

Unfallverhütungsvorschriften u. a. der Berufsgenossenschaft für Gesundheitsdienst und Wohlfahrtspflege (BGW):
- Grundsätze der Prävention (BGV A1)
- Betriebsärzte und Fachkräfte für Arbeitssicherheit (BGV A2)
- Elektrische Anlagen und Betriebsmittel (BGV A3)
- Arbeitsmedizinische Vorsorge (BGV A4)
- Sicherheits- und Gesundheitsschutzkennzeichnung am Arbeitsplatz (BGV A8)
- BG-Regel: »Einsatz von Schutzkleidung« (BGR 189)
- BG-Regel: »Biologische Arbeitsstoffe im Gesundheitswesen und in der Wohlfahrtspflege« vom Oktober 2003 (BGR 250/TRBA 250)
- BG-Regel: »Berufsgenossenschaftliche Regeln für Sicherheit und Gesundheit bei der Arbeit, Betreiben von Arbeitsmitteln«, Januar 2004 (BGR 500)
- BG-Regel: »Reinigungsarbeiten mit Infektionsgefahr in medizinischen Bereich« (BGR 208)
- Technische Regeln für Gefahrstoffe: »Sicherheitsdatenblatt« (TRGS 220)
- Technische Regeln für Gefahrstoffe: »Ermitteln und Beurteilen der Gefährdungen durch Gefahrstoffe am Arbeitsplatz«: Anforderungen (TRGS 400)
- Technische Regeln für Gefahrstoffe: »Gefährdung der Haut durch Arbeiten im feuchten Milieu – Feuchtarbeit –« (TRGS 531)
- Technische Regeln für Gefahrstoffe: »Sensibilisierende Stoffe« (TRGS 540)
- Technische Regeln für Gefahrstoffe: »Betriebsanweisung und Unterweisung« (TRGS 555)

Sonstige Empfehlungen und Literatur

Arbeitsstättenverordnung – ArbStättV und Arbeitsstätten-Richtlinien – ASR. Im Auftrag des Bundesministers für Arbeit und Sozialordnung. 39. Auflage. Wirtschaftsverlag Nordwest, September 2004

Managementanforderungen der BGW zum Arbeitsschutz (MAAS-BGW), Integration des Arbeitsschutzes in QM-Systeme nach DIN EN ISO 9001, »bgw qu.int.as«, Stand 07/2004, Bestellnummer TQ-MAAS 01, Berufsgenossenschaft für Gesundheitsdienst und Wohlfahrtspflege in Hamburg

Deutsches Netzwerk für Qualitätsentwicklung in der Pflege (Hrsg.): Expertenstandard »Dekubitusprophylaxe in der Pflege«, Entwicklung – Konsentierung – Implementierung, Schriftenreihe des Deutschen Netzwerks für Qualitätsentwicklung in der Pflege, 2. Auflage, Osnabrück 2004, ISBN 3-00-009033-9

Liste der Desinfektionsmittel der DGHM, mhp-Verlag, Ostring 13, 65205 Wiesbaden

Aktuelle Liste der vom Robert-Koch-Institut geprüften und anerkannten Desinfektionsmittel und -verfahren, 14. Ausgabe vom 31.05.2002 (Bundesgesundheitsblatt Heft 1, 2003, S. 74–95)

Liste der nach den Richtlinien für die Prüfung chemischer Desinfektionsmittel geprüften und von der Deutschen Gesellschaft für Hygiene und Mikrobiologie (DGHM) als wirksam befundenen Desinfektionsverfahren und Verfahren zur hygienischen Händewaschung, ISBN 3-88681-053-4, ISSN 0948-7123

Mitteilung der Kommission für Krankenhaushygiene und Infektionsprävention am Robert Koch-Institut »Händehygiene« (Bundesgesundheitsblatt Heft 3, 2000, S. 230–233)

Bundesgesundheitsblatt – Gesundheitsforschung – Gesundheitsschutz 1, Anforderungen an die Hygiene bei der Reinigung und Desinfektion von Flächen; Empfehlung der Kommission für Krankenhaushygiene und Infektionsprävention beim Robert Koch-Institut, Springer-Verlag 2004

Mitteilung der Kommission für Kranhaushygiene und Infektionsprävention am Robert Koch-Institut »Empfehlung zur Prävention und Kontrolle von Methicillin-resistenten Staphylococcus aureus Stämmen (MRSA) in Krankenhäusern und anderen medizinischen Einrichtungen« (Bundesgesundheitsblatt Heft 12, 1999, S. 954–958)

Diakonisches Werk Württemberg; Umgang mit MRSA-Infektionen; Dokumentation einer Fachtagung im Februar 2002

Richtlinie für Krankenhaushygiene und Infektionsprävention, Robert-Koch-Institut, 21. Lieferung, 2003, ISBN 3-437-21289-3

Pilz, T.; M. Walger: Der strukturierte Qualitätsbericht nach § 137 SGB V – Konzept der DKG. In: Das Krankenhaus 11/2003, 939–942

Weigert, J.; Der Weg zum leistungsstarken Qualitätsmanagement. Schlütersche Verlagsgesellschaft, Hannover 2003

Weigert, J.; Pflegestandards-Altenpflege. 2. Auflage. Brigitte Kunz Verlag, Hannover 2004.

MDS: Qualität in der ambulanten und stationären Pflege; 1. Bericht des Medizinischen Dienstes der Spitzenverbände der Krankenkassen nach § 118 Abs. 4 SGB XI, 11. November 2004, Lützowstraße 53, 45141 Essen

Internetadressen

www.amd.gmbh.de	Arbeitsmedizinischer Dienst
www.bad-ev.de	Bundesverband ambulanter Dienste (BAD) e.V.
www.bad-gmbh.de	Berufsgenossenschaftlicher Arbeitsmedizinischer und Sicherheitstechnischer Dienst e.V. (BAD)
www.baua.de/index.htm	Link: Technische Regeln für Gefahrstoffe
www.bc-verlag.de/UVVen/inh.htm	Unfallverhütungsvorschriften
www.bfarm.de	Bundesinstitut für Arzneimittel und Medizinprodukte
www.bg-praevention.de	BG-Netzwerk-Prävention
www.bgw-online.de	Berufsgenossenschaft Hamburg (Zentrale)
www.bma.bund.de	Bundesarbeitsblatt: Bundesministerium für Wirtschaft und Arbeit (Link: Rechtsgrundlagen zum Arbeitsschutz und Arbeitssicherheit)
www.bmgesundheit.de	Bundesministerium für Gesundheit
www.bundesanzeiger.de	Bundesanzeiger (allgemeine Informationen)
www.dghm.de	Deutsche Gesellschaft für Hygiene und Mikrobiologie
www.dimdi.de	Deutschen Institut für medizinische Dokumentation und Information (z.B. Medizinprodukte)
www.din.de	DIN – Deutsches Institut für Normung e.V.
www.dvg.net	Desinfektionslisten der Deutschen Veterinärmedizinischen Gesellschaft
www.ecolab.com	Ecolab Deutschland GmbH
www.e-lex.de	e-lex – Fachforum für Umwelt, Arbeitssicherheit und Qualitätsmanagement, ein Angebot der UB Media AG
www.excurs.de	Fachakademie für das Gesundheits- und Sozialwesen
www.fasi.de	FASI - Fachvereinigung Arbeitssicherheit
www.gesundheit-undarbeit.de	Infothek: Gesundheit und Arbeit: Internet-Angebot der Zusammenarbeit der Träger der gesetzlichen Unfallversicherung und der Krankenkassen bei der Verhütung arbeitsbedingter Gesundheitsgefahren
www.hvbg.de	Angebot des Hauptverbandes der gewerblichen Berufsgenossenschaften HVBG

www.hvbg.de/d/pages/arbeit/praev/bgvr.htm
BG-Vorschriften, -Regeln und -Informationen

www.iso.ch
ISO - International Standard Organization

www.jura.unisb.de/BGBl/suche.html
Volltextsuche im Bundesgesetzblatt

www.juris.de
Rechtsinformationen

www.lysoform.de
Partner für Desinfektion und Hygiene

www.mds.ev.de
Medizinischer Dienst der Spitzenverbände
der Krankenkassen e.V.

www.mhp-verlag.de
Desinfektionsmittel-Liste der DGHM

www.pflegen-online.de
Pflegeportal im Internet; Nachrichten, Facharbeiten/
Gesetze, Downloads, Schlütersche Verlagsgesellschaft

www.pharmatrix.de
Arzneimittelinformationen

www.pqsg.de
Portal für Qualitätsmanagement und Service in der
geriatrischen Pflege – Online-Magazin für die Altenpflege

www.praevention-online.de
Internet-Marktplatz »Prävention online«

www.rki.de/GESUND/IMPFEN/STIKO/STIKO.HTM
Impfempfehlungen der Ständigen Impfkommission (SIKO)

www.rki.de/INFEKT/INFEKT.HTM
Robert Koch-Institut: Desinfektionsmaßnahmen
bei bestimmten Infektionskrankheiten

www.servox.de
Versorgung und Beratung von tracheotomierten, enteral zu
ernährenden Patienten, Wundmanagement, etc.

www.vdak.de
Verband der Angestellten-Krankenkassen e.V./
Arbeiter-Ersatzkassen-Verband e.V. (VdAK/AEV)

www.vincentz.net
Service, Gesetze, Downloads, Verlag Vincentz Network

www.werner-sellmer.de
Wundmanagement

Info@hygienefragen.de
Hygieneinstitut Gräml

Auswahl von Kontaktadressen

Bundesinstitut für Arzneimittel und Medizinprodukte (BfArM)
Abteilung 9 »Medizinprodukte«
Aktive Mpe, Medizintechnik
Seestraße 10–11
13353 Berlin

Bundesanstalt für Arbeitsschutz und Arbeitsmedizin
Postfach 170202
44061 Dortmund

Berufsgenossenschaft für Gesundheitsdienst
und Wohlfahrtspflege (BGW)
Zentrale Präventionsdienste
Bereich: Sonderaufgaben
Pappelallee 35–37
22089 Hamburg
E-Mail: Kathrin.Vogel@bgw-online.de

Bundesinstitut für Arzneimittel
und Medizinprodukte BfArM
Friedrich-Ebert-Allee 38–40
53113 Bonn
E-Mail: GESCHAEFTSSTELLE_MP@BFARM.DE

Desinfektionsmittel-Kommission
DGHM – Sekretariat
Hygiene-Institut der Universität
Sigmund-Freud-Str. 25
53127 Bonn

DIN-Normen
Beuth Verlag GmbH
Burggrafenstraße 6
10787 Berlin
E-Mail: postmaster@beuth.de

Geschäftsstelle der Deutschen Vetereinärmedizinischen Gesellschaft e.V.
Frankfurter Straße 89
35392 Gießen
E-Mail: Geschaeftsstelle@dvg.net

Liste der vom Bundesgesundheitsamt geprüften und anerkannten
Desinfektionsmittel und -verfahren
Robert-Koch-Institut
A-Verwaltung
Nordufer 20
13353 Berlin

Richtlinien für Krankenhaushygiene und Infektionsprävention
Gustav Fischer Verlag
Wollgrasweg 49
70599 Stuttgart

Mitteilungen und Empfehlungen des
Robert Koch-Instituts
Springer-Verlag-Heidelberg
Tiergartenstraße 17
69192 Heidelberg

Verein Deutscher Ingenieure
c/o VDI-GSP
Postfach 101139
40002 Düsseldorf
E-Mail: gsp@vdi.de

Ecolab Deutschland GmbH
Health Care/Professional Care
Reisholzer Werft 38–42
40589 Düsseldorf

Lysoform Dr. Hans Rosemann GmbH
Kaiser-Wilhelm-Str. 133
12247 Berlin

EXCURS GmbH
Consulting und Fachakademie
Frau Dorothee Oetzmann (Geschäftsführerin)
Rotekreuzstr. 33
30627 Hannover
E-Mail: info@excurs.de

Medizinischer Dienst der Spitzenverbände
der Krankenkassen e.V. (MDS)
Lützowstraße 53
45141 Essen
E-Mail: office@mds-ev.de

VdAK/AEV
Frankfurter Str. 84
53721 Siegburg

bpa – Bundesverband privater Anbieter sozialer Dienste e. V.
Landesgeschäftsstelle Bremen/Niedersachsen
Herrenstraße 3–5
30159 Hannover
E-mail: Bremen@bpa.de

Servox AG
Home-Care-Team
Biberweg 24
53842 Troisdorf
E-Mail: ekemper@servox.de

Anhang

Hygienemanagement	Mustereinrichtung	Einrichtung Mustereinrichtung am Musterberg
Seite 1 von 7	**Checkliste für Hygienebeauftragte** **- Funktionsräume und -bereiche -**	Dokumentenschlüssel: XX.XX.XXXX **- Anhang: A 1**

Hygienevisite - Funktionsräume und –bereiche -

Datum: _____ Uhrzeit: _____   Wohnbereich: _____   Lfd. Nr.: _____

Anwesende Pflegefachkraft: _____

Anforderungen und dokumentierte Verfahren:	Regelungen und Verfahren laut Hygiene-rahmenplan bzw. Hygieneplan der Einrichtung (Titel, Kapitelnummer, Standard, Seite, Bezeichnung etc.)	☺ i. O ☺ n. i.O.	Bei ☺ n. i. O. (Feststellungen stichwortartig hier festhalten!)
1.0 Befinden sich das Pflegebad, die Pflegedusche und die Toilettenräume im Wohnbereich in einem hygienisch einwandfreien, sauberen und aufgeräumten Zustand?	(vom Hygienebeauftragten auszufüllen!)	☺ i. O ☺ n. i.O.	(vom Hygienebeauftragten auszufüllen!)
1.1 Werden die Hygieneformulare und -checklisten im Pflegebad, Pflegedusche und Toiletten-räumen entsprechend den Festlegungen nachweislich durch die Pflegemitarbeiter geführt? * Keine Bevorratung in Feuchträumen!	(vom Hygienebeauftragten auszufüllen!)	☺ i. O ☺ n. i.O.	(vom Hygienebeauftragten auszufüllen!)
1.2 An welchen Stellen im Hause werden die Desinfektionspläne angebracht (aktuell?) und wo befindet sich der Ordner „Hygieneplanung*" zur Einsichtnahme für die Mitarbeiter? * Hygienerechtliche Anforderungen!	(vom Hygienebeauftragten auszufüllen!)	☺ i. O ☺ n. i.O.	(vom Hygienebeauftragten auszufüllen!)
1.3 Ist durch ein gesichertes Verfahren oder durch eine klare Regelung in der Einrichtung sichergestellt, dass <u>keinerlei</u> Rollstühle, Toilettenstühle, Wäschesammler oder Pflegewagen im Badezimmer oder in der Pflegedusche abgestellt bzw. zwischengelagert werden?	(vom Hygienebeauftragten auszufüllen!)	☺ i. O ☺ n. i.O.	(vom Hygienebeauftragten auszufüllen!)
2.0 Auf welche Art und Weise wird in der Pflegepraxis verhindert, dass sich die Wege von Schmutzwäsche und reiner Wäsche (Trennung „Reine" und „Unreine" Seite in der Wäscherei) kreuzen?	(vom Hygienebeauftragten auszufüllen!)	☺ i. O ☺ n. i.O.	(vom Hygienebeauftragten auszufüllen!)

Legende: ☺ i. O = in Ordnung
☺ n. i.O = nicht in Ordnung (Maßnahmenplan)

Erstellungsdatum: Januar 2005	Mitarbeitende: Heimleitung (HL), Pflegedienstleitung (PDL), Hygienebeauftragter (Hygb.), Betriebsarzt (BA) und Fachkraft für Arbeitssicherheit (FaSi/Sifa)	(Stempel/Vermerk):

Hygienemanagement	Mustereinrichtung	Einrichtung Mustereinrichtung am Musterberg
Seite 2 von 7	**Checkliste für Hygienebeauftragte** **- Funktionsräume und -bereiche -**	Dokumentenschlüssel: XX.XX.XXXX **- Anhang: A 1**

Anforderungen und dokumentierte Verfahren:	Regelungen und Verfahren laut Hygiene-rahmenplan bzw. Hygieneplan der Einrichtung (Titel, Kapitelnummer, Standard, Seite, Bezeichnung etc.)	☺ i. O ☹ n. i.O.	Bei ☹ n. i. O. (Feststellungen stichwortartig hier festhalten!)
2.1 Auf welche Art und Weise erfolgen das Einsammeln und der Transport gebrauchter Wäsche in der Einrichtung und wie häufig erfolgt der Schmutzwäscheabtransport am Tage? * Transport der Schmutzwäsche gem. RKI-Richtlinie	(vom Hygienebeauftragten auszufüllen!)	☺ i. O ☹ n. i.O.	(vom Hygienebeauftragten auszufüllen!)
2.2 Wird nachweislich der Wäscheabwurfwagen bzw. Wäschesammler mindestens einmal wöchentlich des-infizierend gereinigt?	(vom Hygienebeauftragten auszufüllen!)	☺ i. O ☹ n. i.O.	(vom Hygienebeauftragten auszufüllen!)
2.3 Wird nachweislich der Wäscheschrank /-wagen min-destens einmal wöchentlich desinfizierend gereinigt?	(vom Hygienebeauftragten auszufüllen!)	☺ i. O ☹ n. i.O.	(vom Hygienebeauftragten auszufüllen!)
2.4 Befindet sich das Wäschelager im Wohnbereich in einem hygienisch einwandfreien, sauberen und aufgeräumten Zustand?	(vom Hygienebeauftragten auszufüllen!)	☺ i. O ☹ n. i.O.	(vom Hygienebeauftragten auszufüllen!)
3.0 Wie häufig erfolgt nachweislich in der Einrichtung eine tur-nusmäßige Aufbereitung der Perlatoren und Duschköpfe im Sanitärbereich (Nasszelle) der Klienten (durch Reinigungs-mitarbeiter oder Haustechnik)?	(vom Hygienebeauftragten auszufüllen!)	☺ i. O ☹ n. i.O.	(vom Hygienebeauftragten auszufüllen!)
4.0 Erfolgt nachweislich in der Einrichtung eine Kontrolle, Reinigung oder ein Austausch der Abluftgitter der entspre-chenden Abluftschächte (Be- und Entlüftung) in den „ge-schlossenen" Räumen?	(vom Hygienebeauftragten auszufüllen!)	☺ i. O ☹ n. i.O.	(vom Hygienebeauftragten auszufüllen!)

Erstellungsdatum: Januar 2005	Mitarbeitende: Heimleitung (HL), Pflegedienstleitung (PDL), Hygienebeauftragter (Hygb.), Betriebsarzt (BA) und Fachkraft für Arbeitssicherheit (FaSi/Sifa)	(Stempel/Vermerk):

Hygienemanagement	Mustereinrichtung	Einrichtung Mustereinrichtung am Musterberg
Seite 3 von 7	Checkliste für Hygienebeauftragte - Funktionsräume und -bereiche -	Dokumentenschlüssel: XX.XX.XXXX - Anhang: A 1

Anforderungen und dokumentierte Verfahren:	Regelungen und Verfahren laut Hygiene-rahmenplan bzw. Hygieneplan der Einrichtung (Titel, Kapitelnummer, Standard, Seite, Bezeichnung etc.)	☺ i. O ☹ n. i.O.	Bei ☺ n. i. O. (Feststellungen stichwortartig hier festhalten!)
5.1 Sind die Pflegelifter und Duschstühle im Medizin-produkte-Bestandsverzeichnis aufgenommen (MPBetreibV)?	(vom Hygienebeauftragten auszufüllen!)	☺ i. O ☹ n. i.O.	(vom Hygienebeauftragten auszufüllen!)
5.2 Werden für die Pflegelifter und Duschstuhle die vorgeschrie-benen Prüfintervalle nachweis-lich eingehalten (MPBetreibV)?	(vom Hygienebeauftragten auszufüllen!)	☺ i. O ☹ n. i.O.	(vom Hygienebeauftragten auszufüllen!)
6.0 Wird nachweislich der Pflege-wagen mindestens einmal wöchentlich oder nach Bedarf sofort desinfizierend gereinigt?	(vom Hygienebeauftragten auszufüllen!)	☺ i. O ☹ n. i.O.	(vom Hygienebeauftragten auszufüllen!)
6.1 Ist der Pflegewagen aufgefüllt, vollständig, aufgeräumt und hygienisch in einem einwand-freien Zustand?	(vom Hygienebeauftragten auszufüllen!)	☺ i. O ☹ n. i.O.	(vom Hygienebeauftragten auszufüllen!)
6.2 Befinden sich am Pflegewagen der Desinfektionsplan (für Dienstzimmer) der Einrichtung sowie ein Spender mit Hände-desinfektionsmittel?	(vom Hygienebeauftragten auszufüllen!)	☺ i. O ☹ n. i.O.	(vom Hygienebeauftragten auszufüllen!)
6.3 Befindet sich der Pflegewagen in einem einwandfreien Zu-stand (Funktionalität und Praktikabilität) und sind nur erlaubte Pflegemittel bzw. Pflegehilfsmittel dort depo-niert?	(vom Hygienebeauftragten auszufüllen!)	☺ i. O ☹ n. i.O.	(vom Hygienebeauftragten auszufüllen!)
6.4 Werden ausnahmslos klienten-bezogene Pflegehilfmittel ein-gesetzt? Werden im Pflegewagen Na-gelscheren, Nagelfeilen etc. (sind klientenbezogen zu ver-wendet werden!) gelagert?	(vom Hygienebeauftragten auszufüllen!)	☺ i. O ☹ n. i.O.	(vom Hygienebeauftragten auszufüllen!)
7.0 Wird im Steckbeckenspülraum das desinfizierte Spülgut (Urin-flaschen und Steckbecken) staubgeschützt und berüh-rungslos (Spülgut) gelagert?	(vom Hygienebeauftragten auszufüllen!)	☺ i. O ☹ n. i.O.	(vom Hygienebeauftragten auszufüllen!)

Erstellungsdatum: Januar 2005	Mitarbeitende: Heimleitung (HL), Pflegedienstleitung (PDL), Hygienebeauftragter (Hygb.), Betriebsarzt (BA) und Fachkraft für Arbeitssicherheit (FaSi/Sifa)	(Stempel/Vermerk):

Hygienemanagement	Mustereinrichtung	Einrichtung Mustereinrichtung am Musterberg
Seite 4 von 7	**Checkliste für Hygienebeauftragte** **- Funktionsräume und -bereiche -**	Dokumentenschlüssel: XX.XX.XXXX **- Anhang: A 1**

Anforderungen und dokumentierte Verfahren:	Regelungen und Verfahren laut Hygiene-rahmenplan bzw. Hygieneplan der Einrichtung (Titel, Kapitelnummer, Standard, Seite, Bezeichnung etc.)	☺ i. O ☻ n. i.O.	Bei ☻ n. i. O. (Feststellungen stichwortartig hier festhalten!)
7.1 Durch welches Verfahren wird sichergestellt, dass einmal wöchentlich eine Überprüfung des Steckbeckenspülauto-maten auf einwandfreie Funk-tionalität (Temperatur und Haltezeit bei thermischen Verfahren) erfolgt?	(vom Hygienebeauftragten auszufüllen!)	☺ i. O ☻ n. i.O.	(vom Hygienebeauftragten auszufüllen!)
7.2 Erfolgt im Steckbeckenspül-raum eine strikte Trennung zwischen „reiner" und un-reiner" Seite?	(vom Hygienebeauftragten auszufüllen!)	☺ i. O ☻ n. i.O.	(vom Hygienebeauftragten auszufüllen!)
7.3 Bei chemischen bzw. chemo-thermischen Spülautomaten: Erfolgt einmal wöchentlich nachweislich eine Überprüfung durch die Haustechnik, inwie-weit noch ausreichend Des-infektionsmittel im Kanister ist.	(vom Hygienebeauftragten auszufüllen!)	☺ i. O ☻ n. i.O.	(vom Hygienebeauftragten auszufüllen!)
7.4 Erfüllt die Entsorgung von Stuhl und Urin die gesetz-lichen Anforderungen?	(vom Hygienebeauftragten auszufüllen!)	☺ i. O ☻ n. i.O.	(vom Hygienebeauftragten auszufüllen!)
7.4.1 Wann wurde die letzte periodische Prüfung des Des-infektionsgerätes mit Testkör-pern (thermische Desinfektion) oder eine Abdruckuntersu-chung (chemische Desinfek-tion) durchgeführt? • **Halbjährliche mikrobiologische Wirksamkeitsüberprüfung -**	(vom Hygienebeauftragten auszufüllen!)	☺ i. O ☻ n. i.O.	(vom Hygienebeauftragten auszufüllen!)
8.0 Sind die übrigen Nebenräume (inkl. Lagerräume, Personal-toiletten, Umkleideräume etc.) in einem hygienisch sauberen und aufgeräumten und ggf. aufgefüllten Zustand?	(vom Hygienebeauftragten auszufüllen!)	☺ i. O ☻ n. i.O.	(vom Hygienebeauftragten auszufüllen!)

Erstellungsdatum: Januar 2005	Mitarbeitende: Heimleitung (HL), Pflegedienstleitung (PDL), Hygienebeauftragter (Hygb.), Betriebsarzt (BA) und Fachkraft für Arbeitssicherheit (FaSi/Sifa)	(Stempel/Vermerk):

Hygienemanagement	Mustereinrichtung	Einrichtung Mustereinrichtung am Musterberg
Seite 5 von 7	**Checkliste für Hygienebeauftragte** **- Funktionsräume und -bereiche -**	Dokumentenschlüssel: XX.XX.XXXX **- Anhang: A 1**

Anforderungen und dokumentierte Verfahren:	✎ Regelungen und Verfahren laut Hygiene-rahmenplan bzw. Hygieneplan der Einrichtung (Titel, Kapitelnummer, Standard, Seite, Bezeichnung etc.)	☺ i. O ☹ n. i.O.	Bei ☹ n. i. O. (Feststellungen stichwortartig hier festhalten!)
9.0 In welcher Form werden durch die Pflegeeinrichtung Dosier-hilfen, skalierte Messgefäße und/oder Pumpflaschen für die Zubereitung von Desinfek-tionsmittelgebrauchslösungen zur Verfügung gestellt? *Desinfektionsmittelgebrauchslösun-gen: Wasser und Konzentrat (EWZ!)*	(vom Hygienebeauftragten auszufüllen!)	☺ i. O ☹ n. i.O.	(vom Hygienebeauftragten auszufüllen!)
9.1 Wo werden in der Pflege-einrichtung die Reinigungs- und Desinfektionsmittelge-brauchslösungen zubereitet ?	(vom Hygienebeauftragten auszufüllen!)	☺ i. O ☹ n. i.O.	(vom Hygienebeauftragten auszufüllen!)
9.1.1 Wie häufig werden Desin-fektionsmittelgebrauchslösun-gen frisch zubereitet und wie ist hier die allgemeine Vor-gehensweise (Zubereitung der Desinfektionsmittelgebrauchs-lösung etc.)?	(vom Hygienebeauftragten auszufüllen!)	☺ i. O ☹ n. i.O.	(vom Hygienebeauftragten auszufüllen!)
9.2 Ist die Einwirkzeit (EWZ) von Desinfektionsmitteln in der Pflegeeinrichtung hinreichend bekannt?	(vom Hygienebeauftragten auszufüllen!)	☺ i. O ☹ n. i.O.	(vom Hygienebeauftragten auszufüllen!)
9.2.1 Ist bei den Mitarbeitern bekannt, welcher Reiniger bzw. welche Gebrauchslösun-gen für welche Reinigungs-aufgaben einzusetzen sind?	(vom Hygienebeauftragten auszufüllen!)	☺ i. O ☹ n. i.O.	(vom Hygienebeauftragten auszufüllen!)
9.2.2 Wird bei Desinfektions- und Reinigungsarbeiten geeignete Schutzkleidung von den Mitarbeitern getragen?	(vom Hygienebeauftragten auszufüllen!)	☺ i. O ☹ n. i.O.	(vom Hygienebeauftragten auszufüllen!)
9.2.3 Werden Geräte und Mittel zur Reinigung und Desinfektion vor dem Zugriff unbefugter Personen gesichert?	(vom Hygienebeauftragten auszufüllen!)	☺ i. O ☹ n. i.O.	(vom Hygienebeauftragten auszufüllen!)

Erstellungsdatum: Januar 2005	Mitarbeitende: Heimleitung (HL), Pflegedienstleitung (PDL), Hygienebeauftragter (Hygb.), Betriebsarzt (BA) und Fachkraft für Arbeitssicherheit (FaSi/Sifa)	(Stempel/Vermerk):

Hygienemanagement	Mustereinrichtung	Einrichtung Mustereinrichtung am Musterberg
Seite 6 von 7	**Checkliste für Hygienebeauftragte** **- Funktionsräume und -bereiche -**	Dokumentenschlüssel: XX.XX.XXXX **- Anhang: A 1**

Anforderungen und dokumentierte Verfahren:	✎ Regelungen und Verfahren laut Hygiene-rahmenplan bzw. Hygieneplan der Einrichtung (Titel, Kapitelnummer, Standard, Seite, Bezeichnung etc.)	☺ i. O ☹ n. i.O.	Bei ☹ n. i. O. (Feststellungen stichwortartig hier festhalten!)
10.0 Werden mindestens einmal jährlich gem. der *Trinkwasserverordnung entsprechende Trinkwasser-proben entnommen und mikrobiologisch untersucht? * Untersuchung der Trinkwasserprobe durch ein akkreditiertes Labor	(vom Hygienebeauftragten auszufüllen!)	☺ i. O ☹ n. i.O.	(vom Hygienebeauftragten auszufüllen!)
Sonstiges:	(vom Hygienebeauftragten auszufüllen!)	☺ i. O ☹ n. i.O.	(vom Hygienebeauftragten auszufüllen!)
Sonstiges:	(vom Hygienebeauftragten auszufüllen!)	☺ i. O ☹ n. i.O.	(vom Hygienebeauftragten auszufüllen!)
Sonstiges:	(vom Hygienebeauftragten auszufüllen!)	☺ i. O ☹ n. i.O.	(vom Hygienebeauftragten auszufüllen!)
Sonstiges:	(vom Hygienebeauftragten auszufüllen!)	☺ i. O ☹ n. i.O.	(vom Hygienebeauftragten auszufüllen!)
Sonstiges:	(vom Hygienebeauftragten auszufüllen!)	☺ i. O ☹ n. i.O.	(vom Hygienebeauftragten auszufüllen!)
Sonstiges:	(vom Hygienebeauftragten auszufüllen!)	☺ i. O ☹ n. i.O.	(vom Hygienebeauftragten auszufüllen!)
Sonstiges:	(vom Hygienebeauftragten auszufüllen!)	☺ i. O ☹ n. i.O.	(vom Hygienebeauftragten auszufüllen!)
Sonstiges:	(vom Hygienebeauftragten auszufüllen!)	☺ i. O ☹ n. i.O.	(vom Hygienebeauftragten auszufüllen!)

Erstellungsdatum: Januar 2005	Mitarbeitende: Heimleitung (HL), Pflegedienstleitung (PDL), Hygienebeauftragter (Hygb.), Betriebsarzt (BA) und Fachkraft für Arbeitssicherheit (FaSi/Sifa)	(Stempel/Vermerk):

Qualitätsmanagement

Einrichtung

Mustereinrichtung

Muster-Einrichtung am Musterberg

Seite 7 von 7

Maßnahmenplan zu der Hygienevisite
- Funktionsräume und –bereiche -

Dokumentationsschlüssel: **XX.XX.XXXX**
- Anhang: A 1

Maßnahmenverfolgungsplan zur Hygienevisite am _____ (Datum) _____ Ltd. Nummer: _____ (Hygienevisiten in diesem Wohnbereich) _____ Seite 1 von _____

☐ Es ergibt sich kein Handlungsbedarf ☐ Es ergibt sich ein Handlungsbedarf in den nachfolgend benannten Bereichen

Nr.	Mängel und sonstige Feststellungen:	Einzuleitende Maßnahme(n):	Mängel beseitigen bis zum (Datum)	Name und Hdz. der zuständigen Pflegefachkraft im Wohnbereich	Kontrolldatum (Erledigungsvermerk) und Handzeichen der Hygienebeauftragten im Hause

_____ (Datum)

_____ (Unterschrift der Hygienebeauftragten)

Mitarbeitende:
Heimleitung (HL), Pflegedienstleitung (PDL), Hygienebeauftragter (Hygb.), Betriebsarzt (BA) und Fachkraft für Arbeitssicherheit (FaSi/Sifa)

(Stempel/Vermerk):

Erstellungsdatum:
Januar 2005

* Kopie verbleibt im Wohnbereich als Maßnahmenverfolgungsplan!

252

Hygienemanagement	Mustereinrichtung	Einrichtung **Muster-Einrichtung am Musterberg**
Seite 1 von 11	**Checkliste für Hygienebeauftragte - Dienstzimmer -**	Dokumentationsschlüssel: XX.XX.XXXX **Anhang: A 2**

Hygienevisite - Dienstzimmer -

Datum: _____ Uhrzeit: _____   Wohnbereich: _____ Lfd. Nr.: _____

Anwesende Pflegefachkraft: _____

Anforderungen und dokumentierte Verfahren:	✎ Regelungen und Verfahren laut Hygiene-rahmenplan bzw. Hygieneplan der Einrichtung <small>(Titel, Kapitelnummer, Standard, Seite, Bezeichnung etc.)</small>	☺ i. O ☹ n. i.O.	Bei ☹ n. i. O. <small>(Feststellungen stichwortartig hier festhalten!)</small>
1.0 Wurde in der Pflegeeinrichtung eine Hygienekommission im-plementiert und welche verant-wortlichen Mitarbeiter sind hier vertreten? <small>(Sind die besonderen Anliegen der ASA-Sitzungen in dieser Kommission integriert?)</small>	*(vom Hygienebeauftragten auszufüllen!)*	☺ i. O ☹ n. i.O.	*(vom Hygienebeauftragten auszufüllen!)*
1.1 Wer ist für die Überwachung, Einhaltung und Durchführung der Maßnahmen zur Hygiene, Desinfektion und Reinigung etc. im Wohnbereich verant-wortlich und Ansprechpartner?	*(vom Hygienebeauftragten auszufüllen!)*	☺ i. O ☹ n. i.O.	*(vom Hygienebeauftragten auszufüllen!)*
1.2 Wer überwacht in der Pflege-einrichtung die Einhaltung der Infektionshygiene und deren Maßnahmen, die im Hygiene-plan schriftlich vereinbart und dokumentiert sind?	*(vom Hygienebeauftragten auszufüllen!)*	☺ i. O ☹ n. i.O.	*(vom Hygienebeauftragten auszufüllen!)*
1.3 Wird das Dienstzimmer nach den festgelegten Intervallen regelmäßig aufgeräumt und werden die Arbeitsflächen laut standardisierten Reiniguns- und Desinfektionsplan (s. Checkliste) mindestens einmal wöchentlich desinfizierend gereinigt?	*(vom Hygienebeauftragten auszufüllen!)*	☺ i. O ☹ n. i.O.	*(vom Hygienebeauftragten auszufüllen!)*
1.4 Existieren in der Pflegeein-richtung standardisierte *Reinigungs- und Desin-fektionspläne für die unter-schiedlichen Hygienebereiche und ihre Unter-bereiche (z. B. auch Teilpläne für den Pflege-dienst, Hauswirtschaft, Wä-scherei, Küche, Haustechnik etc.) und wo befinden sich diese Pläne? * Aktualität und Freigabe der Pläne?	*(vom Hygienebeauftragten auszufüllen!)*	☺ i. O ☹ n. i.O.	*(vom Hygienebeauftragten auszufüllen!)*

Legende: ☺ i. O = in Ordnung
☹ n. i.O = nicht in Ordnung (Maßnahmenplan)

Erstellungsdatum: Januar 2005	Mitarbeitende: Heimleitung (HL), Pflegedienstleitung (PDL), Hygienebeauftragter (Hygb.), Betriebsarzt (BA) und Fachkraft für Arbeitssicherheit (FaSi/Sifa)	(Stempel/Vermerk):

Hygienemanagement	Mustereinrichtung	Einrichtung **Muster-Einrichtung am Musterberg**
Seite 2 von 11	**Checkliste für Hygienebeauftragte** **- Dienstzimmer -**	Dokumentationsschlüssel: XX.XX.XXXX **Anhang: A 2**

Anforderungen und dokumentierte Verfahren:	✎ Regelungen und Verfahren laut Hygienerahmenplan bzw. Hygieneplan der Einrichtung (Titel, Kapitelnummer, Standard, Seite, Bezeichnung etc.)	☺ i. O ☺ n. i.O.	Bei ☺ n. i. O. (Feststellungen stichwortartig hier festhalten!)
1.4.1 Entsprechen die standardisierten Reinigungs- und Desinfektionspläne den gesetzlichen Vorschriften, Richtlinien und sonstigen gesetzlichen Bestimmungen und werden verfahrensspezifische Produkte eingesetzt? * Vorgaben durch: IfSG, BGR 250, BGV A1 sowie andere BG-Regeln und gesetzliche Bestimmungen!	(vom Hygienebeauftragten auszufüllen!)	☺ i. O ☺ n. i.O.	(vom Hygienebeauftragten auszufüllen!)
1.4.2 Befinden sich die im Hygieneplan genannten und erforderlichen Sicherheitsdatenblätter, Betriebsanweisungen, Hygieneformulare und -checklisten an den entsprechenden Einsatzstellen in der Pflegeeinrichtung?	(vom Hygienebeauftragten auszufüllen!)	☺ i. O ☺ n. i.O.	(vom Hygienebeauftragten auszufüllen!)
1.4.3 Wurde für die Mitarbeiter der Pflegeeinrichtung ein Hautschutzplan erarbeitet nach den BG-lichen Vorschriften?	(vom Hygienebeauftragten auszufüllen!)	☺ i. O ☺ n. i.O.	(vom Hygienebeauftragten auszufüllen!)
1.4.4 Erfolgt der Vorgang der Händehygiene (Händedesinfektion) nach den gesetzlichen Anforderungen?	(vom Hygienebeauftragten auszufüllen!)	☺ i. O ☺ n. i.O.	(vom Hygienebeauftragten auszufüllen!)
1.4.5 Auf welche Art und Weise wird der Hygieneplan den Mitarbeitern im Wohnbereich zugänglich und somit bekannt gemacht (*Schulung und verfahrensspezifische Unterweisung)? * Wichtig: Einsichtnahme durch die Mitarbeiter und fortlaufende Schulung!	(vom Hygienebeauftragten auszufüllen!)	☺ i. O ☺ n. i.O.	(vom Hygienebeauftragten auszufüllen!)
1.4.6 Welche *Hygienestandards sind in der Pflegeeinrichtung implementiert worden oder konkret bei den befragten Mitarbeitern bekannt? *Finden diese Hygienestandards in der täglichen Pflegepraxis eine Anwendung?	(vom Hygienebeauftragten auszufüllen!)	☺ i. O ☺ n. i.O.	(vom Hygienebeauftragten auszufüllen!)

Erstellungsdatum: Januar 2005	Mitarbeitende: Heimleitung (HL), Pflegedienstleitung (PDL), Hygienebeauftragter (Hygb.), Betriebsarzt (BA) und Fachkraft für Arbeitssicherheit (FaSi/Sifa)	(Stempel/Vermerk):

Hygienemanagement	Mustereinrichtung	Einrichtung **Muster-Einrichtung am Musterberg**
Seite 3 von 11	**Checkliste für Hygienebeauftragte** **- Dienstzimmer -**	Dokumentationsschlüssel: XX.XX.XXXX **Anhang: A 2**

Anforderungen und dokumentierte Verfahren:	✎ Regelungen und Verfahren laut Hygiene-rahmenplan bzw. Hygieneplan der Einrichtung (Titel, Kapitelnummer, Standard, Seite, Bezeichnung etc.)	☺ i. O ☺ n. i.O.	Bei ☺ n. i. O. (Feststellungen stichwortartig hier festhalten)
2.0 Durch welches Verfahren ist sichergestellt, dass der Verbandschrank bzw. der Verbandwagen im Wohnbereich regelmäßig gereinigt, aufgefüllt und aufgeräumt wird?	(vom Hygienebeauftragten auszufüllen!)	☺ i. O ☺ n. i.O.	(vom Hygienebeauftragten auszufüllen!)
2.1 Wird der Medikamentenkühlschrank bzw. der Kühlschrank im Wohnbereich nach den festgelegten Intervallen mindestens einmal wöchentlich und sofort bei sichtbarer Verschmutzung desinfizierend gereinigt?	(vom Hygienebeauftragten auszufüllen!)	☺ i. O ☺ n. i.O.	(vom Hygienebeauftragten auszufüllen!)
2.2 Wird die Temperatur im Medikamentenkühlschrank täglich kontrolliert und dokumentiert?	(vom Hygienebeauftragten auszufüllen!)	☺ i. O ☺ n. i.O.	(vom Hygienebeauftragten auszufüllen!)
2.2.1 Mit welchem *Thermometer erfolgt die tägliche Temperaturmessung im Medikamentenkühlschrank? * Falls kein Maxima-Minima-Thermometer eingesetzt wird, begründen Sie bitte ihre Angaben bzgl. des Temperaturmessgerätes.	(vom Hygienebeauftragten auszufüllen!)	☺ i. O ☺ n. i.O.	(vom Hygienebeauftragten auszufüllen!)
2.2.2 Wird bei der Reinigung und Kontrolle des Medikamentenkühlschrankes auf die Mindesthaltbarkeitsdaten der Medikamente (Haltbarkeitsfristen etc.) geachtet?	(vom Hygienebeauftragten auszufüllen!)	☺ i. O ☺ n. i.O.	(vom Hygienebeauftragten auszufüllen!)
2.2.3 Werden klientenbezogene Arzneimittel die beispielsweise nach Anbruch kühl gelagert werden müssen (z. B. Atosil, Ben-u-ron-Saft und andere Oralia) im Kühlschrank aufbewahrt? *Beschriftet mit Namen des Klienten, Anbruchs- und Aufbrauchfristen nach Erstentnahme auf der Flasche!	(vom Hygienebeauftragten auszufüllen!)	☺ i. O ☺ n. i.O.	(vom Hygienebeauftragten auszufüllen!)

Erstellungsdatum: Januar 2005	Mitarbeitende: Heimleitung (HL), Pflegedienstleitung (PDL), Hygienebeauftragter (Hygb.), Betriebsarzt (BA) und Fachkraft für Arbeitssicherheit (FaSi/Sifa)	(Stempel/Vermerk):

Hygienemanagement	Mustereinrichtung	Einrichtung **Muster-Einrichtung am Musterberg**
Seite 4 von 11	**Checkliste für Hygienebeauftragte** **- Dienstzimmer -**	Dokumentationsschlüssel: XX.XX.XXXX **Anhang: A 2**

Anforderungen und dokumentierte Verfahren:	✎ Regelungen und Verfahren laut Hygienerahmenplan bzw. Hygieneplan der Einrichtung (Titel, Kapitelnummer, Standard, Seite, Bezeichnung etc.)	☺ i. O ☺ n. i.O.	Bei ☺ n. i. O. (Feststellungen stichwortartig hier festhalten!)
2.3 Werden die Arzneimittel klientenbezogen (beschriftet) und mit Originalverpackungen in dem Medikamentenschrank verschlossen aufbewahrt?	(vom Hygienebeauftragten auszufüllen!)	☺ i. O ☺ n. i.O.	(vom Hygienebeauftragten auszufüllen!)
2.4 Welche Regelungen bestehen zu abgesetzten Medikamenten durch den Arzt in der Pflegeeinrichtung? * Keine unzulässige Medikamentenvorratshaltung!	(vom Hygienebeauftragten auszufüllen!)	☺ i. O ☺ n. i.O.	(vom Hygienebeauftragten auszufüllen!)
2.4.1 Welche Verfahren bestehen in der Pflegepraxis hinsichtlich der *Entsorgung abgelaufener Medikamente? * Entsorgung muss fachgerecht über die Apotheke erfolgen!	(vom Hygienebeauftragten auszufüllen!)	☺ i. O ☺ n. i.O.	(vom Hygienebeauftragten auszufüllen!)
2.5 Wie beurteilen Sie die Arbeitsflächen im Medikamentenschrank (saubere Ausziehplatte etc.)?	(vom Hygienebeauftragten auszufüllen!)	☺ i. O ☺ n. i.O.	(vom Hygienebeauftragten auszufüllen!)
2.6 In welchen Zustand befindet sich das Medikamentenverteilersystem (z. B. Bechersystem: sauber und gut organisiert) für die Tagesmedikamente und haben die Medikamententabletts eine Abdeckung?	(vom Hygienebeauftragten auszufüllen!)	☺ i. O ☺ n. i.O.	(vom Hygienebeauftragten auszufüllen!)
2.7 Auf welche Art und Weise werden in der Praxis die Anbruchs- und Aufbrauchfristen sowie Verfallsdaten auf Mehrdosenbehältnisse etc. festgehalten?	(vom Hygienebeauftragten auszufüllen!)	☺ i. O ☺ n. i.O.	(vom Hygienebeauftragten auszufüllen!)
2.8 Werden die Tabletten-Mörser (für die Zerkleinerung der Medikamente z.B. bei PEG-Anlage etc.) klientenbezogen eingesetzt und täglich gereinigt?	(vom Hygienebeauftragten auszufüllen!)	☺ i. O ☺ n. i.O.	(vom Hygienebeauftragten auszufüllen!)

Erstellungsdatum: Januar 2005	Mitarbeitende: Heimleitung (HL), Pflegedienstleitung (PDL), Hygienebeauftragter (Hygb.), Betriebsarzt (BA) und Fachkraft für Arbeitssicherheit (FaSi/Sifa)	(Stempel/Vermerk):

Hygienemanagement	Mustereinrichtung	Einrichtung
		Muster-Einrichtung am Musterberg
Seite 5 von 11	**Checkliste für Hygienebeauftragte - Dienstzimmer -**	Dokumentationsschlüssel: XX.XX.XXXX **Anhang: A 2**

Anforderungen und dokumentierte Verfahren:	Regelungen und Verfahren laut Hygiene-rahmenplan bzw. Hygieneplan der Einrichtung (Titel, Kapitelnummer, Standard, Seite, Bezeichnung etc.)	☺ i. O ☺ n. i.O.	Bei ☺ n. i. O. (Feststellungen stichwortartig hier festhalten!)
2.9 Werden Blutzuckergeräte die für mehrere Klienten einge-setzt werden, wöchentlich mit einer Kontroll-Lösung im Hin-blick auf deren Messgenauig-keit überwacht Wie lange wird die Dokumen-tation der Qualitätskontrolle der BZ-Geräte aufbewahrt? * Kalibrierung der Messgeräte zur Glu-kosebestimmung in kapillarem Blut; Glukose in mg/dl bzw. mmol/l? * Art des Messgerätes und Kontroll-Lösung? * Die Aufbewahrungsfrist der Qualitäts-kontrolle (Dokumentation) der BZ-Geräte beträgt mindestens fünf Jahre!	(vom Hygienebeauftragten auszufüllen!)	☺ i. O ☺ n. i.O.	(vom Hygienebeauftragten auszufüllen!)
2.10 Werden die Arzneimittel und apothekenpflichtigen Medizin-produkte halbjährlich durch die Apotheke (als Vertragspartner) kontrolliert und wird dieses Verfahren dokumentiert?	(vom Hygienebeauftragten auszufüllen!)	☺ i. O ☺ n. i.O.	(vom Hygienebeauftragten auszufüllen!)
3.0 Erfolgt die Aufbereitung der Instrumente (Einlege-/ Tauch-desinfektion von Medizinpro-dukten) nach jeder einmaligen Benutzung?	(vom Hygienebeauftragten auszufüllen!)	☺ i. O ☺ n. i.O.	(vom Hygienebeauftragten auszufüllen!)
3.1 Wie häufig wird die Ge-brauchslösung (Wasser und Reinigungskonzentrat für die Instrumente) erneuert, d.h. frisch zubereitet? Erfolgt hierüber eine entspre-chende Dokumentation und besteht mit der gängigen Praxis eine Übereinstimmung mit dem Hygieneplan?	(vom Hygienebeauftragten auszufüllen!)	☺ i. O ☺ n. i.O.	(vom Hygienebeauftragten auszufüllen!)
3.1.1 Wird mit der Gebrauchslösung zur Instrumentendesinfektion und den darin befindlichen Instrumenten fachlich korrekt umgegangen (gemäß den RKI- Richtlinien)?	(vom Hygienebeauftragten auszufüllen!)	☺ i. O ☺ n. i.O.	(vom Hygienebeauftragten auszufüllen!)

Erstellungsdatum: Januar 2005	Mitarbeitende: Heimleitung (HL), Pflegedienstleitung (PDL), Hygienebeauftragter (Hygb.), Betriebsarzt (BA) und Fachkraft für Arbeitssicherheit (FaSi/Sifa)	(Stempel/Vermerk):

Hygienemanagement	Mustereinrichtung	Einrichtung
		Muster-Einrichtung am Musterberg
Seite 6 von 11	**Checkliste für Hygienebeauftragte - Dienstzimmer -**	Dokumentationsschlüssel: XX.XX.XXXX **Anhang: A 2**

Anforderungen und dokumentierte Verfahren:	✎ Regelungen und Verfahren laut Hygiene-rahmenplan bzw. Hygieneplan der Einrichtung (Titel, Kapitelnummer, Standard, Seite, Bezeichnung etc.)	☺ i. O ☹ n. i.O.	Bei ☹ n. i. O. (Feststellungen stichwortartig hier festhalten!)
3.1.2 Auf welche Art und Weise werden die Instrumente nach der Desinfektion wieder aufbereitet (z. B. Sterilisation)?	(vom Hygienebeauftragten auszufüllen!)	☺ i. O ☹ n. i.O.	(vom Hygienebeauftragten auszufüllen!)
3.1.3 Werden bei der Instrumenten-desinfektion entsprechende Dosierhilfen und Instrumenten-zangen verwendet?	(vom Hygienebeauftragten auszufüllen!)	☺ i. O ☹ n. i.O.	(vom Hygienebeauftragten auszufüllen!)
3.2 Erfolgt grundsätzlich die Instrumentenwartung nach den Angaben im Hygieneplan (Konformität)?	(vom Hygienebeauftragten auszufüllen!)	☺ i. O ☹ n. i.O.	(vom Hygienebeauftragten auszufüllen!)
4.0 Wie wird in der Praxis mit kontagiösem Material und kontagiösen Gegenständen (z. B. bei potenziell infektiösem Material) umgegangen (wie z.B. auch nach der Wund-versorgung oder nach einem Verbandwechsel etc.)?	(vom Hygienebeauftragten auszufüllen!)	☺ i. O ☹ n. i.O.	(vom Hygienebeauftragten auszufüllen!)
4.1 Werden Instrumente und das Verbandmaterial (steril oder unsteril – je nach Anfor-derungen) staubgeschützt in Schränken oder Schubladen im Dienstzimmer aufbewahrt und gelagert?	(vom Hygienebeauftragten auszufüllen!)	☺ i. O ☹ n. i.O.	(vom Hygienebeauftragten auszufüllen!)
4.1.1 Wird die Lagerfähigkeit von Sterilgut kontrolliert (Sicht-probe!) und durch wen?	(vom Hygienebeauftragten auszufüllen!)	☺ i. O ☹ n. i.O.	(vom Hygienebeauftragten auszufüllen!)
4.2 Sind Sofortmaßnahmen, Re-gelungen und Verfahren der Postexpositionsprophylaxe der Mitarbeiter im Wohnbereich bekannt (z.B. durch eine Be-triebsanweisung „Verhalten bei einem Arbeitsunfall")? Wenn ja, welche im Detail? (Unter der Exposition werden Nadelstich- bzw. Schnittverletzungen oder sonstige Haut- oder Schleimhautkontakte mit Blutkontakt, Spritzer von Blut oder potenziell infektiösem Material verstanden!)	(vom Hygienebeauftragten auszufüllen!)	☺ i. O ☹ n. i.O.	(vom Hygienebeauftragten auszufüllen!)

Erstellungsdatum: Januar 2005	Mitarbeitende: Heimleitung (HL), Pflegedienstleitung (PDL), Hygienebeauftrager (Hygb.), Betriebsarzt (BA) und Fachkraft für Arbeitssicherheit (FaSi/Sifa)	(Stempel/Vermerk):

Hygienemanagement	Mustereinrichtung	Einrichtung
		Muster-Einrichtung am Musterberg
Seite 7 von 11	**Checkliste für Hygienebeauftragte - Dienstzimmer -**	Dokumentationsschlüssel: XX.XX.XXXX **Anhang: A 2**

Anforderungen und dokumentierte Verfahren:	✎ Regelungen und Verfahren laut Hygiene-rahmenplan bzw. Hygieneplan der Einrichtung (Titel, Kapitelnummer, Standard, Seite, Bezeichnung etc.)	☺ i. O ☺ n. i.O.	Bei ☺ n. i. O. (Feststellungen stichwortartig hier festhalten!)
4.2.1 Wie wird in der Praxis mit gebrauchten Injektionskanülen nach verabreichter Injektion umgegangen? Kein „recapping": Beim sog. „recapping" wird durch die Pflegekraft versucht, die gebrauchte Injektionskanüle in die Schutzkappe zurückzustecken!	(vom Hygienebeauftragten auszufüllen!)	☺ i. O ☺ n. i.O.	(vom Hygienebeauftragten auszufüllen!)
4.3 Wie wird mit dem Spritzen-tablett in der Praxis umgegan-gen (vollständig und hygie-nisch einwandfrei)?	(vom Hygienebeauftragten auszufüllen!)	☺ i. O ☺ n. i.O.	(vom Hygienebeauftragten auszufüllen!)
4.3.1 Befinden sich scharfe, spitze (z.B. gebrauchte Injektions-nadeln) und zerbrechliche Gegenstände in durchstich-sicheren und bruchfesten Gefäßen/Behältern?	(vom Hygienebeauftragten auszufüllen!)	☺ i. O ☺ n. i.O.	(vom Hygienebeauftragten auszufüllen!)
5.0 Werden die Desinfektions-spender (Handwaschmittel sowie Händedesinfektions-mittel aus Direktspendern) und Einmalpapierhandtücher im Dienstzimmer und sonstigen Funktionsräumen und -berei-chen regelmäßig kontrolliert und bei Bedarf aufgefüllt?	(vom Hygienebeauftragten auszufüllen!)	☺ i. O ☺ n. i.O.	(vom Hygienebeauftragten auszufüllen!)
5.1 Werden Maßnahmen (z.B. Bereitstellen entsprechender Mittel) zum *Hautschutz und zur Hautpflege berücksichtigt Wenn ja, welche? * Siehe hierzu auch die BGR 250 / TRBA 250	(vom Hygienebeauftragten auszufüllen!)	☺ i. O ☺ n. i.O.	(vom Hygienebeauftragten auszufüllen!)
5.1.1 An welchen Stellen in der Pflegeeinrichtung befindet sich der Hautschutzplan? *Hautschutzpräparate sollten aus hygienischen Gründen in Tuben oder Spendern bereitstehen (keine Gemein-schaftsdosen)	(vom Hygienebeauftragten auszufüllen!)	☺ i. O ☺ n. i.O.	(vom Hygienebeauftragten auszufüllen!)
5.1.2 Éntspricht der Händewasch-platz den berufsgenossen-schaftlichen Vorschriften und Regeln?	(vom Hygienebeauftragten auszufüllen!)	☺ i. O ☺ n. i.O.	(vom Hygienebeauftragten auszufüllen!)

Erstellungsdatum: Januar 2005	Mitarbeitende: Heimleitung (HL), Pflegedienstleitung (PDL), Hygienebeauftrager (Hygb.), Betriebsarzt (BA) und Fachkraft für Arbeitssicherheit (FaSi/Sifa)	(Stempel/Vermerk):

Hygienemanagement	Mustereinrichtung	Einrichtung **Muster-Einrichtung am Musterberg**
Seite 8 von 11	**Checkliste für Hygienebeauftragte - Dienstzimmer -**	Dokumentationsschlüssel: XX.XX.XXXX **Anhang: A 2**

Anforderungen und dokumentierte Verfahren:	✎ Regelungen und Verfahren laut Hygienerahmenplan bzw. Hygieneplan der Einrichtung (Titel, Kapitelnummer, Standard, Seite, Bezeichnung etc.)	☺ i. O ☺ n. i.O.	Bei ☺ n. i. O. (Feststellungen stichwortartig hier festhalten!)
6.0 Stimmen die in der Praxis eingesetzten und anerkannten verfahrensspezifischen Produkte von Reinigungs- und Desinfektionsmittel (gem. DGHM bzw. RKI) mit dem Hygiene- und Desinfektionsplan überein? Entspricht der Vorgang der Reinigung und Desinfektion den gesetzlichen Anforderungen?	(vom Hygienebeauftragten auszufüllen!)	☺ i. O ☺ n. i.O.	(vom Hygienebeauftragten auszufüllen!)
6.1 Sind alle eingesetzten Desinfektionsmittel in der gesamten Pflegeeinrichtung entweder durch das RKI oder durch die DGHM „Liste der Desinfektionsmittel" geprüft und zugelassen?	(vom Hygienebeauftragten auszufüllen!)	☺ i. O ☺ n. i.O.	(vom Hygienebeauftragten auszufüllen!)
6.2 Wo erfolgt eine Bevorratung von Reinigungs- und Desinfektionsmitteln wie z.B. Instrumenten-, Haut-, Hände- und Flächendesinfektionsmittel und Desinfektionsreiniger etc.?	(vom Hygienebeauftragten auszufüllen!)	☺ i. O ☺ n. i.O.	(vom Hygienebeauftragten auszufüllen!)
7.0 Existiert ein aktuelles Gefahrstoffverzeichnis (*gem. § 7 Abs. 8 GefStoffV*) und werden nur kleine Mengen im Hause vorgehalten, um bspw. die Brandlast zu senken und die Gefahr des Austritts von leicht flüchtigen Stoffen zu vermeiden?	(vom Hygienebeauftragten auszufüllen!)	☺ i. O ☺ n. i.O.	(vom Hygienebeauftragten auszufüllen!)
7.1 Erfolgt nachweislich mindestens einmal jährlich in der Anwendung der notwendigen Schutzmaßnahmen und persönlichen Schutzausrüstung eine dokumentierte Unterweisung der Mitarbeiter? ***Differenzierung zwischen Erst- und wiederkehrender Unterweisung sowie verfahrensspezifischer Arbeitsunterweisungen!**	(vom Hygienebeauftragten auszufüllen!)	☺ i. O ☺ n. i.O.	(vom Hygienebeauftragten auszufüllen!)

Erstellungsdatum: Januar 2005	Mitarbeitende: Heimleitung (HL), Pflegedienstleitung (PDL), Hygienebeauftragter (Hygb.), Betriebsarzt (BA) und Fachkraft für Arbeitssicherheit (FaSi/Sifa)	(Stempel/Vermerk):

Hygienemanagement	Mustereinrichtung	Einrichtung **Muster-Einrichtung am Musterberg**
Seite 9 von 11	**Checkliste für Hygienebeauftragte** **- Dienstzimmer -**	Dokumentationsschlüssel: XX.XX.XXXX **Anhang: A 2**

Anforderungen und dokumentierte Verfahren:	✎ Regelungen und Verfahren laut Hygienerahmenplan bzw. Hygieneplan der Einrichtung (Titel, Kapitelnummer, Standard, Seite, Bezeichnung etc.)	☺ i. O ☹ n. i.O.	Bei ☹ n. i. O. (Feststellungen stichwortartig hier festhalten!)
7.1.1 In welchen Praxissituationen wird beispielsweise ein Schutzkittel oder sonstige persönliche Schutzausrüstung getragen und wo befindet sich diese in der Pflegeeinrichtung?	(vom Hygienebeauftragten auszufüllen!)	☺ i. O ☹ n. i.O.	(vom Hygienebeauftragten auszufüllen!)
7.1.2 Ist sichergestellt, dass in Akutsituationen (z. B. bei infektiösen Norovirus-Infektion und anderen infektiösen Durchfallserkrankungen sowie bei Aufnahme eines Klienten mit MRSA/ORSA) ein „MRSA *Personalschutzset" bzw. Schutzkleidung, Mund-Nasenschutz, geeignetes Händedesinfektionsmittel, Einmalhandschuhe, Zutrittsbeschränkung zeitnah zur Verfügung steht? * Infektionsschutz-Set	(vom Hygienebeauftragten auszufüllen!)	☺ i. O ☹ n. i.O.	(vom Hygienebeauftragten auszufüllen!)
7.2 Sind aktuelle Vorschriften, Regeln, Richtlinien und die Anforderungen an die Hygiene sowie die Infektionsprävention in der Pflegeeinrichtung bekannt und verfügbar (z. B. *BGV A1, BGV A8*, RKI-Richtlinien und sonstige einschlägige Vorschriften)?	(vom Hygienebeauftragten auszufüllen!)	☺ i. O ☹ n. i.O.	(vom Hygienebeauftragten auszufüllen!)
8.0 Finden in der Pflegeeinrichtung regelmäßige arbeitsmedizinische Vorsorgeuntersuchungen (Erst- und Nachuntersuchungen) von einem ermächtigten Arzt (Betriebsarzt) statt? Erfolgten *vor der* arbeitsmedizinsichen Vorsorge eine Informationsermittlung und eine Gefährdungsbeurteilung durch eine fachkundige Person (Betriebsarzt, Fachkraft für Arbeitssicherheit etc.)?	(vom Hygienebeauftragten auszufüllen!)	☺ i. O ☹ n. i.O.	(vom Hygienebeauftragten auszufüllen!)
8.1 Befindet sich in der Pflegeeinrichtung eine arbeitsmedizinische Vorsorgekartei (Impfstatus bei den Mitarbeitern bekannt)? *Der Impfausweis des Mitarbeiters sollte in kopierter Form in der Einrichtung vorliegen!	(vom Hygienebeauftragten auszufüllen!)	☺ i. O ☹ n. i.O.	(vom Hygienebeauftragten auszufüllen!)

Erstellungsdatum: Januar 2005	Mitarbeitende: Heimleitung (HL), Pflegedienstleitung (PDL), Hygienebeauftragter (Hygb.), Betriebsarzt (BA) und Fachkraft für Arbeitssicherheit (FaSi/Sifa)	(Stempel/Vermerk):

Hygienemanagement	Mustereinrichtung	Einrichtung **Muster-Einrichtung am Musterberg**
Seite 10 von 11	**Checkliste für Hygienebeauftragte - Dienstzimmer -**	Dokumentationsschlüssel: XX.XX.XXXX **Anhang: A 2**

Anforderungen und dokumentierte Verfahren:	✎ Regelungen und Verfahren laut Hygiene-rahmenplan bzw. Hygieneplan der Einrichtung (Titel, Kapitelnummer, Standard, Seite, Bezeichnung etc.)	☺ i. O ☺ n. i.O.	Bei ☺ n. i. O. (Feststellungen stichwortartig hier festhalten!)
9.0 Gibt es Verfahren oder Regelungen im Zusammenhang mit der Reinigung benutzter Schutz- und Berufsbekleidung der Mit-arbeiter in der Einrichtung?	(vom Hygienebeauftragten auszufüllen!)	☺ i. O ☺ n. i.O.	(vom Hygienebeauftragten auszufüllen!)
9.1 Entspricht das Tragen der Schutzkleidung und sonstiger Schutzausrüstung den gesetzlichen Anforderungen (*RKI-Richtlinien* und Hygienean-forderungen nach der *LMHV*)?	(vom Hygienebeauftragten auszufüllen!)	☺ i. O ☺ n. i.O.	(vom Hygienebeauftragten auszufüllen!)
9.2 Kann die Berufs- bzw. Arbeitskleidung in der Pflege-einrichtung gewaschen oder gereinigt werden?	(vom Hygienebeauftragten auszufüllen!)	☺ i. O ☺ n. i.O.	(vom Hygienebeauftragten auszufüllen!)
10.0 Sind Regelungen im Zusam-menhang mit der Aufbereitung von Medizinprodukten nach der Medizinprodukte-Betrei-berverordnung festgehalten?	(vom Hygienebeauftragten auszufüllen!)	☺ i. O ☺ n. i.O.	(vom Hygienebeauftragten auszufüllen!)
11.0 Entspricht die Abfallent-sorgung den gesetzlichen Anforderungen?	(vom Hygienebeauftragten auszufüllen!)	☺ i. O ☺ n. i.O.	(vom Hygienebeauftragten auszufüllen!)
Sonstiges:	(vom Hygienebeauftragten auszufüllen!)	☺ i. O ☺ n. i.O.	(vom Hygienebeauftragten auszufüllen!)
Sonstiges:	(vom Hygienebeauftragten auszufüllen!)	☺ i. O ☺ n. i.O.	(vom Hygienebeauftragten auszufüllen!)
Sonstiges:	(vom Hygienebeauftragten auszufüllen!)	☺ i. O ☺ n. i.O.	(vom Hygienebeauftragten auszufüllen!)

Erstellungsdatum: Januar 2005	Mitarbeitende: Heimleitung (HL), Pflegedienstleitung (PDL), Hygienebeauftragter (Hygb.), Betriebsarzt (BA) und Fachkraft für Arbeitssicherheit (FaSi/Sifa)	(Stempel/Vermerk):

Hygienemanagement

Einrichtung

Mustereinrichtung

Muster-Einrichtung am Musterberg

Seite 11 von 11

Maßnahmenplan zur Hygienevisite - Dienstzimmer -

Dokumentenschlüssel: XX.XX.XXXX - Anhang: A 2

Maßnahmenverfolgungsplan zur Hygienevisite am _____ (Datum)   Lfd. Nummer: _____ (Hygienevisiten in diesem Wohnbereich)   Seite 1 von _____

☐ Es ergibt sich kein Handlungsbedarf   ☐ Es ergibt sich ein Handlungsbedarf in den nachfolgend benannten Bereichen

Nr.	Mängel und sonstige Festellungen:	Einzuleitende Maßnahme(n):	Mängel beseitigen bis zum *(Datum)*	Name und Hdz. der zuständigen Pflegefachkraft im Wohnbereich	Kontrolldatum *(Erledigungsvermerk)* und Handzeichen der Hygienebeauftragten im Hause

_____   _____
(Datum)   (Unterschrift der Hygienebeauftragten)

Mitarbeitende:
Heimleitung (HL), Pflegedienstleitung (PDL), Hygienebeauftragter (Hygb.), Betriebsarzt (BA) und Fachkraft für Arbeitssicherheit (FaSi/Sifa)

(Stempel/Vermerk):

Erstellungsdatum:
Januar 2005

* Kopie verbleibt im Wohnbereich als Maßnahmenverfolgungsplan!

Hygienemanagement	Mustereinrichtung	Einrichtung Muster-Einrichtung am Musterberg
Seite 1 von 7	**Checkliste für Hygienebeauftragte** **- Klientennahe Hygienevisite -**	Dokumentationsschlüssel: XX.XX.XXXX **Anhang: A 3**

Klientennahe Hygienevisite

Datum: _____ Uhrzeit: _____   Wohnbereich: _____ Lfd. Nr.: _____

Anwesende Pflegefachkraft: _____

Anforderungen und dokumentierte Verfahren:	✎ Regelungen und Verfahren laut Hygiene-rahmenplan bzw. Hygieneplan der Einrichtung (Titel, Kapitelnummer, Standard, Seite, Bezeichnung etc.)	☺ i. O ☹ n. i.O.	Bei ☹ n. i. O. (Mängel stichwortartig hier festhalten!)
1.0 Befindet sich das Zimmer des Klienten ☐ mit oder ☐ ohne Sanitärraum in einem hygienisch einwandfreien und sauberen Zustand?	(vom Hygienebeauftragten auszufüllen!)	☺ i. O ☹ n. i.O.	(vom Hygienebeauftragten auszufüllen!)
1.2 Erfolgt nachweislich mindestens einmal im Monat durch die Haustechnik und/oder Reinigungsmitarbeiter eine turnusmäßige Aufbereitung der Perlatoren und Duschköpfe im Sanitärbereich des Klienten (Nasszelle)?	(vom Hygienebeauftragten auszufüllen!)	☺ i. O ☹ n. i.O.	(vom Hygienebeauftragten auszufüllen!)
1.2.1 Erfolgt nachweislich mindestens einmal im Monat durch die Haustechnik eine Kontrolle, Reinigung oder ein Austausch der Abluftgitter der entsprechenden Abluft-schächte (Be- und Entlüftung) in „geschlossenen" Räumen?	(vom Hygienebeauftragten auszufüllen!)	☺ i. O ☹ n. i.O.	(vom Hygienebeauftragten auszufüllen!)
2.0 Wann wurde das Pflegebett das letzte Mal entsprechend frisch aufbereitet (Desinfektion, Reinigung)?	(vom Hygienebeauftragten auszufüllen!)	☺ i. O ☹ n. i.O.	(vom Hygienebeauftragten auszufüllen!)
2.1 Wird das Pflegebett des Klienten entsprechend den Prüfkritierien (Bettenprüfung durch Prüfnachweis) regel-mäßig geprüft?	(vom Hygienebeauftragten auszufüllen!)	☺ i. O ☹ n. i.O.	(vom Hygienebeauftragten auszufüllen!)

Legende: ☺ i.O = in Ordnung
☹ n. i.O = nicht in Ordnung

Erstellungsdatum: Januar 2005	Mitarbeitende: Heimleitung (HL), Pflegedienstleitung (PDL), Hygienebeauftragter (Hygb.), Betriebsarzt (BA) und Fachkraft für Arbeitssicherheit (FaSi/Sifa)	(Stempel/Vermerk):

Hygienemanagement	Mustereinrichtung	Einrichtung Muster-Einrichtung am Musterberg
Seite 2 von 7	**Checkliste für Hygienebeauftragte** **- Klientennahe Hygienevisite -**	Dokumentationsschlüssel: XX.XX.XXXX **Anhang: A 3**

Anforderungen und dokumentierte Verfahren:	✎ Regelungen und Verfahren laut Hygiene-rahmenplan bzw. Hygieneplan der Einrichtung (Titel, Kapitelnummer, Standard, Seite, Bezeichnung etc.)	☺ i. O ☹ n. i.O.	Bei ☹ n. i. O. (Mängel stichwortartig hier festhalten!)
2.1.1 Durch welches Verfahren ist der Wechsel der Bewohner-bettwäsche geregelt und wie oft erfolgt dieser Wäsche-wechsel normalerweise? Besteht hier eine *Differen-zierung für einen Bettwäsche-wechsel bei bettlägerigen Klienten? * Häufigkeit des Wäschewechsels!	(vom Hygienebeauftragten auszufüllen!)	☺ i. O ☹ n. i.O.	(vom Hygienebeauftragten auszufüllen!)
2.1.2 Wie häufig werden die Hand-tücher und Waschlappen des Klienten gewechselt?	(vom Hygienebeauftragten auszufüllen!)	☺ i. O ☹ n. i.O.	(vom Hygienebeauftragten auszufüllen!)
2.1.3 Befindet sich der Nacht-schrank des Klienten in einem sauberen und hygienisch einwandfreien Zustand?	(vom Hygienebeauftragten auszufüllen!)	☺ i. O ☹ n. i.O.	(vom Hygienebeauftragten auszufüllen!)
3.0 Auf welche Art und Weise werden klientenbezogen *orts-veränderliche elektrische Be-triebsmittel im Zimmer des Klienten regelmäßig geprüft (Prüfnachweis, Prüfbuch oder Karteikarte)? * s. BGV A3	(vom Hygienebeauftragten auszufüllen!)	☺ i. O ☹ n. i.O.	(vom Hygienebeauftragten auszufüllen!)
4.0 Wird sichergestellt, dass alle klientenbezogenen Pflege-hilfsmittel und Pflegemittel im Zimmer (Nasszelle <u>nur</u> im *Doppelzimmer erforderlich) beschriftet und mindestens einmal monatlich −sofern möglich- und sofort bei Ver-schmutzung desinfiziert und gereinigt werden? * Doppelzimmer: Kosmetikartikel, Handtuch-halter etc. mit Namen versehen	(vom Hygienebeauftragten auszufüllen!)	☺ i. O ☹ n. i.O.	(vom Hygienebeauftragten auszufüllen!)
4.1 Befinden sich die klienten-bezogenen Pflegehilfsmittel in einem hygienisch einwand-freien und sauberen Zustand (Toilettenstuhl, Infusions-ständer etc.)?	(vom Hygienebeauftragten auszufüllen!)	☺ i. O ☹ n. i.O.	(vom Hygienebeauftragten auszufüllen!)

Erstellungsdatum: Januar 2005	Mitarbeitende: Heimleitung (HL), Pflegedienstleitung (PDL), Hygienebeauftragter (Hygb.), Betriebsarzt (BA) und Fachkraft für Arbeitssicherheit (FaSi/Sifa)	(Stempel/Vermerk):

Hygienemanagement	Mustereinrichtung	Einrichtung Muster-Einrichtung am Musterberg
Seite 3 von 7	**Checkliste für Hygienebeauftragte** **- Klientennahe Hygienevisite -**	Dokumentationsschlüssel: XX.XX.XXXX **Anhang: A 3**

Anforderungen und dokumentierte Verfahren:	Regelungen und Verfahren laut Hygiene-rahmenplan bzw. Hygieneplan der Einrichtung (Titel, Kapitelnummer, Standard, Seite, Bezeichnung etc.)	☺ i. O ☹ n. i.O.	Bei ☹ n. i. O. (Mängel stichwortartig hier festhalten!)
4.1.2 Durch welches Verfahren ist sichergestellt, dass der klientenbezogene Toiletten-stuhl oder die Waschschüssel des Klienten sofort nach Gebrauch desinfizierend ge-reinigt wird (Nachweis durch Hygienechecklisten!)?	(vom Hygienebeauftragten auszufüllen!)	☺ i. O ☹ n. i.O.	(vom Hygienebeauftragten auszufüllen!)
5.0 Befindet sich im Zimmer des Klienten eine Aufbewahrungs-möglichkeit für reine Ver-brauchsmaterialien?	(vom Hygienebeauftragten auszufüllen!)	☺ i. O ☹ n. i.O.	(vom Hygienebeauftragten auszufüllen!)
6.0 Wurden im Rahmen der klientennahen Hygienevisite Feuchtigkeitsschäden im Zimmer oder im Sanitärbereich festgestellt (Gefahr von Schimmelpilzbildung!)?	(vom Hygienebeauftragten auszufüllen!)	☺ i. O ☹ n. i.O.	(vom Hygienebeauftragten auszufüllen!)
6.1 Wurden im Rahmen der klientennahen Hygienevisite im Sanitärbereich so genannte Setzrisse in den Abschluss-verfugungen zwischen den Boden- und Wandfliesen (beschädigte Fugen, Ab-splitterungen, fehlende Silikon-abdichtungen usw.) festge-stellt?	(vom Hygienebeauftragten auszufüllen!)	☺ i. O ☹ n. i.O.	(vom Hygienebeauftragten auszufüllen!)
6.2 Sind im Rahmen der klientennahen Hygienevisite im Sanitärbereich lockere Armaturen, Haltegriffe oder ein lockersitzendes Waschbecken aufgefallen und befindet sich dort eine Notrufeinrichtung?	(vom Hygienebeauftragten auszufüllen!)	☺ i. O ☹ n. i.O.	(vom Hygienebeauftragten auszufüllen!)
7.0 Wurden im Rahmen der klien-tennahen Hygienevisite durch den Klienten eingelagerte Le-bensmittel (Joghurt, Obst etc.) im Nachtschrank oder Kleider-schrank festgestellt?	(vom Hygienebeauftragten auszufüllen!)	☺ i. O ☹ n. i.O.	(vom Hygienebeauftragten auszufüllen!)
8.0 Ist der Kleiderschrank des Klienten in einem sauberen, akzeptablen sowie aufge-räumten Zustand?	(vom Hygienebeauftragten auszufüllen!)	☺ i. O ☹ n. i.O.	(vom Hygienebeauftragten auszufüllen!)

Erstellungsdatum: Januar 2005	Mitarbeitende: Heimleitung (HL), Pflegedienstleitung (PDL), Hygienebeauftragter (Hygb.), Betriebsarzt (BA) und Fachkraft für Arbeitssicherheit (FaSi/Sifa)	(Stempel/Vermerk):

Hygienemanagement	Mustereinrichtung	Einrichtung
		Muster-Einrichtung am Musterberg
Seite 4 von 7	**Checkliste für Hygienebeauftragte** **- Klientennahe Hygienevisite -**	Dokumentationsschlüssel: XX.XX.XXXX **Anhang: A 3**

Anforderungen und dokumentierte Verfahren:	Regelungen und Verfahren laut Hygiene-rahmenplan bzw. Hygieneplan der Einrichtung (Titel, Kapitelnummer, Standard, Seite, Bezeichnung etc.)	☺ i. O ☹ n. i.O.	Bei ☹ n. i. O. (Mängel stichwortartig hier festhalten!)
8.1 Wie ist der Umgang mit der Kleidung des Klienten im Hause geregelt (Webnamen an der Kleidung, falls die Bekleidung von der Einrichtung gewaschen wird, Wäsche für die Reinigung, empfindliche Bekleidungs-stücke etc.)?	(vom Hygienebeauftragten auszufüllen!)	☺ i. O ☹ n. i.O.	(vom Hygienebeauftragten auszufüllen!)
9.0 Sind bei Auftreten bestimmter Infektionskrankheiten durch die Pflegeeinrichtung die wichtigsten medizinischen und pflegerischen *Hygienemaß-nahmen unter Berücksich-tigung von hygienischen Schwerpunkten als „Beson-dere Maßnahmen im Hygiene-plan" festgelegt und beschrie-ben worden? * Hygienestandards	(vom Hygienebeauftragten auszufüllen!)	☺ i. O ☹ n. i.O.	(vom Hygienebeauftragten auszufüllen!)
9.1 ☐ Falls vorhanden: Nach welchen Kriterien und/oder Hygienestandards erfolgt die Pflege und Versorgung der PEG?	(vom Hygienebeauftragten auszufüllen!)	☺ i. O ☹ n. i.O.	(vom Hygienebeauftragten auszufüllen!)
9.1.1 ☐ Falls vorhanden: Wird am Ernährungsbeutel (-flasche) das Datum, Uhrzeit und Handzeichen der Pflege-kraft festgehalten?	(vom Hygienebeauftragten auszufüllen!)	☺ i. O ☹ n. i.O.	(vom Hygienebeauftragten auszufüllen!)
9.1.2 ☐ Falls vorhanden: Nach welchen Kriterien und/oder Standards erfolgt die Katheterpflege?	(vom Hygienebeauftragten auszufüllen!)	☺ i. O ☹ n. i.O.	(vom Hygienebeauftragten auszufüllen!)
9.1.3 ☐ Falls vorhanden: Werden Empfehlungen zur Prävention und Kontrolle Katheter-assoziierter Harn-wegsinfektionen bei der Katheterisierung und Katheter-pflege einbezogen und beachtet?	(vom Hygienebeauftragten auszufüllen!)	☺ i. O ☹ n. i.O.	(vom Hygienebeauftragten auszufüllen!)

Erstellungsdatum: Januar 2005	Mitarbeitende: Heimleitung (HL), Pflegedienstleitung (PDL), Hygienebeauftragter (Hygb.), Betriebsarzt (BA) und Fachkraft für Arbeitssicherheit (FaSi/Sifa)	(Stempel/Vermerk):

Hygienemanagement	Mustereinrichtung	Einrichtung
		Muster-Einrichtung am Musterberg
Seite 5 von 7	**Checkliste für Hygienebeauftragte** **- Klientennahe Hygienevisite -**	Dokumentationsschlüssel: XX.XX.XXXX **Anhang: A 3**

Anforderungen und dokumentierte Verfahren:	Regelungen und Verfahren laut Hygiene-rahmenplan bzw. Hygieneplan der Einrichtung (Titel, Kapitelnummer, Standard, Seite, Bezeichnung etc.)	☺ i. O ☺ n. i.O.	Bei ☺ n. i. O. (Mängel stichwortartig hier festhalten!)
9.1.4 ☐ Falls vorhanden: Wurde das Wechseldatum des Dauerkatheterbeutels am Ka-theterbeutel sichtbar festge-halten und wurde das Wech-seldatum des Katheters vorher nach individuellen *Kriterien ermittelt und festgelegt? * Nach welchen Kriterien?	(vom Hygienebeauftragten auszufüllen!)	☺ i. O ☺ n. i.O.	(vom Hygienebeauftragten auszufüllen!)
9.2 ☐ Falls vorhanden: Nach welchen Kriterien und/ oder Standards erfolgt das * Wundmanagement? * Hinzuziehung externer Kompetenz? (z. B. Wundmentor)	(vom Hygienebeauftragten auszufüllen!)	☺ i. O ☺ n. i.O.	(vom Hygienebeauftragten auszufüllen!)
9.2.1 ☐ Falls vorhanden: Wird bei einer Wund-versorgung (Verbandwechsel) ausschließlich mit sterilem Material gearbeitet und/oder findet die so genannte „Non-touch-Technik" mit sterilen Instrumenten eine Anwen-dung?	(vom Hygienebeauftragten auszufüllen!)	☺ i. O ☺ n. i.O.	(vom Hygienebeauftragten auszufüllen!)
9.2.2 Werden bei der Wundver-sorgung und beim Verband-wechsel die Anforderungen der Krankenhaushygiene an Wundverband und Verband-wechsel gemäß den Richt-linien für Krankenhaushygiene und Infektionsprävention ein-bezogen und beachtet? Sind diese Richtlinien (RKI-Anforderungen) bekannt?	(vom Hygienebeauftragten auszufüllen!)	☺ i. O ☺ n. i.O.	(vom Hygienebeauftragten auszufüllen!)
9.3 ☐ Falls vorhanden: Erfolgt eine Hautantiseptik bei subkutaner Injektion? Wechsel der Einmalkanülen (Insulininjektionen mit PEN) vor jeder neuen Injektion (auch bei sich selbst spritzenden Klienten)	(vom Hygienebeauftragten auszufüllen!)	☺ i. O ☺ n. i.O.	(vom Hygienebeauftragten auszufüllen!)

Erstellungsdatum: Januar 2005	Mitarbeitende: Heimleitung (HL), Pflegedienstleitung (PDL), Hygienebeauftragter (Hygb.), Betriebsarzt (BA) und Fachkraft für Arbeitssicherheit (FaSi/Sifa)	(Stempel/Vermerk):

Hygienemanagement	Mustereinrichtung	Einrichtung Muster-Einrichtung am Musterberg
Seite 6 von 7	**Checkliste für Hygienebeauftragte** **- Klientennahe Hygienevisite -**	Dokumentationsschlüssel: XX.XX.XXXX **Anhang: A 3**

Anforderungen und dokumentierte Verfahren:	Regelungen und Verfahren laut Hygiene-rahmenplan bzw. Hygieneplan der Einrichtung (Titel, Kapitelnummer, Standard, Seite, Bezeichnung etc.)	☺ i. O ☹ n. i.O.	Bei ☹ n. i. O. (Mängel stichwortartig hier festhalten!)
9.4 Erfolgt bei prädisponierten Klienten eine geplante Präven-tion einer nosokomialen Pneu-monie?	(vom Hygienebeauftragten auszufüllen!)	☺ i. O ☹ n. i.O.	(vom Hygienebeauftragten auszufüllen!)
9.5 Werden bei Inhalationen, Tracheostomie, Beatmung und Sauerstoffverabreichung die Anforderungen und Richtlinien der Krankenhaushygiene und Infektionsprävention einbezo-gen und beachtet? Sind diese Richtlinien (RKI-Anforderungen) bekannt?	(vom Hygienebeauftragten auszufüllen!)	☺ i. O ☹ n. i.O.	(vom Hygienebeauftragten auszufüllen!)
9.6 Werden die Maßnahmen die im *Expertenstandard „Deku-bitusprophylaxe in der Pflege" näher beschrieben sind bei der Hautpflege und bei den Maßnahmen zur Dekubitus-prophylaxe einbezogen? * Liegt der Expertenstandard vor?	(vom Hygienebeauftragten auszufüllen!)	☺ i. O ☹ n. i.O.	(vom Hygienebeauftragten auszufüllen!)
9.7 Wie häufig erfolgt eine ange-messene Mundpflege bei bett-lägerigen Klienten? * Gut strukturiertes Mundpflegeset!	(vom Hygienebeauftragten auszufüllen!)	☺ i. O ☹ n. i.O.	(vom Hygienebeauftragten auszufüllen!)
9.8 ☐ Falls vorhanden: In welchem hygienischen Zustand befindet sich das so genannte „Pflegekörbchen" (mit klientenbezogenen Sal-ben, Nagelschere und -feile etc.)?	(vom Hygienebeauftragten auszufüllen!)	☺ i. O ☹ n. i.O.	(vom Hygienebeauftragten auszufüllen!)
9.9 Existiert in der Pflegeeinrich-tung ein standardisiertes Ver-fahren zur Speisenverteilung entsprechend den gesetzli-chen Anforderungen (LMHV und RKI-Richtlinien)?	(vom Hygienebeauftragten auszufüllen!)	☺ i. O ☹ n. i.O.	(vom Hygienebeauftragten auszufüllen!)
Sonstiges:	(vom Hygienebeauftragten auszufüllen!)	☺ i. O ☹ n. i.O.	(vom Hygienebeauftragten auszufüllen!)

Erstellungsdatum: Januar 2005	Mitarbeitende: Heimleitung (HL), Pflegedienstleitung (PDL), Hygienebeauftragter (Hygb.), Betriebsarzt (BA) und Fachkraft für Arbeitssicherheit (FaSi/Sifa)	(Stempel/Vermerk):

Qualitätsmanagement	Mustereinrichtung	Muster-Einrichtung am Musterberg
Seite 7 von 7	**Maßnahmenplan zu der - Klientennahen Hygienevisite -**	Dokumentationsschlüssel: **XX.XX.XXXX** **- Anhang: A 3**

Maßnahmenverfolgungsplan zur Hygienevisite am _____ (Datum)   Lfd. Nummer: _____ (Hygienevisiten in diesem Wohnbereich)   Seite 1 von _____

□ Es ergibt sich kein Handlungsbedarf

□ Es ergibt sich ein Handlungsbedarf in den nachfolgend benannten Bereichen

Nr.	Mängel und sonstige Feststellungen:	Einzuleitende Maßnahme(n):	Mängel beseitigen bis zum (Datum):	Name und Hdz. der zuständigen Pflegefachkraft im Wohnbereich	Kontrolldatum (Erledigungsvermerk) und Handzeichen der Hygienebeauftragten im Hause

_____ (Datum)   _____ (Unterschrift der Hygienebeauftragten)

Mitarbeitende:
Heimleitung (HL), Pflegedienstleitung (PDL), Hygienebeauftragter (Hygb.), Betriebsarzt (BA) und Fachkraft für Arbeitssicherheit (FaSi/Sifa)

(Stempel/Vermerk):

Erstellungsdatum:
Januar 2005

* Kopie verbleibt im Wohnbereich als Maßnahmenverfolgungsplan'

Mustereinrichtung	**Betriebsanweisung** gem. GefStoffV § 14	Dokumentationsschlüssel: XX.XX.XXXX *Erstellt durch: J. Weigert* **-Anhang: A4**

1. Anwendungsbereich

Hygienisches Händedesinfektionsmittel
Sterillium Virugard (Ethanol)

2. Gefahrstoffbezeichnung

Desinfektionsmittel (Hygienische Händedesinfektion) bei MRSA / ORSA / Norovirus

Form: **flüssig**
Farbe: **farblos**
Geruch: **alkoholartig**

3. Gefahren für Mensch und Umwelt

F Leichtentzündlich.
Für ausreichende Lüftung sorgen.
Zündquellen fernhalten.
Mit viel Wasser verdünnen.

4. Schutzmaßnahmen und Verhaltensregeln

Schutzmaßnahmen
Vor Hitze und direkter Sonnenbestrahlung schützen.
Darf nicht in die Hände von Kindern gelangen.
Von Zündquellen fernhalten und nicht rauchen.
Behälter dicht geschlossen halten.

Hygienemaßnahmen
Bei der Arbeit nicht essen, trinken und rauchen. Vor dem Verlassen des Zimmers bei Klienten mit MRSA/ORSA/Norovirus-Infektionen sind die Hände mit Sterillium Virugard zu desinfizieren (2 x hintereinander die Hände mit 3 ml mindestens 30 Sekunden lang!)

5. Verhalten bei Störungen und im Gefahrfall   Notruf: 112 oder Rettungsleitstelle _____

Geeignete Löschmittel: Kleine Brände mit CO_2-oder Pulverlöscher bzw. Wassersprühstrahl löschen – wenn möglich, mit viel Wasser verdünnen.
Größere Brände mit Wassersprühstrahl oder alkoholbeständigem Schaum bekämpfen.
Im Brandfalle: Feuerlöschmaßnahmen auf die Umgebung abstimmen.
Bei Verschütten: Für ausreichende Lüftung sorgen. Zündquellen fernhalten. Mit viel Wasser verdünnen.

6. Verhalten bei Unfällen – Erste Hilfe   Notruf: 112 oder Rettungsleitstelle _____

Allgemein: Bei Unfall oder Unwohlsein sofort Durchgangsarzt aufsuchen.
Nach Augenkontakt: Bei geöffnetem Lidspalt mehrere Minuten unter fließendem Wasser spülen. Bei anhaltenden Beschwerden ist der D-Arzt aufzusuchen.
Nach Verschlucken: Mund ausspülen und reichlich Wasser nachtrinken, vorausgesetzt, die Person ist bei Bewusstsein. Kein Erbrechen auslösen. Bei anhaltenden Beschwerden ist der D-Arzt aufzusuchen.

7. Instandhaltung, Entsorgung

Das Produkt muss zur Entsorgung der zuständigen Stelle übergeben werden, da das Konzentrat nicht in den Ausguss entleert werden darf. Verpackungen sind optimal zu entleeren. Restentleerte Verpackungen können über den Grünen Punkt entsorgt werden.

Datum: _____   Unterschrift / HL: _____

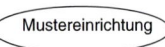

Betriebsanweisung
gem. GefStoffV § 14

Dokumentationsschlüssel: XX.XX.XXXX
Erstellt durch: J. Weigert
- Anhang: A 5 -

1. Anwendungsbereich

Flächendesinfektion / Desinfektion und Reinigung / Verdünnt anwenden!

Wischdesinfektion. 0,5 % = 40 ml jeweils auf 8 l Wasser/ Lysoformin® spezial ist ein flüssiges Konzentrat, mit dem jede gewünschte Gebrauchsverdünnung durch Zugabe von Wasser (Zimmertemperatur) hergestellt werden kann. Immer erst Wasser einfüllen und dann Lysoformin® spezial zugeben.

2. Gefahrstoffbezeichnung

Aldehydfreie Flächen-, Desinfektions- und Reinigungsmittel
Lysoformin® spezial (Wischdesinfektion)

Form:	flüssig
Farbe:	farblos
Geruch:	parfümiert

Gesundheitsschädlich

3. Gefahren für Mensch und Umwelt

Einatmen, Verschlucken (Essen, Trinken, Rauchen mit beschmutzten Händen) können zu Gesundheitsschäden führen. Nach Verschlucken zur Verdünnung des Konzentrats reichlich Wasser trinken und sofort den Durchgangsarzt aufsuchen. Reizt Atemwege, Augen, Haut und Schleimhaut bei Kontakt mit dem Konzentrat. Sensibilisierung durch Hautkontakt möglich. Dieses Produkt ist wassergefährdend (WGK 2).

4. Schutzmaßnahmen und Verhaltensregeln

Mittel nicht mit heißem Wasser ansetzen oder abspülen. Für gute Raumlüftung sorgen. Nach Einatmen für reichlich Frischluftzufuhr sorgen. Hautschutz- und Hautpflegemittel verwenden. Behälter dicht geschlossen halten. Berührung mit Augen, Haut und Kleidung vermeiden. Von Lebensmittel und Arzneimittel fernhalten. Produkt nicht mit anderen Chemikalien vermischen. Nicht in die Kanalisation gelangen lassen. Beim Umgang mit dem Produkt geeignete Schutzhandschuhe tragen. Nach Ablauf des Verfalldatums nicht mehr verwenden.

Atemschutz:	Entfällt bei Einsatz zur prophylaktischen Wischdesinfektion von Flächen und Gegenständen
Augenschutz:	Bei Spritzgefahr Schutzbrille tragen
Handschutz:	Die vorhandenen Schutzhandschuhe tragen

Hygienemaßnahmen
Bei der Arbeit nicht essen, trinken, rauchen. Vor den Pausen und bei Arbeitsende die Hände waschen.
Lagerung
Kühl und trocken im Originalbehälter verschlossen aufbewahren.

5. Verhalten bei Störungen und im Gefahrfall   Notruf: 112 oder Rettungsleitstelle _____

Im Brandfalle:	Feuerlöschmaßnahmen auf die Umgebung abstimmen. Geeignete Löschmittel: Wasser, Schaum, Pulver und Kohlendioxid.
Bei Verschütten:	Mit flüssigkeitsbindendem Material aufnehmen.

6. Verhalten bei Unfällen – Erste Hilfe   Notruf: 112 oder Rettungsleitstelle _____

Nach Einatmen:	Frischluft
Bei Hautkontakt:	Spülung mit fließendem Wasser und Seife. Hautpflege. Mit Produkt verunreinigte Kleidung wechseln.
Bei Schleimhäuten:	Spülung mit fließendem Wasser und sofort den Durchgangsarzt aufsuchen.
Bei Augenkontakt:	Sofort gründlich mit viel Wasser spülen und den D-Arzt aufsuchen.
Nach Verschlucken:	Mund ausspülen, reichlich Wasser nachtrinken und sofort den D-Arzt aufsuchen.

7. Instandhaltung, Entsorgung

Leere Behältnisse können dem Hausmüll (Gruppe A) zugegeben werden.

Datum: _____   Unterschrift / HL: _____

Mustereinrichtung	**Betriebsanweisung**	Dokumentationsschlüssel: XX.XX.XXXX *Ersteller: J. Weigert* **- Anhang: A 6 -**

1. Anwendungsbereich

Verhalten bei Arbeitsunfällen

2. Rechtsvorschriften und Regeln

Unfallverhütungsvorschrift „Grundsätze der Prävention" § 28 Abs. 2 BGV A1 -Unterstützungspflichten der Versicherten-

„Versicherte haben unverzüglich jeden Unfall der zuständigen betrieblichen Stelle zu melden. (...)"

3. Geltungsbereich

Diese Betriebsanweisung **„Verhalten bei Arbeitsunfällen"** gilt für alle Mitarbeiter in der Pflegeeinrichtung „Mustereinrichtung" beim Eintritt eines Arbeitsunfalls oder diesem gleichgestellte Unfälle wie z.B. Wegeunfälle.

4. Meldung / Erste Hilfe / Ärztliche Versorgung

1. Jeder Arbeitsunfall ist von:
   - ➢ der verunfallten Person oder
   - ➢ dem Beschäftigten, der zuerst von dem Unfall erfährt
   ohne zeitliche Verzögerung (möglichst noch am Unfalltag) der zuständigen Heimleitung zu melden.
2. Jeder Verunfallte hat, unabhängig von Art und Umfang der Verletzung, auch bei so genannten Bagatellverletzungen, seine **Arbeit** solange zu **unterbrechen**, bis **Erste Hilfe** geleistet wurde.
3. Der Verunfallte ist unverzüglich einem Durchgangsarzt vorzustellen, sofern Art und Umfang der Verletzung oder des Gesundheitsschadens, eine **ärztliche Versorgung** angezeigt erscheinen lassen. Diese Entscheidung sollte durch den Vorgesetzten (HL, PDL etc.) getroffen werden. Bei einem Wegeunfall ist ggf. selbst zu entscheiden.
4. Ist aufgrund der Verletzung mit einer Arbeitsunfähigkeit zu rechnen, ist der Versicherte einem D-Arzt vorzustellen.
5. Jede Erste-Hilfe-Leistung ist vom Vorgesetzten (HL, PDL, WBL, KL, HWL) nach entsprechenden Vorgaben mittels einer Unfallanzeige und im <u>Verbandbuch</u> zu dokumentieren. Das Verbandbuch muss fünf Jahre aufbewahrt werden!
6. Die **Unfallanzeige** gelangt entweder durch die Heimleitung oder durch den D-Arzt an die zuständige Berufsgenossenschaft (BGW, Hamburg).

5. Auswertung und Unfallanzeige   Notruf: 112

1. Verantwortliche Mitarbeiter haben Unfälle möglichst gemeinsam mit dem Sicherheitsbeauftragten der Einrichtung hinsichtlich:
   - ➢ der Unfallursache
   - ➢ des Unfallherganges
   zu untersuchen zwecks Einleitung von Maßnahmen zur Verhütung gleicher oder ähnlicher Unfälle (s. Gefährdungsermittlung und –beurteilung).

2. Hat ein Arbeitsunfall eine Arbeitsunfähigkeit von **mehr als drei Kalendertagen** (Unfalltag zählt nicht mit!) eines Versicherten zur Folge, dann ist in Verantwortung des unmittelbaren Vorgesetzten spätestens drei Tage nach Kenntnisnahme eine Unfallanzeige (<u>siehe Abbildung</u>) auszufüllen.

3. Bei schweren Unfällen mit tödlichem Ausgang oder bei Massenunfällen ist der Unfallversicherungträger sofort telefonisch oder per Telefax zu informieren.

4. Die Arbeitsunfähigkeitsbescheinigung ist unverzüglich der Heimleitung vorzulegen.

5. Die vollständige und mit deutlich lesbarer Schrift ausgefüllte Unfallanzeige ist an die zuständige Berufsgenossenschaft für Gesundheitsdienst und Wohlfahrtpflege (BGW) weiterzuleiten.

6. Ein Exemplar der Unfallanzeige verbleibt in der Pflegeeinrichtung.

7. Die Arbeitsunfälle sind von den Verantwortlichen mit den Versicherten im Sinne einer Arbeitsschutz-Unterweisung auszuwerten.

Datum: Februar 2005   **Unterschrift** / HL: _____

Vorlage von AMD / Modifiziert durch J. Weigert 2005

Mustereinrichtung	**Betriebsanweisung** gemäß § 9 BetrSichV und § 12 BiostoffV - Kanülenabwurfbehälter -	Dokumentationsschlüssel: XX.XX.XXXX *Erstellt durch: J. Weigert* *- Anhang: A 7 -*

1. Anwendungsbereich

Vorgehen nach Nadelstich- oder Schnittverletzungen

2. Gefahren für Mensch und Umwelt

- Schnitt- oder Stichverletzung
- Übertragung von Infektionskrankheiten
- Kontamination von Arbeitsbereichen

3. Schutzmaßnahmen und Verhaltensregeln

Prävention:
- Pflegekräfte sollten gegen Hepatitis B geimpft werden und einen ausreichenden Impfschutz haben.
- Jede Stichverletzung, am häufigsten durch Kanülen, kann infektiöses Material in den Stichkanal einbringen und erfordert unverzügliches Handeln, d.h. innerhalb von einer Minute.
- Jede Stichverletzung sollte unter allen Umständen vermieden werden.
- Ungeordnete Arbeitsweise schafft eine besondere Unfallgefahr.
- Das postexpositionelle Handeln sollte von den Mitarbeitern eingeübt werden.
- Kein Wiederaufstecken von Schutzkappen auf gebrauchte Kanülen („recapping").
- Nach der Injektion ist die Kanüle unmittelbar in den Kanülenabwurfbehälter zu entsorgen.
- Niemals in die Einfüllöffnung des Kanülenabwurfbehälters hineingreifen oder Nachdrücken!
- Es dürfen keine Gegenstände aus dem Kanülenabwurfbehälter herausragen!

Kanülenabwurfbehälter:
- Sind alle Teile fest miteinander verbunden (bruchsicher) und dicht verschlossen (außer am Einwurf)?
- Ist der Abwurfbehälter entsprechend gekennzeichnet und ist die Einfüllöffnung groß genug?
- Ist der Abwurfbehälter standsicher und für die Pflegefachkräfte zugänglich?

4. Verhalten bei Unfällen – Erste Hilfe   Notruf: 112 oder Rettungsleitstelle _____

Bei Freiwerden kontaminierter Abfälle, z. B. durch Bruch oder Herabfallen des Behälter:
- Aufkehren mit durchstichsicherem Handschuh!

5. Verhalten bei Unfällen – Erste Hilfe   Notruf: 112 oder Rettungsleitstelle _____

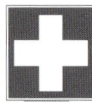

➢ Sofort die Blutung anregen, um alles Fremdmaterial aus dem Stichkanal zu entfernen (1-2 Minuten lang).

➢ Stichkanal spreizen und mindestens 2-4 Minuten die Wunde, z. B. mit Äthanol (82 Vol.-%) desinfizieren.

➢ Durchgangsarzt aufsuchen, ggf. Blutuntersuchung und Immunisierung,

➢ Postexpositionelle Prophylaxe bei Verdacht einer HIV-Infektion: Besteht gemäß Klienten-Anamnese durch Art und Menge des eingebrachten Materials eine Infektionsgefahr beim Mitarbeiter, ist eine sofortige Einleitung einer Prophylaxe durch ein Krankenhaus erforderlich.
Unfalltelefon: _____

Sehr wichtig: Eintrag des Vorgangs in das Verbandbuch und Dienstvorgesetzten informieren!

6. Sachgerechte Entsorgung

Wenn Füllhöhe des Kanülenabwurfbehälters erreicht wurde, den Behälter sofort ordnungsgemäß verschließen und in die Apotheke zur Entsorgung geben.

Datum: **Unterschrift:**

Hygienemanagement	Mustereinrichtung	Einrichtung **Muster-Einrichtung am Musterberg**
Seite 1 von 21	**Hygiene-Auditcheckliste**	**Dokumentenschlüssel: XX.XX.XXXX** **Anhang: A 8**

Interne Hygiene-Auditcheckliste

Inhaltsverzeichnis nach den Anforderungen und Normabschnitten der DIN EN ISO9001:2000 mit Integration von Arbeitsschutzanforderungen:

Grundlage für die Hygiene-Auditcheckliste:

> ➢ DIN EN ISO 9001:2000 Qualitätsmanagementsysteme - Anforderungen

> ➢ Einrichtungsspezifischer Hygienerahmenplan und Hygieneplan

> ➢ Managementanforderungen der BGW zum Arbeitsschutz (MAAS-BGW)

> ➢ Hygienevorschriften

Erstellungsdatum: Februar 2005	Mitarbeitende: Heimleitung (HL), Qualitätsmanagement-Beauftragter (QM-B), Pflegedienstleitung (PDL), Küchen- bzw. Hauswirtschaftsleitung (KL/HWL), Hygienebeauftragter (Hygb.), Betriebsarzt (BA) und Fachkraft für Arbeitssicherheit (FaSi/Sifa)	(Stempel/Vermerk):

Hygienemanagement	Mustereinrichtung	Einrichtung **Muster-Einrichtung am Musterberg**
Seite 2 von 21	**Hygiene-Auditcheckliste**	**Dokumentenschlüssel: XX.XX.XXXX** **Anhang: A 8**

Zusammenfassende Bewertung im Überblick für das Hygiene-Audit (Grundlage DIN EN ISO 9001:2000)

4	Qualitätsmanagement	--	-	o	+	++
4.1	Allgemeine Anforderungen					
4.2	Dokumentationsanforderungen					

5	Verantwortung der Leitung	--	-	o	+	++
5.1	Verpflichtung der Leitung					
5.2	Kundenorientierung					
5.3	Qualitätspolitik					
5.4	Planung					
5.5	Verantw., Befugnis und Kommun.					
5.6	Managementbewertung					

6	Management von Ressourcen	--	-	o	+	++
6.1	Bereitstellung von Ressourcen					
6.2	Personelle Ressourcen					
6.3	Infrastruktur					
6.4	Arbeitsumgebung					

7	Produktrealisierung	--	-	o	+	++
7.1	Planung der Produktrealisierung					
7.2	Kundenbezogene Prozesse					
7.3	Entwicklung					
7.4	Beschaffung					
7.5	Produktion und Dienstleistungserbring.					
7.6	Lenkung von Überw.- u. Messmitteln					

8	Messung, Analyse und Verbesserung	--	-	o	+	++
8.1	Allgemeines					
8.2	Überwachung und Messung					
8.3	Lenkung fehlerhafter Produkte					
8.4	Datenanalyse					
8.5	Verbesserung					

Legende:

--	nicht erfüllt mit kritischer Abweichung		o	Akzeptabel, aber Hinweis beachten
-	teilweise erfüllt mir unkritischer Abweichung		+	Anforderungen erfüllt
			++	Anforderungen gut erfüllt (hoher Implementierungsgrad)

Erläuterungen:

Die Fragestellung der Auditcheckliste konkretisiert an einigen Stellen die Anforderungen der Norm und soll dem Auditor zur Beurteilung der vollständigen Normanforderungen bezüglich der Umsetzung der Einhaltung der Infektionshygiene behilflich sein. Die Fragen sollen durch den Auditor interpretiert und in Form von "offenen Fragen" gestellt werden, um so die jeweils vorgefundene Hygienesituation angemessen und individuell beurteilen zu können.

A	O	=	unkritische Abweichung	**i.O.**	☑	=	Anforderung erfüllt
	X	=	kritische Abweichung		nr	=	nicht relevant
					H	=	ein Hinweis wird im Bericht gegeben

Kritische Abweichung

- Jegliche Abweichung, die zur Auslieferung eines fehlerhaften Produkts bzw. zur fehlerhaften Erbringung einer Dienstleistung führen kann, wobei der daraus resultierende Fehler wesentliche Auswirkungen auch auf das Hygienemanagement nach sich ziehen kann

- Eine Abweichung, die nach vorliegenden Kenntnissen und Erfahrungen wahrscheinlich zu einem Versagen des Q-Systems mit seinem betrieblichen Hygienemanagements oder zu einer wesentlichen Einschränkung seiner Fähigkeit führt

- Hinweis: *Eine Anzahl unkritischer Abweichungen kann kombiniert ein völliges Versagen des Qualitätsmanagementsystems und Hygienemanagements darstellen und damit als kritische Abweichung angesehen werden.*

Unkritische Abweichung

- Ein Nichteinhalten von Anforderungen der Auditgrundlage, das nach vorliegenden Kenntnissen und Erfahrungen wahrscheinlich <u>nicht</u> zum Versagen des Systems oder zur Auslieferung eines fehlerhaften Produkts bzw. zur fehlerhaften Erbringung einer Dienstleistung führt

- Ein Fehler in einem Teil der System-Dokumentation bezüglich einer Anforderung der Auditgrundlage

Erstellungsdatum: Februar 2005	Mitarbeitende: Heimleitung (HL), Qualitätsmanagement-Beauftragter (QM-B), Pflegedienstleitung (PDL), Küchen- bzw. Hauswirtschaftsleitung (KL/HWL), Hygienebeauftragter (Hygb.), Betriebsarzt (BA) und Fachkraft für Arbeitssicherheit (FaSi/Sifa)	(Stempel/Vermerk):

Hygienemanagement	Mustereinrichtung	Einrichtung **Muster-Einrichtung am Musterberg**
Seite 3 von 21	**Hygiene-Auditcheckliste**	**Dokumentenschlüssel: XX.XX.XXXX** **Anhang: A 8**

4.0 Qualitätsmanagement | 4

Fragen	Regelungen	A	i.O.	Nachweise/Feststellungen/Hinweise	A	i.O.
4.1 Allgemeine Anforderungen Ist es der Leitung der Einrichtung möglich, das interne betriebliche Qualitätsmanagementsystem insbesondere den Aufbau und die Funktion des Hygienemanagements zu paraphrasieren? Existiert ein aktuelles Organigramm mit Benennung von Stabsstellen? Wie ist das interne betriebseigene Qualitätsmanagement in ihren Strukturen aufgebaut?	*4.2.2 QM-H* *Hygienerahmenplan* *Pflegekonzept* *HACCP-Ordner* *Verantwortung und Zuständigkeiten* *Zusammensetzung der ASA und Hygienekommission*					
4.1 Allgemeine Anforderungen Ist in das betriebliche Qualitätsmanagementsystem der Arbeitsschutz als ein Selbstverständnis der Leitung und der Führungskräfte, in die betriebliche Organisationsstruktur mit eingebunden worden?	*4.2.1 Lenkung von Dokumenten und Aufzeichnungen: ASA-Sitzungen und Protokolle, Hygienekommission, Mitarbeiterbesprechungen (Protokollaufzeichnungen)*					
4.1 Allgemeine Anforderungen Wird der Arbeits- und Gesundheitsschutz der Mitarbeiter von der Leitung der Einrichtung als Führungsaufgabe verstanden und verwirklicht?	*Bestellungen und Beauftragungen verschiedener Personen, Betriebsbegehungen durch Sib, FaSi, Betriebsarzt(BA),Heimleitung (HL) und sonstige Hygienebeauftragte Personen(Hygb)* *Hygienerahmenplan und Hygieneplan der Pflegeeinrichtung* *Betriebs- und Arbeitsanweisungen* *ASA-Sitzungen mit den Mitgliedern der Hygienekommission: ¼ jährlich*					
4.1 Allgemeine Anforderungen **und** **5.5 Verantwortung, Befugnis und Kommunikation** Sind Verantwortungen, Zuständigkeiten und Befugnisse sowie ihre Wechselbeziehungen innerhalb der Pflegeeinrichtung und vor allen Dingen in den unterschiedlichen Arbeitsbereichen festgelegt und bekannt gemacht? Welche Inhalte können aus einer Stellenbeschreibung von den verantwortlichen Mitarbeitern paraphrasiert werden?	*4.1 Allgemeine Anforderungen und 5.5 Verantwortungen und Zuständigkeiten* *Organigramm, Stellenbeschreibungen, Schnittstellen-Matrix, Aufbauorganisation* *Bestellungen und Beauftragungen verschiedener Personen: QM-B, Hygb., Sib, FaSi, BA, Gefahrstoffbeauftragter, Brandschutzbeauftragter, Betriebsbeauftragter für Abfälle etc.*					

Erstellungsdatum: Februar 2005	Mitarbeitende: Heimleitung (HL), Qualitätsmanagement-Beauftragter (QM-B), Pflegedienstleitung (PDL), Küchen- bzw. Hauswirtschaftsleitung (KL/HWL), Hygienebeauftragter (Hygb.), Betriebsarzt (BA) und Fachkraft für Arbeitssicherheit (FaSi/Sifa)	(Stempel/Vermerk):

Hygienemanagement	Mustereinrichtung	Einrichtung **Muster-Einrichtung am Musterberg**
Seite 4 von 21	**Hygiene-Auditcheckliste**	Dokumentenschlüssel: XX.XX.XXXX Anhang: A 8

Fragen	Regelungen	A	i.O.	Nachweise/Feststellungen/Hinweise	A	i.O.
4.1 Allgemeine Anforderungen Sind die Aufbau- und ablauforganisatorischen Prozesse organisiert, um die Qualitätspolitik zu unterstützen, umzusetzen und die Q-Ziele (ggf. Arbeitsschutzziele definiert) zu erreichen (Wechselwirkung)? Gibt es Prozessbeschreibungen in ihrem Arbeitsbereich und sind diese handlungsleitend? Existieren Aufgaben- bzw. Tätigkeitsbeschreibungen (konkrete Umsetzungshilfen zur Infektionshygiene) in den entsprechenden Arbeitsbereichen?	*Prozessbeschreibungen, Arbeitsanweisungen, Betriebsanweisungen und Betriebsanleitungen* *Ablaufbeschreibungen, Hygienestandards und Festlegungen zu den Anforderungen der Hygiene unter Berücksichtigung von Infektionsrisiken und -gefahren*					
4.1 Allgemeine Anforderungen Wie ist der Kernprozess im Hygienemanagement organisiert (Prozessablauf / Prozessbeschreibung)?	*HACCP-Ordner* *Hygienerahmenplan, Hygieneplan, standardisierte Reinigungs- und Desinfektionspläne(R&D)* *Pflegekonzept der Einrichtung*					
4.1 Allgemeine Anforderungen Welche Methoden oder Verfahren wurden entwickelt, um die Prozesse im Hygienemanagement zu überwachen, zu messen und sicherzustellen? Mit welchen Methoden oder Verfahren kann überprüft werden, inwieweit festgelegte Prozessbeschreibungen in der Praxis reibungslos funktionieren (Kongruenz und Validierung von Prozessen)?	*Auditordner (Internes Auditprotokoll)* *Fehlermanagement* *Interne Konferenzstruktur* *Betriebsbegehungen* *Externe Prüfberichte* *Schulungsnachweise* *Unterweisungsprotokolle der Mitarbeiter* *(Arbeitsschutzunterweisungen: Erst- und jährliche wiederkehrende Unterweisung)*					
4.1 Allgemeine Anforderungen Stehen wichtige Schlüsselprozesse in der Pflegeeinrichtung in einer sinnvollen Arbeits- und Wechselbeziehung? Gibt es Arbeitsabläufe oder Arbeitsverfahren, die sich mit anderen Arbeitsbereichen der Einrichtung überschneiden?	*Zuständigkeits- und Verantwortungsmatrix*					
4.1 Allgemeine Anforderungen Wer ist für die Überprüfung des betrieblichen Hygienemanagements und seiner spezifischen Prozesse verantwortlich?	*5.5.2 QM-B. / Fach- und Führungskräfte* *Beauftragte der Einrichtung, z. B. Hygienebeauftragte Personen(Hygb) etc.*					

Erstellungsdatum: Februar 2005	Mitarbeitende: Heimleitung (HL), Qualitätsmanagement-Beauftragter (QM-B), Pflegedienstleitung (PDL), Küchen- bzw. Hauswirtschaftsleitung (KL/HWL), Hygienebeauftragter (Hygb.), Betriebsarzt (BA) und Fachkraft für Arbeitssicherheit (FaSi/Sifa)	(Stempel/Vermerk):

Hygienemanagement	Mustereinrichtung	Einrichtung **Muster-Einrichtung am Musterberg**
Seite 5 von 21	**Hygiene-Auditcheckliste**	Dokumentenschlüssel: XX.XX.XXXX Anhang: A 8

Fragen	Regelungen	A	i.O.	Nachweise/Feststellungen/Hinweise	A	i.O.
4.2 Dokumentationsanforderungen Wer ist im Besitz der Hygieneplanung und ggf. HACCP-Ordner (Prozesseigentümer und – verantwortliche Personen)?	*Ordnerstruktur (Inhaltsverzeichnis und Aufbau) und Verteilersystematik*					
4.2 Dokumentationsanforderungen Auf welche Art und Weise werden interne und externe Dokumente zum betrieblichen Qualitätsmanagement (inkl. Hygienemanagements) gelenkt? Handhabung der Dokumentationslenkung?	*4.2.3 Lenkung von Dokumenten und 4.2.4 Lenkung von Aufzeichnungen* *Bestätigungslisten und Änderungsnachweise*					
4.2.1 Allgemeines Wie gelangen die Prozesseigentümer an Formulare oder an eine Checkliste, wenn diese ein Formular oder eine Checkliste für die Praxis in der Anwendung benötigen?	*4.2.1 Allgemeines zu dem QM-Formularordner* *Ordner: „Kopiervorlagen"*					
4.2.1 Allgemeines Was für einen Sinn sehen Sie im internen Qualitätsmanagementsystem (Synergieeffekte) mit der Integration des Hygienemanagements als einen wichtigen Bestandteil? (Nutzen, Chancen, Weiterentwicklungen im Sinne eines kontinuierlichen Verbesserungsprozesses -Kaizen)						
4.2.2 QM-Handbuch (z. B. HACCP-Ordner und Hygieneplanung) Eignet sich der Aufbau und die Dokumentation des Hygienerahmenplans und der Hygieneplanung, um einen prozessorientierten Ansatz darzustellen (praxisnah und praxistauglich)? Bietet die QM-Dokumentation (HACCP-Ordner, Hygieneformulare, Hygienestandards und -checklisten etc.) im Arbeitsalltag eine Erleichterung oder macht die Dokumentation und deren Aufwand die Arbeit nur noch schwerer und komplizierter?	*Hygienerahmenplan, Hygieneplan, standardisierte Reinigungs- und Desinfektionspläne(R&D)* *HACCP-Ordner* *Verpflegungskonzept der Einrichtung* *Hygieneformulare und –checklisten*					
4.2.3 Lenkung von Dokumenten Auf welche Art und Weise ist die Lenkung von internen und externen Dokumenten zur Hygiene geregelt? • Identifikation von Dokumente?	*4.2.3 und 4.2.4 Lenkung von Dokumenten und von Aufzeichnungen* *Ablagesystem, Bestätigungslisten, Änderungsnachweise, Dokumentationsschlüssel, Revisionsstand etc.*					

Erstellungsdatum: Februar 2005	Mitarbeitende: Heimleitung (HL), Qualitätsmanagement-Beauftragter (QM-B), Pflegedienstleitung (PDL), Küchen- bzw. Hauswirtschaftsleitung (KL/HWL), Hygienebeauftragter (Hygb.), Betriebsarzt (BA) und Fachkraft für Arbeitssicherheit (FaSi/Sifa)	(Stempel/Vermerk):

Hygienemanagement	Mustereinrichtung	Einrichtung **Muster-Einrichtung am Musterberg**
Seite 6 von 21	**Hygiene-Auditcheckliste**	Dokumentenschlüssel: XX.XX.XXXX Anhang: A 8

Fragen	Regelungen	A	i.O.	Nachweise/Feststellungen/Hinweise	A	i.O.
4.2.3 Lenkung von Dokumenten Welches Verfahren wurde implementiert, um die Aktualität der Dokumente (Vorgabe- und Nachweisdokumente sowie der Formulare) in der Praxis sicherzustellen? Wo befinden sich die Dokumente über die Wartung von Einrichtungen, Maschinen und Geräte sowie Wartungs- und Instandhaltungskonzept?	*VA-Erstellung und VA-Änderung bzgl. der Dokumentationsanforderungen* *Bestätigungslisten, Inhaltsverzeichnis* *Dokumentationsschlüssel (Revisionsstand),* *PC = Passwort* *Gerätebücher, Service- und Wartungsverträge*					
4.2.3 Lenkung von Dokumenten Wie ist in den Arbeitsbereichen die Freigabe von Dokumenten geregelt? Wie ist sichergestellt, dass sich nur aktuelle und gültige Dokumente in den jeweiligen Arbeitsbereichen wieder finden?	*Bewertung der Änderungsnachweise und Führung der Bestätigungslisten* *Konferenzstruktur* *Interner Änderungsdienst und Mitteilungen*					
4.2.3 Lenkung von Dokumenten Wie werden veraltete und nicht mehr gültige Dokumente aus dem betrieblichen Qualitätsmanagement und Hygienemanagement zurückgezogen?	*4.2.3 und 4.2.4 Lenkung von Dokumenten und von Aufzeichnungen*					
4.2.3 Lenkung von Dokumenten Existieren gültige standardisierte Reinigungs- und Desinfektionspläne(R&D) bereichsbezogen in der Einrichtung?	*Reinigungs- und Desinfektionsplan (R&D)* *Hygieneplan*					
4.2.3 Lenkung von Dokumenten Wurde von der Pflegeeinrichtung ein Hautschutzplan erarbeitet und freigegeben?	*Hautschutzplan* *Unterweisungsprotokolle*					
4.2.4 Lenkung von Aufzeichnungen Auf welche Art und Weise sind die Lenkung von Aufzeichnungen und die Wiederauffindbarkeit von Aufzeichnungen etc. in der Einrichtung geregelt? Sind Zuständigkeiten klar geregelt? Dokumente zur Personalhygiene können sein: Gesundheitszeugnisse, Erstbelehrungen durch das Gesundheitsamt, Standards, Prozessbeschreibungen und Arbeitsanweisungen (Umgang mit Lebensmitteln, persönliche Hygiene, Tragen von Schutzausrüstung, Arbeitsmedizinische Vorsorgekartei, Ausstattung der Mitarbeiter) etc.	*4.2.4 Lenkung von Aufzeichnungen*					

Erstellungsdatum: Februar 2005	Mitarbeitende: Heimleitung (HL), Qualitätsmanagement-Beauftrager (QM-B), Pflegedienstleitung (PDL), Küchen- bzw. Hauswirtschaftsleitung (KL/HWL), Hygienebeauftragter (Hygb.), Betriebsarzt (BA) und Fachkraft für Arbeitssicherheit (FaSi/Sifa)	(Stempel/Vermerk):

Hygienemanagement	Mustereinrichtung	Einrichtung **Muster-Einrichtung am Musterberg**
Seite 7 von 21	**Hygiene-Auditcheckliste**	**Dokumentenschlüssel: XX.XX.XXXX** **Anhang: A 8**

Fragen	Regelungen	A	i.O.	Nachweise/Feststellungen/Hinweise	A	i.O.
4.2.3 – 4.2.4 Dokumentation Existieren Dokumente zur Schädlingsbekämpfung (Verträge, Köderplan, Kontrollbericht o.ä.) aus denen hervorgeht, dass eine wirksame Schädlingsbekämpfung (Monitorring) durchgeführt wird? Aufzeichnungen über eigene Kontrollmaßnahmen (gelten in der Regel nur als ausreichend, wenn kein Schädlingsbefall vorliegt)? Hygiene-, Reinigungs- und Desinfektionspläne in den verschiedenen Arbeitsbereichen (z. B. Pflegedienst, Küche, Hauswirtschaft, Wäscherei und Haustechnik) An welchen Stellen wird der Hygieneplan für die Mitarbeiter zugänglich angebracht? Werden die Vorgaben aus den Hygieneplänen von den Mitarbeitern beachtet ?	*Lenkung von Dokumenten und Aufzeichnungen* *Monitorring zur Schädlingsbekämpfung* *Hygienepläne, Hygienerahmenplan, Hygieneformulare und -checklisten*					
4.2.3 – 4.2.4 Dokumentation der Produktsicherheit im Sinne der Lebensmittelhygieneverordnung (LMHV) Belege über die Kontrolle des Wareneingangs im Lebensmittelbereich: Fortlaufend geführte Listen, Stempel mit Kontrollvermerken (Zustand und Temperatur der angelieferten Waren ggf. Zustand der Lieferfahrzeuge, Behälter und Fahrer) und bei Normabweichungen eingeleitete Sofortmaßnahmen?	*s. § 4 Abs.1 LMHV (z.B.HACCP)* *Lieferscheine und Rechnungen* *Bestellwesen, Anforderungsscheine, Lieferantenliste und Lieferantenbewertung (s. Beschaffung)*					

5.0 Verantwortung der Leitung   5

Fragen	Regelungen	A	i.O.	Nachweise/Feststellungen/Hinweise	A	i.O.
5.1 Verpflichtung der Leitung Welche Rechtsvorschriften kommen in ihrem Arbeitsbereich (stationäre Pflege) zur Anwendung? Ist sichergestellt, dass gesetzliche und behördliche Anforderungen (einschließlich berufsgenossenschaftliche Vorschriften) bekannt, eingehalten und umgesetzt werden?	*Mitgeltende Dokumente* *Ordner: Gesetze, Rechtsvorschriften und Hygienevorschriften* *Verzeichnis: „Gesetze und rechtliche Vorgaben sowie sonstige Spezifikationen"* *Newsletter, Mitteilungen, Aushänge und Fachzeitschriften etc.* *Aushangpflichtige Gesetze am „Schwarzen Brett"*					
5.1 Verpflichtung der Leitung Welche Bedeutung hat Qualität, Qualitätsmanagement, Qualitätssicherung und die Maßnahmen aus dem Hygienemanagement und der Infektionsprävention speziell für ihre Arbeitsbereiche (Messung und Abbildung der Zielerreichungsgrade)?	*QMH* *HACCP-Ordner* *Hygienerahmenplan* *Befragungen der Mitarbeiter*					

Erstellungsdatum: Februar 2005	Mitarbeitende: Heimleitung (HL), Qualitätsmanagement-Beauftragter (QM-B), Pflegedienstleitung (PDL), Küchen- bzw. Hauswirtschaftsleitung (KL/HWL), Hygienebeauftragter (Hygb.), Betriebsarzt (BA) und Fachkraft für Arbeitssicherheit (FaSi/Sifa)	(Stempel/Vermerk):

| Hygienemanagement | Mustereinrichtung | Einrichtung

Muster-Einrichtung am Musterberg |

| Seite 8 von 21 | **Hygiene-Auditcheckliste** | Dokumentenschlüssel: XX.XX.XXXX
Anhang: A 8 |

Fragen	Regelungen	A	i.O.	Nachweise/Feststellungen/Hinweise	A	i.O.
5.1 Verpflichtung der Leitung Vermittelt die oberste Leitung (Geschäftsleitung und/oder Heimleitung als beauftragte Person) die Bedeutung und Wichtigkeit der Erfüllung von festgelegten Kundenanforderungen? Sind entsprechende Qualitätsziele mit Integration von Arbeitsschutzzielen in der betrieblichen Organisationsstruktur festgelegt worden? Auf welche Art und Weise werden durch die Leitung die Kundenanforderungen und Kundenerwartungen ermittelt (Info`s, Veranstaltungen, Verträge, LQV, Rahmenverträge) und werden diese Informationen an die entsprechenden Arbeitsbereiche weitergeleitet?	*5.2 Kundenorientierung* *Pflegekonzept, Qualitätsziele, Pflegeleitbild* *Hygienerahmenplan* *Hygieneplan* *HACCP-Ordner* *Verträge*					
MAAS 5.1.2 „Ermittlung und Umsetzung gesetzlicher, berufsgenossenschaftlicher und behördlicher Anforderungen" Sind im Rahmen des betrieblichen Hygienemanagements alle relevanten gesetzlichen Vorschriften etc. bekannt und werden die daraus resultierenden Maßnahmen eingehalten?	*Gesetzliche und behördliche Anforderungen wie z.B.: LMHV, IfSG, UVVen, HeimG, ArbSchG, GefStoffV, BioStoffV, BetrSichV, BGI, BGR 250 / TRBA 250, BGV A1, BGV A3, BGV A8, TRGS etc.*					
5.2 Kundenorientierung Wie werden die Kundenanforderungen ermittelt, analysiert und dargestellt (kommuniziert)? Werden Klienten- und Angehörigenbefragungen zur Ermittlung der Zufriedenheit durchgeführt und die Ergebnisse ausgewertet?	*Auswertung der Feedbackbögen, internes Beschwerdemanagement* *Nachweis in der Pflegedokumentation* *Angehörigentreffen und Heimbeiratssitzungen (Protokolle)*					
5.3 Qualitätspolitik Ist die Qualitäts- und ggf. Arbeitsschutzpolitik den Mitarbeitern bekannt und wird diese verstanden? Was wissen Sie über die Qualitätspolitik in ihrer Einrichtung bzw. in ihrem Arbeitsbereich? Wo finden Sie entsprechende Informationen zu den Kernaussagen der Qualitäts- und ggf. Arbeitsschutzpolitik?	*QMH* *Pflegekonzept* *Hygienerahmenplan* *HACCP-Ordner*					
5.3 Qualitätspolitik Wie wird den Mitarbeitern die Qualitätspolitik und ggf. die Arbeitsschutzpolitik vermittelt?	*Schulungen und Informationsveranstaltungen, Einarbeitungskonzept, Unterweisungen (Arbeits- und Gesundheitsschutz)*					

| Erstellungsdatum:
Februar 2005 | Mitarbeitende:
Heimleitung (HL), Qualitätsmanagement-Beauftragter (QM-B), Pflegedienstleitung (PDL), Küchen- bzw. Hauswirtschaftsleitung (KL/HWL), Hygienebeauftragter (Hygb.), Betriebsarzt (BA) und Fachkraft für Arbeitssicherheit (FaSi/Sifa) | (Stempel/Vermerk): |

Hygienemanagement	Mustereinrichtung	Einrichtung **Muster-Einrichtung am Musterberg**
Seite 9 von 21	**Hygiene-Auditcheckliste**	**Dokumentenschlüssel: XX.XX.XXXX** **Anhang: A 8**

Fragen	Regelungen	A	i.O.	Nachweise/Feststellungen/Hinweise	A	i.O.
5.3 Qualitätspolitik Ist die Qualitäts- und ggf. Arbeitsschutzpolitik geeignet, die Qualitätsziele und ggf. die Arbeitsschutzziele im Rahmen des betrieblichen Hygienemanagements zu erreichen?	*Managementbewertungen* *Prüfberichte und externe Bewertungen* *Analysen* *Befragungen*					
5.4 Planung Existiert in der Einrichtung ein QM-Plan, in dem die Maßnahmen zum Hygienemanagement und Infektionsprävention beinhaltet ist (Strategie: „Der Weg zum Ziel")?	*QM-Planung* *Hygienerahmenplan*					
5.4.1 Qualitätsziele Wie wird sichergestellt, das die Mitarbeiter in den Arbeitsbereichen die QM- und ggf. AS-Politik im Rahmen des betrieblichen Hygienemanagements kennen? Sind die Qualitäts- und ggf. Arbeitsschutzziele in den jeweiligen Arbeitsbereichen bekannt?	*Einarbeitungskonzept und Einarbeitungschecklists,* *Unterweisungen der Mitarbeiter (Arbeits- und Gesundheitsschutz)* *Prospektive Fortbildungspläne* *Schulungsnachweisführung*					
5.5 Verantwortung, Befugnis und Kommunikation Ist das Organigramm aktuell und kennen die Mitarbeiter die aufbau- und ablauforganisatorischen Strukturen (betriebliche Abläufe) sowie Zuständigkeiten in ihrem Tätigkeits- und Verantwortungsbereich?	*Organigramm, Hygienerahmenplan, HACCP-Ordner, Pflegekonzept* *Schulungsnachweisführung* *Einarbeitungschecklisten* *Maßnahmen im Rahmen der Infektionsprävention*					
5.5 Verantwortung, Befugnis und Kommunikation Sind Verantwortungen und Befugnisse schriftlich festgelegt und bei den Mitarbeitern bekannt?	*Stellenbeschreibungen* *Organigramm* *Bestellungen und Beauftragungen* *Kooperationen mit überbetrieblichen Diensten*					
5.5.1 Verantwortung und Befugnis Wie sind im betrieblichen Hygienemanagement die Verantwortungen und Zuständigkeiten (Kompetenzen) definiert und festgelegt?	*Verantwortungsmatrix* *Hygienerahmenplan* *Stellenbeschreibungen etc.* *Zusammenarbeit mit externen Firmen (R&D)*					
5.5.3 Interne Kommunikation Wie werden wichtige mitarbeiterbezogene, infektionspräventive Informationen, infektionshygienische Maßnahmen und Managementvorgaben an die Mitarbeiter weitergeleitet?	*Besprechungsmatrix, Protokolle, Umlauf sowie interne und externe Mitteilungen (z.B. Gesundheitsamt)*					
5.5.3 Interne Kommunikation Existiert in der Einrichtung ein innerbetriebliches Vorschlagswesen?	*5.5 Verantwortung, Befugnis und Kommunikation* *Konferenzstruktur*					

Erstellungsdatum: Februar 2005	Mitarbeitende: Heimleitung (HL), Qualitätsmanagement-Beauftrager (QM-B), Pflegedienstleitung (PDL), Küchen- bzw. Hauswirtschaftsleitung (KL/HWL), Hygienebeauftragter (Hygb.), Betriebsarzt (BA) und Fachkraft für Arbeitssicherheit (FaSi/Sifa)	(Stempel/Vermerk):

Hygienemanagement	Mustereinrichtung	Einrichtung **Muster-Einrichtung am Musterberg**
Seite 10 von 21	**Hygiene-Auditcheckliste**	Dokumentenschlüssel: XX.XX.XXXX Anhang: A 8

Fragen	Regelungen	A	i.O.	Nachweise/Feststellungen/Hinweise	A	i.O.
5.6 Managementbewertung **5.6.1 Allgemeines** Werden die Fach- und Führungskräfte (Mitglieder der Hygienekommission) über QM-Auswertungen, QM-Ergebnisse und insbesondere über die Wirksamkeit von Hygienemaßnahmen informiert?	*5.6 Managementbewertung* *Auswertungen / Datenanalyse*					
5.6.2 Eingaben für die Bewertung **5.6.3 Ergebnisse der Bewertung** Sind Kriterien für die Qualitätsbewertung mit Integration des betrieblichen Hygienemanagements durch die Leitung festgelegt?	*Internes Audit, Auswertungen, Risikoanalysen, Reklamationen, Beschwerden, Besprechungen, Externe Berichte unterschiedlicher Prüfinstanzen, QM-Review und ggf. Managementbewertungen* *Protokolle von Betriebsbegehungen und Gefährdungsanalysen (GP 5.9)*					

6.0 Management der Ressourcen | 6

Fragen	Regelungen	A	i.O.	Nachweise/Feststellungen/Hinweise	A	i.O.
6.1 Bereitstellung von Ressourcen Welche Verfahren werden zur Feststellung der notwendigen Ressourcen eingesetzt? 1. Personal und Personalentwicklung 2. Aus-, Fort- und Weiterbildung 3. Interner Kommunikations- und Informationsfluss 4. Infrastruktur im jeweiligen Arbeitsbereich **Stammdaten des Betriebes:** Plan (Grundriss des Betriebes mit Beschriftungen der Räume und ihre Funktionen)?	*Dienstplan* *Management einer Arbeitsschicht* *Qualifikationsmatrix der Mitarbeiter* *Fortbildungsnachweise* *Stellenprofile* *Betriebsbegehungen* *QM-Sitzungen* *Innerbetriebliches Beschwerdemanagement* *Bedarfsmeldung für Anschaffungen* *Reparaturmeldungen* *Pläne und Zeichnungen*					
6.2.2 Fähigkeit, Bewusstsein und Schulung Existiert in dem jeweiligen Arbeitsbereich ein prospektiver Fortbildungsplan und gibt es Regelungen bzgl. der Fortbildungsnachweise der einzelnen Mitarbeiter?	*Nachweise interner und externer Fortbildung, Schulungsnachweisführung* *Qualifikationsmatrix* *Ausbildungsnachweise und -zeugnisse (Anerkennungen) etc.* *Ausbildungs- und Schulungsnachweise der Mitarbeiter (§ 4 Abs. 2 LMHV)* *Folgebelehrungen nach § 42 IfSG*					

Erstellungsdatum: Februar 2005	Mitarbeitende: Heimleitung (HL), Qualitätsmanagement-Beauftragter (QM-B), Pflegedienstleitung (PDL), Küchen- bzw. Hauswirtschaftsleitung (KL/HWL), Hygienebeauftragter (Hygb.), Betriebsarzt (BA) und Fachkraft für Arbeitssicherheit (FaSi/Sifa)	(Stempel/Vermerk):

Hygienemanagement	Mustereinrichtung	Einrichtung **Muster-Einrichtung am Musterberg**
Seite 11 von 21	**Hygiene-Auditcheckliste**	**Dokumentenschlüssel: XX.XX.XXXX** **Anhang: A 8**

Fragen	Regelungen	A	i.O.	Nachweise/Feststellungen/Hinweise	A	i.O.
6.2.2 Fähigkeit, Bewusstsein und Schulung / 4.2.3 Lenkung von Dokumenten Ist der Fortbildungsordner übersichtlich geführt und aktuell?	*Dokumentenlenkung Fortbildungskonzept Fortbildungsordner mit Fortbildungs- nachweisen*					
6.2 Personelle Ressourcen Liegen für alle Mitarbeiter die Erstbelehrungen und Folgebelehrungen nach dem Infektions- schutzgesetz vor? Zahl der Beschäftigten und ihre Funktionen? Werden die Mitarbeiter <u>arbeitsmedizinisch</u> durch einen ermächtigten Arzt (Betriebsarzt) betreut?	*6.2.1 Allgemeines* *Dokumentenlenkung* *Ordner: Belehrungen* *Stellenplan* *Qualifikationsmatrix der Mitarbeiter* *BG-Grundsätze: (G37, G 24, G42 etc.)* *BioStoffV,GefStoffV,* *Arbeitsmedizinische Vorsorge (Vorsor- gekartei)*					
6.2.2 Fähigkeit, Bewusstsein und Schulung Wie ist die Schulungsbedarfsermittlung in der Pflegeeinrichtung geregelt? Sind die Schulungen bedarfsgerecht? Wie erfolgt die Ermittlung des Qualifizierungsbe- darfs? Wie ist der Umgang mit gesetzlich verpflichten- den Fortbildungen bzw. mit Pflichtunterweisungen geregelt?	*Ermittlung notwendi- ger Fähigkeiten der Mitarbeiter, Schu- lungsbedarfsermitt- lung, Planung und Durchführung von Fortbildungen und sonstigen Schu- lungsmaßnahmen, Bewertung / Beurtei- lung der Wirksamkeit von Fortbildungen und sonstigen Schu- lungsmaßnahmen* *Unterweisungsproto- kolle*					
6.2.2 Fähigkeit, Bewusstsein und Schulung Werden die Mitarbeiter zu Unfallgefahren und deren Abwehr mindestens 1x jährlich unterwie- sen?	*Unterweisungsproto- kolle* *Brandschutzübun- gen,Schulungen etc.*					
6.2.2 Fähigkeit, Bewusstsein und Schulung Sind in der Pflegeeinrichtung entsprechende Schutzmaßnahmen schriftlich festgelegt worden und stehen geeignete Arbeitsmittel den Mitarbei- tern in ausreichender Anzahl zur Verfügung?	*Arbeitsmedizinische Vorsorge* *Gefährdungsermitt- lung und – beurteilung* *Persönliche Schutz- ausrüstung (PSA)*					

Erstellungsdatum: Februar 2005	Mitarbeitende: Heimleitung (HL), Qualitätsmanagement-Beauftrager (QM-B), Pflegedienstleitung (PDL), Küchen- bzw. Hauswirtschaftsleitung (KL/HWL), Hygienebeauftragter (Hygb.), Betriebsarzt (BA) und Fachkraft für Arbeitssicherheit (FaSi/Sifa)	(Stempel/Vermerk):

Hygienemanagement	Mustereinrichtung	Einrichtung **Muster-Einrichtung am Musterberg**
Seite 12 von 21	**Hygiene-Auditcheckliste**	Dokumentenschlüssel: XX.XX.XXXX Anhang: A 8

Fragen	Regelungen	A	i.O.	Nachweise/Feststellungen/Hinweise	A	i.O.
6.3 Infrastruktur Wie kann dargestellt werden, dass die Einrichtung (Ausrüstung, Soft- und Hardware etc.) und das dass notwendige Equipment den gesetzlichen, behördlichen und berufsgenossenschaftlichen Anforderungen entspricht? Ist die innerbetriebliche Ausstattung geeignet, um den Kernprozess unter Berücksichtigung des betrieblichen Hygienemanagements auszuführen und sicherzustellen?	*Prüfpläne, Betriebsbegehung, Inventarpläne, Investitionsplan, Planung bei Anschaffungen* *Checklisten zur Kontrolle der Pflegebetten, Rauchmelder, Notrufanlage, Flucht- und Rettungswege, Sicherheits- und Gesundheitsschutzkennzeichnung, Notfallplan, Erste-Hilfe, Brandschutzverordnung etc.*					
6.3 Infrastruktur Entspricht der Handwaschplatz den berufsgenossenschaftlichen Vorschriften und Regeln? Stehen sicherheitsgerechte Arbeitsmittel und –verfahren in der Pflegeeinrichtung zur Verfügung?	*„BGR 250/TRBA250" Infektionsschutz-Set bei speziellen Erkrankungen der Klienten (PSA: MRSA, Norovirus-Infektionen, Krätze etc.)* *Hebehilfen, Konzept, Seminar der BGW: „Rückenschulung" für Multiplikatoren, Lastenhandhabungsverordnung etc.*					
6.4 Arbeitsumgebung Welche regelmäßigen Infektionshygienischen Maßnahmen ergreifen Sie in Hinblick auf die Gesunderhaltung der Mitarbeiter und Klienten (Infektionsprävention!)? Ist die Ergonomie der Arbeitsplätze sichergestellt?	*Sicherheitstechnische und arbeitmedizinische Betreuung und Beratung* *Begehungen durch Leitung und externe Kompetenz (BA, FaSi etc.)* *Begehungen durch verschiedene Behörden* *Gefährdungsermittlung und -beurteilung gem. ArbSchG etc.*					
MAAS 6.5 „Beurteilung der Arbeitsbedingungen" Werden im Rahmen des Arbeitsschutzes sichere und gesundheitsgerechte Bedingungen in der Pflegeeinrichtung ermittelt, angepasst und ständig zur Gesunderhaltung der Mitarbeiter aufrechterhalten?	*MAAS-BGW* *ArbSchG, BGV A1* *Gefährdungsermittlung und -beurteilung*					

7.0 Produktrealisierung	**7**

Fragen	Regelungen	A	i.O.	Nachweise/Feststellungen/Hinweise	A	i.O.
7.1 Planung der Produktrealisierung Werden Dienstleistungsprozesse regelhaft und systematisch geplant?	*SGB XI (Rahmenverträge), Heimgesetz / LMHV, IfSG etc.* *Verfahrensanweisungen, Richtlinien, Hygienerahmenplan, Hygieneplan, Pflege- und Hygienestandards, Pflegeplanung etc.*					

Erstellungsdatum: Februar 2005	Mitarbeitende: Heimleitung (HL), Qualitätsmanagement-Beauftragter (QM-B), Pflegedienstleitung (PDL), Küchen- bzw. Hauswirtschaftsleitung (KL/HWL), Hygienebeauftragter (Hygb.), Betriebsarzt (BA) und Fachkraft für Arbeitssicherheit (FaSi/Sifa)	(Stempel/Vermerk):

Hygienemanagement	Mustereinrichtung	Einrichtung **Muster-Einrichtung am Musterberg**
Seite 13 von 21	**Hygiene-Auditcheckliste**	Dokumentenschlüssel: XX.XX.XXXX Anhang: A 8

Fragen	Regelungen	A	i.O.	Nachweise/Feststellungen/Hinweise	A	i.O.
7.1 Planung der Produktrealisierung Wie ist die Wechselwirkung der Produktrealisierung mit den Q.- Zielen und der Q.- Politik zu erkennen? Durch welche Aufzeichnungen kann nachgewiesen werden, dass Produkte und Dienstleistungen den geplanten oder vorausgesetzten Anforderungen (infektionspräventive Sicht!) entsprechen? Abfallentsorgungsplan: Entsorgung aus infektionspräventiver Sicht, Abfall-, Speisereste- und Wertstoffentsorgung (evtl. Vertrag mit Entsorger) nach Abfallgruppen?	*Hygienerahmenplan* *Empfehlungen und Anforderungen an die Hygiene vom RKI etc.* *Einbindung von Expertenstandards* *Plan: Abfall- und Entsorgungslogistik (Klassifizierung der Abfälle)* *Ggf. Betriebsbeauftragter für Abfall*					
7.1 Planung der Produktrealisierung Sind allgemeine Festlegungen zur Prozessbeherrschung eindeutig festgelegt worden, insbesondere zur Haut-, Schleimhaut-, Hände-, Flächen-, Wisch- und Instrumentendesinfektion sowie zur chemischen und chemothermischen Wäschedesinfektion?	*Prozessbeschreibungen* *Arbeitsanweisungen* *Hygieneplan* *R&D* *BGR 500*					
7.1 Planung der Produktrealisierung Sind bei den Mitarbeitern die Maßnahmen einer laufenden Desinfektion und Schlussdesinfektion bekannt?	*Hygienerahmenplan, Hygieneplan* *Standardisierte Reinigungs- und Desinfektionspläne für die jeweiligen Funktionsbereiche* *Pflege- und Hygienestandards* *Schulungen und Unterweisungen (Protokolle und sonstige Aufzeichnungen)* *Regelungen zur PSA*					
7.2 Kundenbezogene Prozesse / 8.2.1 Kundenzufriedenheit Wie ist der Umgang mit Kundenrückmeldungen und Kundenbeschwerden in der Einrichtung geregelt? Wie wird die Vertragsprüfung durchgeführt? Wo befinden sich die Verträge? Wer führt die Vertragsprüfung durch und wer lenkt ggf. Vertragsänderungen?	*Kunden- und Angehörigenabende (z. B. Veranstaltungen)* *Verträge: Heimvertrag, Rahmenverträge etc.* *Telefonisch, Flyer, Prospekte, Heimbeiratssitzungen (s. Protokolle) usw.* *Auftragsprüfung* *Beschwerdeweg und Veränderungsmeldungen*					

Erstellungsdatum: Februar 2005	Mitarbeitende: Heimleitung (HL), Qualitätsmanagement-Beauftragter (QM-B), Pflegedienstleitung (PDL), Küchen- bzw. Hauswirtschaftsleitung (KL/HWL), Hygienebeauftragter (Hygb.), Betriebsarzt (BA) und Fachkraft für Arbeitssicherheit (FaSi/Sifa)	(Stempel/Vermerk):

Hygienemanagement	Mustereinrichtung	Einrichtung **Muster-Einrichtung am Musterberg**
Seite 14 von 21	**Hygiene-Auditcheckliste**	Dokumentenschlüssel: XX.XX.XXXX Anhang: A 8

Fragen	Regelungen	A	i.O.	Nachweise/Feststellungen/Hinweise	A	i.O.
7.2 Kundenbezogene Prozesse / 7.2.1 Ermittlung der Anforderungen in Bezug auf das Produkt Wie werden Anforderungen an die zu erbringende Dienstleistung festgestellt?	*Aufnahmeprozess: Vertragsgestaltung und -prüfung, Ärztliches Attest nach § 36 Abs. 4 IfSG, Klienten, Angehörige und/oder Betreuer, Pflegevisite und sonstige gesetzliche und behördliche Anforderungen etc.* *Kundenwünsche und Ressourcen einbinden*					
7.2 Kundenbezogene Prozesse Sind Ausschlusskriterien bei der Aufnahme von bestimmten Klienten festgelegt worden?	*Leistungs- und Qualitätsvereinbarung (LQV), Pflegekonzept, Heimvertrag, IfSG, HeimG etc.*					
7.3 Entwicklungsplanung Welches Neuprojekt ist bei ihnen entwickelt worden?	*Projektphasenplan* *Projektstrukturplan* *Maßnahmenpläne* *Projektaufzeichnungen*					
7.2.1 Ermittlung der Anforderungen in Bezug auf das Produkt Werden weitere Anforderungen ermittelt, die zur Erfüllung des Auftrages (Dienstleistung) notwendig sind, aber nicht vom Kunden kommuniziert werden (stillschweigend vorausgesetzte Anforderungen)? Werden Verträge mit Kunden regelmäßig auf die Einhaltung hin überprüft? Ist der Weg der Vertragserstellung beschrieben? Sind Pflichten und Lasten festgelegt (Produktanforderungen durch den Kunden)?	*Prüfung der Heimverträge und Zusatzvereinbarungen* *Umgang mit Vetrags-änderungen* *Richtlinien der Kostenträger, MDK, LQV nach § 80 a SGB XI etc.*					
7.4 Beschaffung / 7.4.1 Beschaffungsprozess Sind die Kriterien zur Lieferantenbewertung festgelegt? Nach welchen Kriterien erfolgt die Auswahl von Lieferanten (Integration von Arbeitsschutzaspekten im Rahmen des betrieblichen Hygienemanagements)? Finden regelmäßige Lieferantenbewertungen statt?	*Lieferantenauswahl: Beispiele dafür ist die Bemusterung, Lieferantenselbstauskunft oder Referenzliste* *Fehlermeldung, Wareneingangsprüfung und ggf. Lieferantenaudit, Lieferantenbewertung etc.* *BGV A1 etc. (Arbeits- und Gesundheitsschutz)*					
7.4.1 Beschaffungsprozess Gibt es festgelegte Kriterien für die Auswahl, Beurteilung und Neubeurteilung von Lieferanten? Wie und nach welchen Kriterien findet eine Lieferantenbewertung statt?	*Lieferantenauswahl und festgelegte Lieferantenkriterien: Pünktlichkeit, Verlässlichkeit nach dem Leistungskatalog, Abnahmeprotokolle, Prüfungen etc.*					

Erstellungsdatum: Februar 2005	Mitarbeitende: Heimleitung (HL), Qualitätsmanagement-Beauftragter (QM-B), Pflegedienstleitung (PDL), Küchen- bzw. Hauswirtschaftsleitung (KL/HWL), Hygienebeauftragter (Hygb.), Betriebsarzt (BA) und Fachkraft für Arbeitssicherheit (FaSi/Sifa)	(Stempel/Vermerk):

Hygienemanagement	Mustereinrichtung	Einrichtung **Muster-Einrichtung am Musterberg**
Seite 15 von 21	**Hygiene-Auditcheckliste**	Dokumentenschlüssel: XX.XX.XXXX Anhang: A 8

Fragen	Regelungen	A	i.O.	Nachweise/Feststellungen/Hinweise	A	i.O.
7.4.2 Beschaffungsangaben Wie stellt die Pflegeeinrichtung die festgelegten Beschaffungsanforderungen sicher?	*Lieferscheine und Rechnungen* *Rahmenverträge und Vereinbarungen* *Anforderung:* *BGV A1 usw.*					
7.4.2 Beschaffungsangaben Werden ausschließlich Mittel zur Desinfektion eingesetzt, die in der Liste vom RKI geprüften und anerkannten Desinfektionsmittel und – verfahren bzw. in der Liste der nach den „Richtlinien für die Prüfung chemischer Desinfektionsmittel" geprüften und von der DGHM als wirksam befundenem Desinfektionsverfahren in der Praxis eingesetzt?	*Bekanntmachungen und Veröffentlichungen des Robert Koch-Instituts* *Liste der vom RKI-/DGHM geprüften und anerkannten Desinfektionsmittel und –verfahren (R&D)* *Bestellscheine, Lieferscheine und Betriebsanweisungen etc.*					
7.4.3 Verifizierung von beschafften Produkten Wie erfolgt die Prüfung, dass erforderliche Beschaffungsanforderungen an das Produkt eingehalten werden? Wie erfolgt die Warenannahme oder auch eine Zurückweisung von Waren z.B. bei bereits abgelaufenen Desinfektionsmitteln etc.? Wo ist dokumentiert, was zu passieren hat, wenn Ware nicht den Anforderungen bei der Lieferung entspricht?	*Wareneingangsprüfung* *Hinweise auf Reklamationen (Vermerke)* *Kriterien und Festlegungen nach HACCP, LMHV, IfSG bei der Entgegennahme von Ware, Wareneingangsprüfung, Kontrolle bis zur Einlagerung und Entnahme der Ware (z. B. TK-Ware, Gefahrstoffe etc.) nach FIFO-Prinzip*					
7.5 Produktion und Dienstleistungserbringung Ist allen Mitarbeitern der Umgang mit freigegebenen Standards (bspw. zur Hygiene etc.) bekannt? Wie werden die Standards entwickelt, bekannt gemacht und für die Mitarbeiter zugänglich gemacht? Wie werden die Mitarbeiter in die Entwicklung von Standards mit einbezogen? Was geschieht, wenn Ihnen auffällt, dass der Standard inhaltlich nicht korrekt oder stimmig ist?	*Qualitätszirkelrunden* *Gesundheitszirkel im rahmen der Infektionshygiene* *Standards verschiedener Art für die verschiedenen Bereiche* *Arbeitsanweisungen* *Hygienerahmenplan und Hygieneplan* *HACCP-Ordner* *Änderungsdienst*					

Erstellungsdatum: Februar 2005	Mitarbeitende: Heimleitung (HL), Qualitätsmanagement-Beauftragter (QM-B), Pflegedienstleitung (PDL), Küchen- bzw. Hauswirtschaftsleitung (KL/HWL), Hygienebeauftragter (Hygb.), Betriebsarzt (BA) und Fachkraft für Arbeitssicherheit (FaSi/Sifa)	(Stempel/Vermerk):

Hygienemanagement	Mustereinrichtung	Einrichtung
		Muster-Einrichtung am Musterberg
Seite 16 von 21	**Hygiene-Auditcheckliste**	Dokumentenschlüssel: XX.XX.XXXX Anhang: A 8

Fragen	Regelungen	A	i.O.	Nachweise/Feststellungen/Hinweise	A	i.O.
7.5.1 Lenkung der Produktion und der Dienstleistungserbringung Wie ist sichergestellt, dass die beschafften Produkte den festgelegten Produktanforderungen entsprechen? Sind die Anforderungen an die Produkte festgelegt und werden diese Anforderungen nachweislich erfüllt?	*Erfüllung gesetzlicher Vorschriften und Vorgaben* *Fehlermeldung, Wareneingangsprüfung und -kontrolle*					
7.5.1 Lenkung der Produktion und der Dienstleistungserbringung Sind alle Gefahrstoffe nach der GefStoffV in einem Gefahrstoffverzeichnis (§ 7 Abs. 8 GefStoffV) aufgenommen und werden die Sicherheits- und Gesundheitsschutzkennzeichnungen verstanden, eingehalten. Wird Schutzkleidung bei Umgang mit Gefahrstoffen getragen und angemessen eingesetzt?	*BGV A1 „Grundsätze der Prävention"* *Einlagerung von Gefahrstoffen (GefStoffV), Sicherheitsdatenblätter, Betriebsanweisungen und Gefahrstoffverzeichniss* *Ersatzstoffprüfung* *Tragen persönlicher Schutzausrüstung (PSA)* *Ggf. Gefahrstoffbeauftragter*					
7.5.1 Lenkung der Produktion und der Dienstleistungserbringung Ist sichergestellt, dass die Pflegeeinrichtung zur Leistungserbringung die geeigneten Maßnahmen ergreift und festgelegt hat? Sind Arbeitsanweisungen, Prozessbeschreibungen und Prüfanweisungen oder dgl. verfügbar? Sind Überwachungs- und Messmittel vorhanden? Werden Wartungen und Prüfungen vorschriftsmäßig (z. B. Prüfplan) durchgeführt? Dokumente über eigene Betriebs-, Funktions-, Waren- oder sonstige Kontrollen: Erfolgt eine fortlaufende Temperaturkontrolle aller Kühl-, Gefrier- und Heißhaltevorrichtungen im Lebensmittelbereich?	*Prozessbeschreibungen* *Prüf- und Wartungspläne* *Rezepturkartei* *Gefährdungsermittlung und –beurteilung (HL, FaSi, BA, Sib, QM-B. und hygienebeauftragte Personen)* *Inventarliste* *Korrektur- und Vorbeugemaßnahmen, Service- und Wartungsverträge, Kundendienst usw.* *Standardisierte Reinigungs- und Desinfektionspläne (R&D), Hygieneplan* *Erstellung von Infektionsstatistiken* *Bestandsverzeichnis und Gerätebücher nach MPBetreibV.* *4.2.3 Lenkung von Dokumenten und 4.2.4 Lenkung von Aufzeichnungen*					
7.5.1 Lenkung der Produktion und der Dienstleistungserbringung Entspricht die Reinigungstechnik und –hygiene dem aktuellen Stand?	*Schulungsprotokolle* *Unterweisungen* *Produktschulungen der Hersteller*					

Erstellungsdatum: Februar 2005	Mitarbeitende: Heimleitung (HL), Qualitätsmanagement-Beauftragter (QM-B), Pflegedienstleitung (PDL), Küchen- bzw. Hauswirtschaftsleitung (KL/HWL), Hygienebeauftragter (Hygb.), Betriebsarzt (BA) und Fachkraft für Arbeitssicherheit (FaSi/Sifa)	(Stempel/Vermerk):

Hygienemanagement	Mustereinrichtung	Einrichtung **Muster-Einrichtung am Musterberg**
Seite 17 von 21	**Hygiene-Auditcheckliste**	**Dokumentenschlüssel: XX.XX.XXXX** **Anhang: A 8**

Fragen	Regelungen	A	i.O.	Nachweise/Feststellungen/Hinweise	A	i.O.
7.5.1 Lenkung der Produktion und der Dienst-leistungserbringung Sind allgemeine Maßnahmen beim Auftreten von Infektionen, übertragbaren Erkrankungen und nosokomialen Infektionen in der Pflegeeinrichtung bekannt?	*Meldeformular und Meldepflicht nach § 8 IfSG* *4.2.3 Lenkung von Dokumenten und 4.2.4 Lenkung von Aufzeichnungen*					
MAAS 7.5.1.2 „Gefahrstoffe" Auf welche Art und Weise erfolgt in der Pflegeeinrichtung ein systematisches Gefahrstoffmanagement?	*Informationsbeschaffung, Ersatzstoffprüfung* *Betriebbegehungen* *Gefährdungsermittlung – und beurteilung* *Bestellung eines Gefahrstoffbeauftragten*					
MAAS 7.5.1.2 „Gefahrstoffe" Wurden im Hinblick auf die Gefahrstoffermittlung und –beurteilung entsprechende Schutzmaßnahmen festgelegt?	*Gefahrstoffverzeichnis* *Betriebsanweisungen* *Hygienerahmenplan* *Hygieneplan* *Unterweisungen nach Gefahrstoffverordnung*					
Eigenkontrollsystem: CCP`s nach der HACCP Werden bei den folgenden Punkten die notwendigen Q-Sicherungsmaßnahmen und Hygiene-kontrollen für Lebensmittel eingehalten und dokumentiert: ⇨ Lagerhaltung, Eier, Verfalldatum ⇨ Einkauf ⇨ Produktion, Vor- und Zubereitung ⇨ Speisenausgabe ⇨ Reinigung, Desinfektion, Hygiene und ⇨ Maßnahmen zur Personalhygiene	*HACCP-Handbuch* *Verfahrensanweisungen, Richtlinien, Standards etc.* *Hygienerahmenplan, Hygienepläne, Hygieneschulungen sowie mikrobiologische Überwachungen (z.B. Trinkwasserproben, Geschirrspülautomaten etc.)*					
7.5.2 Validierung der Prozesse zur Produktion und zur Dienstleistungserbringung Findet die Dienstleistungserbringung unter beherrschten Bedingungen statt? Kapazitäten des Betriebes (Produktions- u. Lagermengen, Kühlkapazitäten, Produkte)?	*Verfahrensanweisungen, Richtlinien, Standards etc.*					
7.5.2 Validierung der Prozesse zur Produktion und zur Dienstleistungserbringung Wer ist zuständig für die Durchführung von Validierungstätigkeiten?	*Verantwortung und Befugnisse* *Verantwortungsmatrix* *Dokumentationsanforderungen*					

Erstellungsdatum: Februar 2005	Mitarbeitende: Heimleitung (HL), Qualitätsmanagement-Beauftragter (QM-B), Pflegedienstleitung (PDL), Küchen- bzw. Hauswirtschaftsleitung (KL/HWL), Hygienebeauftragter (Hygb.), Betriebsarzt (BA) und Fachkraft für Arbeitssicherheit (FaSi/Sifa)	(Stempel/Vermerk):

Hygienemanagement	Mustereinrichtung	Einrichtung **Muster-Einrichtung am Musterberg**
Seite 18 von 21	**Hygiene-Auditcheckliste**	Dokumentenschlüssel: XX.XX.XXXX Anhang: A 8

Fragen	Regelungen	A	i.O.	Nachweise/Feststellungen/Hinweise	A	i.O.
7.5.2 Validierung der Prozesse zur Produktion und zur Dienstleistungserbringung Eigenkontrollsystem der kritischen Temperaturgrenzen im Lebensmittelbereich: Werden die kritischen Temperaturgrenzen bei den folgenden Punkten gemessen, bewertet und welche Maßnahmen werden bei Grenzüberschreitungen unmittelbar ergriffen? ⇨ Anlieferung der Ware ⇨ Einlagerung und Entnahme ⇨ Vorbereitung ⇨ Zubereitung – warm ⇨ Zubereitung– kalt ⇨ Transport ⇨ Ausgabe der Speisen Wurden Regelungen zum Wiederaufwärmen von Speisen festgelegt?	*HACCP-Handbuch, Hygienestandards, Hygieneformulare und –checklisten,* *Messgerät(e) zur Überwachung und Kontrolle der Temperaturgrenzen (Lebensmittelthermometer)*					
7.5.3. Kennzeichnung und Rückverfolgbarkeit Welche Kennzeichnungsarten sind in dem Arbeitsbereich festgelegt worden?	*BGV A 8, Gefahrensymbole und - kennzeichnung* *Hygienerahmenplan* *Hautschutzplan, Hygienepläne, Betriebsanweisungen, Hygienechecklisten etc.*					
7.5.4. Eigentum des Kunden Wie ist der Umgang mit den vom Kunden bereitgestellten Produkten in der Einrichtung geregelt?	*Kennzeichnungssystem der Einrichtung (Kennzeichnungsarten)* *Verträge (Heimvertrag) oder sonstige Verpflichtungen (gesetzlich, normativ etc.)*					
7.5.5. Produkterhaltung Gibt es festgelegte Qualitätskontrollen innerhalb des Kernprozesses?	*Prüfungen, Audits, Betriebsbegehungen, Stellenplan, Arbeitsablauforganisation, Arbeitsanweisungen, Hygienestandards, Hygienechecklisten usw.* *Prozessbeschreibung: „Messung der Prozesse"*					
7.6. Lenkung der Überwachungs- und Messmittel Wie werden Überwachungs- und Messmittel innerhalb der Einrichtung sinnvoll gelenkt?	*Messmittelverwaltung gem. BGV A3 (ortsveränderliche Betriebsmittel etc.)* *Prüf- und Wartungsprotokolle s. Dokumentationsanforderungen)* *BetrSichV, BGV A 3 und sonstige Prüfvorschriften (z. B. VDI / DIN Normen, MPBetreibV, BioStoffV etc.)*					

Erstellungsdatum: Februar 2005	Mitarbeitende: Heimleitung (HL), Qualitätsmanagement-Beauftragter (QM-B), Pflegedienstleitung (PDL), Küchen- bzw. Hauswirtschaftsleitung (KL/HWL), Hygienebeauftragter (Hygb.), Betriebsarzt (BA) und Fachkraft für Arbeitssicherheit (FaSi/Sifa)	(Stempel/Vermerk):

Hygienemanagement	Mustereinrichtung	Einrichtung **Muster-Einrichtung am Musterberg**
Seite 19 von 21	**Hygiene-Auditcheckliste**	**Dokumentenschlüssel: XX.XX.XXXX** **Anhang: A 8**

8.0 Messung, Analyse und Verbesserung | 8

Fragen	Regelungen	A	i.O.	Nachweise/Feststellungen/Hinweise	A	i.O.
8.0 Messung, Analyse und Verbesserung **8.1 Allgemeines** **4.1 Allgemeine Anforderungen** Wie ist sichergestellt, dass eine ständige Verbesserung (als Weiterentwicklung!) der Wirksamkeit des betrieblichen Qualitätsmanagementsystems mit der Integration des Hygienemanagements stattfindet?	*Schulungsordner* *Protokolle über QM-Sitzungen.* *Q-Bewertungen, Interne Audits, Betriebsbegehungen* *Protokolle über die Qualitätszirkelarbeit, Gesundheitszirkel* *Projekte der Einrichtung* *Projektpläne*					
8.1 Allgemeines Wie und mit welchen Methoden bzw. mit welchen Verfahren beurteilt die oberste Leitung die Effektivität und Effizienz des internen betriebseigenen Qualitätsmanagements mit dem betrieblichen Hygienemanagement?	*Managementbewertung* *Strukturanalysen und Audits* *Prüfberichte* *Begehungsprotokolle:* *a) intern: Betriebsbegehungen, Audits, Qualitätsberichte etc.* *b) extern: z.B. Gesundheitsamt, Veterinäramt, Heimaufsicht, MDK etc.*					
8.1 Allgemeines / 8.2.3 Überwachung und Messung von Prozessen Wie kann konkret der Nachweis von einem erfolgreich durchgeführten *Qualitätsverbesserungsprojekt erbracht werden? * Innovative bzw. auch kontinuierliche Q-Projekte	*Projektpläne* *Fehlermeldung / Rücklauf*					
8.1 Kundenzufriedenheit Wie wird bei Ihnen die Kundenzufriedenheit — unzufriedenheit ermittelt? Wie ist Ihr Kundenbefragungssystem geregelt? Wie werden die Kundenanforderungen in die Prozesse aufgenommen? Wie werden die Wünsche der Klienten bzw. Angehörigen in dem Befragungssystem erfasst?	*Beschwerdemanagement* *Kundenbefragung* *Kennzahlensystematik* *Infektionsstatistiken* *Qualitätsberichte*					
8.2 Internes Audit Mit welchen Dokumenten können Sie nachweisen, dass interne Audits in ihrem Arbeitsbereich als Weiterentwicklung ihres QMS durchgeführt werden? Welche Prüfungen (8.2.2) finden in Ihrer Einrichtung periodisch statt?	*Auditpläne* *Checkliste für Qualitätsaudits, Audit-Fragekatalog* *Auditberichte* *Prüfung der Struktur-, Prozess- und Ergebnisqualität* *Qualitätsberichte* *Betriebsbegehungen und Gefährdungsanalysen*					

Erstellungsdatum: Februar 2005	Mitarbeitende: Heimleitung (HL), Qualitätsmanagement-Beauftrager (QM-B), Pflegedienstleitung (PDL), Küchen- bzw. Hauswirtschaftsleitung (KL/HWL), Hygienebeauftragter (Hygb.), Betriebsarzt (BA) und Fachkraft für Arbeitssicherheit (FaSi/Sifa)	(Stempel/Vermerk):

Hygienemanagement	Mustereinrichtung	Einrichtung **Muster-Einrichtung am Musterberg**
Seite 20 von 21	**Hygiene-Auditcheckliste**	Dokumentenschlüssel: XX.XX.XXXX Anhang: A 8

Fragen	Regelungen	A	i.O.	Nachweise/Feststellungen/Hinweise	A	i.O.
8.2.1 Kundenzufriedenheit (s. auch 5.2 Kundenorientierung) Welche Maßnahmen leiten Sie aus Kundenbefragungen ab (z. B. Maßnahmenpläne, Projektablaufpläne, Projektskizzen etc.)?	*Pflegeplanung, Beschwerdemanagement* *ggf. Entwicklungsprojekte*					
8.2.3 Überwachung und Messung von Prozessen (s. auch 7.6 Lenkung von Überwachungs- und Messmitteln) Dokumentation der Kontroll- und Sicherheitsmaßnahmen zur Gefahrenbeherrschung: Verfahrens- und Arbeitsanweisungen mit Angaben der Toleranz- und Grenzwerte sowie Kontrolldokumente (Kritische Punkte !) mit Messwerten und Anmerkungen zu den Maßnahmen bei Normabweichungen. Erfolgt eine Gefährdungs- und Risikoanalyse der behandelten Lebensmittel, Rohstoffe, Zutaten etc.?	*Gefährdungsermittlung und –beurteilung*					
8.2.4 Überwachung und Messung des Produkts Erfolgen in vorgeschriebenen Intervallen entsprechende Erstprüfungen und wiederkehrende Prüfungen?	*Prüfplan, Service- und Wartungsverträge* *Instandhaltungskonzept* *Mikrobiologische Wirksamkeitsüberprüfungen (Befunde) mit Bioindikatoren*					
MAAS 8.2.4 „Erstprüfung und wiederkehrende Prüfungen" Werden nachweislich durch die Leitung einer Pflegeeinrichtung verpflichtende Prüfungen und Wartungen im Hinblick auf eine Funktions- und Betriebssicherheit (sichere Arbeitsmittel!) durchgeführt?	*Instandhaltungskonzept* *Prüfaufzeichnungen* *Service- und Wartungsverträge*					
8.3 Lenkung fehlerhafter Produkte Gibt es ein Verfahren zum Fehlermanagement? Wie werden Fehler bearbeitet und ausgewertet? Welche Instrumente werden zur Fehlerbeseitigung eingesetzt?	*Lenkung fehlerhafte Produkte und Korrekturmaßnahmen*					

Erstellungsdatum: Februar 2005	Mitarbeitende: Heimleitung (HL), Qualitätsmanagement-Beauftragter (QM-B), Pflegedienstleitung (PDL), Küchen- bzw. Hauswirtschaftsleitung (KL/HWL), Hygienebeauftragter (Hygb.), Betriebsarzt (BA) und Fachkraft für Arbeitssicherheit (FaSi/Sifa)	(Stempel/Vermerk):

Hygienemanagement	Mustereinrichtung	Einrichtung **Muster-Einrichtung am Musterberg**
Seite 21 von 21	**Hygiene-Auditcheckliste**	Dokumentenschlüssel: XX.XX.XXXX Anhang: A 8

Fragen	Regelungen	A	i.O.	Nachweise/Feststellungen/Hinweise	A	i.O.
8.3 Lenkung von Fehlern / Lenkung fehlerhafter Produkte Wie ist das Beschwerdemanagement geregelt? Was passiert, wenn falsche Waren geliefert wurden?						
8.4 Datenanalyse / 8.2.1 Kundenzufriedenheit Welche Daten (z.B. auch Infektionsstatistik) werden durch die Pflegeeinrichtung systematisch ermittelt und ausgewertet?	*Kundenzufriedenheit* *Lieferantenbewertung* *Infektionsstatistik* *Hygienevisiten* *Folgemaßnahmen aus den Audits* *Erfüllung von Produktanforderungen* *Statistische Methoden* *Kennzahlen*					
8.5 Verbesserung **8.5.2 Korrekturmaßnahmen** **8.5.3 Vorbeugungsmaßnahmen** Gibt es ein Verfahren zu Korrektur- und Vorbeugemaßnahmen? Welche Korrekturmaßnahmen können exemplarisch genannt werden? Welche funktionierenden Vorbeugungsmaßnahmen wurden implementiert?	*Fehlermanagement, Hygienestandards, Hygieneregeln, Hygienepläne, Durchführung der verschiedenen Hygienevisiten* *Schulungen der Mitarbeiter, Produktinformationen* *Belehrungen der Mitarbeiter* *Betriebsbegehungen, Hygieneaufzeichnungen (täglich, wöchentlich, monatlich)* *Betriebsanweisungen z.B. gem. § 14 GefStoffV, § 12 BioStoffV, § 7 BetrSichV*					
8.5.2 Korrekturmaßnahmen Gibt es ein Verfahren wie sich die Mitarbeiter bei Kontamination mit virushaltigem Blut zu verhalten haben?	*Betriebsanweisung* *Betriebsanleitung* *Notfallplan* *Aushänge durch Betriebsarzt* *Ersthelfer* *Verbandbuch* *Unfallanzeige*					
8.5.3 Vorbeugungsmaßnahmen Sind Schutzmaßnahmen zur Vermeidung von akzidentellen Verletzungen sowie Haut- und Schleimhautkontaminationen mit infektiösem Material festgelegt worden und bei den Mitarbeitern bekannt?	*Aushänge, Hygienestandards bei speziellen und übertragbaren Krankheiten* *Notfallplan* *D-Arzt, Unfallanzeige, Verbandbuch*					
MAAS 8.5.3 „Notfallmanagement" Wurden eine Ermittlung möglicher Betriebsstörungen und Notfälle sowie eine Einschätzung des Ausmaßes eines Schadens durch die Pflegeeinrichtung systematisch durchgeführt?	*Informations- und Meldeabläufe* *Gefährdungsermittlung und –beurteilung* *Brandschutzbeauftragter*					

Erstellungsdatum: Februar 2005	Mitarbeitende: Heimleitung (HL), Qualitätsmanagement-Beauftragter (QM-B), Pflegedienstleitung (PDL), Küchen- bzw. Hauswirtschaftsleitung (KL/HWL), Hygienebeauftragter (Hygb.), Betriebsarzt (BA) und Fachkraft für Arbeitssicherheit (FaSi/Sifa)	(Stempel/Vermerk):

Hygienemanagement	Mustereinrichtung	Einrichtung **Muster-Einrichtung am Musterberg**
Seite 1 von 1	**Reinigung und Kontrolle:** **Pflegewagen im Wohnbereich**	Dokumentationsschlüssel: XX.XX.XXXX **Laufende Nr.:_____ / 200_____**

Wohnbereich/Etage: _____

Verantwortung: Alle Pflegemitarbeiter

Funktionsbereich: Pflegebereich / Pflegewohnbereich (Standort: Pflegewagen)

Dokumentenzuordnung: Hygiene- und Desinfektionsplan der Pflegeeinrichtung sowie Betriebsanweisungen gem. § 14 GefStoffV

Hygieneanleitung:

Wöchentlich und nach Bedarf ist der **Pflegewagen** desinfizierend zu reinigen (Hygieneplan der Einrichtung).

KW	Datum	Besonderheiten (Desinfizierende Reinigung)	Unterschrift (Handzeichen)	KW	Datum	Besonderheiten (Desinfizierende Reinigung)	Unterschrift (Handzeichen)
01.				27.			
02.				28.			
03.				29.			
04.				30.			
05.				31.			
06.				32.			
07.				33.			
08.				34.			
09.				35.			
10.				36.			
11.				37.			
12.				38.			
13.				39.			
14.				40.			
15.				41.			
16.				42.			
17.				43.			
18.				44.			
19.				45.			
20.				46.			
21.				47.			
22.				48.			
23.				49.			
24.				50.			
25.				51.			
26.				52.			

Datum: _____   Unterschrift : _____

(Hygienebeauftragte/r)

Erstellungsdatum: Februar 2005	Mitarbeitende: Pflegedienstleitung und Hygienebeauftragte	(Stempel/Vermerk):

Hygienemanagement	Mustereinrichtung	Einrichtung **Muster-Einrichtung am Musterberg**
Seite 1 von 1	**Reinigung und Kontrolle:** **Wäscheschrank /-wagen im Wohnbereich**	Dokumentationsschlüssel: XX.XX.XXXX **Laufende Nr.:_____ / 200_____**

Wohnbereich/Etage: _____

Verantwortung: Alle Pflegemitarbeiter

Dokumentenzuordnung: Hygienerahmenplan, Hygiene- und Desinfektionsplan der Pflegeeinrichtung sowie Betriebsanwei-
sung gem. § 14 GefStoffV

Hygieneanleitung:

Wöchentlich und nach Bedarf ist der **Wäscheschrank /-wagen** (Staubgeschützte Wäscheregale im Wohnbereich - gemeint ist hier nicht die Wäscherei oder der Wäscheabwurfwagen) desinfizierend zu reinigen und auszuwischen (s. Hygieneplan der Einrichtung).

KW	Datum	Besonderheiten (Desinfizierende Reinigung)	Unterschrift (Handzeichen)	KW	Datum	Besonderheiten (Desinfizierende Reinigung)	Unterschrift (Handzeichen)
01.				27.			
02.				28.			
03.				29.			
04.				30.			
05.				31.			
06.				32.			
07.				33.			
08.				34.			
09.				35.			
10.				36.			
11.				37.			
12.				38.			
13.				39.			
14.				40.			
15.				41.			
16.				42.			
17.				43.			
18.				44.			
19.				45.			
20.				46.			
21.				47.			
22.				48.			
23.				49.			
24.				50.			
25.				51.			
26.				52.			

Datum: _____   Unterschrift : _____
(Hygienebeauftragte/r)

Erstellungsdatum: Februar 2005	Mitarbeitende: Pflegedienstleitung und Hygienebeauftragte	(Stempel/Vermerk):

Hygienemanagement	Mustereinrichtung	Einrichtung **Muster-Einrichtung am Musterberg**
Seite 1 von 1	**Reinigung:** **Pflegelifter und Duschstühle im Wohnbereich**	Dokumentationsschlüssel: XX.XX.XXXX **Laufende Nr.:_____ / 200_____**

Wohnbereich/Etage: _____

Verantwortung: Alle Pflegemitarbeiter

Dokumentenzuordnung: Hygiene- und Desinfektionsplan der Pflegeeinrichtung sowie Betriebsanweisung gem. § 14 GefStoffV

Hygieneanleitung:

- Mindestens einmal wöchentlich und nach jeder Benutzung ist der **Pflegelifter** und der **Duschstuhl** desinfizierend zu reinigen (s. Hygieneplan der Einrichtung). Es sollte ein Flächendesinfektionsmittel mit kurzer Einwirkzeit verwendet werden. Nach Ablauf der Einwirkzeit ist der Pflegelifter bzw. Duschstuhl mit klarem Wasser sofort nachzuspülen.

Achtung: Es dürfen keine Rollstühle, Toilettenstühle, Wäschesammler mit Wäsche oder der Pflegewagen im Badezimmer abgestellt werden, da hier ein erhöhtes Infektions- und Hygienerisiko durch Keimbelastung besteht.

Name des Klienten	Datum	Uhrzeit	Welcher Pflegelifter oder Duschstuhl (Standort?)	Unterschrift der Pflegekraft (Handzeichen)

Datum: _____   Unterschrift : _____

(Hygienebeauftragte/r)

Erstellungsdatum: Februar 2005	Mitarbeitende: Pflegedienstleitung und Hygienebeauftragte	(Stempel/Vermerk):

Hygienemanagement	Mustereinrichtung	Einrichtung **Muster-Einrichtung am Musterberg**
Seite 1 von 1	**Reinigung und Kontrolle:** **Klientenbezogene Pflegehilfsmittel**	Dokumentationsschlüssel: XX.XX.XXXX **Laufende Nr.:_____ / 200_____**

Wohnbereich/Etage: _____

Verantwortung: Alle Pflegemitarbeiter

Funktionsbereich: Badezimmer / Pflegearbeitsraum: Unreine Seite

Dokumentenzuordnung: Hygienerahmenplan, Hygiene- und Desinfektionsplan der Pflegeeinrichtung und Betriebsanweisung gem. § 14 GefStoffV

Hygieneanleitung:

- Die **Pflegehilfsmittel** sind klientenbezogen mindestens einmal monatlich und bei sichtbarer Verschmutzung desinfizierend zu reinigen (s. Hygieneplan der Einrichtung).
- Produkt- und Herstellerangaben (insbesondere nach der MPBetreibV) sind dabei stets zu beachten und ggf. Maßnahmen (Instandhaltung, Wartung etc.) mit der Geräte-Produkteverantwortlichen (PDL) abzustimmen.

Datum	Name des Klienten	Rollstuhl	Pflegestuhl	Rollator (Gehwagen)	PEG-Pumpe	Infusionsständer	Unterschrift der Pflegekraft (Handzeichen)

Datum: _____   Unterschrift : _____

(Hygienebeauftragte/r)

Erstellungsdatum: Februar 2005	Mitarbeitende: Pflegedienstleitung und Hygienebeauftragte	(Stempel/Vermerk):

Hygienemanagement	Mustereinrichtung	Einrichtung **Muster-Einrichtung am Musterberg**
Seite 1 von 1	**Reinigung und Kontrolle:** **Kühlschrank im Wohnbereich**	Dokumentationsschlüssel: XX.XX.XXXX **Laufende Nr.:**_____ / 200_____

Monat: _____ **Wohnbereich/Etage:** _____

Verantwortung: Alle Pflegemitarbeiter

Funktionsbereich: Stationsküchen / Dienstzimmer

Dokumentenzuordnung: Hygiene- und Desinfektionsplan der Pflegeeinrichtung und Betriebsanweisung gem. § 14 GefStoffV

Hygieneanleitung:

Der **Kühlschrank** im Wohnbereich (<u>für Lebensmittel</u>) sollte mindestens einmal wöchentlich und bei sichtbarer Verschmutzung desinfizierend (innen und außen) gereinigt werden (s. Hygieneplan der Einrichtung). Auf die Mindesthaltbarkeitsdaten ist zu achten (Joghurt etc.). Die Temperatur ist täglich zu kontrollieren und zu dokumentieren.

Datum	Temperatur: 3 bis 8°C Maxima-Minima-Thermometer	Arbeits- und Ablagefläche (Desinfizierende Reinigung durchgeführt)	Verfallskontrolle (Mindesthaltbarkeit)	Unterschrift der Pflegekraft (Handzeichen)
01.				
02.				
03.				
04.				
05.				
06.				
07.				
08.				
09.				
10.				
11.				
12.				
13.				
14.				
15.				
16.				
17.				
18.				
19.				
20.				
21.				
22.				
23.				
24.				
25.				
26.				
27.				
28.				
29.				
30.				
31.				

Datum: _____   Unterschrift : _____

(Hygienebeauftragte/r)

Erstellungsdatum: Februar 2005	Mitarbeitende: Pflegedienstleitung und Hygienebeauftragte	(Stempel/Vermerk):

Hygienemanagement	Mustereinrichtung	Einrichtung **Muster-Einrichtung am Musterberg**
Seite 1 von 1	**Reinigung und Kontrolle:** **Medikamentenkühlschrank im Wohnbereich**	Dokumentationsschlüssel: XX.XX.XXXX **Laufende Nr.:_____ / 200_____**

Monat: _____   **Wohnbereich/Etage:** _____

Verantwortung: Pflegefachkräfte
Funktionsbereich: Dienstzimmer
Dokumentenzuordnung: Hygiene- und Desinfektionsplan der Pflegeeinrichtung sowie Betriebsanweisung gem. § 14 GefStoffV
Hygieneanleitung:

● Der **Medikamentenkühlschrank** im Wohnbereich sollte mindestens einmal wöchentlich und bei sichtbarer Verschmutzung desinfizierend (innen und außen) gereinigt werden (s. Hygieneplan der Einrichtung). Auf die Mindesthaltbarkeitsdaten (Ablauffristen) ist zu achten. Die Temperatur ist täglich zu kontrollieren und zu dokumentieren.

Datum	Temperatur 3 bis 8°C Maxima-Minima-Thermometer	Arbeits- und Ablagefläche (Desinfizierende Reinigung durchgeführt)	Verfallskontrolle (Ablauffristen)	Unterschrift der Pflegekraft (Handzeichen)
01.				
02.				
03.				
04.				
05.				
06.				
07.				
08.				
09.				
10.				
11.				
12.				
13.				
14.				
15.				
16.				
17.				
18.				
19.				
20.				
21.				
22.				
23.				
24.				
25.				
26.				
27.				
28.				
29.				
30.				
31.				

Datum: _____   Unterschrift : _____
(Hygienebeauftragte/r)

Erstellungsdatum: Februar 2005	Mitarbeitende: Pflegedienstleitung und Hygienebeauftragte	(Stempel/Vermerk):

Hygienemanagement	Mustereinrichtung	Einrichtung **Muster-Einrichtung am Musterberg**
Seite 1 von 1	**Reinigung und Kontrolle:** **Medikamentenschrank im Wohnbereich**	Dokumentationsschlüssel: XX.XX.XXXX **Laufende Nr.:____ / 200_____**

Wohnbereich/Etage: _____

Verantwortung: Pflegefachkräfte und Pflegedienstleitung

Funktionsbereich: Dienstzimmer

Dokumentenzuordnung: Hygienerahmenplan, Hygiene- und Desinfektionsplan der Pflegeeinrichtung, Betriebsanweisung gem. § 14 GefStoffV und ggf. Pflegestandards

Hygieneanleitung:

- Der **Medikamentenschrank** im Wohnbereich sollte mindestens einmal wöchentlich und bei sichtbarer Verschmutzung desinfizierend (innen und außen) gereinigt werden (s. Hygieneplan der Einrichtung).

  Arzneimittel sind grundsätzlich klientenbezogen und mit Originalverpackungen in dem Medikamentenschrank verschlossen aufzubewahren.

  Die Kontrolle über die Prüfung der Arzneimittel und apothekenpflichtigen Medizinprodukte sollte halbjährlich durch die Apotheke (Vertragspartner der Einrichtung) durchgeführt werden.

KW	Datum	Besonderheiten (Desinfizierende Reinigung)	Unterschrift (Handzeichen)	KW	Datum	Besonderheiten (Desinfizierende Reinigung)	Unterschrift (Handzeichen)
01.				27.			
02.				28.			
03.				29.			
04.				30.			
05.				31.			
06.				32.			
07.				33.			
08.				34.			
09.				35.			
10.				36.			
11.				37.			
12.				38.			
13.				39.			
14.				40.			
15.				41.			
16.				42.			
17.				43.			
18.				44.			
19.				45.			
20.				46.			
21.				47.			
22.				48.			
23.				49.			
24.				50.			
25.				51.			
26.				52.			

Datum: _____   Unterschrift : _____

(Hygienebeauftragte/r)

Erstellungsdatum: Februar 2005	Mitarbeitende: Pflegedienstleitung und Hygienebeauftragte	(Stempel/Vermerk):

Hygienemanagement	Mustereinrichtung	Einrichtung **Muster-Einrichtung am Musterberg**
Seite 1 von 1	**Reinigung und Kontrolle:** **Steckbeckenspülraum im Wohnbereich**	Dokumentationsschlüssel: XX.XX.XXXX **Laufende Nr.:**____ / **200**_____

Wohnbereich/Etage: _____

Verantwortung: Alle Pflegemitarbeiter, Hygienebeauftragter und Haustechniker

Funktionsbereich: Steckbeckenspülraum

Dokumentenzuordnung: Hygienerahmenplan, Hygiene- und Desinfektionsplan der Pflegeeinrichtung sowie Betriebsanweisung gem. § 14 GefStoffV

Hygieneanleitung:

Spülgut in das **Steckbeckenspülgerät** (Desinfektionsgerät) stellen und darauf achten, dass niemals Ausscheidungen auf den Boden gelangen.

Gereinigtes und desinfiziertes Spülgut darf nicht wieder verunreinigt werden.

Desinfiziertes Spülgut staubgeschützt im Steckbeckenspülraum (Regal) lagern. Überprüfung bei thermischen Spülgeräten, ob mindestens 85° C (bei einer Minute Haltezeit) erreicht werden. Bei chemischen bzw. chemothermischen Spülautomaten muss regelmäßig durch die Haustechnik kontrolliert werden ob sich noch ausreichend Desinfektionsmittel im Kanister befindet. Diese Kontrolle ist in diesem Formular zu dokumentieren.

Die wöchentliche Überprüfung der Steckbeckenspüle bezieht sich auf die einwandfreie Funktion des Spülautomaten, auf die Trennung zwischen reiner und unreiner Seite und Sauberkeit im Steckbeckenspülraum. Steckbecken müssen stapelfrei, untereinander und kontaktlos gelagert werden.

Halbjährlich wird eine periodische Prüfung des Desinfektionsgerätes mit Testkörpern durch die Hygienebeauftragte (Versand der Testkörper an das zuständige Gesundheitsamt, d.h. Hygiene-Labor) durchgeführt.

- <u>Chemisch</u>: Abdruckuntersuchung / <u>Thermisch</u>: Spateluntersuchung

KW	Datum	Besonderheiten _(Desinfizierende Reinigung, Temperatur, Wartung nach BGV A 3, Datum der Prüfung des Desinfektionsgerätes mit Testkörper)	Unterschrift	KW	Datum	Besonderheiten _(Desinfizierende Reinigung, Temperatur, Wartung nach BGV A 3, Datum der Prüfung des Desinfektionsgerätes mit Testkörper)	Unterschrift
			Pflegemitarbeiter Haustechnik				Pflegemitarbeiter Haustechnik
			Pflegemitarbeiter Haustechnik				Pflegemitarbeiter Haustechnik
			Pflegemitarbeiter Haustechnik				Pflegemitarbeiter Haustechnik
			Pflegemitarbeiter Haustechnik				Pflegemitarbeiter Haustechnik
			Pflegemitarbeiter Haustechnik				Pflegemitarbeiter Haustechnik

Datum: _____   Unterschrift : _____

(Hygienebeauftragte/r)

Erstellungsdatum: Februar 2005	Mitarbeitende: Pflegedienstleitung und Hygienebeauftragte	(Stempel/Vermerk):

Hygienemanagement	Mustereinrichtung	Einrichtung **Muster-Einrichtung am Musterberg**
Seite 1 von 1	**Reinigung und Kontrolle:** **Pflegebad bzw. Pflegedusche im Wohnbereich**	Dokumentationsschlüssel: XX.XX.XXXX **Laufende Nr.:____ / 200_____**

Wohnbereich/Etage: _____

Verantwortung: Alle Pflegemitarbeiter

Dokumentenzuordnung: Hygienerahmenplan, Hygiene- und Desinfektionsplan der Pflegeeinrichtung sowie Betriebsanweisung gem. § 14 GefStoffV

Hygieneanleitung:

- Nach jedem Baden oder Duschen eines Klienten ist die **Badewanne** oder die **Dusche** desinfizierend zu reinigen (s. Hygieneplan der Einrichtung) sowie turnusmäßig einmal wöchentlich. Es sollte ein Flächendesinfektionsmittel mit kurzer Einwirkzeit verwendet werden. Nach Ablauf der Einwirkzeit ist die Badewanne bzw. Pflegedusche mit klarem Wasser sofort nachzuspülen.

  Schmutzige Wäsche ist sortiert im geschlossenen Wäschesammler zu verstauen und das Pflegebad bzw. die Pflegedusche ist aufgeräumt wieder zu verlassen.

Achtung: Es dürfen keine Rollstühle, Toilettenstühle, Wäschesammler mit Wäsche oder der Pflegewagen im Badezimmer abgestellt werden, da hier ein erhöhtes Infektions- und Hygienerisiko durch Keimbelastung besteht.

Name des Klienten	Datum	Uhrzeit	Wischdesinfektion der Bade- wanne bzw. Dusche (Besonderheiten, Mittel etc.)	Unterschrift der Pflegekraft (Handzeichen)

Datum: _____   Unterschrift : _____

(Hygienebeauftragte/r)

Erstellungsdatum: Februar 2005	Mitarbeitende: Pflegedienstleitung und Hygienebeauftragte	(Stempel/Vermerk):

Hygienemanagement	Mustereinrichtung	Einrichtung **Muster-Einrichtung am Musterberg**
Seite 1 von 1	**Reinigung:** **Aufbereitung der Pflegebetten**	Dokumentationsschlüssel: XX.XX.XXXX **Laufende Nr.:____ / 200_____**

Wohnbereich/Etage: _____

Verantwortung: Alle Pflegemitarbeiter

Funktionsbereich: Dienstzimmer

Dokumentenzuordnung: Hygienerahmenplan, Hygiene- und Desinfektionsplan der Pflegeeinrichtung, Betriebsanweisung gem. § 14 GefStoffV und ggf. Pflegestandards

Hygieneanleitung:

- Aufbereitung der **Pflegebetten** erfolgt mindestens alle 2 Wochen und nach Bedarf. In die desinfizierende Reinigung (s. Hygieneplan der Einrichtung) sind alle Stellen einzubeziehen, mit denen die Klienten bzw. auch das Pflegepersonal in Berührung kommen (Bettgestell, Kopf- und Fußteil jeweils innen und außen und der Aufrichter etc.). Der Nachtschrank wird bei dieser desinfizierenden Reinigung miteinbezogen.

Datum	Name des Klienten (Pflegebett)	Nachtschrank	Besonderheiten	Bemerkungen	Unterschrift der Pflegekraft (Handzeichen)

Datum: _____   Unterschrift : _____

                                                (Hygienebeauftragte/r)

Erstellungsdatum: Februar 2005	Mitarbeitende: Pflegedienstleitung und Hygienebeauftragte	(Stempel/Vermerk):

Hygienemanagement	Mustereinrichtung	Einrichtung **Muster-Einrichtung am Musterberg**
Seite 1 von 1	**Instrumentendesinfektion**	Dokumentationsschlüssel: XX.XX.XXXX **Laufende Nr.:____ / 200_____**

Wohnbereich/Etage: _____

Verantwortung:	Hygienebeauftragte/r und Wohnbereichsleitung
Funktionsbereich:	Dienstzimmer
Dokumentenzuordnung:	Hygienerahmenplan, Hygiene- und Desinfektionsplan der Pflegeeinrichtung sowie Betriebsanweisung gem. § 14 GefStoffV

Hygieneanleitung:

Aufbereitung der **Instrumente** (Einlege-/Tauchdesinfektion von Medizinprodukten zur Instrumentendesinfektion gem. DGHM) erfolgt unmittelbar nach jeder einmaligen Benutzung. Beim Umgang mit dem Reinigungskonzentrat sind geeignete Schutzhandschuhe (PSA) zu tragen.

Benutzte Instrumente in die Desinfektionswanne einlegen. Die Instrumente müssen vollständig von der Desinfektionslösung (Reinigungskonzentrat für Instrumente in der Instrumentenwanne) bedeckt sein. Instrumentendesinfektionswanne abdecken (Deckel) und Einwirkzeit (EWZ) beachten.

Die Gebrauchslösung ist unbelastet höchstens 7 Tage zu verwenden und danach wieder frisch anzusetzen. Gebrauchslösungen die trübe sind, müssen sofort erneuert werden. Nach der Desinfektion sind die Instrumente ausreichend mit Wasser abzuspülen, mit einem sauberen Tuch abzutrocknen und nach der Sterilisation staubgeschützt zu lagern.

Instrumentendesinfektionsmittel (Gebrauchslösung)	Anwendungs- konzentration	Einwirkzeit (Uhrzeit von... bis ...)	Zubereitung (Gemisch: Konzentrat und Wasser)	Ansatzdatum	Name der Pflegefachkraft

Datum: _____   Unterschrift : _____

(Hygienebeauftragte/r)

Erstellungsdatum: Februar 2005	Mitarbeitende: Pflegedienstleitung und Hygienebeauftragte	(Stempel/Vermerk):

Hygienemanagement	Mustereinrichtung	Einrichtung **Muster-Einrichtung am Musterberg**
Seite 1 von 1	**Reinigung :** **Toilettenstühle / Waschschüsseln im** **Wohnbereich**	Dokumentationsschlüssel: XX.XX.XXXX **Laufende Nr.:____ / 200____**

Monat: _____   **Wohnbereich/Etage:** _____

Verantwortung: Alle Pflegemitarbeiter

Funktionsbereich: Badezimmer / Pflegearbeitsraum: Unreine Seite

Dokumentenzuordnung: Hygiene- und Desinfektionsplan der Pflegeeinrichtung und Betriebsanweisung gem. § 14 GefStoffV

Hygieneanleitung:

Nach jedem Gebrauch ist der **Toilettenstuhl** oder die **Waschschüssel** des Klienten desinfizierend (s. Hygiene-plan der Pflegeeinrichtung) zu reinigen.

Datum	Uhrzeit	Toilettenstuhl	Waschschüssel	Name des Klienten	Unterschrift der Pflegekraft (Handzeichen)

Datum: _____   Unterschrift : _____

                                                     (Hygienebeauftragte/r)

Erstellungsdatum: Februar 2005	Mitarbeitende: Pflegedienstleitung und Hygienebeauftragte	(Stempel/Vermerk):

	Mustereinrichtung	Einrichtung
Hygienemanagement		**Muster-Einrichtung am Musterberg**
Seite 1 von 1	**Reinigung:** **Wäscheabwurfwagen bzw. Wäschesammler im Wohnbereich**	Dokumentationsschlüssel: XX.XX.XXXX **Laufende Nr.:____ / 200_____**

Wohnbereich/Etage: _____

Verantwortung:	Alle Pflegemitarbeiter
Funktionsbereich:	Dienstzimmer
Dokumentenzuordnung:	Hygiene- und Desinfektionsplan der Pflegeeinrichtung sowie Betriebsanweisung gem. § 14 GefStoffV

Hygieneanleitung:

● Der **Wäscheabwurfwagen** bzw. **Wäschesammler** ist einmal wöchentlich desinfizierend (s. Hygieneplan der Einrichtung) zu reinigen.

Datum	Unterschrift der Pflegekraft (Desinfizierende Reinigung)	Datum	Unterschrift der Pflegekraft (Desinfizierende Reinigung)

Datum: _____   Unterschrift : _____

(Hygienebeauftragte/r)

Erstellungsdatum: Februar 2005	Mitarbeitende: Pflegedienstleitung und Hygienebeauftragte	(Stempel/Vermerk):

Hygienemanagement	Mustereinrichtung	Einrichtung **Muster-Einrichtung am Musterberg**
Seite 1 von 1	**Reinigung und Kontrolle:** **Dienstzimmer und Nebenräume**	Dokumentationsschlüssel: XX.XX.XXXX **Laufende Nr.:_____ / 200_____**

Wohnbereich/Etage: _____

Verantwortung: Alle Pflegemitarbeiter / Wohnbereichsleitung

Funktionsbereich: Dienstzimmer und Nebenräume

Dokumentenzuordnung: Hygiene- und Desinfektionsplan der Pflegeeinrichtung sowie Betriebsanweisung gem. § 14 GefStoffV

Hygieneanleitung:

- Das **Dienstzimmer** bzw. die **Nebenräume** (z. B. Lager, Pflegearbeitsräume etc.) sind täglich durch die Pflegemitarbeiter aufzuräumen wobei einmal wöchentlich die Flächen desinfizierend (s. Hygieneplan der Einrichtung) zu reinigen sind.

Datum	Name der Pflegekraft	Reinigungsart / WIE? Sichtreinigung (SR) Grundreinigung (GR)	Besonderheiten

Datum: _____   Unterschrift : _____

                                        (Hygienebeauftragte/r)

Erstellungsdatum: Februar 2005	Mitarbeitende: Pflegedienstleitung und Hygienebeauftragte	(Stempel/Vermerk):

Hygienemanagement	Mustereinrichtung	Einrichtung **Muster-Einrichtung am Musterberg**
Seite 1 von 1	**Reinigung und Kontrolle:** **Be- und Entlüfung in „geschlossenen" Räumen**	Dokumentationsschlüssel: XX.XX.XXXX Laufende Nr.:_____ / 200_____

Wohnbereich/Etage: _____

Verantwortung: Haustechniker (Hausmeister)

Funktionsbereich: Badezimmer etc.

Dokumentenzuordnung: Hygienerahmenplan der Pflegeeinrichtung

Hygieneanleitung:

Die **Abluftgitter** der entsprechenden **Abluftschächte** (Be- und Entlüftung) müssen einmal im Monat durch die Haustechnik (Hausmeister) kontrolliert ggf. gereinigt oder ausgetauscht werden (Filter). Die Be- und Entlüftungsleistung wird durch eine turnusmäßige Kontrolle und Reinigung nicht unnötig eingeschränkt!

Die Unterschrift des Haustechnikers impliziert, dass alle Be- und Entlüftungen in diesem Wohnbereich („geschlossene" bzw. „gefangene" Räume) kontrolliert und gereinigt worden sind.

Datum	Besonderheiten (Filterwechsel, Reparatur etc.)	Unterschrift	Datum	Besonderheiten (Filterwechsel, Reparatur etc.)	Unterschrift
		_____ Haustechnik			_____ Haustechnik
		_____ Haustechnik			_____ Haustechnik
		_____ Haustechnik			_____ Haustechnik
		_____ Haustechnik			_____ Haustechnik
		_____ Haustechnik			_____ Haustechnik
		_____ Haustechnik			_____ Haustechnik
		_____ Haustechnik			_____ Haustechnik
		_____ Haustechnik			_____ Haustechnik
		_____ Haustechnik			_____ Haustechnik

Datum: _____   Unterschrift : _____

(Hygienebeauftragte/r)

Erstellungsdatum: Februar 2005	Mitarbeitende: Pflegedienstleitung und Hygienebeauftragte	(Stempel/Vermerk):

Hygienemanagement	Mustereinrichtung	Einrichtung **Muster-Einrichtung am Musterberg**
Seite 1 von 1	**Reinigung und Kontrolle:** **Perlatoren und Duschköpfe**	Dokumentationsschlüssel: XX.XX.XXXX **Laufende Nr.:_____ / 200_____**

Wohnbereich/Etage: _____

Verantwortung: Haustechniker (Hausmeister)

Funktionsbereich: Badezimmer und sonstige Nassräume

Dokumentenzuordnung: Hygienerahmenplan, Hygiene- und Desinfektionsplan der Pflegeeinrichtung

Hygieneanleitung:

● Es ist eine turnusmäßige Aufbereitung (mindestens einmal monatlich) von allen **Perlatoren** und **Duschköpfen** im Wohnbereich, mit Einbeziehung der Nassräume in den Zimmern der Klienten, beispielsweise mit Essig, Zitronensaft <u>oder</u> Produkt gem. Hygieneplan der Einrichtung (bei Biofilm oder sonstigen Ablagerungen) durchzuführen.

Datum	Bemerkungen	Unterschrift	Datum	Bemerkungen	Unterschrift
		_____ Haustechnik			_____ Haustechnik
		_____ Haustechnik			_____ Haustechnik
		_____ Haustechnik			_____ Haustechnik
		_____ Haustechnik			_____ Haustechnik
		_____ Haustechnik			_____ Haustechnik
		_____ Haustechnik			_____ Haustechnik
		_____ Haustechnik			_____ Haustechnik
		_____ Haustechnik			_____ Haustechnik
		_____ Haustechnik			_____ Haustechnik
		_____ Haustechnik			_____ Haustechnik

Datum: _____   Unterschrift : _____

                                                                 (Hygienebeauftragte/r)

Erstellungsdatum: Februar 2005	Mitarbeitende: Pflegedienstleitung und Hygienebeauftragte	(Stempel/Vermerk):

Register

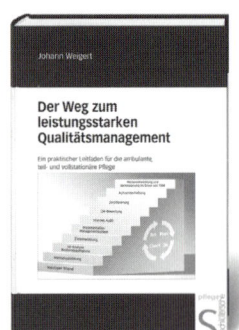
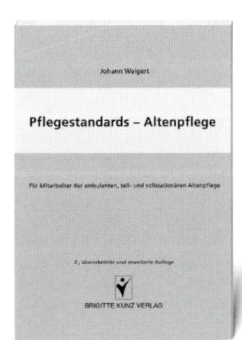
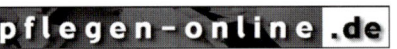